U0294690

泌尿外科腹腔镜
与机器人手术学

Laparoscopic and Robotic Surgery
in Urology

第 2 版

主　　编　张　旭

副 主 编　李宏召　马　鑫　郑　涛

审　　阅　叶章群

参编人员（以姓氏笔画为序）

丁　强　中国人民解放军总医院	李宏召　中国人民解放军总医院
马　鑫　中国人民解放军总医院	陈文政　中国人民解放军总医院
王保军　中国人民解放军总医院	陈光富　中国人民解放军总医院
瓦斯里江·瓦哈甫	郑　涛　中国人民解放军总医院
北京朝阳医院	俞鸿凯　中国人民解放军总医院
艾　青　中国人民解放军总医院	郭　刚　中国人民解放军总医院
史涛坪　中国人民解放军总医院	倪　栋　中国人民解放军总医院
卢锦山　中国人民解放军总医院	高江平　中国人民解放军总医院
吕香君　中国人民解放军总医院	黄　双　中国人民解放军总医院
孙圣坤　中国人民解放军总医院	符伟军　中国人民解放军总医院
宋　涛　中国人民解放军总医院	董　隽　中国人民解放军总医院
张　旭　中国人民解放军总医院	蔡　伟　中国人民解放军总医院

绘　　图　刘　侃　中国人民解放军总医院

人民卫生出版社

图书在版编目（CIP）数据

泌尿外科腹腔镜与机器人手术学 / 张旭主编 . — 2 版 .
—北京：人民卫生出版社，2015
ISBN 978-7-117-21225-0

I.①泌…　II.①张…　III.①腹腔镜检 –泌尿系统外科手
术②机器人技术–应用–泌尿系统外科手术　IV.①R699

中国版本图书馆 CIP 数据核字（2015）第 183519 号

| 人卫社官网 | www.pmph.com | 出版物查询，在线购书 |
| 人卫医学网 | www.ipmph.com | 医学考试辅导，医学数据库服务，医学教育资源，大众健康资讯 |

版权所有，侵权必究！

泌尿外科腹腔镜与机器人手术学
第 2 版

主　　编：张　旭
出版发行：人民卫生出版社（中继线 010-59780011）
地　　址：北京市朝阳区潘家园南里 19 号
邮　　编：100021
E - mail：pmph @ pmph.com
购书热线：010-59787592　010-59787584　010-65264830
印　　刷：北京铭成印刷有限公司
经　　销：新华书店
开　　本：889×1194　1/16　　印张：22
字　　数：650 千字
版　　次：2008 年 9 月第 1 版　　2015 年 10 月第 2 版
　　　　　2023 年 9 月第 2 版第 5 次印刷（总第 10 次印刷）
标准书号：ISBN 978-7-117-21225-0/R · 21226
定价（含光盘）：268.00 元
打击盗版举报电话：010-59787491　E-mail：WQ @ pmph.com
（凡属印装质量问题请与本社市场营销中心联系退换）

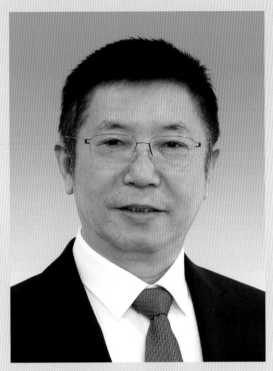

主编简介

张旭　教授,主任医师,博士研究生导师,专业技术少将军衔。中国人民解放军总医院泌尿外科医学部主任。2021年当选中国科学院生命科学和医学学部院士。

从事泌尿外科临床和科研工作38年,是我国泌尿外科腹腔镜及机器人领域奠基人。创建了泌尿外科后腹腔镜外科理论和技术体系,在全国推广普及,成为我国泌尿外科领域的标准技术,彻底改变了我国泌尿外科疾病的传统治疗模式,并在国际上得到了广泛应用;作为重大创新,该理论和技术体系被数十部国际泌尿外科教材、专著和指南引用,为推动我国泌尿外科事业发展和提高我国泌尿外科国际地位作出了重大贡献。

国家高技术研究发展计划(863计划)首席专家,中央保健委员会专家组成员,全军高科技创新人才工程领军人才,《微创泌尿外科杂志》主编,中华医学会泌尿外科学分会候任主任委员,北京市医学会泌尿外科学分会副主任委员,国家杰出青年科学基金获得者,国务院政府特殊津贴获得者,获国家科学技术进步奖二等奖2项,省级科学技术进步奖4项,省级科学技术成果推广奖1项。

第二版序

我国泌尿外科事业在全国同道共同努力下发展迅速,20世纪我提出的泌尿外科于2020年达到国际水平的目标也提前十年于2010年实现。腹腔镜作为泌尿外科微创领域发展最为迅猛的一项技术,改变了传统泌尿外科的手术模式,其微创优势得到泌尿外科医生和患者的充分认可,造福众多患者。张旭教授作为该领域的领跑者,勇于创新,勤于实践,建立和完善了以腹膜后入路为特色的泌尿外科腹腔镜手术体系,为国内泌尿外科腹腔镜技术的发展和推广做出了巨大贡献;张旭教授还多次在国际学术会议上表演手术,为中国泌尿外科学者在国际舞台上也争得一席之地。

《泌尿外科腹腔镜与机器人手术学》是张旭教授十五年来对泌尿外科腹腔镜技术和机器人技术深入探索发展的心血之作。张旭教授拥有敏锐的洞察力,更拥有丰富和高超的手术经验,他个人已完成近万例腹腔镜手术,这些都充分保证了该书的先进性和实用性。我衷心祝贺《泌尿外科腹腔镜与机器人手术学》的出版,我深信此书的出版,将会极大地推动我国泌尿外科腹腔镜技术和机器人技术的进一步发展。

我们也要清醒认识到,我国幅员辽阔,地区间发展极不平衡,要达到我们"亚洲领先,世界一流的中国的泌尿外科梦"还需几十年甚至上百年的奋斗。我也希望张旭教授能继续保持锐意进取的战斗力,在泌尿外科微创领域做出更大的成绩,为国际泌尿外科事业发展做出自己的贡献! 让中国泌尿外科梦早日实现!

中国工程院院士

郭应禄

2015年8月

第一版序

腹腔镜技术发轫于腹部外科,1987年3月17日,法国里昂的Philippe Mouret成功地施行了世界上首例腹腔镜手术——腹腔镜胆囊切除术,从此掀起了一场外科治疗手段的革命。细溯其源,腹腔镜技术与泌尿外科内镜技术有着千丝万缕的联系。第一次直视下观察人体体腔的便是泌尿外科膀胱镜技术(Bozzini,1806)。此后100多年,膀胱镜技术在光学和手术器械方面不断地改进和积累,为腹腔镜技术的出现奠定了设备和技术基础。

张旭医生是我的学生,秉承同济学人学贯各家博采众长的作风,很早就对泌尿外科手术学进行了积极的思考。他第一次引起我特别注意的是在1995年,他和李龙承博士准备翻译Frank Hinman教授主编的《泌尿外科手术图谱》,因无法支付昂贵的版权费用,征求我的建议。我浏览了原著,为该书清晰的结构、丰富的内容和洗练的笔触所打动,就和吴阶平院士一起与Frank Hinman教授商量中文译本的出版事宜。后来人民卫生出版社与原著的发行机构——美国费城桑德斯公司达成协议,《泌尿外科手术图谱》中文译本以免版税的方式顺利出版,张旭医生在该书成稿和付梓中表现出来的认真细致和锐意进取的专业精神给我留下了深刻的印象。1999年,我资助张旭医生到德国海德堡大学深造,此后,张旭医生以敏锐的洞察力把握了泌尿外科微创技术发展的方向,并于2000年主编出版了《泌尿系内镜检查》一书,我欣喜地为该书作序,并为张旭医生不断取得的成绩深感欣慰。

从2000年开始,张旭医生致力于腹腔镜技术在泌尿外科的应用研究,短短数年便取得了丰硕的成果。这本《泌尿外科腹腔镜手术学》凝聚了张旭医生八年来在泌尿外科腹腔镜领域不懈探索的结晶。该书的出版计划早在2003年已经制定完毕,但是张旭医生以几近完美主义者的苛求态度对书稿内容反复斟酌,精益求精。该书以经腹膜后入路的泌尿外科腹腔镜手术为重点,以图解方式详细介绍了腹腔镜肾上腺手术、肾脏手术、肾盂输尿管手术、膀胱和前列腺手术等几乎所有泌尿外科体腔内术式。该书所有手术图片均取自著者的手术视频,清晰明确地反映了著者的手术创新思路,体现了"思考指导实践"的原则。随书所附的手术视频则是著者精心挑选的泌尿外科腹腔镜经典手术,对读者更好地学习手术裨益颇多。

祝贺《泌尿外科腹腔镜手术学》的出版,并希望张旭医生百尺竿头更进一步,在泌尿外科领域作出更大的成绩和贡献。

中国科学院资深院士

裘法祖

2008年春

第二版前言

《泌尿外科腹腔镜手术学》第一版自 2008 年问世以来,七年间五次重印,总印刷量逾万册,这充分体现了广大读者对这本书的厚爱。很多来我院进修参观的医生说"我们就是看着这本书学会的腹腔镜手术",作为主编,听到这样的话真的是感到非常欣慰!当初我们编写这本书的初衷正是希望通过这本书来促进泌尿外科腹腔镜技术的普及发展。弹指一挥间,距第一版手术学出版已经七年了。七年间,泌尿外科腹腔镜领域出现了很多新的理念和新的技术,特别是机器人腹腔镜技术,作为 21 世纪初微创外科最耀眼的技术之一,也得到快速发展。我院是国内最早引进达芬奇机器人手术系统和目前拥有数量最多的单位。截至 2015 年 6 月底,我们已完成 1600 余台机器人手术,在国内也是遥遥领先。目前本人已完成 8000 余例腹腔镜手术和 1200 例机器人手术,结合自己实践中积累的手术经验和独到的视角及体会,参阅国内外最新文献资料,对第一版手术学进行了大幅修订。第一版手术学着重于标准术式的阐述,强调操作的程序化和规范化,第二版手术学中,还强调了特殊情况的处理技巧,更增强了本书的实战性;增加了泌尿外科机器人手术的内容。希望本书的出版对推动我国泌尿外科整体腹腔镜和机器人技术的继续发展有所裨益。

本书共分两大部分共 16 章 49 节,第一部分首先介绍了泌尿外科腹腔镜设备和器械、手术操作基础。然后以脏器为顺序,以文字解释、手术图片和视频结合的方式介绍了腹腔镜肾上腺手术、肾脏手术、肾盂输尿管手术、膀胱和前列腺手术等 21 种代表性术式,最后介绍腹腔镜手术并发症;每节中对手术适应证和禁忌证、手术步骤、术中注意事项、特殊情况的处理和术后并发症的预防和处理都做了阐述,有些章节还对手术的技术发展现状进行了总结。第二部分首先介绍了机器人手术在泌尿外科的发展历史、相关器械和设备和手术入路的建立,然后分别介绍了机器人肾上腺手术、肾脏手术、输尿管手术、膀胱和前列腺手术等 13 种代表性术式的手术步骤和注意事项等。

本书配有精美插图 1100 余幅,所有手术图片均采集自本人手术时的视频,较为复杂的镜下解剖结构和手术步骤则配以示意图,力求做到清晰明确地反映手术思路。随书四张总容量超过 30G 的 DVD光盘中收录 40 部高清手术录像,这些录像绝大部分是近两年内最新录制的,仅做轻度剪辑,希望能保留手术的原汁原味而带给读者亲临现场的感觉。我希望,通过以泌尿外科腹腔镜应用解剖学为基础的手术思路和技巧的描述,通过文字、图片和录像的结合来全景式地展现手术的全貌和设计思想,将外科医生追求的玄虚的"悟"转变为明晰的解剖学认识,使"复杂"的泌尿外科腹腔镜手术变得有章可循、有理可依,能被更多的泌尿外科医生迅速掌握。

该书的编写得到我科中青年医生的大力支持,他们作为技术骨干,在完成大量临床工作的同时,利用休息时间查阅文献采集图片撰写书稿,做了很多工作;李宏召教授还对全部书稿的文字图片进行审校润色,并编辑制作了全部 40 部手术录像,做了大量工作,很辛苦! Storz 公司提供了高清视频采集设备,感谢他们长期以来对我们的学术支持。中国工程院郭应禄院士和第二军医大学孙颖浩校长百忙之中欣然作序,并提出许多极具学术价值的意见。人民卫生出版社郝巨为编审为本书的出版做了大量卓有成效的工作。由衷感谢为本书成稿和出版给予帮助支持的所有人!

由于医学技术发展之快以及笔者水平所限,本书尚有许多不足及未尽之处,恳请读者提出宝贵意见以利改进。

张旭

2015 年 7 月于北京

第一版前言

泌尿外科腹腔镜技术起步较晚,早期的手术入路和操作方法借鉴了腹部外科和妇外科的经验。自1990年美国Clayman教授第一次成功施行经腹腔入路腹腔镜肾切除术以来,经腹腔入路逐步成为国外泌尿外科上尿路腹腔镜手术的主流入路。国内泌尿外科腹腔镜技术经过近十年的迅速发展,形成了以腹膜后入路为主的上尿路腹腔镜技术体系。

但阻碍我国泌尿外科腹腔镜技术推广和应用的问题也不少,如血管和脏器损伤等严重并发症并没有显著下降,腹腔镜技术地域发展极不平衡,甚至在很多医疗单位处于萌芽和起步阶段等。究其原因是多方面的,如泌尿外科腹腔镜医生缺失传统开放手术基础的积淀和规范系统的腹腔镜技术培训;泌尿外科腹腔镜手术尚没有统一规范;而体现我国特色、高水平相关腹腔镜手术的专著相对较少也是其重要原因之一。作者结合自己实践中积累的手术经验和独到的视角及体会,参阅国内外相关资料文献,编著了泌尿外科腹腔镜手术学,希望对提高我国泌尿外科整体腹腔镜水平略尽绵薄之力。

本书内容共分九章30节,首先介绍了泌尿外科腹腔镜设备和器械、手术操作基础。然后以脏器为顺序,以文字解释,手术图片和视频结合的方式介绍了腹腔镜肾上腺手术、肾脏手术、肾盂输尿管手术、膀胱和前列腺手术等17种代表性术式。最后介绍了腹腔镜淋巴结清扫等其他术式和腹腔镜手术并发症。在泌尿外科上尿路腹腔镜手术部分,笔者着重以后腹腔镜应用解剖学研究为基础介绍了经腹膜后入路术式,强调镜下解剖学认识对安全有效实施手术的重要性,并以丰富翔实的镜下解剖图片展示了笔者后腹腔镜应用解剖学的研究成果。

本书所有手术图片均来自笔者手术时的视频,较为复杂的镜下解剖结构和手术步骤则配以示意图,力求做到清晰明确地反映手术思路。随书所附的手术视频则是笔者精选的泌尿外科腹腔镜经典手术,配以文字和语音说明,力争做到准确全面。

笔者希望,通过本书以泌尿外科腹腔镜应用解剖学为基础的手术思路和技巧的描述,全景式地展现手术的全貌和设计思想,将外科医生追求的玄虚的"悟"转变为明晰的解剖学认识,使"复杂"的泌尿外科腹腔镜手术变得有章可循、有理可依,能被更多的泌尿外科医生掌握。

囿于时间和篇幅所限,本书内容难免有欠完善和疏漏之处,如经腹腔入路的上尿路腹腔镜手术,机器人在泌尿外科手术中的应用,远程泌尿外科微创手术的发展等未能详尽介绍。殷切祈望泌尿外科同道多提宝贵意见,以便于再版时修正以慰读者。

该书的顺利出版得到了中国人民解放军总医院和武汉同济医院的大力支持。总后卫生部副部长、解放军总医院院长秦银河中将阅读全书后,十分高兴,欣然作序。中华泌尿外科学分会候任主任委员、武汉同济医院泌尿外科主任叶章群教授百忙之中审校文稿，提出了许多极具学术价值的意见。人民卫生出版社特别是郝巨为编辑为本书的付印做了大量卓有成效的工作，在此一并表示由衷的感谢！

本书即将付梓之际，惊悉恩师裘法祖院士逝世。回想年初请裘老为本书作序，老人家欣然应允，不顾九旬高龄一挥而就。序文思路清晰，字里行间饱含着对我辈后学的谆谆教诲和殷切希望。恩师鼓励的目光和仁厚的神情，在那个略带寒意的春夜，竟成诀别！痛定思痛，痛何如哉！恩师虽然离开了我们，但恩师"做人要知足、做事要不知足、做学问要知不足"的教诲时刻鞭策着我们不断前行。

张旭

戊子年夏　于北京

目　录

第一部分　泌尿外科腹腔镜手术

第二部分　泌尿外科机器人手术

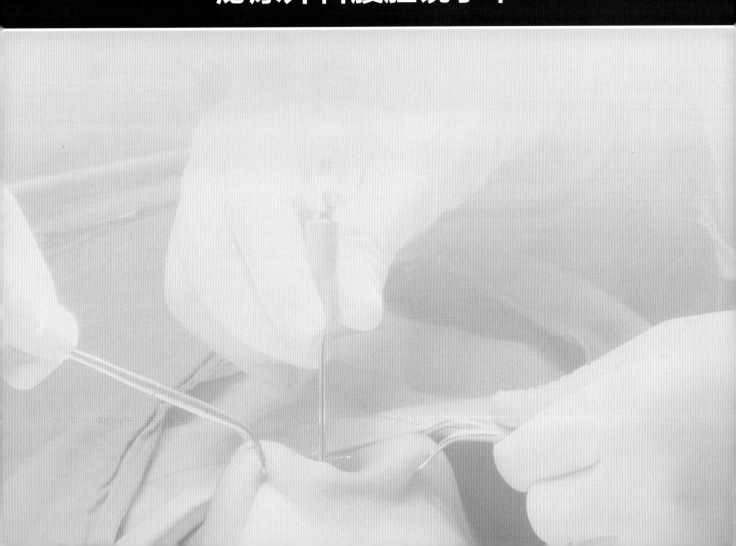

第一部分
泌尿外科腹腔镜手术

第一章　腹腔镜手术的设备和器械

与传统开放手术相比,腹腔镜手术对设备器械的依赖程度较高,术者对器械设备的熟悉和使用熟练程度直接关系到能否安全有效地开展腹腔镜手术。近年来,随着腹腔镜手术的深入开展,各种新的腹腔镜手术设备和器械不断涌现。因此,术者应该熟悉腹腔镜的各种设备和器械。

本章简要介绍了腹腔镜手术常用的基本设备和器械,包括气腹设备、光学系统、冲洗及吸引设备、电外科系统和腹腔镜手术常用器械等。

一、气腹设备

CO_2 气腹形成系统由气腹机、CO_2 钢瓶、气体输出管道和穿刺器械组成。最初的气腹机多为半自动,流量低,对于诊断性操作已经足够;但是腹腔镜手术操作时有多个工作通道,且需不断更换器械,或行术野冲洗、吸引等,使 CO_2 泄漏较快,若不能及时补充,会影响手术野的显露,加大手术难度和风险。目前常用的气腹机(图 1-1-1-1)能够自动调节腹内压力,快速注气,对 CO_2 的消耗量进行监测,且设置有钢瓶内 CO_2 压力不足或腹内压

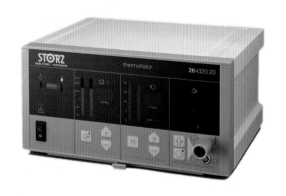

图 1-1-1-1　气腹机

超过预置范围的声光报警和故障报警装置,手术者能及时发现有无气腹异常情况出现,提高了手术的安全性。有的气腹机充气设备具有一个气体加热系统,可避免在制造气腹过程中患者体温的下降。目前有的气腹机可实现:①自动循环滤除烟雾,保证手术视野清晰;②实时监测气腹压力,保证气腹压力恒定;③配有过滤器,杜绝烟雾排放到手术室,保证医护人员的健康(图 1-1-1-2)。

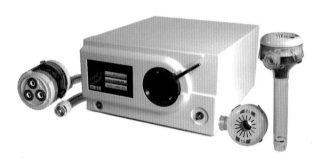

图 1-1-1-2　气腹机

气腹机的流量控制常分为低流量、中流量和高流量三挡,可根据需要设定。当把腹腔内压力设置在 15mmHg(1mmHg=0.133kPa)时,气体高流速仍受套管针直径的限制,一般即使无任何操作器械通过时,10mm 套管针可通过 CO_2 气体最大流速约 (6.5 ± 0.5) L/min。气腹压 >25mmHg 时,CO_2 气体吸收明显增加,下腔静脉回流减少,同时由于对膈肌的压迫,使通气受限,导致患者酸中毒。气腹机应置于监视器下方,使手术者能方便地看到面板上的各项指标。

二、光学系统

光学系统可使手术野的情景清晰地显示于目

镜或监视器上,该系统包括腹腔镜、摄像系统和冷光源。

(一) 腹腔镜

目前的腹腔镜多采用柱状透镜系统,具有导光性好、视野广、亮度均匀、景深长和立体感强等特点。腹腔镜因其前端斜面不同而使视野的中心与镜身的长轴形成不同的夹角,即视角。视角以内的区域为镜下的手术野,视角以外的区域是视野的盲区。根据需要可使用不同口径和视角的腹腔镜(图 1-1-1-3)。0°镜正视前方容易掌握,适用于初学者。15°~30°镜是泌尿外科常用的腹腔镜,其优点在于可改变视野,减少盲区,可从不同的角度观察同一结构,有利于医生形成立体印象,还可减少腹腔镜与器械之间的相互干扰。

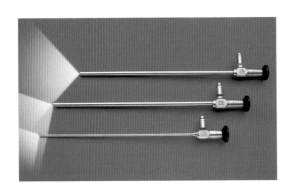

图 1-1-1-3　不同视角的腹腔镜

一般腹腔镜的镜温低于体温,在放入腹腔内之前,除擦净物镜及目镜外,还要适当加温镜头,以免镜头雾化。加温时用温水浸泡,水温应低于 50℃,过高的水温可能因为金属与玻璃膨胀系数不同而有水汽进入镜体内,使物镜模糊。亦可在镜面涂擦一种无菌抗雾剂,以防止腹腔内热汽在冷的镜头表面冷凝。有的腹腔镜配有电子加温装置,可有效避免镜头雾化。

(二) 冷光源及导光束

腹腔镜外科手术的先决条件是清晰明亮的腹内照明,冷光源为手术视野提供照明。目前内镜所用的光源是将隔热玻璃插在光源与灯泡之间,所以进入光缆的光线亮度很强,但产热少,习惯上称之为"冷光源"。需要注意的是,导光束的镜端较长时间接触布类可引起燃烧,在使用中应注意安全,最好是将导光束与腹腔镜连接后再打开冷光源。

常用的冷光源有四种:氙气灯、金属卤灯、卤素灯及低温弧光冷光源。氙气灯光源为 300W 全自动光源,色温 6000K,亮度强,而且能自动调节腹腔镜亮度,是目前常用的最亮、最可靠的光源,灯泡使用寿命可达 2000 小时。该类光源可为获得腹腔内解剖结构的最佳成像质量和精确的图像色彩提供最佳的照明(图 1-1-1-4)。光源具有待机模式,且可以由处于无菌区的摄像头来控制,可以保护患者和手术医师。

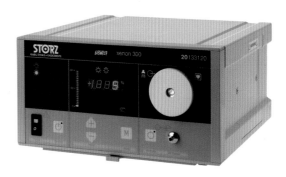

图 1-1-1-4　冷光源设备

腹腔镜手术通常使用 4.8mm 的光导束。它由一束可弯曲的光导纤维组成,具有高质量的光传送功能,由具有全反射特性的光导纤维组成。当光线自冷光源发出,经过导光束的一端射入时,由于反复的全反射,光线由纤维的另一端射出,光不至于泄漏。每种光导束适用的冷光源与腹腔镜不同,需配套使用,且所有的连接处均应妥善固定,防止光线泄漏及滑脱,导光束要轻拿轻放,粗暴操作可使光导纤维断裂,使光线的传输受影响。每根光导束含有光导纤维万根以上,每根光导纤维直径 10~25μm,为石英晶棒,当光导纤维折断后可在其光线射出端出现相应的黑点。

(三) 摄像系统

目前主流的腹腔镜手术摄像系统为高清摄像系统,使用三晶片高清摄像头和高清显示器,能输出 1080p 的高清图像,16:9 模式,分辨率可达到 1920×1080 像素,是普通摄像的 6 倍,能为术者带来更多的图像细节。其摄像主机内置有高清图片抓取系统和影像刻录系统,并能连接各种移动存储设备和打印机(图 1-1-1-5,图 1-1-1-6)。

3D 腹腔镜是近年来在高清摄像系统基础上新发展的腹腔镜摄像系统,利用类似人体双眼的左右两个晶片分别成像,经过 3D 摄像主机将两个图像组合在一起产生 3D 图像,将 1080p 信号输出至 32 寸偏振监视器上,术者及助手需佩戴偏振式 3D 眼镜观看。对于纵深较大的手术,3D 腹腔镜可再现真实的三维立体视觉,呈现手术视野的立

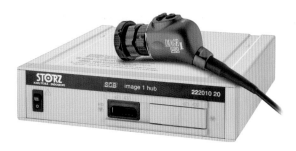

图 1-1-1-5 高清摄像系统

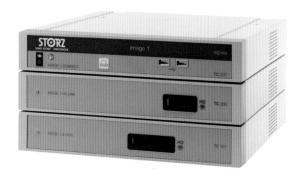

图 1-1-1-6 高清摄像系统

体感,有助于提高手术操作的精确度和手眼协调程度(图 1-1-1-7)。

三、冲洗及吸引系统

在腹腔镜手术中,冲洗及吸引对于保持清晰的手术视野非常重要。通常使用的是两者结合在

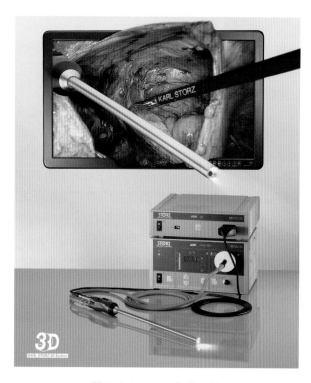

图 1-1-1-7 3D 摄像系统

一起的系统,大多数吸引器上设置有孔或阀门样装置,可以调节吸引负压的大小,吸引器的顶端常有很多小孔(图 1-1-1-8)。

图 1-1-1-8 腹腔镜吸引器

冲洗系统有的与全自动气腹机结合,有的则用普通输液瓶或采用加压包装的密闭式输液瓶来进行。单纯依靠流体的重力作用其压力是不够的,一般冲洗压力应达到 250~700mmHg,才能将血凝块冲起,故可采用血压计加压袖带和特殊设计的加压冲洗袋来提高冲洗系统的压力。在手术中,通常使用的冲洗液是生理盐水,也有使用 5000U/L 肝素盐水以阻止术野血凝块形成,也有术者在冲洗液中加入广谱抗生素。

冲洗、吸引与电外科结合在一起的冲洗吸引系统,操作开关均设置在操作手柄上,由术者控制,操作方便。冲洗吸引系统除了其冲洗与吸引作用外,还可帮助术者显露手术野,进行钝性分离,但吸引过程中也可吸出大量 CO_2,降低腹压,以致影响手术野的显露,增加 CO_2 用量,所以吸引应准确,且间歇进行。

四、电外科系统

腹腔镜手术中的电切割及电凝止血是术中分离与止血的主要手段。现在各种激光及超声刀装置的应用,使电外科学成为必须熟练掌握的基本技术。

(一) 电凝器

高频电流发生器产生的电流不刺激肌肉及神经,不引起心室颤动,但可使组织升温、炭化甚至汽化,产生凝固及切开的效果。切割部分有单纯切割电流及切割加电凝混合输出电流,电凝部分有单极电凝和双极电凝两种功能。单极电流在电流集中处(通常是手术野内接触的组织)产生热量,而负极板与人体接触因接触面积大、电流分散,热效率很低。双极电凝通过两个钳叶自身产生回路,不需要使用负极板(图 1-1-1-9,图 1-1-1-10)。

高频电切及电凝系统使用时需注意以下几点:

1. 负极板要紧贴在患者肌肉丰富处,妥善固定,保证与皮肤间导电性好。

2. 在做一般的切割分离时,尽量不使用单纯

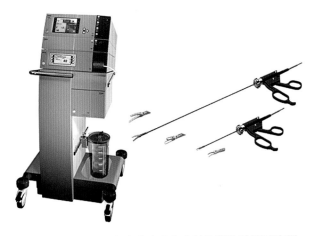

图 1-1-1-9 高频电流发生器和多种头端的腔镜百克钳

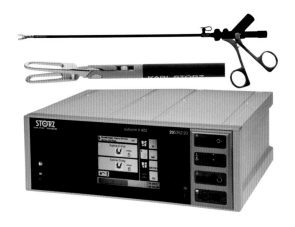

图 1-1-1-10 高频电流发生器和 STORZ 双极钳

电凝,避免焦痂包裹电凝头而致绝缘性增加,有焦痂包裹时应及时剔除。

3. 通电时间不宜过长,电刀头不能接触其他金属器械和夹闭在血管及其他组织上的金属钛夹。重要组织器官的附近或明确的大血管附近慎用或禁用电刀,腹腔镜手术时必须在直视下使用。

4. 器械绝缘层要完好,以免损伤其他组织。操作时要拿稳器械接触好待处理的组织后再通电,带电器械在腹内移动时有损伤其他组织的危险。

5. 工作电极接触的组织不能太多,标准单极电凝所能闭合的血管以直径小于 3mm 为宜,有些双极电凝能闭合直径 7mm 及以下的血管。

(二) 超声刀

超声刀的工作原理是利用超声波发生器使金属刀头产生 55.5kHz 的机械振动,使与之接触的组织细胞内水分被汽化,氢键断裂,蛋白质变性,组织被凝固或切断(图 1-1-1-11)。超声刀的工作温度在 50~100℃,热损伤深度在 0.3mm,侧向热损伤 1~2mm,均远低于电刀,组织不会被烧焦或炭化,视野清晰。超声刀工作时只产生少量水蒸气,不会像电刀那样产生很多烟雾而影响视野。超声刀工作时无电流通过机体,还能为装有心脏起搏器的患者施行手术。最新的超声刀能达到 7mm 的血管凝闭能力和 1mm 范围的侧向热损伤,而且在一台主机上整合了超声刀和双极器械的功能。

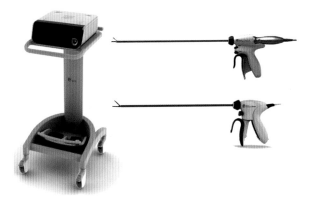

图 1-1-1-11 超声刀

(三) 能量平台

KLS 能量助推系统(图 1-1-1-12)是莱凯公司推出的双极能量平台,在开放手术和腹腔镜手术中,该系统能闭合切割 7mm 及以下的血管、淋巴管、组织束进行闭合切割。在泌尿外科,该系统可用于肾部分切除术、根治性前列腺切除术、根治性膀胱切除术中的止血,还能用于经尿道前列腺切除术。

Force Triad 能量平台系统及器械(图 1-1-1-13)是在美国威利产品 LigaSure、超声刀、单极、双极等的基础上最新研发的综合能量系统,能够有

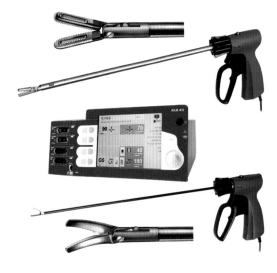

图 1-1-1-12 KLS 能量助推系统

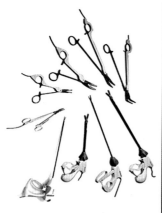
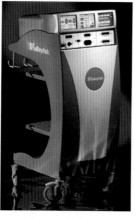

图 1-1-1-13 Force Triad 能量平台及器械

效地闭合直径为 1~7mm 的血管(动脉或静脉),而且它所作用的闭合带,能够承受正常人体 3 倍心脏收缩压的压力。对于邻近组织的热量传导在 0.5~2mm 之间。该平台输出高频电能,结合血管钳口压力,使人体组织内胶原蛋白和纤维蛋白溶解变性,血管壁熔合形成一透明带,产生永久性管腔闭合。在泌尿外科,该平台可用于肾脏(肾门/肾蒂、肾动脉、肾静脉)、膀胱(膀胱上、下动脉、膀胱下部的膀胱静脉丛)和前列腺(前列腺耻骨韧带、前列腺静脉丛)的手术。

五、腹腔镜手术常用器械

(一)气腹针(Veress 针)

1938 年匈牙利肺科医师 Veress 设计了一种胸腔穿刺针,能刺破胸壁而不损伤肺组织;随后演变成现代腹腔镜外科手术制备气腹所用的气腹针(Veress 针)。该针直径 2mm,长 70~150mm。针鞘前面为锋利斜面,针芯前端圆钝、中空、有侧孔,可以通过针芯注水、注气或抽吸;其尾端装有弹簧,一旦针鞘斜面穿破腹膜,针芯即先于针尖进入腹腔,以避免损伤腹腔脏器(图 1-1-1-14)。一次性的气腹针尾有红色指示球,可显示是否穿刺进入腹腔。

(二)穿刺套管(Trocar)

穿刺套管(图 1-1-1-15 到图 1-1-1-17)用于建立和维持腹壁通道,来引入腹腔镜和各种操作器

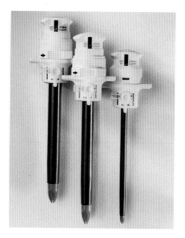

图 1-1-1-15 一次性穿刺套管

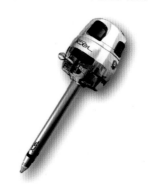

图 1-1-1-16 一次性穿刺套管

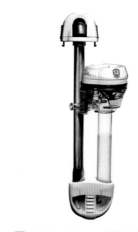

图 1-1-1-17 一次性穿刺套管

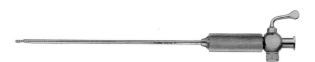

图 1-1-1-14 气腹针

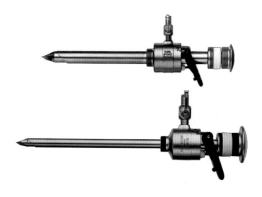

图 1-1-1-18 金属穿刺套管

械。穿刺套管包括一个外鞘和穿刺锥,标准的穿刺套管直径3~15mm,长度5~15cm。泌尿科常用的5mm套管用于放置一些操作器械及小直径的腹腔镜,而10mm或12mm的穿刺套管用于放置钛夹施夹器、10mm腹腔镜、直线切割吻合器和组织粉碎器等。穿刺锥前端呈圆锥状或棱锥状,并在其尖端或套管的前端有一个侧孔,进入腹腔后有CO_2气体自此孔溢出,在体外可听到充气的声音。穿刺套管有一次性使用和可重复使用两种,后者为金属制。圆锥形穿刺时不易伤及腹腔血管,但是较钝,穿刺时较费力;而棱锥形者则较省力,但由于其穿刺过程为切割作用,故会伤及肌肉及腹壁血管。

可重复使用的穿刺套管为金属结构(图1-1-1-18),不绝缘,当电操作器械和杆部绝缘层剥脱后,可以因短路减弱电凝器的效果,且引起腹壁肌肉收缩、颤动,甚至发生损伤危及生命,但是可重复使用,成本较低。为了防止金属套管的反光,其腹壁段作了消光处理。一次性使用穿刺套管的原理与前相似,但多为塑料结构、绝缘、较锋利,套管可带有一塑料保护套,为腹腔穿刺时的自动保护装置,当穿刺套管穿刺入腹腔前端阻力减小时,塑料保护套即刻前突,推开穿刺锥前的组织,防止损伤,其反应时间不足10ms,远远快于手推进的速度。一次性使用穿刺套管减轻了工作量,减少了因清洁不当致漏气的可能性,但是价格昂贵,难以常规使用,可作为应急之用。

(三)扩张球囊

扩张球囊由Gaur在1992年引入,用来扩张腹膜后或腹膜外腔间隙。目前既有商品化的扩张球囊,亦可自制。市售球囊扩张装置Spacemaker(图1-1-1-19)包括一个扩张球囊和通过10mm腹腔镜的闭孔器,有的带有皮肤切口螺纹密封装置。闭孔器可通过10mm腹腔镜,便于腹腔镜监视下扩张。

自制扩张球囊多用8号乳胶手套的中指套在肛管或16F导尿管上,用丝线扎紧手指套而制成,价格低廉。

(四)手控器械

在腹腔镜手术中,需应用多种手控器械进行组织的抓取、切开、止血及缝合操作。各种不同器械其手柄设计形状不一,大部分抓钳、分离钳其手柄为剪刀式,有些手柄带有齿轮状锁扣,有些为U形带弹簧片的手柄,均可减少手术者的工作强度。

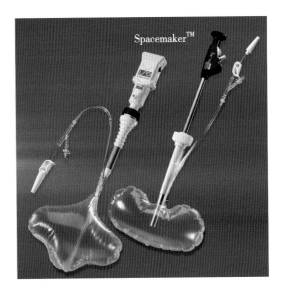

图1-1-1-19　球囊扩张装置Spacemaker

此类器械直径一般为5mm或10mm,长度一般为36cm,大多可作360°旋转,方便使用。既有一次性使用者,又有可重复使用者。

1. 抓钳　抓钳(图1-1-1-20)直径一般为3~12mm,长度为25~36cm。杆部绝缘使之能对所抓钳的组织进行电操作。各种抓钳主要是手柄形状及头部不同。其手柄可为枪式、齿轮锁扣式和弹簧片式。抓钳头部可以分为无创和有创两类,无创性抓钳通常为锯齿状夹持面,有钝头、尖头、直头、弯头等;有创性抓钳常带爪或钩,常用于牢固夹持一些纤维结缔组织及将一些结节状组织自腹腔取出时。现在又出现了一些类似开放手术所用的Allis、Babcock钳及卵圆钳等。抓钳常可拆卸,便于清洗和消毒。

2. 剪刀　根据剪刀头部形状、大小及长度有所不同。外径常为5mm和10mm,头端剪切面长16mm,最大张开范围8mm;刀头有直头、弯头及钩

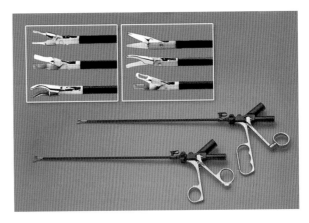

图1-1-1-20　抓钳

形,有些刀片呈锯齿状。直剪用于在钛夹间剪断组织,而钩形剪刀用于剪线及管状结构,弯剪常用于分离组织,又称分离剪。可同时使用电切及电凝,且可作360°旋转和改变杆部的弯曲角度,使之能更好地到达手术野,更好地进行组织的分离和切割等。

其他各种切割器械,如刀片、电凝钩和电凝铲详见电外科系统。

3. 血管夹与施夹器　血管夹由不同材料制成,常用的有金属夹、可吸收夹和Hem-o-Lok夹(图1-1-1-21),分大、中、小三种型号,通过施夹器对血管及其他管道系统进行结扎。

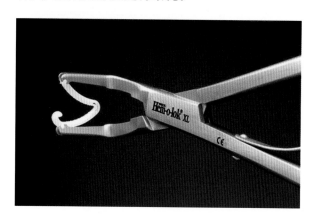

图1-1-1-21　Hem-o-Lok夹

金属夹多为钛夹,也有不锈钢制品,呈U形或V形。可吸收夹为多聚噁烷(polydioxanone)制成,180天内可在体内分解吸收。Hem-o-Lok夹由不可吸收的多聚合物材料制成,具血管界面防滑设计,防止滑动,远端带有锁扣样结构,夹闭牢靠,不易脱落;组织相容性好,可透射线,无影像学干扰。

根据施夹器不同,钛夹可以单发亦可连续施放。一次性使用的施夹器内装多个钛夹,可连续使用,减少漏气的机会,缩短手术时间,特别是对于动脉出血,可以抓住机会明确出血部位后连续钳夹几次,达到有效止血的目的。

4. 牵开器　在施行腹腔镜手术时,有些组织器官会影响手术野的显露,给手术带来困难,因此设计了各种类型的牵开器。在很多情况下,抓钳可用作牵开器,最简单的牵开器为一支带有无损伤头的金属杆,可用来推挡肠及肝缘,更复杂的为扇形牵开器,有三叶、五叶及多叶等不同的类型。一次性扇形牵开器的五叶扁平、圆钝,不易引起组织损伤,且其扇形叶部分可通过手柄上的旋钮偏转45°,更有利于显露手术野。应用扇形牵开器,

当扇叶部分还在套管内时,不要拧手柄上的开启旋钮。同时,当取出牵开器时,一定要注意扇形叶之间是否夹有组织,以免引起损伤。现在有用于盆腔淋巴结清扫时的髂外静脉牵开器以及其他一些如钩形和杠杆式牵开器。

5. 直线切割器　直线切割器(endoscopic linear cutter)(图1-1-1-22)的钉仓长度为45mm,分为白色、蓝色及绿色,其钉子高度分别为2.5mm、3.5mm和4.1mm,当钉子被击发后其缝合组织后的高度分别为1.0mm、1.5mm和2.0mm。其中,2.5mm钉仓适合于钉合血管及较薄的组织,而4.1mm钉仓适合于钉合较厚的组织,手术中应依组织厚度不同而选用不同的钉仓。2.5mm钉仓内钉子分为6排,共66枚,相互咬合,当击发时,切割器内刀片从第3、4排间切开被钉合的组织。使用前必须检查器械有无故障,使用过程中,一旦发生故障,应立即停止操作,不要盲目操作或抱有侥幸心理,应予以及时更换。

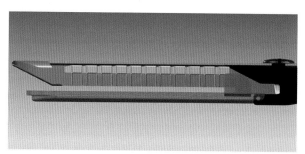

图1-1-1-22　直线切割器

6. 持针器　不同厂家生产的持针器样式不同,手柄常为弹簧结构或棘轮锁扣结构,使缝针固定。持针器头部常为滑鞘状或绞链状结构(图1-1-1-23),绞链状结构者的持针器头常有一个颌固定,有些颌上还有凹槽,使在体内缝合时更易将缝针固定在持针器内,防止转动。滑鞘式持针器的圆柱形外鞘上有凹槽,通过被动关闭系统弹簧控制,很易将缝针固定。

7. 特殊缝线　腹腔镜手术所用的大多为与开放手术相似的可吸收缝线,术中打结是一项较为费时的操作,尤其在狭小的后腹腔。近年来出现的单向和双向倒刺缝线将缝线所承受的张力均匀分散在倒刺上,在连续缝合时可收紧伤口并免于打结。倒刺缝线(图1-1-1-24)能简化腹腔镜手术的缝合操作,缩短缝合时间,对于保留肾单位的手术尤为重要。

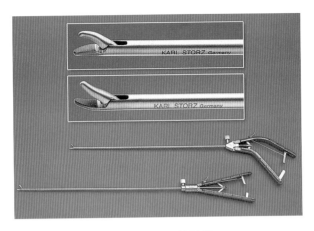

图 1-1-1-23　持针器

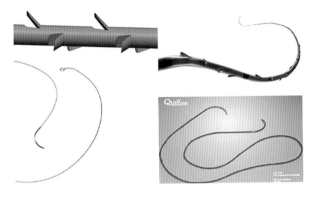

图 1-1-1-24　倒刺缝线

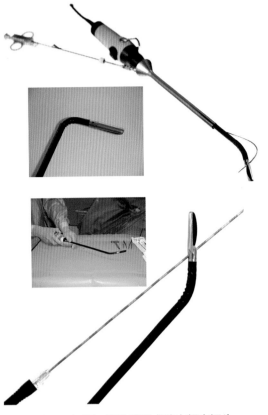

图 1-1-1-25　腹腔镜手术腔内超声探头

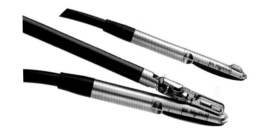

图 1-1-1-26　机器人手术腔内超声探头

8. 腔内超声　腹腔镜手术经常需要用到腔内超声探头引导术中操作,探头可经穿刺套管置入体内,探头扫描部可做前后左右四向弯曲(图1-1-1-25)。有的探头扫描部有穿刺通道,可用于腹腔镜超声引导下的活检和消融治疗。随着机器人手术的开展,适合机器人手术的腔内探头也应运而生(图1-1-1-26)。

9. 设备架　大多数腹腔镜手术设备都安装在活动性的设备架上,各种设备有序排列(图1-1-1-27)。监视器放在设备架顶端,有的监视器放在横向的支撑臂上或者悬挂在手术室的天花板上,要求监视器放置的高度使术者视觉舒适,一般在水平视线上下 15°范围内。气腹机最好放在监视器的下方,使术者能及时看到腹内压力的变化情况,及时发现张力性气腹。若腹内压进行性下降,则可能是 CO_2 泄漏,应仔细找寻。要求各种设备通风及散热好,防止过多搬动造成设备震动。在腹腔镜手术时,由于缺乏类似开放手术的触觉,又是在二维监视器下操作,缺乏一定的景深感,因此术中可能出现器械置入过深而致周围脏器损伤,在术中联合应用几种器械可帮助增强景深感。同

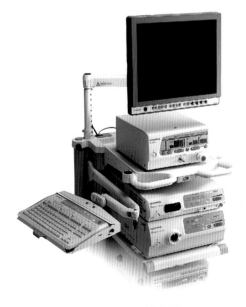

图 1-1-1-27　设备架

时,弯的或有关节的器械亦可增强景深感。由于腹腔镜下的手术视野有限,腹腔镜离组织越近,则放大倍数越多。另外,为了避免置入操作器械时的意外损伤,必须在腹腔镜直视下置入。在整个手术过程中,只能有一个操作者,助手的主要职责是帮助显露手术野,尤其要避免操作器械的"击剑样"动作。

参 考 文 献

1. Amaral JF. Electrosurgery and ultrasound for cutting and coagulating tissue in minimally invasive surgery. //Zuckder KA. eds. Surgical Laparoscopy. 2nd ed. Philadelphia: Lipincott Williams and Wilkins,2001:47-75

2. Kourambas J,Preminger GM. Advances in camera,video, and imaging technologies in laparoscopy. Urolclin North Am,2001,28:5-14

3. Kumar U,Albala DM. Newer techniques in intracorporeal tissue approximation:suturing,tissue adhesives and microclips. Urolclin North Am,2001,28:15-21

4. 曹月敏.腹腔镜外科学.石家庄:河北科学技术出版社, 1999

5. 夏恩兰.妇科内镜学.北京:人民卫生出版社,2001

6. Gold Stein DS,Chandhoke PS,Kavoussi LR. Laparoscopic EqUipment.//Clayman RV,McDougall EM. eds. Laparoscopy Urology. St. Louis:Quality Medical Publishing Inc. 2001,86-121

7. Beaghler MA,Grasso M. Instrumentation. // Sosa RE, Albala DM,Jenkins AD. Textbook of Endourology. Philadelphia:W.B. Saunders Company,1997:361-377

8. Gaur DD.Laparoscopic Operative Retroperitoneoscopy:Use of a New Device. J Urol,1992,148:1137-1139

第二章　泌尿外科腹腔镜基本操作

腹腔镜手术有其独特的特点,从手术入路的选择与建立,到脏器的游离、切割、止血、缝合和打结等基本操作,都与开放手术有着明显的差异。熟练掌握腹腔镜的基本操作是成功地开展泌尿外科腹腔镜手术的重要基石。

第一节　泌尿外科腹腔镜
手术入路的建立

泌尿外科腹腔镜手术常用的手术入路有经腹途径、腹膜后或腹膜外途径。入路的选择主要取决于病变的大小和部位、有无既往手术史和手术者的习惯或偏好。

一、腹腔入路的建立

(一)体位

肾上腺和上尿路手术时,常采用患侧抬高45°~60°的斜卧位,利于腹腔脏器向健侧推移,更好地暴露结肠旁沟和手术野(图1-2-1-1)。输尿管下段、精索静脉、膀胱和前列腺手术时,常采用臀部垫高的头低脚高位(图1-2-1-2),并可根据情况

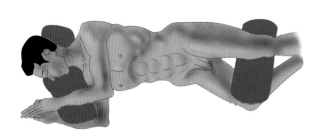

图1-2-1-1　上尿路经腹入路手术常用体位

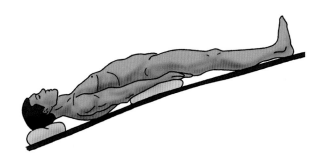

图1-2-1-2　下尿路经腹入路手术常用体位

适当抬高患侧。

(二)建立气腹和放置套管

1. Veress气腹针技术

(1)穿刺位点选择:上尿路手术时常选择腹直肌外缘平脐水平作为穿刺位点;下尿路手术时常选择脐缘(多为脐上缘或脐下缘)作为穿刺位点。腹壁正中瘢痕、门脉高压脐周静脉曲张、脐尿管囊肿、脐尿管未闭或脐疝为脐部穿刺的禁忌证,可选择腹直肌外侧缘左上或右下1/4处作为穿刺位点。另外,下腹部有瘢痕的患者,可选择腹直肌外侧缘左上1/4或脐上缘作为穿刺位点;上腹部有瘢痕的患者,可选择腹直肌外侧缘右下1/4或脐下缘作为穿刺位点。

(2)穿刺操作方法:穿刺前检查气腹针是否通畅、安全保护装置是否完好。以脐部作为穿刺位点为例,沿脐下缘切开皮肤约1~1.5cm,用两把巾钳抓住脐部两侧皮肤向上提起(图1-2-1-3),或直接用手抓起皮肤提起腹壁(图1-2-1-4),使腹壁远离网膜和肠管,并对抗气腹针穿刺的力量;优势手以拇指和示指握持气腹针柄,距尖端约2~4cm(具体视腹壁厚度,肥胖患者距尖端更远)(图1-2-1-5)。穿刺针垂直于腹壁或尖端稍向下腹部倾斜,腕

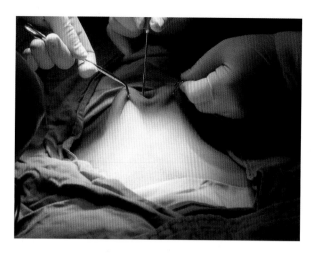

图 1-2-1-3　巾钳提起腹部皮肤

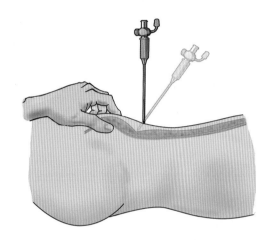

图 1-2-1-4　用手抓起腹部皮肤

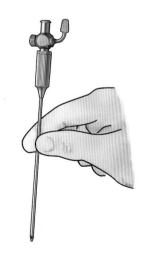

图 1-2-1-5　穿刺针的把持方法

部持续均匀用力,穿刺针穿过腹壁时一般会有两次比较明显的突破感。另外。穿刺过程中 Veress 气腹针的内芯末端弹起;一旦刺破腹膜,内芯的钝头塞向前弹出,内芯的末端回落,可作为判断气腹针是否进入腹腔依据之一。穿刺成功后,注意固

定气腹针,防止它移动引起脏器损伤。

(3)确认检查:进一步确认气腹针是否进入腹腔,还可进行"抽吸试验"来检验:用 5ml 注射器抽 3ml 生理盐水接气腹针,提起腹壁时,注射器内的生理盐水会被吸入腹腔(图 1-2-1-6);回抽时,不应该抽出生理盐水,若回抽出有颜色液体(如红色、黄色),则提示穿刺针可能误入血管或肠管。

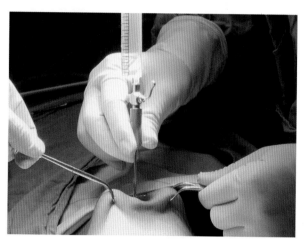

图 1-2-1-6　注水"抽吸试验"

(4)充气:低流量充气(1L/min)至腹压达到 12~15mmHg,一般需 4~6L 气体。充气时腹部应该对称性膨隆,叩诊呈鼓音,肝浊音区消失;若腹部不对称或局部膨隆,说明气腹针在腹膜外或粘连的腹腔内。

(5)放置套管:建立气腹后,在穿刺位点放置初始套管。仍用两把巾钳提起腹壁。术者用手掌紧握装好内芯的套管,并用示指把持套管柄。刺入时,均匀施力于套管稍作旋转,穿过腹膜时会有一定突破感,打开套管的气阀会有气体排出。退出闭合器,置入腹腔镜,充气维持气腹压力在 12~15mmHg,观察脏器有无损伤。腹腔镜监视下放置工作套管。据手术部位不同,工作套管放置的位置和数目也有所不同。

2. Hasson 技术　沿脐上缘或下缘做 2cm 切口,分离至筋膜,组织钳提起筋膜切开,筋膜切缘缝牵引线;组织钳提起腹膜并剪开,伸入手指探查,分离腹壁与网膜或肠管的粘连(图 1-2-1-7),直视下插入 Hasson 套管或普通套管,牵引线固定(图 1-2-1-8)。退出套管内芯放入腹腔镜,连接气腹机,先低流量充气维持气腹压力在 12~15mmHg。观察确认腹腔脏器无损伤,在腹腔镜监视下放置工作套管。该技术尤其适用于因腹部手术或腹膜炎

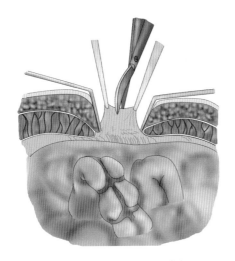

图 1-2-1-7　切开分离粘连

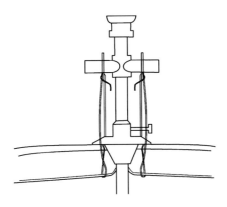

图 1-2-1-8　插入、固定套管

病史存在腹腔粘连的患者。

二、腹膜后腔入路的建立

经腹膜后腔入路可采用侧卧位或俯卧位,下面主要介绍我们习惯使用的侧卧位腹膜后入路。

(一) 体位

常规采用完全健侧卧位。腰部垫枕,升高腰桥,充分延伸肋弓与髂嵴之间的距离。头部和健侧肩下腋窝区垫气垫或软枕,防止臂丛神经受压。健侧下肢屈曲 90°,患侧下肢伸直,中间垫以软枕。肘、踝关节部位垫软垫。用约束带在骨盆和膝关节处固定体位(图 1-2-1-9)。

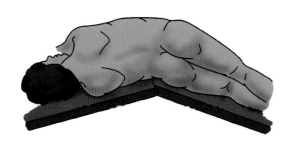

图 1-2-1-9　完全侧卧位

(二) 建立腹膜后腔和放置套管

腹膜后腔是位于腹膜后的一个潜在的腔隙,手术时常需要人工制备。建立和扩张后腹腔的主要方法有两种:

1. Hasson 技术　腋后线第十二肋缘下纵行切开皮肤 2.0cm 左右,以能伸入术者的示指为宜。长弯血管钳钝性分离肌层及腰背筋膜,自下向上、自后向前分离腹膜后腔,将腹膜向腹侧推开。将自制扩张球囊(8 号乳胶手套的中指套在肛管或 16F 导尿管上,用丝线扎紧手指套)(图 1-2-1-10)放入腹膜后腔,充气 600~800ml,维持球囊扩张状态 3~5 分钟后排气拔除(图 1-2-1-11),在示指的引导下,当手指感知套管的尖部时,将套管朝向手指的左侧或右侧偏移(图 1-2-1-12),旋转加力后刺入。在腋中线髂嵴上放置 10mm 套管(放置腹腔镜用),在腋前线肋缘下放置第 2 个套管(左侧卧位时为 12mm,右侧卧位时为 5mm)。腋后线第十二肋缘下放置第 3 个套管(左侧卧位时为 5mm,右侧卧位时为 12mm),并缝合以防漏气(图 1-2-1-13)。

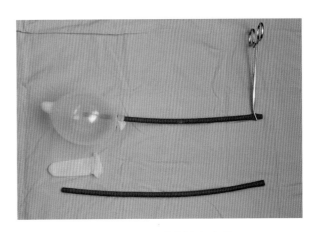

图 1-2-1-10　自制扩张球囊

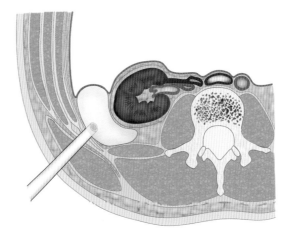

图 1-2-1-11　球囊扩张腹膜后腔

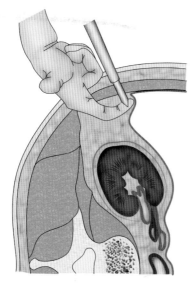

图 1-2-1-12　手指引导下放置套管

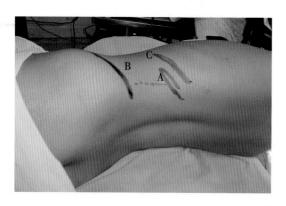

图 1-2-1-13　腹膜后入路常用套管位置

有些较瘦的患者,可直接用手指扩张法(图1-2-1-14)推开腹膜和游离腹膜外脂肪,而不需要用球囊进一步扩张,也能获得比较满意的腹膜后操作空间。

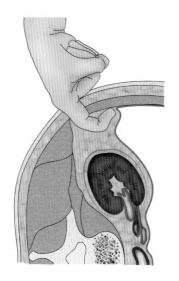

图 1-2-1-14　手指扩张法

2. Veress 气腹针技术　常选择在腋中线髂嵴上使用 Veress 气腹针直接穿刺入腹膜后间隙,连接气腹机充气扩张后腹腔,然后在穿刺点置入初始套管(盲穿),用腹腔镜镜体做钝性分离扩张,在腹腔镜监视下再放置其他的工作套管。

（三）清理腹膜外脂肪和辨认腹膜后的解剖标志

进入腹膜后腔后,首先见到的是腹膜外脂肪,沿图所示虚线(图 1-2-1-15),自上而下整块清理腹膜外脂肪(图 1-2-1-16,图 1-2-1-17),将其翻转下垂于髂窝。分离过程中见腹膜外脂肪的滋养血管(图 1-2-1-18)宜用超声刀锐性分离。清理腹膜外脂肪后,可辨认肾周筋膜(图 1-2-1-19)、膈肌(图

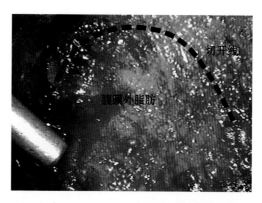

图 1-2-1-15　沿所示虚线开始清理腹膜外脂肪

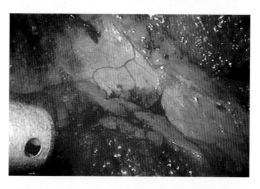

图 1-2-1-16　自上而下整块清理腹膜外脂肪

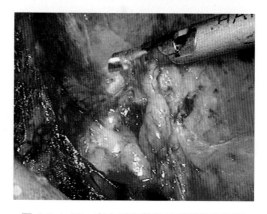

图 1-2-1-17　自上而下整块清理腹膜外脂肪

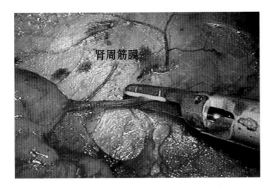

图 1-2-1-18 腹膜外脂肪的滋养血管

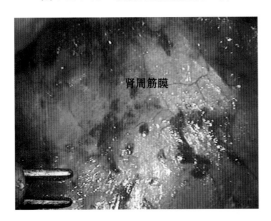

图 1-2-1-19 肾周筋膜

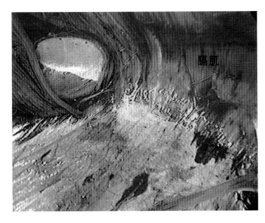

图 1-2-1-20 膈肌

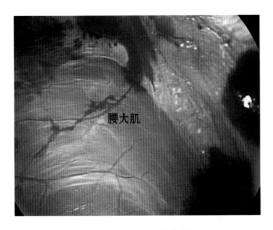

图 1-2-1-21 腰大肌

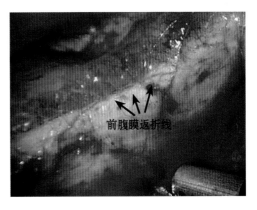

图 1-2-1-22 前腹膜反折线

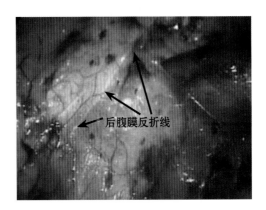

图 1-2-1-23 后腹膜反折线

1-2-1-20)、腰大肌(图 1-2-1-21)、前腹膜反折线(图 1-2-1-22)、后腹膜反折线(图 1-2-1-23)等解剖结构。

三、腹膜外入路的建立

主要用于腹膜外腹腔镜前列腺癌根治术等盆腔手术。

1. 体位 平卧位,头低脚高 15°~20°。

2. 建立腹膜外操作空间和放置套管 脐下缘弧形切开皮肤、皮下组织长约 3cm,显露腹直肌前鞘;横行切开腹直肌前鞘,血管钳钝性分离腹直肌,拉钩牵开,在腹直肌后鞘之前用手指钝性游离分离,将商用或自制球囊扩张器置入腹膜外间隙,充气 300~500ml(图 1-2-1-24),保留 3~5 分钟,扩张腹膜外操作空间。经脐部切口置入 10mm 套管,丝线缝合以防漏气。经该套管置入腹腔镜,充气维持气腹压力在 15mmHg 左右,直视下在脐下 3~4cm 腹直肌外侧缘放置第 2 及第 3 个套管(右侧 12mm,左侧 5mm);在右侧髂前上棘内侧 3~4cm 放置第 4 个套管(5mm),必要时可在左侧髂前上棘内侧 3~4cm 或耻骨联合上 2cm 处放置第 5 个套管(5mm)。

辨认腹膜前的解剖标志,包括耻骨、膀胱前壁、前列腺(图 1-2-1-25)和髂外血管(图 1-2-1-26)等。

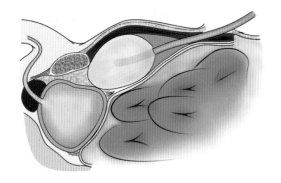

图 1-2-1-24 球囊扩张腹膜外间隙

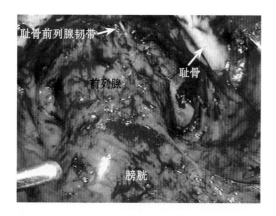

图 1-2-1-25 耻骨、膀胱前壁、前列腺等解剖标志

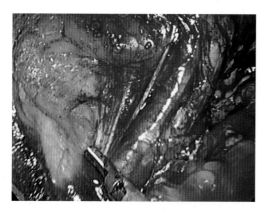

图 1-2-1-26 髂外血管

第二节 腹腔镜基本操作技术

腹腔镜基本操作技术如分离、结扎、切割、缝合打结、止血等,与腹腔镜的器械密切相关,并且与开放手术的特点明显不同。在开展腹腔镜手术的初级阶段,接受规范系统的基本技能培训,特别是腔内缝合打结的练习显得尤为重要,可明显降低腹腔镜学习曲线,提高手术操作的技巧,减少手术并发症。下面重点介绍腔镜下的分离技术、结扎技术、止血技术和缝合打结技术。

一、分离技术

腹腔镜下分离技术是指使用腔内器械显露手术野,把欲暴露或切除的病变与周围组织分开。可分为钝性与锐性分离。

1. 钝性分离　钝性分离是指利用钝性器械沿着一定的解剖层面或组织间隙(常为相对无血管层面)对组织进行分离,常用的器械有吸引器或分离棒。另外,闭合后的剪刀、分离钳或超声刀也可用来钝性分离。钝性分离在泌尿外科腹腔镜手术中广泛使用,气囊或水囊扩张建立后腹腔也是一种钝性扩张的方法。

2. 锐性分离　锐性分离常用来分离粘连带、离断血管。锐性分离会更精细、效率也会明显提高,但视野须清晰,显露周围组织结构,避免误伤。常用的器械有剪刀、电剪刀、电凝钩和超声刀等。使用单极电凝时,要注意热损伤的边缘效应。双极电凝的热能量弥散范围小,相对比较安全。超声刀集切割、凝固止血、钝性分离等多种功能于一身;能量传播不超过 0.5mm,具有精确的切割作用,可在重要脏器和大血管旁进行安全的分离切割;具有少烟雾、无焦痂的特点,手术视野清晰;无电流通过人体,使手术更安全,临床上使用越来越广泛。

分离解剖层次不清的组织时,切勿随意剪切。尽量先沿着潜在的组织间隙,使用钝性分离;留下粘连带再用锐性分离,以保持手术野清晰,避免损伤神经血管和脏器。

二、腔内夹闭技术

术中管状结构血管等重要组织的处理主要用钛夹、Hem-o-Lok、直线切割吻合器(如 Endo-GIA)等来完成;与缝合打结相比,它明显快捷、安全。

1. 钛夹　可根据欲夹闭血管和管状组织的直径选择合适大小的钛夹,如选用钛夹过小会导致夹闭不全,也易脱落;钛夹滑脱的可能性相对较大,在处理稍粗血管时,近心端要保留 2 个以上钛夹,以保证安全。在施夹时,钛夹最好与血管或组织垂直、均匀着力;闭合时要看清楚钛夹的尾端,防止误夹其他组织;留置多个钛夹时,相互之间应留一定空隙,避免相互交错。

2. Hem-o-Lok　是一种带锁扣的结扎夹,夹闭成功时,可以感觉到或听到锁扣闭合的声音,增加了使用的安全性。它的闭合效果确切,相对不易滑脱,处理较粗的血管如肾动脉和肾静脉时,近心端一般可保留 2 个 Hem-o-Lok。

3. 直线切割吻合器 腔内吻合器能快速、安全地切割组织,封闭较大的血管。使用前根据欲处理组织的厚度和宽度,选择合适的钉仓。闭合时要看到钉仓前端的安全线,确认要处理的组织在安全线之内,防止漏扎出血或损伤周围组织。直线切割吻合器的钉仓可更换,但不能超过安全使用次数,防止器械故障。

三、腔内止血技术

相对开放手术而言,腹腔镜手术对处理术中出血的要求更高,但实施难度更大。合理地使用止血技术,在保证腹腔镜手术的顺利进行,减少并发症方面显得尤为重要。常用的止血方法可分为以下几类:

1. 腔内切割器械止血 目前常用的腔内切割器械多同时具有止血功能,须熟悉常用器械的工作原理和止血特点。

(1) 双极电凝止血:双极电凝通过传递高频电能到双极镊子两端之间的血管,使其脱水而凝固,可有效处理 3mm 以内的血管,热能弥散范围较小;有烟雾和焦痂,会影响手术视野。

(2) 超声刀止血:超声刀工作时产生的高频超声波振荡可使组织氢键断裂,蛋白变性,达到血管闭塞、凝固的效果,可处理 3mm 以内的血管,能量传播不超过 0.5mm,几无热损伤,无焦痂。

(3) Ligasure 止血:采用实时反馈和智能主机技术输出高频电能,结合血管钳口压力使血管壁融合成透明带,形成永久性管腔闭合。Ligasure 血管闭合系统产生的闭合带可达到与缝线结扎相似的强度,可承受 3 倍正常收缩压的压力,能闭合直径 7mm 以内的动脉和静脉。

(4) 其他:还有 TissueLink、PK 刀、激光和氩凝固器等器械可用于腹腔镜手术中止血。

2. 缝扎止血技术 分离过程中较小血管损伤时的出血,在吸引器配合下,如能较清楚显露血管,还可使用钛夹或 Hem-o-Lok 等控制。大血管如下腔静脉的出血,需使用腔内缝合技术来修补破损血管壁;肾部分切除时,也常用缝合技术来控制肾实质创面出血。

3. 生物胶止血 有四大类生物胶制剂应用于临床,包括纤维蛋白封闭物、纤维蛋白封闭物变异体、以明胶基质和凝血酶为主要成分的生物胶

以及以凝血酶和明胶为主要成分的生物胶。目前认为生物胶止血技术在控制出血方面处于辅助地位,主要用于处理创面渗血、渗液等,可减少术后出血和淋巴漏。另外肾部分切除时,肾实质创面喷洒生物胶还可减少术后漏尿的发生。

四、腔内缝合打结技术

腔内缝合打结是腹腔镜手术中较难掌握的基本技能之一,主要用于重建性腹腔镜手术,下面以外科结为例说明腔内缝合打结的一般技巧和注意事项。

1. 根据缝合要求,选择规格合适的针线。缝线在 10~15cm 为宜,以免影响操作。根据术者的习惯选用持针器,如自动归位或非自动归位等。

2. 缝线经 12mm 套管置入时,持针器在距针尾约 2cm 处夹住缝线,可避免针卡在套管内。

3. 持针器宜夹持在缝针后 1/3 处,根据缝合位置,调整持针角度,具体见相关的手术。角度欠佳时,不要勉强缝合,以免损伤缝合组织增加返工率。

4. 注意缝合的层次、边距和针距。

5. 缝针穿出组织时,注意左手的接针动作;缝针拔出后,尽量直接用持针器夹住缝针后 1/3 处,稍做调整即可继续缝合,节省时间。

6. 完成缝合后拉线,留约 2cm 线尾,调整线尾至合适位置,便于持针器绕线后钳夹。绕线时,用持针器将左手分离钳夹持的缝线向右前方提拉,持针器在缝线后面顺时针环绕两圈并夹住线尾拉出;同样再逆时针环绕一圈夹住线尾并拉紧,完成一个外科结(图 1-2-2-1)。绕线时注意左右手协调配合及线的方向,避免滑结。

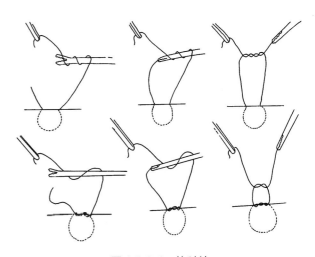

图 1-2-2-1 外科结

参 考 文 献

1. Capelouto CC, Moore RG, Silverman SG, et al. Retroperitoneoscopy: Anatomical rationale for direct retroperitoneal access. J Urol, 1994, 152: 2008-2010

2. McDougall EM, Clayman RV, Fadden PT. Retroperitoneoscopy: The Washington University Medical School experience. Urology, 1994, 43: 446-452

3. Chiu AW, Chen KK, Wang JH, et al. Direct needle insufflation for pneumoretroperitoneum: Anatomic confirmation and clinical experience. Urology, 1995, 46: 432-437

4. Gaur DD. Laparoscopic operative retroperitoneoscopy: Use of a new device. J Urol, 1992, 148: 1137-1139

5. Gill IS, Grune MT, Munch LC. Access technique for retroperitoneoscopy. J Urol, 1996, 156: 1120-1124

6. Gill IS, Rassweiler JJ. Retroperitoneoscopic renal surgery: Our approach. Urology, 1999, 54: 734-738

7. Hsu TH, Sung GT, Gill IS. Retroperitoneoscopic approach to nephrectomy. J Endourol, 1999, 13: 713-718; discussion 718-720

8. Breda A, Stepanian SV, Lam JS, et al. Use of haemostatic agents and glues during laparoscopic partial nephrectomy: A multi-institutional survey from the United States and Europe of 1347 cases. Eur Urol, 2007, 52: 798-803

9. Gill IS. Textbook of Laproscopic Urology. New York: Informa healthcare, 2006: 119-128

10. 梅桦, 陈凌武, 高新, 等. 泌尿外科手术学. 第3版. 北京: 人民卫生出版社, 2008: 857-861

第三章　腹腔镜肾上腺手术

第一节　肾上腺解剖及疾病概述

一、肾上腺解剖

(一) 肾上腺的位置和毗邻

肾上腺是成对的内分泌腺体,左右各一,位于腹膜后肾脏内侧的前上方,包于肾周筋膜与脂肪囊之间。正常肾上腺腺体呈黄色,质脆。成人肾上腺长 4~6cm,宽 2~3cm,厚 0.3~0.6cm,重 4~6g。右侧肾上腺较扁平呈三角形或圆锥形,左侧肾上腺呈半月形或椭圆形。两侧肾上腺虽形态上有差异,但均可分为三个面:肾面、腹面及背面。肾面即肾上腺底部,呈凹陷状与肾上极相贴附;腹面有一凹陷,称为肾上腺门,肾上腺中央静脉自此穿出;背面与膈肌相贴附。

两侧肾上腺与周围脏器的毗邻不同。右肾上腺上邻膈肋脚,肾面与肾上极相接,前外侧为肝右叶,内侧则为下腔静脉及十二指肠;左肾上腺较靠近中线,后方靠横膈,底面位于肾上极内侧,内面为腹主动脉,前方上 1/3 与小网膜腔的腹膜相靠,下 1/3 与胰尾和脾血管相邻。

(二) 肾上腺的动脉和静脉

肾上腺的血供极为丰富,来源有 3 个:肾上腺上动脉为膈下动脉的分支,分为 3~4 支进入肾上腺;肾上腺中动脉大多由腹主动脉直接发出,少数可由膈下动脉或腹腔动脉分出;肾上腺下动脉为肾动脉的分支。这些小动脉呈分支状于肾上腺的内上、内下侧进入肾上腺,肾上腺的前后面是相对无血管区。这些小动脉在手术时不需要刻意游离,用超声刀或双极电凝直接处理即可。

肾上腺静脉回流不与动脉伴行,常只有一支即肾上腺中央静脉。右侧肾上腺中央静脉较短,长 0.4~0.8cm,外径 3~4mm,直接注入下腔静脉后外侧;左侧肾上腺中央静脉较长,长 3~4cm,外径 3~4mm,与左膈下静脉汇合后注入左肾静脉。

两侧肾上腺中央静脉回流常有变异:约有 1/3 的右肾上腺中央静脉回流到右肾静脉,约 10% 回流到右侧肝短静脉;约有 5% 的左肾上腺中央静脉回流到变异的双支左肾静脉的前侧支,约有 1% 直接回流到下腔静脉。肾上腺切除手术时,需充分认识上述解剖学特点及变异。图 1-3-1-1 所示是肾上腺的血管和毗邻关系示意图;图 1-3-1-2 和图 1-3-1-3 所示是右侧及左侧正常肾上腺在腹腔镜下的外观。

(三) 肾上腺周围的相对无血管间隙

根据肾上腺位置毗邻特点,笔者在做后腹腔镜肾上腺手术时发现,与肾上腺的三个面:腹面、背面及肾面相对应,肾上腺周围存在三个相对无血管间隙。

1. 第一个相对无血管间隙位于肾脏内上方的肾周脂肪囊与肾前筋膜之间,白色网状组织和一些垂直排列的白色条带间隔组织位于该层面内(图 1-3-1-4),它们是判断进入该层面的重要标志。该相对无血管区内,肾上腺的腹侧面紧贴肾前筋膜,以白色网状组织疏松相连。因此,正确进入该平面后,在肾前筋膜和肾上极脂肪囊腹侧之间分离,可迅速找到肾上腺腺体或瘤体。

2. 第二个相对无血管间隙位于肾脏外上方的肾周脂肪囊与腰大肌之间(图 1-3-1-5)。

3. 第三个相对无血管间隙位于肾上腺底部脂肪囊与肾上极肾实质表面之间(图 1-3-1-6)。

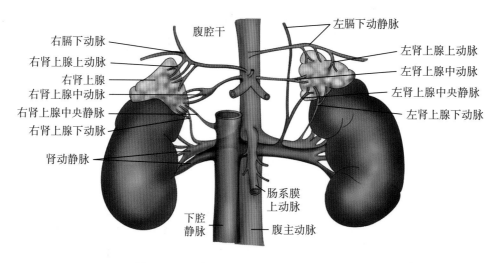

图 1-3-1-1 肾上腺的血管和毗邻关系示意图

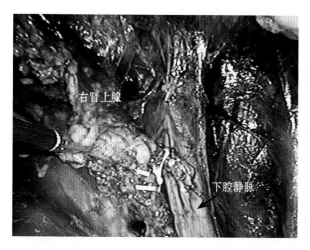

图 1-3-1-2 正常右肾上腺术中镜下观（患者已行后腹腔镜右肾切除术）

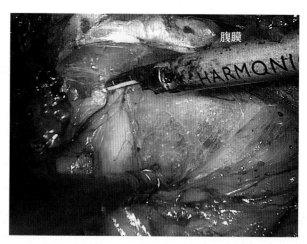

图 1-3-1-4 位于肾上腺腹面的第一个相对无血管间隙

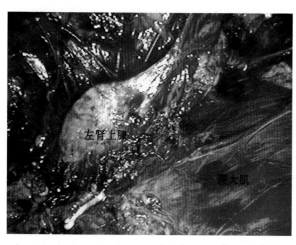

图 1-3-1-3 正常左肾上腺术中镜下观（患者已行后腹腔镜左侧活体供肾切除术）

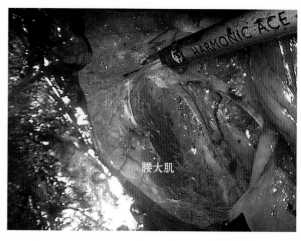

图 1-3-1-5 位于肾上腺背面的第二个相对无血管间隙

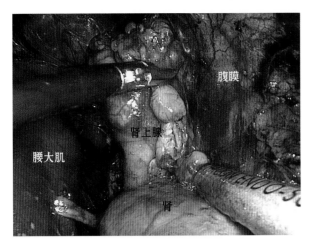

腹膜

肾上腺

腰大肌

肾

图 1-3-1-6　位于肾上腺肾面的第三个相对无血管间隙

二、肾上腺外科疾病概述

肾上腺外科疾病,是指需要或者能够采用手术治疗的肾上腺疾病,组织学分类主要是肾上腺肿瘤,其他包括肾上腺增生、肾上腺囊肿、结核和出血等非肿瘤疾病。主要包括:①功能性皮质肿瘤或增生;②功能性髓质肿瘤或增生;③ >3cm 的无功能偶发瘤;④局限性肾上腺恶性肿瘤(影像学上无明显包膜或血管侵犯);⑤原发灶明确的孤立性肾上腺转移性癌。

(一)肾上腺皮质疾病

肾上腺皮质疾病主要包括:原发性醛固酮增多症、皮质醇增多症、肾上腺皮质癌、分泌性激素肾上腺腺瘤或癌和先天性肾上腺增生。

1. 原发性醛固酮增多症(primary hyperaldosteronism,PHA) 简称原醛,是肾上腺皮质分泌过量的醛固酮激素,引起以高血压、低血钾、低血浆肾素活性和碱中毒为主要表现的临床综合征,又称Conn 综合征。原醛的最常见病因为孤立性肾上腺功能性腺瘤(简称醛固酮瘤,约占 70%),外科手术可以治愈;其次为特发性双侧肾上腺增生(约占 30%)。

2. 皮质醇增多症(hypercortisolism) 又称库欣综合征(Cushing's syndrome,CS),为机体组织长期暴露于异常增高糖皮质激素引起的一系列临床症状和体征。满月脸、水牛背、皮肤紫纹为最经典的临床表现,体重增加和向心性肥胖是最常见的体征。垂体病变导致 ACTH 分泌过多者称之为库欣病。库欣综合征可分为 ACTH 依赖性和 ACTH 非依赖型。内源性库欣综合征中,约 70% 的是由分泌 ACTH 的垂体肿瘤所致,约 20% 由肾上腺原发病(腺瘤、增生及癌)引起,需要泌尿外科手术,小于 10% 为异位 ACTH 分泌性肿瘤。

3. 肾上腺皮质癌(adrenal cortical carcinoma,ACC) 肾上腺皮质细胞的恶性上皮性肿瘤,发病率2/100 万。高发年龄:儿童时期和 40~50 岁。肿瘤多为散发,家族性患者主要与 p53 突变(李弗明劳综合征)和 MENI(1 型多内分泌肿瘤)有关,主要涉及的基因座位于 11p(贝 - 威综合征)、2p(Carney复合体)和 9q。

4. 分泌性激素肾上腺腺瘤或癌 肾上腺腺瘤或癌分泌肾上腺雄激素,可引起男性化综合征。女性患者可出现多毛、闭经、不孕及肌肉发达、嗓音变粗和秃顶等男性化表现。儿童患者表现为生长发育过快、面容和阴毛早熟、痤疮、生殖器增大以及嗓音变粗。女性化肾上腺肿瘤较为少见。

5. 先天性肾上腺增生(congenital adrenal hyperplasia,CAH) 90% 以上由 21- 羟化酶(CYP21A2)缺乏症引起,其次是 11β- 羟化酶缺乏症。CYP21A2 完全缺乏的患者在出生后即出现男性化、腹泻、血容量不足、低钠血症、高钾血症和高色素沉着等症状。通常采用内科替代疗法。腹腔镜下双侧肾上腺切除术已成功应用于 CAH 患者,且在部分病例中得到良好效果。

(二)肾上腺髓质疾病

1. 嗜铬细胞瘤 高血压是最常见的临床症状,表现为阵发性高血压或持续性高血压阵发性加剧。可伴有典型的头痛、心悸、多汗"三联征"。嗜铬细胞瘤被称之为 10% 肿瘤:10% 双侧发病,10% 是恶性的,10% 发生在儿童,10% 发生在肾上腺外,10% 是家族性的。异位肾上腺肿瘤,亦称为功能性副神经节瘤,发生于主动脉旁体、颈部、纵隔、腹部及盆腔等部位的交感神经节。嗜铬细胞瘤可是某些常染色体显性遗传病,如家族性 MEN2A、MEN2B 综合征和 vHL 病(von Hippel-Lindau)的一种临床表现。

2. 遗传性嗜铬细胞瘤 多为多发与双侧病例。当肿瘤是单侧单发,单侧肾上腺切除是推荐术式。双侧患者,肾上腺次全切除术可以最大限度地保留肾上腺皮质功能和降低双侧肿瘤患者死亡率。嗜铬细胞瘤有复发的危险,据报道 20%vHL患者在接受肾上腺次全切后,中位复发时间为 40个月,33% 的 MEN2 患者复发时间为术后 54~88个月。肾上腺全切后,需类固醇激素替代治疗。

3. 恶性嗜铬细胞瘤 约 9%~12% 的嗜铬细

胞瘤是恶性的,此类患者存活率较低。组织病理学不能诊断恶性嗜铬细胞瘤。恶性肿瘤通常侵犯周围组织或发生远处转移。最常见的转移部位为骨、肝、局部淋巴结、肺和腹膜,脑、胸膜、皮肤和肌肉偶尔也会被侵犯。有研究表明,年长者和大体积肿瘤,其恶性程度较大。虽然随着体积的增加嗜铬细胞瘤的恶性程度也增加,但对局限性肿瘤,体积与预测其恶性程度并无必然的联系。在无其他部位转移的情况下,临床上较难确定肿瘤是恶性的。

(三)肾上腺偶发瘤

肾上腺偶发瘤(adrenal incidentaloma,AI):是指并非因肾上腺疾病行影像学检查而偶然发现的肾上腺占位性病变,直径多≥1cm。AI是一类疾病的特殊定义,而非独立的病理诊断。在CT检查中发生率为0.4%~4.4%。

AI多数来源于肾上腺皮质,其中良性、无功能性肿瘤占多数,病理类型多种多样,涵盖肾上腺病变的所有类型:腺瘤41%~52%,转移癌约19%,皮质癌5%~10%,髓样脂肪瘤9%,嗜铬细胞瘤8%。肾上腺是肺癌、乳腺癌、黑色素瘤、肾细胞癌和淋巴瘤等众多恶性肿瘤的常见转移部位。肾上腺髓性脂肪瘤少见于肾上腺偶发瘤。肾上腺囊肿、神经节细胞瘤和出血则更少见。

第二节　后腹腔镜解剖性
肾上腺切除术

一、概述

90%以上的肾上腺肿瘤是良性病变,瘤体较小。但由于肾上腺位置深,与肝、脾、胰等重要脏器以及下腔静脉、肾脏血管等大血管紧密毗邻,解剖关系复杂。肾上腺开放手术常为2~3cm肿瘤,切开皮肤20~30cm,操作时难度大、风险高,易发生致命的大血管和重要脏器损伤。自腹腔镜技术问世以来,以其创伤小、恢复快、术后疼痛轻、住院时间短、手术瘢痕小、美观等显著的微创优势而迅速风靡世界。随着大量的临床研究和多中心对比分析,其安全性和可靠性凸显,已经替代开放手术,成为微创时代的主流术式。

腹腔镜肾上腺切除术可采取多种途径。目前,国外以欧美等国家为代表主要采取经腹腔途径,但经腹腹腔镜肾上腺切除术存在先天不足,即要

显露肾上腺必须牵开或游离其前面覆盖的肝脏、脾脏、胰腺等脏器,故手术难度较大、易损伤上述脏器,风险较高,并发症较多(低于开放手术,但仍高达10.3%),且致死性并发症并未得到有效控制。另外,耗时和学习曲线较长。在我国大部分医疗中心采用经腹膜后途径。有研究对比两种途径发现,经腹膜后途径具有出血少、恢复快、肠道影响轻和并发症少等优点。但后腹腔镜肾上腺切除术也存在一定局限,如空间狭小,以及缺乏明显的解剖标志,处理血管的难度相对增大,早期定位肾上腺比较困难,尤其对肥胖患者。笔者从2000年开始,通过思索如何能更好地显露肾上腺,如何更好地避开覆盖于肾上腺的周围脏器,通过临床应用和总结,重新认识和系统研究了腹腔镜下后腹腔及肾上腺的解剖毗邻关系。根据肾上腺的解剖特点,即肾上腺三个面(腹面、背面及肾面)周围存在的三个潜在的相对无血管层面,提出解剖性后腹腔镜肾上腺切除术。该术式有序地在三个解剖层面游离显露肾上腺,可避开重要脏器和大血管,成功地解决了肾上腺显露和肾上腺血管处理的难题,缩短了手术时间,明显降低了手术难度和手术并发症。肾上腺切除术分离过程中要遵循以下原则:术中尽早定位肾上腺并显露全貌,肾上腺包膜外游离腺体避免直接钳夹肾上腺或瘤体,充分暴露并处理肾上腺中央静脉等。截至目前,我中心已经完成近3000例手术,获得良好的临床疗效。

二、适应证和禁忌证

1. 适应证　腹腔镜肾上腺切除术适用于绝大多数肾上腺外科疾病,包括:①引起皮质醇增多症和原发性醛固酮增多症的肾上腺皮质增生性疾病和肾上腺皮质肿瘤;②引起儿茶酚胺增多症的肾上腺髓质增生及肾上腺嗜铬细胞瘤;③大于3cm的无功能偶发瘤,包括肾上腺囊肿、肾上腺髓性脂肪瘤和节神经细胞瘤等;④局限性肾上腺恶性肿瘤,是指影像学上无明显包膜或血管侵犯;⑤原发灶明确的孤立性肾上腺转移性癌。

2. 禁忌证　常见禁忌证包括:①术前影像学检查发现肾上腺肿瘤明显浸润周围脏器或有远处转移者;②有明显出血倾向而且难以纠正者;③心、肺、肝、肾等重要脏器有严重功能障碍者。

多数学者认为大体积肾上腺肿瘤周围血供会比较丰富,有恶性可能,腹腔镜操作相对比较

困难,尤其对初学者。因此,大体积肾上腺肿瘤,比如直径超过 10cm,曾被视为腹腔镜手术的禁忌证。但随着术者操作经验的积累,成功切除较大肿瘤的报道不断增多。患者过于肥胖、妊娠以及有同侧上腹部手术史等也曾被视为腹腔镜手术的相对禁忌证,但目前也都有很多成功的报道,笔者腔镜下成功切除的最大肿瘤直径为 14cm。此类特殊病例,对术者技术和经验要求较高,初学者要谨慎选择。

三、围术期处理

1. 一般准备　包括常规的术前检查以及明确诊断所需的定性和定位检查。

(1) 常规术前准备:包括血常规、尿常规、粪常规、肝肾功能、血电解质、血糖、凝血功能、心电图和胸部 X 线片等检查。

(2) 定性诊断和定位诊断:肾上腺疾病的诊断包括上述两部分内容。该部分检查可与内分泌科合作完成,目前在我中心行肾上腺手术的患者,多数先在内分泌科完成内分泌检查(定性和定位诊断),再转入我科手术。定性诊断应结合患者临床表现和体检结果,有选择地进行肾上腺激素水平检测。皮质激素检测包括测定血皮质醇及代谢产物、血 ACTH 以及血醛固酮、肾素 - 血管紧张素等;髓质激素检测包括测定血浆肾上腺素、去甲肾上腺素、血浆儿茶酚胺、24 小时尿 VMA 等。定位诊断筛查可选用 B 超、彩超、薄层螺旋 CT 以及 MRI 等。MRI 可通过肿瘤在 T_2 加权像上的高强度信号对嗜铬细胞瘤作出比较明确的诊断。[131]I-MIBG([131]间位碘苄基胍)检查对双侧肾上腺嗜铬细胞瘤以及静止型嗜铬细胞瘤的诊断则有决定性意义。

2. 特殊准备　功能性肾上腺肿瘤,患者常存在不同程度的内分泌和代谢紊乱,由于内分泌功能异常常引起全身复杂的病理生理改变,而增加麻醉手术风险。故术前应按照肾上腺外科手术的原则进行充分的术前准备,以保证患者安全。

(1) 原发性醛固酮增多症患者术前准备:控制血压,纠正电解质紊乱、低钾性碱中毒,使血钾恢复到正常水平,心电图无低钾表现。具体方法是:①服用螺内酯,每次 40~60mg,每天 3~4 次;②每天口服补钾 4~6g;③严重高血压患者应配合使用降压药控制血压。一般因醛固酮瘤或肾上腺增生而行肿瘤切除或一侧肾上腺全切患者不需要补充激素。

(2) 库欣综合征患者术前准备:围术期准备主要是激素补充、降压、控制血糖、纠正电解质紊乱和酸碱平衡失调及预防性使用抗生素等。最重要的是激素补充治疗,可用醋酸可的松 100~200mg,分别于术前晚和术日晨肌注。术后再立即肌注100mg。术后当日以 10mg/h 的速度静脉滴注水溶性氢化可的松,术后第 1、2 日,每 8 小时肌注醋酸可的松 75mg,第 3、4 日则每 12 小时肌注 1 次,以后用维持量的醋酸可的松 25mg,一天 2 次口服。同时服用氟可的松 0.1mg/d,共 1 个月。

(3) 儿茶酚胺增多症患者术前准备:主要是扩张血管床、控制血压和扩容。具体方法是:①术前应用 α- 肾上腺能受体拮抗剂扩张外周血管,可从术前 10~14 日开始口服哌唑嗪,2~5mg,3 次 / 日;或使用酚苄明,开始时 10mg,3~4 次 / 日,逐渐增至能够防止高血压发作的剂量。②如患者心率超过 140 次 / 分,曾有心律失常,可在 α- 肾上腺能受体阻滞剂作用稳定后口服心脏特异性的 β 受体阻滞剂。术前心率控制在 90 次 / 分以内。③术前在扩血管降压的同时补充血容量可使术中血压波动减轻,术后血压恢复快且稳定。所以应在术前 1 天开始扩容,一般在术前应补充液体(晶体和胶体的比例约 2∶1)1000~2000ml,使血容量扩至正常生理状态。④术前麻醉用药时禁用阿托品,因其会抑制迷走神经,使心率加快,诱发心律失常。

四、手术步骤

(一)麻醉和体位

气管插管全身静脉麻醉。留置导尿管。完全健侧卧位,升高腰桥。疑为儿茶酚胺增多症的患者,麻醉中除了常规的呼吸、心电监测外,均需行颈内静脉及桡动脉穿刺监测中心静脉压及桡动脉压,建立多条输液通道以利于及时用药和输液。

(二)右肾上腺肿瘤切除手术(手术图像采集自同一名患者)

1. 制备腹膜后操作空间并放置套管(详细步骤见本书第一部分第二章)。

2. 清理腹膜后脂肪。自上而下整块分离腹膜外脂肪,并将其翻转下垂至髂窝。分离过程中可见腹膜外脂肪的滋养血管,用超声刀锐性切断,避免钝性撕扯造成出血。显露肾周筋膜、后腹膜反折等重要解剖标志(图 1-3-2-1)。

3. 纵行切开肾周筋膜,分离范围上至膈下,

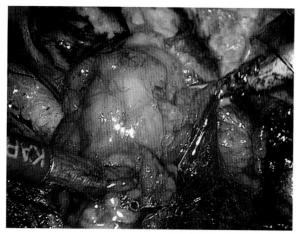

图 1-3-2-1　清理腹膜外脂肪

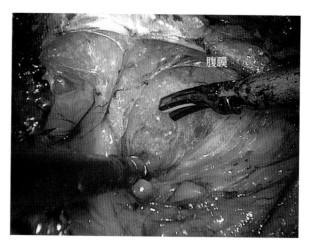

图 1-3-2-3　进入第一分离层面,可见白色网状组织(超声刀所指)

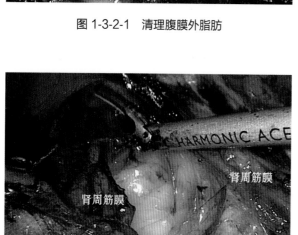

图 1-3-2-2　纵行切开肾周筋膜

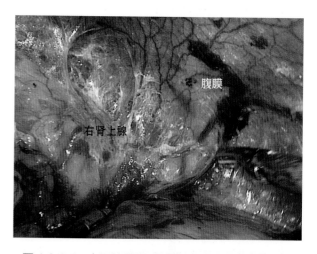

图 1-3-2-4　向深处游离,显露肾上腺或肿瘤的腹侧面

下至髂窝上缘水平(图 1-3-2-2)。

4. 选择位于肾脏内上方的肾周脂肪囊与前层肾周筋膜之间的相对无血管间隙作为第一分离层面。白色网状组织和一些垂直排列的白色条带间隔组织位于该解剖层面内,是判断进入该层面的重要标志(图 1-3-2-3)。以钝性分离为主,遇到血管时则用超声刀离断,熟练者可直接采用超声刀锐性分离。向内侧深面分离,直至显露肾上腺或肿瘤的前表面为止(图 1-3-2-4),此步骤对于及早定位肾上腺肿瘤具有重要意义。右侧病例,可直接在肾上腺或肿瘤的下极向深面游离,显露出下腔静脉(图 1-3-2-5)。

5. 然后选择肾脏外上方的肾周脂肪囊与后层肾周筋膜之间的相对无血管间隙作为第二分离层面,向上分离直至与第一分离层面会合,向内分离至肾上极内侧。从腰肌发出的血管可直接超声刀离断或 Hem-o-Lok 夹闭后离断。若血

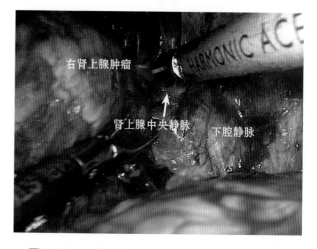

图 1-3-2-5　右侧肾上腺肿瘤,可以分离到下腔静脉

管与肾上腺或肿瘤无关,可以旷置不处理。主要是为了分离肾上腺的外侧面和得到更大的操作空间,有的肿瘤位于背侧,在此分离层面才可以显露肿瘤(图 1-3-2-6)。

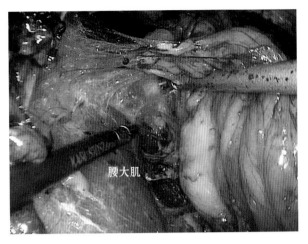

图 1-3-2-6　在第二分离层面内游离,显露肿瘤

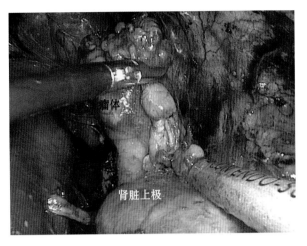

图 1-3-2-8　游离第三分离层面

6. 去除肾上极部分脂肪囊,显露肾上极(图
1-3-2-7)。特别是对于肥胖患者,可去除肾上极部
分脂肪囊,暴露肾上极。对于寻找和进入第三分
离层面非常有帮助。偏瘦患者可以省去此步骤。

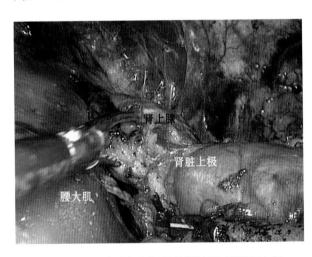

图 1-3-2-7　去除肾上极部分脂肪囊,显露肾上极

7. 沿肾上极实质表面与肾上腺底部脂肪囊
之间作为第三分离层面(图 1-3-2-8),夹持肾上腺
周围脂肪向上轻轻提起,保持一定的张力,钝性、
锐性相结合分离,以锐性分离为主。肾上腺底部
被部分抬起后,可显露出右侧肾上腺中央静脉,其
垂直汇入下腔静脉。游离肾上腺中央静脉,并用
Hem-o-Lok 夹闭后离断。此步骤也可在第三个层
面完全游离后进行。

8. 肾上腺内下方有较多的肾上腺动脉分支。
钝性、锐性相结合游离肾上腺底部,分离成束后超
声刀或 Hem-o-Lok 夹闭后离断(图 1-3-2-9)。此时,
可将肾上腺底部完全抬起。充分显露右侧肾上腺
中央静脉后,两枚 Hem-o-Lok 夹双重夹闭肾上腺

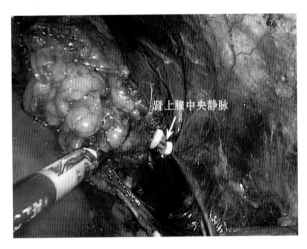

图 1-3-2-9　充分暴露肾上腺中央静脉,用 Hem-o-Lok
夹闭后离断

中央静脉近心端后,离断肾上腺中央静脉,远心端
可不用血管夹夹闭。

9. 下极肿瘤,在正常肾上腺和肿瘤之间切开
肾上腺,正常肾上腺侧 Hem-o-Lok 夹闭(图 1-3-2-
10)。如此,边用 Hem-o-Lok 夹闭边沿正常肾上腺和
肿瘤之间切开肾上腺,直至切除肿瘤,保留正常的
肾上腺。上极肿瘤,切除肾上腺上极与膈下尚存之
连接组织,完整切除肿瘤。双极创面止血,降低气
腹压力至 3~5mmHg,检查术野无活动性出血。把
肿瘤装入标本袋,经腋后线的套管穿孔处取出。肿
瘤较大时,需适当延长切口或将肿瘤装在防渗漏标
本袋内剪碎后取出。将先前游离之肾上极肾周脂
肪复位,肾上腺窝处留置引流管 1 根。缝合各皮肤
切口,结束手术。检查切除标本,肿瘤完整。

**(三) 左肾上腺肿瘤切除手术(手术图像采集
自同一名患者)**

1. 制备腹膜后操作空间并放置套管(详细步

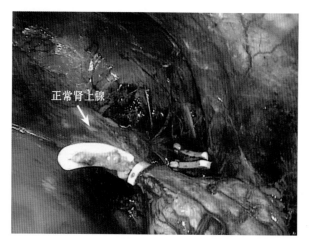

图 1-3-2-10 肾上腺部分切除时,可以用 Hem-o-Lok 夹闭后保留部分肾上腺组织

骤见本书第一部分第二章)。

2. 清理腹膜后脂肪(图 1-3-2-11)。自上而下整块分离腹膜外脂肪,并将其翻转下垂至髂窝。分离过程中可见腹膜外脂肪的滋养血管,用超声刀锐性切断,避免钝性撕扯造成出血。显露肾周筋膜、后腹膜反折等重要解剖标志。

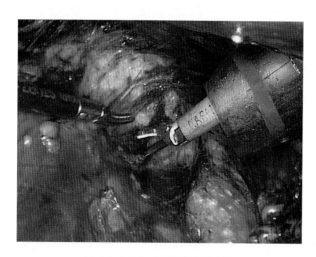

图 1-3-2-11 清理腹膜后脂肪

3. 纵行切开肾周筋膜,分离范围上至膈下,下至髂窝上缘水平(图 1-3-2-12)。所示为肾周筋膜切开后的全貌。

4. 选择位于肾脏内上方的肾周脂肪囊与前层肾周筋膜之间的相对无血管间隙作为第一个分离层面(图 1-3-2-13)。白色网状组织和一些垂直排列的白色条带间隔组织位于该解剖层面内,是判断进入该层面的重要标志。以钝性分离为主,遇到血管时则用超声刀离断。向内侧深面分离,直至显露肾上腺或肿瘤的前表面为止(图 1-3-2-

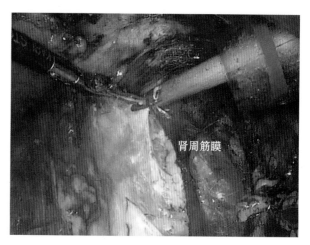

图 1-3-2-12 切开肾周筋膜

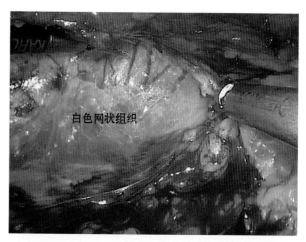

图 1-3-2-13 第一个分离层面,见白色网状组织

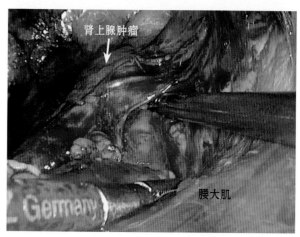

图 1-3-2-14 第一个分离层面内显露肾上腺肿瘤

14),此步骤对于及早定位肾上腺肿瘤具有重要意义。使用 30°腹腔镜有助于术野的观察。

5. 然后选择肾脏外上方的肾周脂肪囊与后层肾周筋膜之间的相对无血管间隙作为第二个分离层面(图 1-3-2-15),向上分离直至与第一分离层

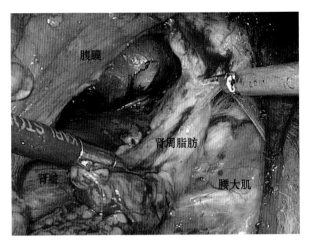

图 1-3-2-15　进入第二个分离层面

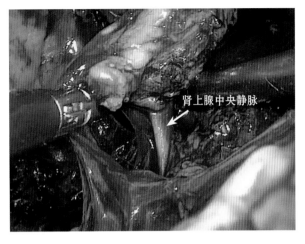

图 1-3-2-17　充分显露肾上腺中央静脉

面会合,向内分离至肾上极内侧。主要是为了分离肾上腺的外侧面和得到更大的操作空间,有的肿瘤位于背侧,在此分离层面才可以显露肿瘤。

6. 沿肾上极实质表面与肾上腺底部脂肪囊之间作为第三个分离层面(图 1-3-2-16),夹持肾上腺周围脂肪向上轻轻提起,保持一定的张力,钝性、锐性相结合分离,以锐性分离为主,分离肾上腺底部。肥胖患者,去除肾上极部分脂肪囊,暴露肾上极,有助于进入第三个分离层面。保留肾上腺的上极与膈下组织相连,起悬吊肾上腺的作用。

之间切开肾上腺,正常肾上腺侧 Hem-o-Lok 夹闭(图 1-3-2-18)。切除肾上腺上极与膈下尚存之连接组织,完整切除肾上腺肿瘤(图 1-3-2-19)。双极创面止血,降低气腹压力至 3~5mmHg,检查术野无活动性出血。把肾上腺装入标本袋经腋后线的套管穿孔处取出。肿瘤较大时,需适当延长切口或将肿瘤装在防渗漏标本袋内剪碎后取出。将先前游离之肾上极肾周脂肪复位,肾上腺窝处留置引流管 1 根。缝合各皮肤切口,结束手术。检查切除标本,肿瘤完整。

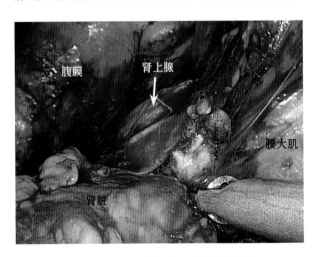

图 1-3-2-16　进入第三个分离层面

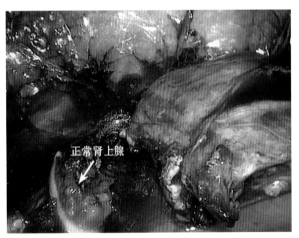

图 1-3-2-18　切除肿瘤,正常肾上腺侧 Hem-o-Lok 夹闭

7. 肾上腺内下方有较多的肾上腺动脉分支。夹持肾上腺周围脂肪组织提起肾上腺,钝性、锐性相结合游离肾上腺动脉分支,必要时用 Hem-o-Lok 夹闭后离断;充分暴露肾上腺中央静脉(图 1-3-2-17),左侧肾上腺中央静脉斜形汇入肾静脉。该病例肾上腺中央静脉未影响切除肿瘤,可不夹闭。

8. 该病例为上极肿瘤,在正常肾上腺和肿瘤

五、注意事项

1. 因肾上腺位置较高,因此清除腹膜外脂肪时,膈下部分脂肪应清除彻底,否则影响手术暴露。

2. 制备尽可能大的腹膜后腔。准确辨认后腹膜反折、腰肌、膈肌等重要的解剖标志。切开肾周筋膜时,切口尽可能要高并且要足够大。

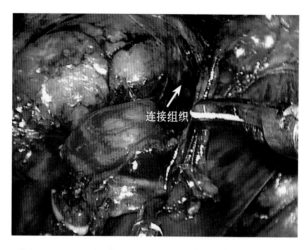

图 1-3-2-19　切除肾上腺上极与膈下尚存之连接组织

3. 解剖性后腹腔镜肾上腺切除术的技术要点包括：①有序地在三个相对无血管层面内分离肾上腺；②在手术的最初时间内快速找到肾上腺从而为后续的分离提供更好的解剖定位。

4. 正确地进入三个解剖分离层面的关键是要辨认一些重要的解剖标志。如在肾周脂肪囊和肾周筋膜之间的潜在间隙内充填着稀疏的白色网状组织，而且分布着少量垂直排列的白色间隔组织，其内常含有细小血管。这些白色网状组织是引导进入潜在间隙的重要标志。

5. 进入无血管解剖平面时，为保持术野清晰和安全，建议结合使用钝性和锐性分离的方法。用超声刀能有效处理位于潜在分离层面内的小血管以及肾上腺的小血管，有利于减少出血和保持术野清洁。

6. 术中对肾上腺上动脉条带区的处理时机的选择比较重要。该条带犹如一个天然牵引器可上提肾上腺，在处理完肾上腺静脉后再离断该条带比较合适。

7. 对肾周脂肪比较薄的患者，在进入第一个分离层面后很容易找到肾上腺。第二个分离层面不用游离，接下来直接沿肾上极实质表面作为第二个分离平面进行分离，向上直到肾上腺的外侧面。

8. 肾上腺组织质地脆，易破裂。术中尽量避免直接钳夹肾上腺组织或瘤体，以免肾上腺组织破裂出血或瘤体破裂造成肿瘤细胞种植。分离时可抓起肾上腺周围脂肪，动作要轻巧。

9. 肾上腺中央静脉清晰暴露后用钛夹或Hem-o-Lok 夹闭后离断。右侧肾上腺中央静脉短，分离时要特别小心。笔者曾遇到肾上腺肿瘤包绕中央静脉紧贴下腔静脉难以分离，后采用直线切割吻合器连同下腔静脉部分管壁一同切除获得成功。

10. 充分利用肾上腺及肾脏周围的潜在解剖间隙，在相对无血管层面内进行分离，解剖层次清楚，术中出血少，术野清晰。这不仅有利于术中对肾上腺病变部位及范围作出更准确的判断，为选择肾上腺的切除方式，即全切或次全切提供重要依据，从而提高手术效果；同时也显著减少了邻近器官的副损伤。但如果采用其他分离途径，不显露肾上腺全貌而直接仅仅切除肿瘤，就失去了术中对病变进行判断的机会，从而有可能影响术后效果。

11. 嗜铬细胞瘤的治疗主要目的在于控制血压和血容量。患者应当术前充分扩容，预防术后由于肿瘤切除后，血管扩张所造成的低血压。围术期麻醉的配合也相当重要，有经验的麻醉师在控制术中血压的稳定方面给予诸多帮助。

六、术后处理

监测生命体征的变化，腹膜后引流管无明显液体流出时拔除（24 小时引流液体量少于 10ml），一般放置 24~48 小时。患者回到病房后可早期拔出尿管。

对原发性醛固酮增多症患者，尚需重点观察血压和电解质的变化。一侧腺瘤切除后，电解质的失衡能迅速得到纠正，但血压的变化可能出现以下几种情况：①术后血压很快降至或稳定在正常范围；②血压下降至正常后又回升，应用降压药物有效；③电解质紊乱很快纠正，但血压无明显下降，需用降压药物加以调控。如术后醛固酮增多的症状未能明显缓解，则需继续服用螺内酯，每日 200~400mg，症状一般均能控制。

儿茶酚胺增多症患者术后仍有急性低血压的危险，尤其在体位变化时，应持续监测血压。一旦发生，应及时补充液体，必要时仍需依靠药物来维持血压的平稳。检测血糖水平，及时发现低血糖，避免造成危害。

库欣综合征患者，术后有可能出现急性肾上腺功能不全。要严格按照计划补充皮质激素，定期复查电解质和血糖。如发现肾上腺危象应及时加大皮质激素的用量，并实施其他急救措施。皮质醇增多症患者，因其组织愈合能力较差，易使伤口发生感染，导致切口愈合不良，应及时观察处理，防止肺部膨胀不全和肺部感染。

七、并发症及其防治

腹腔镜肾上腺手术并发症较开放肾上腺手术少。后腹腔镜肾上腺手术避开毗邻的腹腔内重要脏器和大血管,并发症相比经腹途径腹腔镜肾上腺手术的并发症明显减少。术中、术后出血和血管损伤是常见的并发症。

1. 穿刺相关并发症　常见于气腹针制备气腹和放置第一个套管的过程中,可损伤腹壁血管,亦可损伤肝、脾、胰、小肠等腹腔内脏器和大血管。①腹壁静脉损伤:通过套管压迫,出血多可自愈;腹壁或肋间动脉损伤:出血较严重时,需通过另一套管内的双极电外科设备来止血,甚至开放(适当的小切口)来处理出血。②腹腔脏器损伤:最常见的是肝脏和脾脏,也可见小肠损伤。关键在于及时发现。小肠损伤,在充分的肠道准备下,可以采用4-0可吸收线,一期分层缝合。按照脏器损伤的原则来处理脏器损伤。③血管损伤:穿刺针所致腹部大动脉损伤较凶猛,多需要转开放手术,按血管外科的原则来止血和修复血管。避免损伤的关键在预防,机器人是在腹腔镜技术的延伸,熟练掌握腹腔镜技术的外科医生多能避免上述并发症的发生,预防关键在以下几个方面:①接受腹腔镜和机器人手术的正规培训;②熟悉解剖,轻柔操作;③术前留置胃管和导尿管,避免腹腔内空腔脏器的膨胀;④充分的气腹压;⑤提起腹壁,使腹壁和肠道分离;⑥有过腹部手术病史的患者,可据情况采用 Hasson 技术或窥镜可视下放置套管。

2. CO_2 气腹相关并发症　发生率为 2%~3.5%,气腹时间超过 4 小时,发生率高。主要包括皮下气肿、高碳酸血症、气胸等。因机器人肾上腺手术多在 2 小时内完成,故该类并发症相对较少。①皮下气肿:多见,触之有握雪感或捻发音,多可自愈。②高碳酸血症:多见有肺部基础疾病,因气道压升高所致,可降低气腹压力或中断气腹纠正。③气胸:多因膈肌和胸膜损伤所致,需及时发现损伤并缝合修补,必要时术后留置胸腔闭式引流。预防措施主要有以下几个方面:①严把手术适应证:特别是有慢性梗阻性肺疾病的患者,术前需完善肺功能检查和血气分析,并和有经验的麻醉科医师进行术前交流。②术中气腹压力维持在 10~14mmHg,有慢性梗阻性肺疾病的患者尽量让有机器人手术经验的外科医师来完成手术,以缩短手术时间。③术中严密监护:有肺部基础疾病或心血管疾病的患者,术中需严密监测气道压、血气和血流动力学的改变,必要时终止气腹或手术。

3. 出血和血管损伤　是较常见并发症,发生率为 0.7%~5.4%。①肾上腺小动脉损伤:腔镜下电凝或用钛夹等常可处理;②肾上腺中央静脉损伤:因可能累及下腔静脉或左肾静脉,因此术中处理肾上腺中央静脉时要仔细游离。有缝合经验的腹腔镜外科医师,可以通过增加气腹压,充分暴露血管的损伤部位,采用 5-0 可吸收血管缝线,缝合血管壁破损部位,以修复损伤。如没有缝合经验或出血严重难以腔镜下控制,则应及时输血,并当机立断中转开放手术。输血率可作为术中、术后出血的判断指标,据报道腹腔镜肾上腺手术的输血率为 2%~10%。③肾静脉损伤,多见于左肾静脉,由于左侧肾上腺中央静脉汇入左肾静脉,故左侧肾上腺手术中,可见此类并发症。主要是靠腔镜下缝合血管壁破损部位,处理原则同肾上腺中央静脉损伤。④下腔静脉损伤:多见于右侧肾上腺手术,右侧肾上腺中央静脉垂直汇入下腔静脉,在分离右侧肾上腺中央静脉时,可致下腔静脉损伤。处理原则同左肾静脉损伤。⑤脾血管的损伤:左侧肾上腺手术中可见。脾静脉损伤,可缝合修复时,按上述静脉损伤的原则进行处理;脾动脉损伤时,多需行脾脏切除术。

4. 周围脏器损伤　术中可能发生包括肝脏、脾脏、胰腺、肾脏和肠管等在内的脏器损伤。①肝脏、脾脏损伤:多见,可发生在气腹针和套管穿刺时,或牵起肝脏显露右侧肾上腺肿瘤时和牵起脾脏显露左侧肾上腺肿瘤时,多损伤轻微,可通过电外科止血来处理。亦可因为右侧肾上腺肿瘤与肝脏粘连紧密时,此时多需要切除部分肝脏,双极止血后,缝合肝脏创缘。②胰腺损伤:因胰腺尾部与左肾上腺相邻,关系密切,且颜色相近,初学者易损伤胰尾。及时发现是关键,术后切口引流液异常时,行引流液淀粉酶监测,以明确诊断。延长引流管的拔除时间,充分引流,胰漏多可愈合,但引流管多需放置 1~3 个月,甚至更长的时间。③肾脏损伤:肾上腺与肾上极关系密切。在分离肾上腺肿瘤的底部时,若粘连紧密可致肾脏损伤。轻微的肾脏损伤,双极止血后止血材料压迫,多可修复。严重的肾脏损伤,按肾部分切除术后的缝合原则缝合肾脏。有部分肾上腺肿瘤与肾脏关系紧密,术中难以分离。需做好术前谈话,给患者和家属讲明术中切除肾脏的可能。④肠管损伤:关键在于及时发现,小肠损伤,在充分的肠道准备下,可以采用 4-0 可吸收线,一期分层缝合。结肠损伤,需行结肠造瘘。熟悉解剖、术中小心分离是最好的预防办法。如若发生损伤,应按照相关脏器损伤处理原则进行处理。

5. 膈肌和胸膜的损伤　术中损伤膈肌和胸膜时,需术中给予缝合修复。多数患者术后需放置胸腔闭式引流数日,听诊呼吸音恢复后,可予拔除。

6. 术后激素相关并发症　肾上腺手术的病例多为功能性肾上腺肿瘤,与激素相关的术后并发症约占1%。库欣综合征患者术后激素补充不足,可出现低血压、恶心、呕吐、发热和困惑,甚至全身无力,食欲减退,因此应当警惕。

7. 其他并发症　如伤口感染、腹腔内感染、肺部感染和切口疝等。①伤口感染发生时,根据感染情况加强局部换药。严格无菌操作和术中预防性使用抗生素是预防伤口感染的主要措施。发生皮下急性蜂窝织炎时,可采用红外线照射等物理治疗。②腹腔感染:少见。多见于原有腹腔内感染病变的患者,术后引流不畅,具备血肿形成会加重感染。使用抗生素的同时,需充分引流,必要时行腹腔内灌洗。③肺部感染:多见于有肺部基础疾病的患者。此类患者术前评估中应重视肺功能和血气分析的检查,并与麻醉医师及时沟通。术中应严密监测气道压、动脉血气和血流动力学的变化,并尽量缩短手术时间。术后教会患者正确咳痰和翻身叩背的方法,鼓励早期下床活动。一旦发生肺部感染,及时请呼吸科会诊,并按相关原则治疗,避免感染的延迟不愈和呼吸衰竭的发生。④切口疝:套管部位发生切口疝的几率较低,约为0.77%~3%。多数发生在取标本的延长腹部切口,多见于下腹部或腹正中切口,腹部X线摄片、B超和CT可以明确诊断。正确的关闭切口是预防此类并发症的关键。一旦发现,按切口疝的处理原则处理。

八、技术现状

1. 入路选择　目前主要有4种入路用于腹腔镜肾上腺外科手术,即经腹腔前入路、经腹腔侧入路、经后腹腔侧入路和经后腹腔后入路。经腹腔侧入路最早由Gagner使用,也是目前国外用得比较多的入路:患者取斜卧位,沿患侧肋弓下及腰部放置3~4个套管,术中解剖标志明显,操作空间大。经腹腔前入路时,患者取仰卧位或稍微倾斜,术中图像更符合常规观察习惯并能同时处理双侧病变,但需要较多套管来放置器械以帮助显露肾上腺。经后腹膜腔侧入路时,入路更直接,对腹腔脏器干扰少,有过上腹部腹腔脏器手术史的患者也不受影响;但缺乏明显的解剖标志,操作空间较小,处理血管的难度相对增大,尤其是肥胖患者更

增加了手术难度和手术风险,以及中转开放手术的机会。经后腹腔后入路能同时处理双侧病变而不需要变换患者体位。腹腔镜肾上腺手术入路的选择与术者的手术经验有很大关系。

2. 技术的培训　解剖性后腹腔镜肾上腺手术步骤标准化后,用我们的技术在青年医师中进行了分阶段的培训,目前100多名进修生、研究生得益于我们的培训方法。具体培训方法如下:第一阶段先进行腹腔镜模拟器训练;熟练后再进行腹腔镜动物训练;最后一阶段进入临床,在导师指导分步学习解剖性后腹腔镜肾上腺手术。实践证明无任何开放手术基础的青年医师经过正规培训后可顺利掌握该项技术。

3. 保留肾上腺的手术　保留肾上腺手术最初用于治疗双侧遗传性嗜铬细胞瘤(多发型内分泌瘤2型和Von Hippel-Lindau综合征),以达到保留肾上腺皮质功能、免除终生激素替代治疗的作用。近几年有作者也尝试用于其他类型的肾上腺肿瘤如醛固酮瘤等。从技术角度而言,保留肾上腺手术可考虑用于单一的、直径2cm以下且位于肾上腺外周的肿瘤。肾上腺实质创面可用双极电凝、超声刀和血管夹等止血。对较大或有恶性可能的肾上腺肿瘤,由于存在肿瘤细胞种植的风险,被视为保留肾上腺手术的绝对禁忌。目前,腹腔镜保留肾上腺手术的安全性、可行性以及远期效果得到越来越多的学者认可,但是存在遗漏肿瘤或者微腺瘤导致术后复发,症状不缓解的可能。因此,术前的影像学检查以及术中仔细检查是至关重要的。

4. 嗜铬细胞瘤的腹腔镜手术　嗜铬细胞瘤曾是腹腔镜手术的禁忌证。肿瘤血供丰富,体积较大,可疑恶性,术中血压波动,肿瘤包膜破裂种植等诸多担心限制着腹腔镜在肾上腺嗜铬细胞瘤中应用。随着技术的发展,腹腔镜肾上腺手术已成为治疗嗜铬细胞瘤的可选方法之一。手术的目标在于完整地切除肿瘤并防止肿瘤包膜破裂。在切除肾上腺嗜铬细胞瘤时,为避免游离肿瘤时瘤体受压,儿茶酚胺类血管活性物质进入血液循环导致术中血压巨大波动,国外学者多采用经腹腔途径手术,以便首先游离并结扎肾上腺中央静脉。但根据我们的经验,由于在游离肾上腺时主要是在肾上腺周围脂肪表面进行操作,对肿瘤的直接钳夹等刺激相对较少,兼之充分利用上述三个解剖层面(图1-3-2-20到图1-3-2-22。图示来自一例8cm右侧肾上腺嗜铬细胞瘤的腹腔镜手术)而

形成一个较大的操作空间,不需要预先寻找结扎肾上腺中央静脉也可以安全切除嗜铬细胞瘤。我们曾报道过后腹腔镜手术切除直径达 13cm 的肾上腺嗜铬细胞瘤。这主要是基于对大肾上腺嗜铬细胞瘤营养血管病理解剖的认识。后腹腔镜下观察到大嗜铬细胞瘤局部血管主要有两种病理改变,一是瘤体表面血管增多扩张,呈网状布满瘤体表面极易出血;二是瘤体基底血管增粗变多,丰富紊乱,血管在基底部放射状进入瘤体,瘤体的血供主要在基底部呈近似三角形分布(图 1-3-2-23,图 1-3-2-24。图示来自一例 8cm 右侧肾上腺嗜铬细胞瘤的腹腔镜手术)。结合我们对嗜铬细胞瘤的滋养血管病理性解剖的认识和三个解剖平面的后腹腔镜肾上腺切除术的技术要点,在有序显露肿瘤的手术中强调易化"瘤体血供三角区"的显露和处理。另外,在游离肿瘤的过程中,因为肿瘤表面异常迂曲的血管较多,所以渗血较多,不要因此而恐慌。游离肿瘤的时候,在防止肿瘤包膜破裂

的同时,要紧贴肿瘤的包膜,将异常迂曲的血管及纤维带分成束,Hem-o-Lok 结扎后离断,边分边扎,"推进式"切除肿瘤。

5. 巨大肾上腺肿瘤的腹腔镜手术　超过 6cm 以上的肾上腺肿瘤以往多采取开放手术。随着腹腔

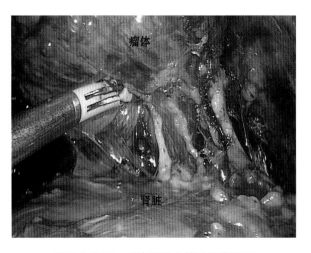

图 1-3-2-22　分离和进入第三分离层面

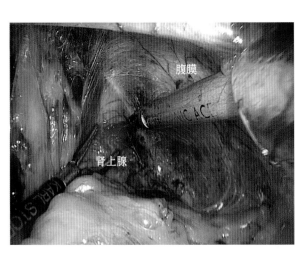

图 1-3-2-20　第一分离层面游离肿瘤腹侧面

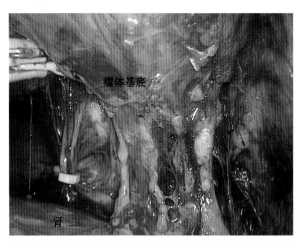

图 1-3-2-23　游离和离断瘤体基底部血供(三角区"左角")

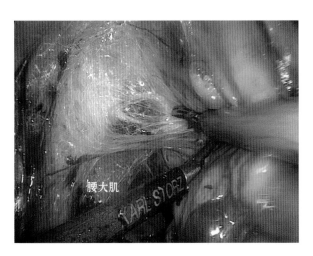

图 1-3-2-21　分离和进入第二分离层面

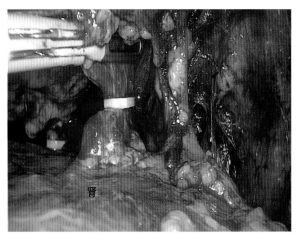

图 1-3-2-24　游离和离断瘤体基底部血供(三角区"右角")

镜技术的发展和经验的积累,该禁忌早已打破,我们曾经采用经后腹腔途径治疗直径为14cm的肾上腺肿瘤。但该类腹腔镜手术仍有较高的挑战性。

(1)术前准备应充分:巨大肾上腺肿瘤术前明确为嗜铬细胞瘤者,术前充分扩容,常采用酚苄明10mg,口服3/日,2~3周。药物扩容时间不宜过短,短时间内单靠药物剂量的追加不是正确的方法。不能明确肿瘤性质者亦可术前适当扩容,以防万一。

(2)手术途径的选择:笔者更喜欢选择经后腹腔镜途径,可以避开周围其他脏器,并发症相对较少。但该类手术对空间要求更高,避免腹膜破裂,每一步充分止血显得尤为重要。

(3)肿瘤的游离:手术步骤类似一般肾上腺手术,可经上述三个层面有序地游离肿瘤。因肿瘤巨大,第一个分离层面内可快速找到肿瘤。但肿瘤表面迂曲血管较多,分离过程中出血难免,特别是粘连较重的地方;出血较多影响暴露时,可暂停分离出血处,改分离其他部位,即采用"环形肿瘤切除方法",不必像常规肿瘤游离那样按部就班。游离肿瘤的层面一定要准确,找到肿瘤的包膜后,沿着肿瘤的包膜分离,尽量避免切破包膜。另外,对包膜外组织可采用分束、外科夹结扎离断的方法。

(4)肾上腺中央静脉的暴露:在此类肿瘤中中央静脉的暴露多比较困难。充分地显露和熟悉解剖是关键。右侧病例,中央静脉较短垂直汇入下腔静脉(图1-3-2-25,此图来自一例8cm右侧肾上腺嗜铬细胞瘤的腹腔镜手术)。显露肿瘤的下极和肾脏上极后,在此区域内侧向深部游离,可显露出下腔静脉。在肿瘤下极处,下腔静脉的外侧和肿瘤的内侧之间向上游离可显露出右侧肾上腺中央静脉。左侧病例,中央静脉较长斜行汇入左肾

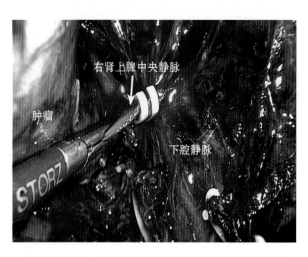

图1-3-2-25 右肾上腺中央静脉垂直汇入下腔静脉

静脉。显露肿瘤的下极和肾脏上极后,在此区域内侧向深部游离,再抬起肿瘤下极处向上游离可显露出左侧肾上腺中央静脉。

6. 肾上腺皮质癌的腹腔镜治疗 多数肾上腺皮质癌的手术切除的几率小。对于体积合适、影像学上肿瘤边界清楚的病例,腹腔镜肾上腺手术是可选方法之一。手术切除范围和开放手术相同,应将肿瘤和所有相连的受累淋巴结或者器官(如膈肌、肾脏、胰腺、肝脏或者下腔静脉)一并切除。生存率最重要的预测指征是切除的充分性。切除干净的患者5年生存率为32%~48%,而未切除干净的患者平均生存时间小于1年。

7. 肾上腺肿瘤二次手术的腹腔镜处理 肾上腺肿瘤术后残留或复发时,常需要二次手术治疗,腹腔镜手术是可选手术之一,但常需术者有丰富的腹腔镜手术经验。由于首次手术采用的途径不同,因此对于二次手术的途径选择需要慎重。经后腹腔途径具有一定的优势,尤其在首次手术采用经腹腔途径的患者。首次手术经后腹腔完成者,建议采用经腹腔途径进行手术,在术中显露肿瘤或肾上腺组织过程中,周围组织的粘连和瘢痕等对术者的经验和要求颇高,应该慎重,必要时转为开放不失为一个明智选择。

8. 肾上腺转移癌腹腔镜治疗 肾上腺转移癌发生率较低,但是由于周围重要组织结构解剖关系复杂,手术难度较高。对于孤立的肾上腺转移瘤,影像学上没有浸润周围组织或器官者,可以采用腹腔镜手术治疗。无论何种途径,手术的安全性和可靠性已经得到证实,并可以延长患者生存时间,严格选择适应证的情况下,可作为首选术式。手术切除范围同开放手术相同,要求达到根治效果,包括肾上极处脂肪及淋巴组织,甚至受累的肾脏等周围器官。

9. 单孔和经自然腔道腹腔镜肾上腺手术 在解剖性后腹腔镜肾上腺手术的基础上,我们成功开展并探讨了单孔后腹腔镜肾上腺手术,并初步证明经过学习曲线以后,单孔后腹腔镜肾上腺手术在围术期指标方面可与普通后腹腔镜肾上腺手术相当,而具有更加的美容效果。同时我们也探讨了经腹单孔腹腔镜肾上腺手术,经阴道辅助自然腔道腹腔镜肾上腺手术的应用范围和应用价值,初步证实了其安全性和有效性。

10. 机器人肾上腺手术详见本书第二部分第三章。

参 考 文 献

1. Gagner M, Lacroix A, Bolte E. Laparoscopic adrenalectomy in Cushing's syndrome and pheochromocytoma. New England Journal of Medicine, 1992, 327(14):1033

2. Mercan S, Seven R, Ozarmagan S. Endoscopic retroperitoneal adrenalectomy. Surgery, 1995, 118(6):1071-1075

3. Ariyan C, Strong VE. The current status of laparoscopic adrenalectomy. Adv Surg, 2007, 41:133-153

4. Brunt LM. Minimal access adrenal surgery. Surg Endosc, 2006, 20:351-361

5. Ishidoya S, Ito A, Sakai K, et al. Laparoscopic partial versus total adrenalectomy for aldosterone producing adenoma. J Urol, 2005, 174:40-43

6. Zhang X, Fu B, Lang B, et al. Technique of anatomical retroperitoneoscopic adrenalectomy with report of 800 cases. J Urol, 2007, 177:1254-1257

7. Zhang X, Zheng T, Ma X, et al. Retroperitoneoscopic surgery for adrenal cysts: a single-center experience of 14 cases. J Endourology, 2007, 21(2):177-179

8. Zhang X, Lang B, Ouyang JZ, et al. Retroperitoneoscopic adrenalectomy without previous control of adrenal vein is feasible and safe for pheochromocytoma. Urology, 2007, 69:849-853

9. Xu Zhang, Bin Lang, Jin-Zhi OuYang, et al. Retrospective Comparison of Retroperitoneoscopic Versus Open Adrenalectomy for Pheochromocytoma. J Urol, 2008, 179(1):57-60

10. 郑涛, 张旭, 马鑫, 等. 后腹腔镜手术治疗肾上腺囊肿15例报告. 中国微创外科杂志, 2005, 5(6):431-432

11. 张旭. 解剖性后腹腔镜肾上腺切除术的手术方法和技巧. 临床泌尿外科杂志, 2007, 22(8):561-564

12. 张旭, 傅斌, 郎斌, 等. 后腹腔镜解剖性肾上腺切除术. 中华泌尿外科杂志, 2007, 28(3):5-8

13. Henry JF, Defechereux T, Raffaelli M, et al. Complications of laparoscopic adrenalectomy: results of 169 consecutive procedures. World J Surg. 2000, 24:1342-1346

14. Permpongkosol S, Link RE, Su LM, et al. Complications of 2775 urological laparoscopic procedures: 1993 to 2005. J Urol. 2007, 177(2):580-585

15 Rosevear HM, Montgomery JS, Roberts WW, et al. Characterization and management of postoperative hemorrhage following upper retroperitoneal laparoscopic surgery. J Urol. 2006, 176(4 Pt 1):1458-1462

16. Walz MK, Alesina PF, Wenger FA, et al. Posterior retroperitoneoscopic adrenalectomy-results of 560 procedures in 520 patients. Surgery. 2006, 140(6):943-948

17. 张旭, 郎斌, 欧阳金芝, 等. 后腹腔镜下肾上腺嗜铬细胞瘤切除术56例体会. 中华泌尿外科杂志, 2007, 28(3):149-152

18. 张旭, 何华, 陈忠, 等. 腹膜后腹腔镜手术治疗原发性醛固酮增多症130例. 中华外科杂志, 2004, 42(18):1093-1095

19. 张旭, 朱庆国, 马鑫, 等. 超声刀在后腹腔镜肾上腺部分切除术中的应用. 江苏医药, 2002, 28(6):403-404

20. 张旭, 叶章群, 陈忠, 等. 腹腔镜肾上腺切除术23例报告. 临床泌尿外科杂志, 2000, 15(12):541-542

21. 郎斌, 张旭, 傅斌, 等. 后腹腔镜与开放肾上腺嗜铬细胞瘤手术的回顾性比较研究. 中国微创外科杂志, 2007, 7(8):730-732

22. 张旭, 叶章群, 宋晓东, 等. 腹腔镜和后腹腔镜肾上腺手术与开放肾上腺手术的疗效比较(附93例报告). 中华泌尿外科杂志, 2002, 23(6):332-334

23. 王保军, 吴准, 张旭, 等. 解剖性后腹腔镜下肾上腺切除术的阶段性培训方法. 中华泌尿外科杂志, 2009, 30(5):293-296

24. Xu Zhang, Baojun Wang, Guoxi Zhang, et al. Laparoscopic Adrenalectomy for Beginners Without Open Counterpart Experience: Initial Results Under Staged Training. Urology, 2009, 73(5):1061-1065

25. Wang Baojun, Ma Xin, Li Hong, et al. Anatomic retroperitoneoscopic adrenalectomy for selected adrenal tumors >5cm: our technique and experience. Urology. 2011; 78(2):348-352

26. Fu B, Zhang X, Wang GX, et al. Long-term results of a prospective, randomized trial comparing retroperitoneoscopic partial versus total adrenalectomy for aldosterone producing adenoma. J Urol. 2011, 185(5):1578-1582

27. 蔡伟, 郭刚, 李宏召, 等. 大嗜铬细胞瘤营养血管病理解剖的认识及后腹腔镜解剖性切除的手术技巧. 微创泌尿外科杂志, 2013, 2(2):88-91

28. 李军, 吕文成, 田野, 等. 腹腔镜手术切除巨大肾上腺肿瘤的临床探讨. 临床泌尿外科杂志, 2011, 26(3):200-202

29. 廖文峰, 马潞林, 卢剑, 等. 经腹膜后途径二次肾区腹腔镜手术的探讨. 中国微创外科杂志, 2013, 13(1):81-83

30. Ma X, Li H, Zhang X, et al. Modified anatomical retroperitoneoscopic adrenalectomy for adrenal metastatic tumor: technique and survival analysis. Surg Endosc, 2013, 27(3):992-999

31. 傅斌, 王共先, 张旭, 等. 经脐单孔腹腔镜手术18例报道. 临床泌尿外科杂志, 2009, 24(11):805-808

32. 张旭, 马鑫, 李宏召, 等. 单孔后腹腔镜解剖性肾上腺切除术5例报道. 临床泌尿外科杂志, 2009, 24(9):647-650

33. Zhang X, Shi TP, Li HZ, et al. Laparo-endoscopic single site anatomical retroperitoneoscopic adrenalectomy using conventional instruments: initial experience and short-term outcome. J Urol, 2011, 185(2):401-406

34. Shi TP, Zhang X, Ma X, et al. Laparoendoscopic single-site retroperitoneoscopic adrenalectomy: a matched-pair comparison with the gold standard. Surg Endosc, 2011, 25(7):2117-2124

35. Zou X, Zhang G, Xiao R, et al. Transvaginal natural orifice transluminal endoscopic surgery (NOTES)-assisted laparoscopic adrenalectomy: first clinical experience, 2011, 25(12):3767-3772

第四章　腹腔镜肾脏手术

第一节　肾脏应用解剖

一、肾脏的位置和毗邻

肾脏位于腰部脊柱两侧,左右各一,紧贴腹后壁的上部,位于腹膜后间隙内,周围有肾周筋膜及脂肪囊包裹。左肾上极平第11胸椎,其后方有第11、12肋斜行跨过,下极与第2腰椎齐平。右肾上方与肝相邻,位置比左肾低半个到一个椎体,右肾上极平第12胸椎,下极平第3腰椎,第12肋斜行跨过其后方。

肾脏后面的毗邻关系在左右肾大致相同。肾脏上1/3(右侧)或1/2(左侧)与膈肌毗邻,膈肌下缘由内侧向外侧依次内侧弓状韧带、外侧弓状韧带和末肋。它们的下方依次为腰大肌、腰方肌和腹横肌腱膜。值得注意的是外侧弓状韧带的上方,膈肌常(尤以左侧)留下一个大小不等的三角形肌肉缺损区,成为腰肋三角。此处胸膜和肾筋膜直接接触,肾脏手术时应当小心,否则易误入胸膜腔。

肾脏前面的毗邻关系(图1-4-1-1)除上极前面与肾上腺毗邻外,其余左右不同。右肾前面上极除与右肾上腺相邻外,大部分隔腹膜与肝毗邻,小部分无腹膜处为肝裸区,肝肾之间的腹膜延伸为肝肾韧带。前面近肾门处与十二指肠降部直接相邻,前面下极邻结肠肝区,内侧隔腹膜与空肠或回肠毗邻。左肾前面上极内侧邻左肾上腺,上外侧隔腹膜与脾脏相邻,两者之间腹膜形成脾肾韧带。中部近肾门处与胰尾和脾血管直接相邻。胰尾上方隔网膜囊与胃后壁相邻。胰尾下方直到

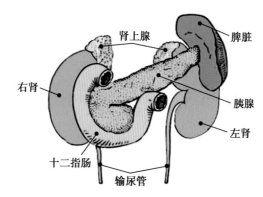

图1-4-1-1　肾脏前面的毗邻关系

肾下极,内侧隔腹膜与空肠相邻,外侧与结肠脾区相邻。

二、肾脏血管

肾脏的动脉多为一条总干,于肠系膜上动脉下方的腹主动脉发出。肾动脉在进入肾门前发出肾上腺下动脉及供应输尿管上段的分支。右肾动脉于下腔静脉和肾静脉的后方行走,左肾动脉位于左肾静脉的后方和稍上方。肾动脉分成前后两支进入肾窦,后支于肾盂后方经过供应肾后段,前支于肾盂和肾静脉之间走行,发出分支供应肾上、中、下段。肾的动脉间没有交通支。

肾静脉的肾内分支与相应动脉分支伴行,但形成无数的吻合支,出肾后常汇合成一条或数条总干,位于肾动脉的前方。右肾静脉短汇入下腔静脉,极少有接受来自肾外的分支。左肾静脉较长,跨过主动脉前方汇入下腔静脉;汇入下腔静脉前,常接受来自肾外的属支。膈下静脉、肾上腺静脉于上方,性腺(或生殖)静脉于下方,腰静脉于后方汇入肾静脉。值得一提的是左肾动脉根部的肾

静脉 - 半奇静脉 - 腰静脉复合体 (reno-hemi-azygo-lumar trunk, AZV) 及各属支 (图 1-4-1-2 和图 1-4-1-3)。左肾门血管背侧被第二腰静脉 (L2) 和腰升静脉及其交通支包绕，L2 静脉横亘于左肾静脉和左肾动脉之间，静脉和腰升静脉交汇形成 "人" 字形的 AZV，紧贴左肾动脉根部，腰升静脉沿主动脉背外侧上行。该解剖结构的认识有助于活体供肾切取术中安全地游离肾蒂血管和获得满意的肾血管长度。

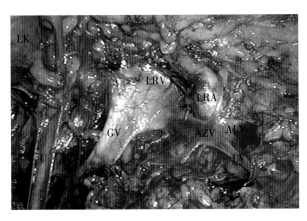

图 1-4-1-2 后腹腔镜下左肾静脉及属支解剖关系 (手术截图)

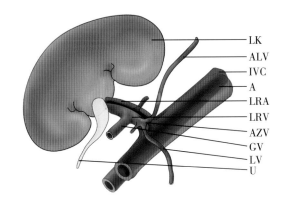

图 1-4-1-3 左肾静脉及属支解剖关系 (示意图)
(LK: 左肾; ALV: 腰升静脉; IVC: 下腔静脉; A: 腹主动脉; LRA: 左肾动脉; LRV: 左肾静脉; AZV: 肾静脉 - 半奇静脉 - 腰静脉复合体; GV: 生殖静脉; LV: 腰静脉; U: 输尿管)

三、肾筋膜及延续和肾周围间隙

目前腹膜后筋膜结构和腔隙划分的主流观点是：肾前、后筋膜在肾外侧融合成单一的侧锥筋膜，腹膜后间隙相应地被分割成肾旁前间隙、肾周间隙及肾旁后间隙。

1. 肾筋膜及延续　笔者以 300 余例后腹腔镜根治性肾切除术为基础，开展了肾筋膜的应用

解剖学研究，结合文献认为有三种肾筋膜外侧延伸和附着方式：

Ⅰ型肾筋膜外侧延伸和附着方式：肾前、后筋膜在肾外侧融合成单一的侧锥筋膜，切开最外层的侧锥筋膜后显示肾前筋膜及其前方的肾旁前间隙 (anterior pararenal space, APS)，白色网状纤维束为此层面标志。笔者观察到的Ⅰ型肾筋膜外侧延伸和附着方式出现频率为 22%，侧锥筋膜的解剖结构与传统的解剖学观点一致。但在 Meyers 等的记载中，此型是唯一的肾筋膜结构形式，也是目前腹膜后间隙划分的解剖学依据。

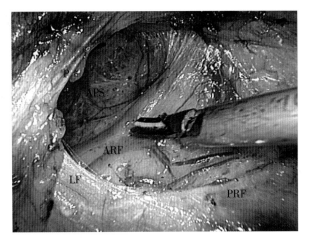

图 1-4-1-4 Ⅰ型肾筋膜外侧延伸和附着方式 (术中照片)

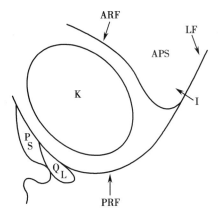

图 1-4-1-5 Ⅰ型肾筋膜外侧延伸和附着方式 (示意图)
(P 腹膜反折，LF 侧锥筋膜，ARF 肾前筋膜，PRF 肾后筋膜，K 肾脏，APS 肾旁前间隙，PS 腰大肌，QL 腰方肌，I 切开位置)

Ⅱ型肾筋膜外侧延伸和附着方式：肾后筋膜的外侧份分为前、后两层，前层于肾外侧续于肾前筋膜，后层向外侧续为侧锥筋膜，肾前筋膜和侧锥筋膜亦相延续，切开最外层的肾后筋膜后层，显示肾前筋膜与侧锥筋膜相延续的膜状结构。笔者观察到该型出现频率为 65%，是最常见的类型，也是

Marks 着重描述的类型。但是,笔者术中观察到的此型活体形态学细节与文献记载有出入。Marks 根据胰腺的感染性渗液可从侧锥筋膜前的肾旁前间隙渗入肾后筋膜前后层之间的现象,认为肾前筋膜与侧锥筋膜之间的筋膜为菲薄多空样结构,但笔者术中观察此层筋膜无孔,是切开最外层的肾筋膜后首先看到的结构,也是判断Ⅱ型肾筋膜外侧延伸和附着方式的解剖标志。切开此层筋膜时发现该筋膜较厚,前方即为肾旁前间隙,可看见肾旁前间隙的解剖标志—白色网状纤维束。邱剑光等以泌尿外科腹腔镜手术为基础,证实了肾旁后间隙的腹侧筋膜分层现象,认为后层为侧锥筋膜,从腰方肌外侧筋膜发出,行向前外侧,延续与腹横筋膜;前层为肾后筋膜,从腰大肌筋膜发出,于肾脏外侧与肾前筋膜平滑相续。而笔者观察到,紧靠腰方肌外缘切开最外层筋膜后,显露的是颗粒状的肾周脂肪,在肾周脂肪表面有并未见筋膜

样结构。故笔者认为此型结构中,在肾旁前间隙的内侧,肾后筋膜以单层筋膜从腰方肌外侧筋膜发出,并逐渐分为两层,在肾外侧,增厚的后层延续为侧锥筋膜,菲薄的前层则与肾前筋膜相延续。

Ⅲ型肾筋膜外侧延伸和附着方式:肾前、后筋膜分别经肾前和肾后行向外侧,观察不到侧锥筋膜结构,切开最外层的肾后筋膜,显示颗粒状肾周脂肪及其前方的无脂肪分离平面。笔者观察到Ⅲ型肾筋膜外侧延伸和附着方式出现频率仅为13%,既往文献无此型记载。此型的肾旁前、后间隙和肾周间隙近似平行排列,肾周间隙的外侧延伸至腹膜反折处,术中切开肾后筋膜即可显露颗粒状的肾周脂肪,推开肾周脂肪后,可见紧贴后腹膜的肾前筋膜,二者难以分离,不易进入肾旁前间隙。

2. 肾旁后间隙(posterior pararenal space,PPS)位于肾后筋膜、侧锥筋膜和腹横筋膜之间,为一潜

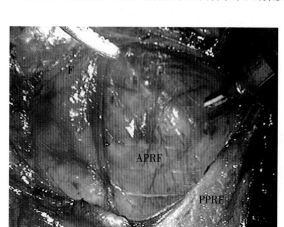

图 1-4-1-6　Ⅱ型肾筋膜外侧延伸和附着方式(术中照片)

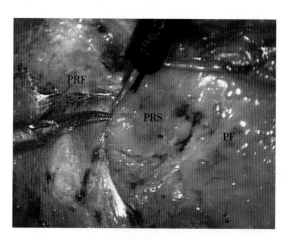

图 1-4-1-8　Ⅲ型肾筋膜外侧延伸和附着方式(术中照片)

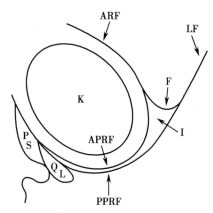

图 1-4-1-7　Ⅱ型肾筋膜外侧延伸和附着方式(示意图)
(APRF 肾后筋膜前层,PPRF 肾后筋膜后层,ARF 肾前筋膜,I 切开位置,F 肾前筋膜和侧锥筋膜相延续,K 肾脏,PS 腰大肌,QL 腰方肌)

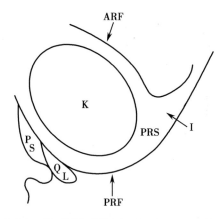

图 1-4-1-9　Ⅲ型肾筋膜外侧延伸和附着方式(示意图)
(PRF 肾后筋膜,PRS 肾周间隙,PF 肾周脂肪,I 切开位置,K 肾脏,PS 腰大肌,QL 腰方肌)

在间隙,后腹腔镜上尿路手术时,气囊扩张和制备人工气腹就是建立在此间隙(图1-4-1-10)。肾旁后间隙内可见腹膜后或肾旁脂肪,清理肾旁脂肪时,可见肾旁脂肪的滋养管从肾后筋膜发出,走行于肾旁脂肪深面,准确地游离和处理滋养血管,可迅速游离肾旁脂肪,减少出血。清除肾旁脂肪后,可清晰地现露肾旁后间隙:腹侧(内侧)为腹膜及后腹膜返折,背侧(外侧)为腹横筋膜及腰肌筋膜,上部(头端)为膈肌,下部(尾端)为髂窝,底部为侧锥筋膜及肾后筋膜。由于腰大肌位置较深,被肾后筋膜与腰方肌筋膜、腹横筋膜的延续部遮盖,此时并未显露。该间隙内重要的解剖标志包括肾后筋膜、膈肌、腰方肌、前腹膜反折和后腹膜反折等(详见第一部分第二章第一节经腹膜后腔入路中相应部分)。

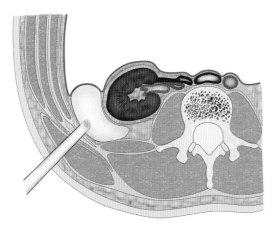

图1-4-1-10　气囊扩张和制备肾旁后间隙

3. 肾旁前间隙(anterior pararenal space,APS)位于肾前筋膜、侧锥筋膜和后腹膜之间,后腹腔镜上尿路手术时须切开肾后筋膜或侧锥筋膜才能进入此间隙。该间隙为一潜在的充填着稀疏的白色网状纤维束的相对无血管区,肾前筋膜和后腹膜疏松粘附,易于分离且无大血管,在此间隙内操作,出血较少。腹膜间位器官,包括右侧的胰头、十二指肠降部、升结肠、肝脏裸区和左侧的胰尾、降结肠等均位于肾旁前间隙内。后腹腔镜手术起始阶段首先进入该间隙,在气腹压力下,可将腹膜间位器官连同腹膜一起推向腹侧,既可扩大手术空间,又可在肾脏和易被误伤的腹膜间位器官之间形成隔离带。将此隔离带作为肾脏、肾上腺和输尿管手术时锐性分离和能量切割的界限,可减少腹膜间位器官损伤,降低并发症,尤其是胰腺损伤、小肠损伤等严重并发症的发生率。

4. 腰肌前间隙(anterior psoas space)位于腰大肌、腰方肌前面,肾脏背侧肾周脂肪后面,外侧界为肾后筋膜起始部,内侧界靠近脊柱。由于肾后筋膜与腰肌筋膜融合,在分离时,腰大肌筋膜常被一起剥脱,术中直接看到的是块状的腰大肌,镜下呈鲜红色。沿腰大肌向深面分离,右侧往往首先见到呈淡蓝色的下腔静脉,紧贴腰大肌内下方。由于气腹压力(10~15mmHg)高于下腔静脉压力(0.78~1.18kPa,1mmHg=0.133kPa),镜下呈瘪陷状态。在左侧,隔着脂肪组织可见腹主动脉搏动。沿约平肾脏中份水平继续向内分离可见肾动脉搏动,切开动脉鞘后见白色管壁,动脉明显充盈。肾静脉位于肾动脉腹侧,壁薄,与下腔静脉类似,镜下亦呈瘪陷状。

5. 肾周间隙(perirenal space)位于肾脏周围,由肾前筋膜和肾后筋膜包绕而成,间隙内由肾周脂肪(perirenal fat,PF)充填。肾上腺、肾脏和输尿管中上段等均位于肾周脂肪囊内。

四、腹腔镜肾脏手术应用解剖

现代的光学技术和数字图像处理系统使我们能够在实时高清图像下进行手术操作,腹腔镜下视野、角度和距离远近的变化使手术视野中的组织解剖关系与我们开放手术术中所见到的术中视野明显不同。认识这些镜下的解剖特点,熟悉这些区别对于提高手术的技巧和安全性有很大的帮助。下面分别介绍经腹和腹膜后路径肾脏的解剖特点。

1. 经腹路径腹腔镜肾脏手术的实用解剖

经腹路径一般采用60~90°健侧卧位,视野显示正面观的腹部器官。摄像头进入腹腔后立即可以看见腹腔组织器官的清晰结构。

(1)右侧肾脏手术视野在偏上腹部,可以见到肝脏、胆囊、十二指肠结肠肝曲和升结肠,以及结肠旁的Toldt线。一般Toldt线是切开侧腹膜,分离开肾前组织器官显露肾脏的标志线。肝下缘与由此横结肠之间有一定的距离,此处仅有后腹膜覆盖。外侧可见右肾上部偏外侧部分。举起肝脏,内侧可见肝下缘的部分下腔静脉,在较瘦的患者略明显。部分升结肠和十二指肠覆盖在肾门的表面,准确的说覆盖在肾静脉的表面。肾脏的下极和近段输尿管以及生殖静脉被升结肠和十二指肠覆盖。显露右侧肾脏需要剪开右侧部分横结肠和升结肠旁的后腹膜,将部分升结肠、结肠肝曲和十二指肠以及胰头等腹腔组织器官游离向内侧，一般由 Toldt 线开始，也可以由肝下后腹膜开始。经腹路径肾脏手术处理肾血管由静脉开始，可以由肝下下腔静脉向下分离，分离出肾静脉，较瘦的患者比较容易。也可以分离生殖静脉近段延此结构向上分离找到肾静脉。一般的位置关系是生殖静脉位于浅侧，然后是输尿管和腰大肌。肾动脉位于肾静脉的后上方由肾静脉的上下方均可处理。肾下极的异位动脉一般在下腔静脉的前方通过，分离肾下极时应当注意。大部分的右侧生殖静脉汇入下腔静脉，也有汇入肾静脉，处理时应注意避免造成血管损伤。图 1-4-1-11 为经腹腹腔镜右上腹解剖。

（2）左侧肾脏手术视野在左侧上腹部可以见

到脾脏，结肠脾曲和降结肠，左侧肾脏完全被腹部器官遮盖。进行肾脏手术需要分离开这些组织器官。一般由最外侧的降结肠开始，切开 Toldt 线无血管层面，在肾周筋膜和后腹膜之间分离，由盆腔向上至脾结肠韧带将结肠向中线分离。显露左侧肾脏分离注意 2 个重点部位，一是遮盖肾上部和肾静脉的脾脏和胰腺尾部，还有就是生殖静脉和输尿管部分的结肠。左肾中下部相对比较突起，此处肾周筋膜与腹膜较易分离，由此处开始分离向下分出生殖静脉，向上分离开脾和胰尾。脾结肠韧带和部分横结肠系膜需游离充分，向中线牵拉结肠时脾脏不应有张力，避免损伤脾脏。左侧生殖静脉汇入肾静脉，沿生殖静脉向上可分离出肾静脉，左肾上腺静脉也汇入肾静脉。肾动脉位

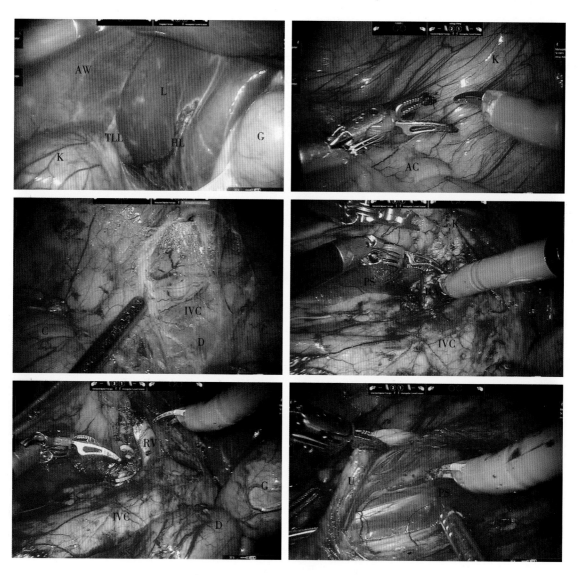

图 1-4-1-11 经腹腹腔镜右上腹解剖

（AW 侧腹壁，TIL 肝三角韧带，HL 肝结肠韧带，G 胆囊，K 肾脏，L 肝脏，AC 升结肠，D 十二指肠，C 结肠，IVC 下腔静脉，RA 肾动脉，PS 腰大肌，RV 肾静脉，U 输尿管）

于肾静脉的后上方。大多数情况下在生殖静脉汇入肾静脉处可以看到汇入肾静脉的腰静脉。有时需要切断腰静脉才能分离肾动脉。此处输尿管与生殖静脉平行在其深处。图 1-4-1-12 为经腹腹腔镜左上腹解剖。

2. 经后腹腔路径腹腔镜肾脏手术的实用解剖

后腹腔路径近似于经腰开放手术，重点是在腹后壁和肾后之间操作，直接处理肾门。腹后壁的重要组成肌肉腰大肌同样是腹腔镜下的重要解剖标志，但是在清晰和放大的腹腔镜下这个解剖

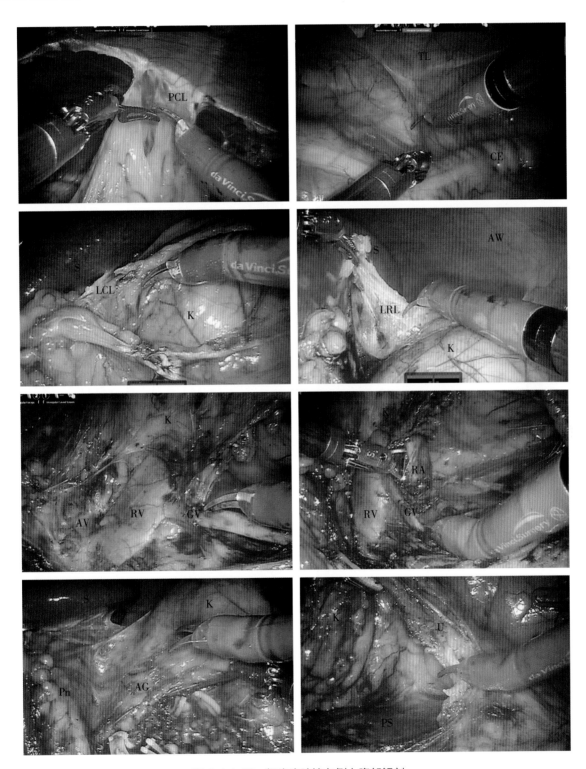

图 1-4-1-12　经腹腹腔镜左侧上腹部解剖

（PCL 膈结肠韧带，CE 降结肠，TL Toldt 线，S 脾，LCL 脾结肠韧带，K 肾脏，LRL 脾肾韧带，AW 侧腹壁，AV 肾上腺中央静脉，RV 肾静脉，GV 生殖静脉，RA 肾动脉，AG 肾上腺，Pn 胰腺，U 输尿管，PS 腰大肌）

标志不够精细准确。左右肾脏附着的腹后壁局部区域分别由相同的3块肌肉和3个韧带构成。3块肌肉是位于上部的膈肌腰部，位于下外侧的腰方肌和位于下内侧的腰大肌。膈肌腰部和两块腰部肌肉移行连接形成3个韧带，由外向内分别是外侧弓状韧带，内侧弓状韧带和膈肌脚。成功制造后腹腔工作空间后，这些肌肉韧带结构清晰可见，可以作为处理肾门和肾蒂的解剖标志。向前推开肾脏，可见前面的肾周筋膜和脂肪囊，后面的腹后壁各结构。膈肌的腰部对应肾脏上部，韧带区对应肾门区，腰大肌对应肾下部。从右侧腹壁和后腹壁局部解剖图示意图中可见（图1-4-1-13），上部是膈肌的腰部（DM）、下部是腰方肌（QLM）和腰大肌（PMM）。膈肌的腰部和腰方肌、腰大肌交

叉移行，构成肌肉的分界线。腰方肌表面的是外侧弓状韧带（LAL），中间在腰大肌表面的是内侧弓状韧带（MAL），最内侧靠近脊柱的是右膈肌脚（RC）。进一步分离可以见到内侧弓状韧带指向肾门，膈肌脚走行与肾动脉走行对应，呈一英文V形状态，依照膈肌脚走行比较方便定位肾动脉的走行。

图1-4-1-14是腹腔镜下后腹腔的术中解剖情况，图A是后腹腔镜下右侧后腹腔，图右侧为前侧，可见肾筋膜和肾周脂肪（PFK&GF），图左侧为后腹壁，可见膈肌的腰部（DM），腰方肌（QLM），腰大肌（PMM）。在诸肌肉的交接处可见右侧膈肌脚（RC），内侧弓状韧带（MAL），外侧弓状韧带（LAL）。还可见肾动脉（RA）和下腔静脉（IVC）；图B后腹腔镜下左侧后腹腔，图左侧为前侧，可见肾筋膜和肾周脂肪（PFK&GF），图右侧为后腹壁，可见膈肌的腰部（DM），腰方肌（QLM），腰大肌（PMM）。在诸肌肉的交接处可见右侧膈肌脚（LC），内侧弓状韧带（MAL），外侧弓状韧带（LAL）。

图1-4-1-15是腹腔镜下解剖肾门后的后腹腔术中解剖情况，图A是右侧后腹腔，在膈肌和腰大肌分界处的内侧弓状韧带（MAL）横向肾门附近，右侧膈肌脚与右肾动脉走行近似V形的镜像状态。肾动脉（RA）紧邻下腔静脉（RV）；图B左侧后腹腔，在膈肌和腰大肌分界处的内侧弓状韧带（MAL）横向肾门附近，左侧膈肌脚与左肾动脉走行近似V形的镜像状态，还可以看到分离解剖出的肾静脉（RV）。

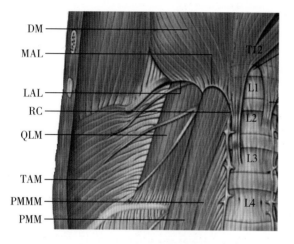

图1-4-1-13　右侧腹壁和后腹壁局部解剖图
（DM 膈肌的腰部，QLM 腰方肌，PMM 腰大肌，LAL 外侧弓状韧带，MAL 内侧弓状韧带，RC 右膈肌脚）

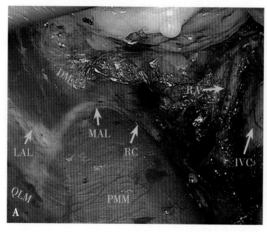
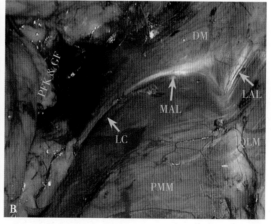

图1-4-1-14　后腹腔镜下后腹腔解剖
A. 右侧；B. 左侧

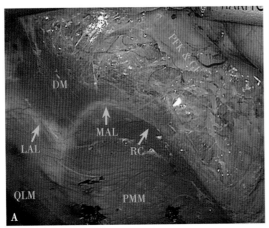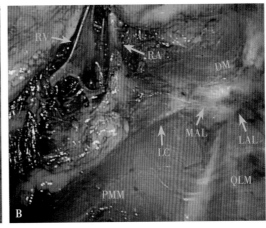

图 1-4-1-15　腹腔镜解剖肾门后的后腹腔解剖

A. 右侧；B. 左侧

第二节　后腹腔镜肾囊肿去顶术

一、概述

肾囊肿是一种常见病，普通人群中发病率约20%~50%，并且随着年龄的增加发病率逐渐增高。大多数肾囊肿是偶然发现的，位于肾脏周边位置，较小并无任何症状，一般可不予治疗，但有时肾囊肿也会增大，并引起疼痛、血尿、高血压和肾积水，则需要进一步治疗。

详细询问病史有利于发现继发性囊肿如外伤性尿性囊肿，应常规做肾脏B超和肾脏平扫及增强CT检查，以了解肾囊肿大小、位置。对于Bosniak三级以上的复杂囊肿要行CT或MRI增强扫描除外囊性肾癌。位于肾上极的囊肿不能仅仅满足于B超或CT某个层面的诊断，可进一步行IVU或CTU检查，要特别注意排除上位重复肾伴积水和肾盏憩室等情况。B超观察到无回声区与输尿管连接部呈漏斗状，是诊断重复肾的主要依据之一。大多数肾盏憩室表现为孤立性囊肿，也可表现为复杂囊肿，最常位于肾上极。行增强扫描时，造影剂进入肾盂肾盏的同时也可进入憩室，由于憩室壁无收缩功能，因此造影剂排出相对较慢，延迟扫描时病灶持续高密度。

微创治疗技术出现以前，开放肾囊肿去顶术是治疗肾囊肿疾病的金标准。该手术多经腰部切口，创伤较大，术后恢复慢，患者承受较大痛苦。1989年，Holmberg和Hietala报道了局麻下经皮肾囊肿穿刺引流注射硬化剂的技术。尽管近期成功率很高，但也存在诸多不足，如远期复发率高、硬化剂有可能损伤集合系统引起狭窄等。经皮囊肿切除术也曾被用于治疗肾囊肿，但该技术难度大，且处理多发囊肿时有可能需多个通道。还有报道运用输尿管软镜来处理肾盂旁囊肿。这些微创技术的适应证比较局限，不能通过一种手术方式来处理所有类型囊肿。

1992年Hulbert报道了腹腔镜肾囊肿去顶术，随后大量的研究也证实其良好的治疗效果。最近Okan Bas等报告184例症状性肾囊肿患者接受治疗，149例进行了腹腔镜手术（12.7%为经腹腔入路，87.3%为经腹膜后入路），35例接受经皮肾囊肿穿刺引流注射硬化剂治疗。研究认为腹腔镜肾囊肿去顶在缓解症状及影像学评价方面比经皮肾囊肿穿刺治疗更为有效。该技术的明显优势是创伤小且一次手术能处理各种类型的囊肿，因此迅速发展成为一项成熟技术并得到普及。腹腔镜肾囊肿去顶术可经腹腔途径或经腹膜后途径完成，具体可根据肾囊肿的位置、数目、术者的经验以及患者腹部手术史等来综合判断取舍。

二、适应证和禁忌证

1. 适应证　单纯性肾囊肿直径大于4cm，对肾实质及集合系统造成压迫，影响肾功能者；肾囊肿合并有高血压、血尿及伴有发热、腰痛者；肾盂旁囊肿压迫肾盂肾盏或向外突出引起肾盂输尿管梗阻者；多囊肾显性囊肿直径大于3cm以上，伴有腰痛或腹痛。

2. 禁忌证　心肺有严重疾患不能耐受手术者；有未经纠正的全身性出血性疾病者；肾囊肿合

并严重感染时;怀疑囊肿恶变或囊肿与集合系统相通者;多囊肾肾功能严重障碍者。

三、术前准备

全身检查包括血常规、尿常规、粪常规、肝肾功能、凝血功能、血糖、血型、心电图和X线胸片等。

术前常规准备:清洁灌肠、手术当日进手术室前静脉内预防性使用抗生素。

四、手术步骤

(一)麻醉和体位

采用气管插管全身静脉复合麻醉。麻醉成功后留置导尿管。患者取完全健侧卧位,升高腰桥。

(二)手术过程

1. 制备气腹并放置套管,常规采用三通道。常规清理腹膜后脂肪,辨认腰肌、腹膜反折和肾周筋膜等解剖标志(详细步骤参见第一部分第二章)。

2. 用超声刀纵行打开肾周筋膜(图1-4-2-1)和肾周脂肪囊(图1-4-2-2)至肾脏实质表面;沿肾实质表面钝性和锐性相结合进行分离,暴露整个肾囊肿及部分周围肾实质(图1-4-2-3)。在游离囊肿过程中尽量避免戳破囊壁,保持囊肿适当的张力有利于游离。但如果囊肿过大,也可以先游离出一部分囊壁并切开,可见较高压力之囊液喷出(图1-4-2-4),用吸引器吸尽囊液(图1-4-2-5),再提起囊壁继续游离,直至暴露囊肿与周围肾实质边界(图1-4-2-6)。

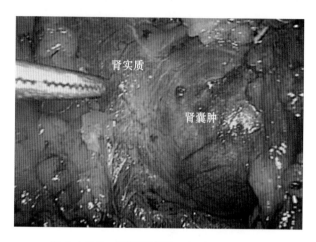

图1-4-2-3 暴露肾囊肿及部分周围肾实质

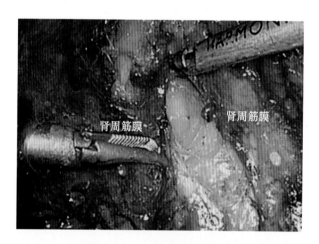

图1-4-2-1 纵行剪开肾周筋膜

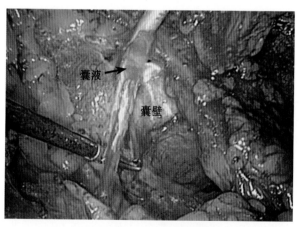

图1-4-2-4 切开囊肿壁

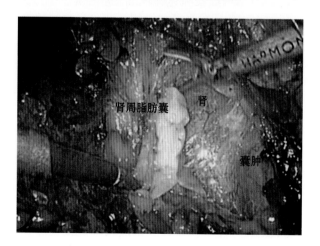

图1-4-2-2 打开肾周脂肪囊显露肾脏和囊肿

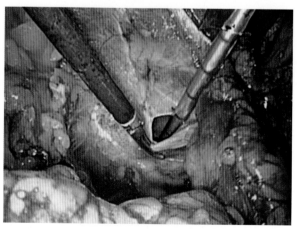

图1-4-2-5 吸净囊液

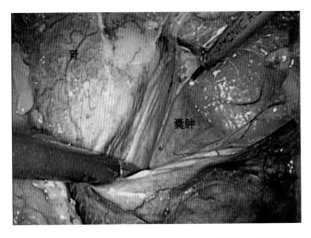

图 1-4-2-6 进一步游离暴露囊肿与周围肾实质边界

3. 距肾实质边界约 0.5cm,用超声刀环形切除囊肿壁(图 1-4-2-7),用慢档凝切止血效果好。观察囊肿基底部有无异常,如有可疑病变,需术中快速活检。如基底部有可疑洞穴样结构,应高度重视重复肾及肾盏憩室的可能。将气腹压力降低至 3~5mmHg,检查切缘及术野无活动出血。创面切缘如有渗血可用双极电凝止血(图 1-4-2-8)。

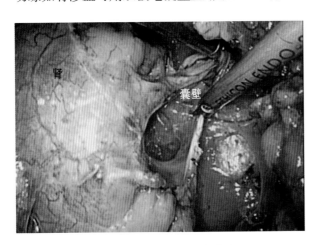

图 1-4-2-7 环形切除囊肿壁

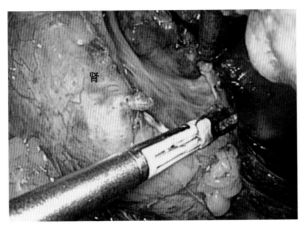

图 1-4-2-8 电凝切除创面止血

4. 取出切除之囊肿壁,留置腹膜后引流管一根,退出套管。关闭皮肤切口。

五、注意事项

1. 肾蒂血管和集合系统常被肾盂旁囊肿挤压移位,术中有时较难辨认,分离时要特别小心谨慎,避免副损伤。切除囊壁过深或电凝深部囊壁会增加肾蒂血管或集合系统损伤的风险,处理肾盂附近囊肿时应注意鉴别,为确保手术安全,仅需达到"开窗"效果即可。仍然不能明确时可在囊肿内注入亚甲蓝,观察尿液颜色进行鉴别。囊腔内可放置肾周脂肪等防止囊液聚集。采用外翻部分囊壁后用 Hem-o-Lok 结扎夹固定的方法,可有效预防复发。

2. 多囊肾的囊肿去顶,通常要游离整个肾脏。尽量去除镜下可见囊肿。对深部可见的囊肿,也应尽可能切开减压,但要辨认清楚肾盂。

六、术后处理

麻醉清醒后拔除导尿管。常规应用抗生素。次日可进食。如引流管无出血或其他不适即可下床活动。腹膜后引流管引流量 24 小时少于 10ml 时拔除,一般留置 1~2 天。

七、并发症及其防治

1. 出血 肾盂旁囊肿或多囊肾在肾蒂附近的游离时要特别小心,避免盲目的分离,肾静脉小的属支出血,可以采用压迫或电烙止血。如果出血比较多,镜下不能进行修补时要果断中转开放手术止血。切除囊壁时,与肾实质边缘保持约 0.5cm 的距离,避免切除过多造成切缘肾实质出血;尽量避免电烙囊肿壁基底部,避免损伤肾实质内的较大血管。

2. 尿瘘 其发生原因主要有:①囊肿与集合系统相通,术前未及时发现;②囊肿与集合系统之间组织间隔较薄,术中对囊肿基底部取活检或对基底部囊肿壁过度的电凝,组织变性坏死造成囊肿与集合系统相通;③引流管位置不当,压迫局部组织可致坏死,出现尿瘘。术中注意处理肾盂旁囊肿以及多囊肾时勿过度切除囊肿壁,如需取活检时切勿取材太深,以免损伤集合系统。放置引流管时勿过度贴近囊肿基底。如术中发现集合系统损伤,可用 5-0 可吸收外科缝线修补。如术后出现尿瘘,需延长留置引流管,必要时放置双 J 管和导尿管,保持膀胱低压引流通畅,常可愈合。

3. 邻近脏器损伤 多由镜下解剖不熟悉造成和(或)操作不熟练引起,可损伤胸膜、十二指肠、胰尾、结肠、肝脏及脾脏等,常见于初学者。预防此类并发症的关键在于术者应提高警惕性。一旦发生,按相关原则处理。

第三节 后腹腔镜单纯性肾切除术

一、概述

1991 年美国 Clayman 成功实施了第一例腹腔镜肾切除术,1992 年印度 Gaur 使用自制气囊扩张腹膜后腔,成功开展了后腹腔镜肾切除术。目前腹腔镜单纯性肾切除术已经成为大多数无功能良性肾脏疾病的首选治疗方法。与根治性肾切除术相比,单纯性肾切除术不需要同时切除肾周脂肪囊及肾周筋膜,其余步骤如处理肾蒂等类似。和开放手术相比,腹腔镜手术有明显优势,表现为并发症发生率和死亡率明显降低、术后止痛药量少、住院时间短和恢复快等方面。

欧美等国家多用经腹腔途径手术,国内则多选用经腹膜后途径。后腹腔途径入路行肾脏和肾上腺手术更为直接,对腹腔脏器干扰少。特别是随着后腹腔镜下肾脏及肾上腺应用解剖学的深入,后腹腔镜肾切除术已日臻成熟,对于肾周感染严重及肾结核、黄色肉芽肿性肾盂肾炎等复杂病例,为避免腹腔污染更宜采用腹膜后路径。具体术式的选择主要取决于术者经验及患者病情,对于某些严重感染的病例,腹腔镜肾切除手术仍然具有很大的难度和挑战性,需要丰富的手术经验。

二、适应证和禁忌证

1. 适应证 主要是良性肾脏病变所致的患肾功能丧失,而对侧肾脏功能正常。主要包括:①感染性肾脏疾病(包括慢性肾盂肾炎、肾结核和黄色肉芽肿性肾盂肾炎等);②慢性梗阻性肾病或肾积水;③反流性肾病;④肾血管性高血压;⑤有症状的先天或获得性肾囊肿病(成人常染色体显性遗传性多囊肾和发育不良的多囊肾);⑥巨大肾结石伴肾实质萎缩;⑦肾移植后肾性高血压需要切除原肾。

2. 禁忌证 绝对禁忌证主要是有严重的心肺疾患、凝血功能障碍、全身急性感染期等不能耐受手术者。严重的感染性无功能肾、过度肥胖为相对禁忌证。

三、术前准备

术前实验室检查包括血常规、尿常规、粪常规、肝肾功能、电解质、血糖、出凝血功能、血型、心电图和胸部 X 线检查。感染病例需做尿培养和药物敏感试验。怀疑结核者,行血沉、PDD、结核抗体、24 小时尿沉渣查抗酸杆菌或膀胱镜活检等相关检查。影像学检查包括肾脏 B 超、CT(平扫 + 增强)、IVU 和肾图等。必须行增强 CT 检查了解肾脏的大小、有无合并结石或感染、肾血管有无异常以及对侧肾功能等情况。结核肾切除术前需正规抗结核治疗至少 15 天以上,术前检查患者血沉正常方考虑手术。肾积水合并严重感染或巨大脓肾者可先行肾造瘘引流控制感染,避免在张力较大时扩张后腹腔空间导致菌血症乃至败血症。术前预防使用抗生素。

四、手术步骤

(一)麻醉和体位

采用气管插管全身静脉复合麻醉。麻醉成功后留置导尿管。患者取完全健侧卧位,升高腰桥。

(二)手术步骤(以左结核肾切除为例)

1. 制备气腹并放置套管,常规采用三通道。常规清理腹膜后脂肪,辨认腰肌、腹膜反折和肾周筋膜等解剖标志(详细步骤参见第一部分第二章)。

2. 靠近后腹膜反折背侧纵行切开肾周筋膜(图 1-4-3-1)和肾周脂肪(图 1-4-3-2)。沿肾实质表面,循肾周脂肪和肾包膜之间的相对无血管平面,以钝性、锐性相结合分离的方法游离肾脏。一般

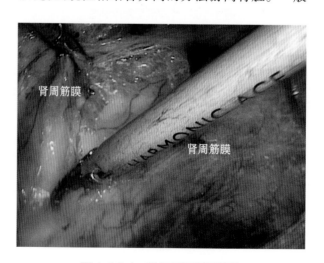

图 1-4-3-1 纵行切开肾周筋膜

先游离腹侧(图 1-4-3-3),然后游离背侧(图 1-4-3-4,图 1-4-3-5),处理完肾蒂血管后再游离下极,处理输尿管,最后游离上极。

3. 游离肾脏背侧后,将肾脏推向腹侧,使肾蒂血管保持一定张力。在腰大肌深面肾门处识别肾动脉的搏动,用吸引器或超声刀钝锐性结合游离肾门处的脂肪,显露肾动脉;超声刀切开肾动脉鞘,用直角钳充分游离暴露肾动脉,肾动脉近心端用 2 个 Hem-o-Lok 夹闭,远心端用 1 个 Hem-o-Lok 或钛夹夹闭后离断(图 1-4-3-6)。进一步游离显露其下面的肾静脉,游离出足够长的肾静脉主干,注意肾静脉的分支。用 Hem-o-Lok(近心端 2 个,远心端 1 个)夹闭后离断(图 1-4-3-7);或用直线切割吻合器离断。也可用直线切割吻合器将肾动、静

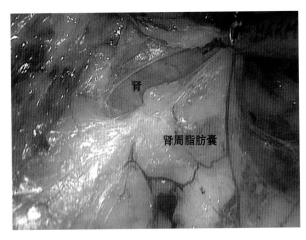

图 1-4-3-2　纵行切开脂肪囊

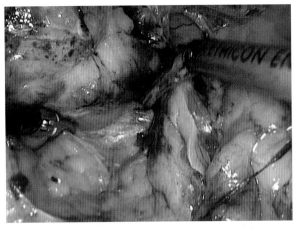

图 1-4-3-5　游离肾脏背侧上部

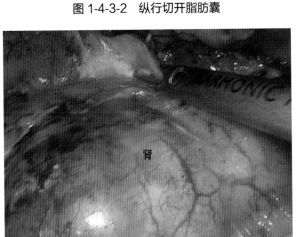

图 1-4-3-3　游离肾脏腹侧

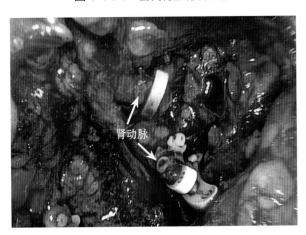

图 1-4-3-6　Hem-o-Lok 夹闭肾动脉

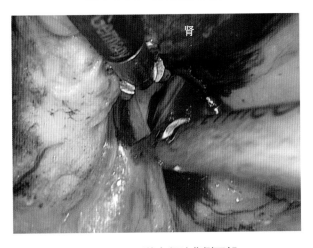

图 1-4-3-4　游离肾脏背侧下部

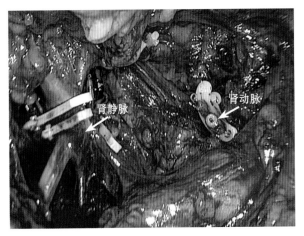

图 1-4-3-7　Hem-o-Lok 夹闭肾静脉

脉一并离断(图1-4-3-8)。

4. 游离肾脏下极,找到输尿管;用钛夹或Hem-o-Lok夹闭后离断(图1-4-3-9)。对结核肾的输尿管,用两个Hem-o-Lok夹闭,在Hem-o-Lok夹之间离断输尿管。

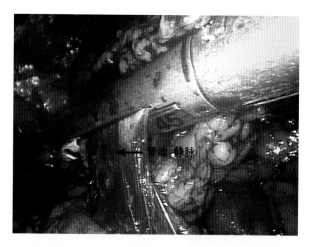

图1-4-3-8　直线切割吻合器一并离断肾动静脉

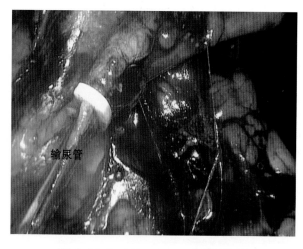

图1-4-3-9　Hem-o-Lok夹闭输尿管

5. 降低气腹压力至3~5mmHg,检查术野特别是肾蒂处有无活动出血。有出血时可根据情况用双极电凝、钛夹或Hem-o-Lok等处理。将切下的肾脏装入标本袋,适当扩大皮肤切口,取出标本。留置腹膜后引流管,关闭切口。

五、注意事项

1. 病例的选择　初做腹腔镜肾切除手术时,宜选择体积较小、无合并感染的肾脏,易于安全游离和切除。

2. 肾脏的游离顺序　先游离腹侧有助于进一步扩大有限的后腹膜腔;如先游离背侧,在气腹的作用下肾脏被推往腹侧,不利于肾脏腹侧面的游离,并增加腹膜及毗邻脏器损伤的风险。游离肾脏上极时避免完全游离,保留部分纤维束带的牵引作用,避免肾脏下移。

3. 肾蒂的处理　单纯性肾切除与根治性肾切除肾蒂处理方法相似。肾蒂的处理方法和时机可根据患肾的血供和肾蒂部位粘连情况灵活处理。如患肾血供较丰富,可首先在肾脏背侧游离出肾动脉用钛夹夹闭阻断后再分离肾脏其他部分,同时不急于阻断肾静脉,使结扎肾动脉和静脉有一段时间间隔,这样既可因阻断动脉血供而减少术中出血,又可因静脉回流使肾脏缩小,便于取出标本。处理肾静脉前,先试阻断肾静脉,如充盈,提示可能有肾动脉未扎或副肾动脉及迷走血管的存在。右肾静脉较短,在处理时最好充分暴露右肾静脉与下腔静脉的关系后,再予离断会更安全。左肾静脉属支较多,要防止损伤出血。如肾蒂周围脂肪结缔组织粘连较重,不必追求完全游离显露出肾动静脉的效果,用Hem-o-Lok将肾血管连同部分脂肪结缔组织一并结扎,甚至不必完全游离出肾动静脉,将肾蒂分离变薄,用直线切割吻合器一并离断肾动静脉,但要注意避免先前夹闭的钛夹或Hem-o-Lok干扰直线切割吻合器的闭合。

4. 巨大肾积水的处理　尽量处理肾蒂血管后再减压、游离肾脏,此时肾门大致形态存在,利于辨认肾蒂,且可利用腹腔镜器械挤压饱满的肾脏形成张力。但如积水过重,严重影响肾蒂显露、游离时,可先减压。分离部分肾脏后切开菲薄的肾实质吸出积液,可明显增大后腹膜腔操作空间,有利于下一步操作。此类病例中肾动脉常萎缩、变细移位,加之有异常的包膜血管,肾脏血供可表现为多条甚至呈蔓状血管改变,术中遇稍粗条索状结构时最好用钛夹或Hem-o-Lok夹闭后离断。

5. 感染性无功能肾的处理　慢性病变常导致肾包膜与肾周脂肪有一定程度的纤维化和粘连,若纤维化不严重,肾包膜与肾周脂肪间一般仍能分离出间隙;在游离肾脏时,要尽可能保持在此间隙游离。对遇到的粘连,使用超声刀紧贴肾脏表面进行锐性分离,尽量减少或不用钝性分离。这不但能有效保持分离层次在正确的间隙,还能尽量避免副损伤并减少术中出血。但如肾脏周围粘连严重且纤维化广泛,这犹如在"板块"中切肾,分离会相当困难。肾包膜与实质之间的粘连并不像肾脏与周围组织的粘连那样严重,二者之间仍可分离出一定的间隙。这时可考虑行包膜下肾切除，在包膜内游离肾脏而将脏器粘连之包膜旷置（见本书第一部分第四章第四节）。单纯性肾切除一般不需要切除肾周脂肪，但慢性肾脏病变时肾脂肪囊外一般粘连较肾包膜外明显减轻，因此可以在肾周脂肪囊外游离肾脏，与肾癌根治层面类似。肾结核多伴有肾脏的显著积水，切开肾包膜则更容易造成积水肾破裂，污染伤口。在脂肪囊外游离还可以减少对结核肾的挤压，减少肾脏破裂的风险。由于长期特异性感染及继发的混合性感染，结核性无功能肾肾门多有粘连，纤维索带较多，往往有肿大淋巴结覆盖在肾蒂表面，肾血管识别困难，且淋巴结易出血，导致视野不清晰。分离肾门附近组织时，对不能排除含有血管的较粗纤维索带需用 Hem-o-Lok 夹闭近端后再切断，防止遗漏血管，造成不必要的出血，并可减少术后淋巴瘘。通过分离肾门脂肪、纤维组织使肾蒂缩小、变薄，再用切割器离断肾蒂。如粘连严重分离困难，必要时中转开放手术以策安全。

6. 萎缩肾的处理 萎缩肾血供已很少，动脉多萎缩变细，肾蒂血管常发生变异，分支相对靠近近心端，不易辨认，术前行肾血管三维成像（CTA）检查，明确有无多支动脉存在。术中如肾蒂血管寻找困难，可不先处理肾血管，直接游离肾脏。先进行肾上下极游离，明确肾门的位置，再局部仔细分离。也可选择游离辨认肾下极下腔静脉或输尿管，沿下腔静脉或输尿管向上游离，可明确腹腔镜下的肾门位置。

7. 合并输尿管病变的处理 单纯性肾切除前必须明确是否合并输尿管病变，如同时存在输尿管病变应该行输尿管切除。切除无功能肾时，尽量于低位结扎切断输尿管。输尿管结石应尽可能取净避免残腔感染。肾结核时输尿管增粗、僵硬，输尿管的处理是结核肾切除的难点之一，充分切除输尿管周围粘连的脂肪和纤维组织是减小输尿管直径的重要方法。可根据术中输尿管增粗僵硬的程度，选用 Hem-o-Lok 甚至丝线打结的方法进行处理。增粗的输尿管常常是术后结核残存病灶，如腹腔镜下难以完全切除病变的输尿管，可通过下腹部切口取出肾脏，同时行输尿管全长切除（参见本书肾输尿管全长切除章节）

六、术后处理

患者返回病房后早期拔除导管。术后常规应用抗生素。肾结核患者继续规范的抗结核治疗。注意观察腹膜后引流液的颜色、引流量，24 小时引流量小于 10ml 时拔除。

七、并发症及其防治

（一）术中并发症

1. 血管损伤和出血 出血通常由肾静脉、肾上腺静脉或分支血管损伤引起；内脏损伤（脾、肝、肠或大网膜）和大血管损伤也可引起，但其发生罕见，会导致严重的并发症甚至死亡。肠系膜上动脉与左肾动脉距离在 1cm 内，自 1973 年以来已经有报道左肾切除中损伤肠系膜上动脉，过于靠中线解剖左肾肾门和肾上腺会增加损伤肠系膜上动脉的风险。主动脉损伤罕见，一旦发生应尽快中转开放手术抢救患者。下腔静脉较少发生损伤。在游离右肾静脉时过度牵拉可损伤下腔静脉，若发生损伤，因气腹压力（12~15mmHg）远高于下腔静脉内压（5~10cmH$_2$O），出血不凶猛甚至不明显。吸引器清理积血，用无损伤血管缝线修补下腔静脉破口。腔内缝合技术不足者，可中转开放手术处理。肾静脉或其属支损伤出血，用吸引器清理积血后找到血管破口，可用钛夹或 Hem-o-Lok 血管夹等夹闭。必要时中转开放手术。

2. 脏器损伤 主要是肝脏、脾脏、胰腺、十二指肠等的损伤，常发生在粘连严重的病例。若损伤发生，必要时中转开放手术。如出现腹膜损伤，且结核肾脓腔破裂，腹膜一定要缝合修补，保证腹膜腔和后腹腔相对密闭，避免引起腹腔的感染。

（二）术后并发症

包括腹膜后血肿或脓肿、伤口感染、气胸和切口疝等，要求及时发现并做对症处理。腹膜后血肿或脓肿、伤口感染时主要加强抗感染治疗，必要时切开引流。气胸发生时行胸腔闭式引流，并发切口疝行修补手术。

（三）并发症的防治

所有的腹腔镜手术中要注重细节和观察手术中的解剖标志，特别是大血管和结肠，会避免出现最危险的并发症。

1. 避免肾门损伤 单纯肾切除处理肾血管时容易过度解剖肾门，然而，越靠近近心端肾血管的解剖越简单，因此要避免对肾门的过度解剖。

2. 避免热损伤 在分离肾脏腹侧时要注意由于结肠和十二指肠与肾脏毗邻，使用电灼设备产生的热损伤会导致立即或迟发型肠道穿孔。

3. 肾静脉的控制 应避免过度靠近下腔静脉处理肾上腺静脉及生殖静脉,因为会影响直线切割吻合器的击发,导致灾难性的大出血。有报道直线切割吻合器不能击发,这使得转为开放几乎不可避免,但如果能够迅速闭合该切割器,可通过另一个通道置入另一个切割器在其近端完成切割,则可能避免开放。

第四节 后腹腔镜包膜下肾切除术

一、概述

感染性无功能肾是由于肾脏长期的特异性或非特异性感染引起肾组织的严重破坏,肾脏的正常生理功能丧失。感染性无功能肾有时伴有严重的肾周粘连,解剖层次不清。手术中分离致密粘连时出血多;且因正常的解剖层次消失,肾周组织与肾包膜无明显界限,分离时易误入肾实质,手术野出血多,手术难度进一步加大;有时腹膜间位脏器如十二指肠、结肠和靠近腹膜后的脏器如胰腺、脾脏等与肾周组织粘连,在解剖层次不清时损伤风险较大。对这种病例,如循常规的腹腔镜单纯性肾切除,出现脏器损伤和中转开放手术的几率会明显增加。

开放手术时常采用包膜下肾切除,可以避开肾周粘连以策安全。能否在腹腔镜手术时也采用类似的技术?虽然 Moore 在 1998 年就尝试完成了首例经腹途径的腹腔镜包膜下肾切除,但目前文献报道不多。腔镜下处理宽大的肾蒂是个难题;经腹腔手术时,感染性无功能肾内的干酪样物质或脓液有造成腹腔污染或结核播散之虞。笔者从2002 年开展后腹腔镜包膜下肾切除,采用“先由外到内游离肾脏,再由内到外处理肾蒂”的技术路线。即在肾脏外侧缘切开肾包膜,在肾包膜内游离肾实质至肾门处;然后在肾窦平面环形切开肾包膜,于肾包膜外游离肾蒂,使之薄到足以用直线切割吻合器一并离断。后腹腔镜包膜下肾切除术对术者操作经验和腔内器械要求较高,要根据具体情况慎重开展。

二、适应证和禁忌证

1. 适应证 肾脏因长期感染和炎症反应,如

结核性脓肾、肾积脓或既往有肾脏手术史,累及肾周筋膜和肾周脂肪,引起病肾周围组织严重粘连时,锐性分离或强行剥离可能造成周围重要脏器的损伤,采用包膜下切除则较为安全。

2. 禁忌证 同腹腔镜单纯性肾切除术。

三、术前准备

同腹腔镜单纯性肾切除术,详见第一部分第四章第三节。

四、手术步骤

(一)麻醉和体位

采用气管插管全身静脉复合麻醉。麻醉成功后留置导尿管。患者取完全健侧卧位,升高腰桥。

(二)手术过程(以右侧包膜下肾切除为例)

1. 制备腹膜后操作空间并放置套管,常规采用三通道。常规清理腹膜后脂肪,辨认腰肌、腹膜反折和肾周筋膜等解剖标志(详细步骤参见第一部分第二章)。

2. 尝试包膜外肾切除术 纵行切开肾周筋膜,如肾周脂肪与肾包膜之间或肾周脂肪与肾周筋膜之间粘连不严重,尽量用超声刀锐性切割遇到的粘连,沿分离平面,行常规后腹腔镜肾切除。

3. 包膜下游离肾脏 若上述间隙粘连严重难以分离,则考虑包膜下肾切除。用超声刀沿肾脏外侧长轴纵行切开增厚的肾包膜(图1-4-4-1),显露包膜下肾实质(图1-4-4-2),增厚的肾包膜和肾皮质之间常有明显的间隙。用吸引器钝性游离肾脏实质的腹侧、上极(图1-4-4-3)、下极、背侧(图1-4-4-4),一直分离至肾窦平面。在此过程中会有一定程度渗血。

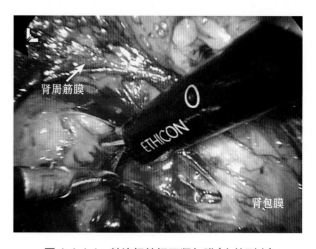

图 1-4-4-1 粘连轻处切开肾包膜(由外到内)

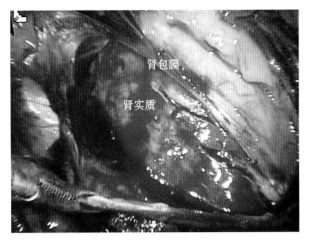

图 1-4-4-2　充分显露包膜下肾实质

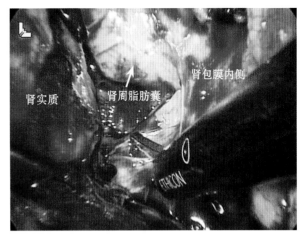

图 1-4-4-5　肾窦平面环行切开肾包膜(由内到外)

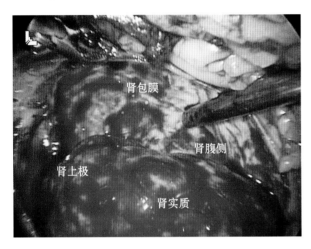

图 1-4-4-3　包膜下游离肾脏腹侧和上极

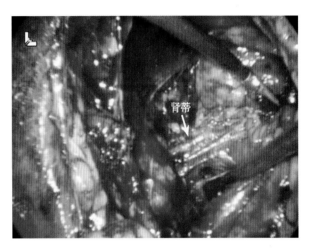

图 1-4-4-6　分离宽大的肾蒂使之变薄

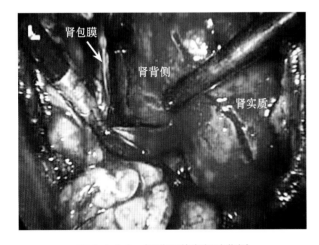

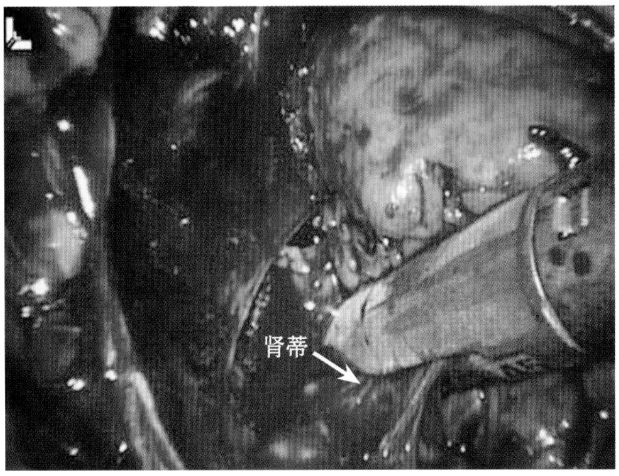

图 1-4-4-4　包膜下游离肾脏背侧

图 1-4-4-7　直线切割吻合器吻合离断肾蒂

4. 处理肾蒂　肾蒂的处理是最关键也是难度最大的步骤。在肾窦平面由内到外环行剪开肾包膜(图 1-4-4-5),于肾包膜外游离肾蒂血管,使肾蒂变薄(图 1-4-4-6),直至足以用直线切割吻合器处理(图 1-4-4-7);若肾门粘连不严重,可分别游离出肾动脉(图 1-4-4-8)和肾静脉;分别用 Hem-o-Lok 结扎后离断。

5. 处理输尿管　在游离肾蒂时先游离出输尿管(图 1-4-4-9),并用钛夹或 Hem-o-Lok 结扎后离断,再继续游离肾蒂血管。结核性无功能肾伴

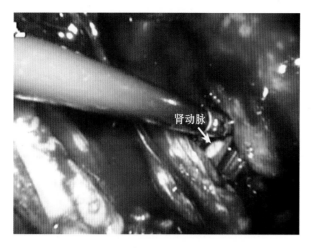

图 1-4-4-8 粘连轻的病例可游离出肾动脉

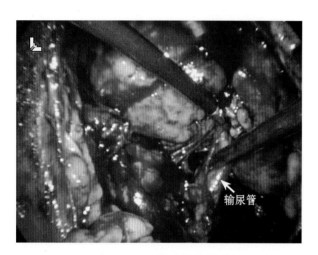

图 1-4-4-9 游离和离断输尿管

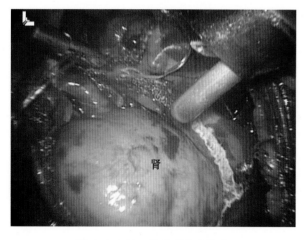

图 1-4-4-10 标本袋取出标本

输尿管结核时尽可能将输尿管低位切除。

6. 取出标本 将切除的肾脏放入标本袋（图1-4-4-10），适当扩大穿刺切口将其取出。降低气腹压力至5~6mmHg，检查确认创面无活动性出血（图1-4-4-11），留置腹膜后引流管，关闭皮肤切口。

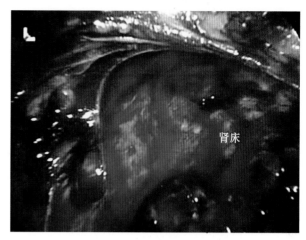

图 1-4-4-11 减压后观察肾床有无出血

五、注意事项

1. 包膜下游离肾脏时，也可先游离背侧包膜下肾实质；尝试显露并阻断肾动脉，可明显减少术中出血，保持术野清晰。尽量使用吸引器头钝性游离肾脏，以免肾脏碎裂。在游离肾脏过程中，会有一定程度出血，但以渗血为主，此时不宜在止血上浪费时间，应尽快完成肾脏游离。待肾蒂处理后，移开肾脏，再仔细检查术野止血。

2. 处理肾蒂时，不必完全暴露肾动静脉，在肾窦平面游离整个肾蒂使之变薄，尽量紧贴肾脏用直线切割吻合器处理即可。甚至可连同部分肾盂一并用直线切割吻合器离断。对腹腔镜操作经验不多的术者不可盲目使用直线切割吻合器进行切割，建议中转开放手术。

六、术后处理

同腹腔镜单纯肾切除术，详见第一部分第四章第三节。

七、并发症及其防治

1. 出血和脏器损伤 详见第一部分第四章第三节腹腔镜单纯性肾切除术。

2. 感染 包膜下肾切除术后感染并发症的几率比一般肾切除要高得多。残存的肾包膜及肾周脂肪囊仍有炎症存在，术后可能会进一步扩散。若创面渗血引流不畅形成血肿更易并发感染。术中创面要彻底止血，术毕肾窝内用生理盐水或抗生素冲洗，保持腹膜后引流通畅，静脉使用敏感抗生素1周，结核患者尚需继续服用抗结核药物3~6个月。

第五节　后腹腔镜根治性肾切除术

一、概述

1991 年 Clayman 完成了首例腹腔镜肾切除术后,很快就有学者将该技术用于治疗肾脏恶性肿瘤。目前很多医疗中心的大样本长期随访,研究结果显示其治疗效果同开放手术相当,并具有开放手术无法比拟的微创优势。目前欧美等国家甚至已将腹腔镜手术作为治疗局限期肾癌的标准术式。欧美国家常用经腹腔途径手术,国内多使用经腹膜后途径手术,没有明确证据表明哪种手术入路更具优势。笔者已完成 2000 余例后腹腔镜根治性肾切除术,临床随访效果良好。

二、适应证和禁忌证

1. 适应证　与开放手术相似,适用于肿瘤局限于肾包膜内,无周围组织侵犯以及无淋巴转移及静脉瘤栓的局限性肾癌患者(临床分期为 T_1 和 T_2 期的肿瘤),但应除外可行肾部分切除术的小肾癌。

2. 禁忌证　既往将合并腔静脉癌栓列为后腹腔镜肾癌根治术的绝对禁忌证。目前已有后腹腔镜下成功取出肾静脉癌栓的多例报道,该情况已属相对禁忌证,但仍应慎重考虑。其他相对禁忌证为肿瘤突破肾周筋膜,或有过同侧肾手术史、肾周感染史、腹腔内大手术史等。

尽管肿瘤大小与手术难度有关,但已不再视为绝对受限条件,部分 T_3 期肿瘤虽有成功切除的报道,但术者应慎重选择。

三、术前准备

术前实验室检查包括血常规、尿常规、粪常规、肾功能、肝功能、电解质、血糖、血型等。影像学检查包括腹部 CT 或 MRI 平扫和增强扫描了解肿瘤的性质、位置、大小及范围,排除肾静脉和腔静脉癌栓,评估对侧肾功能(必要时尚需同位素肾图检查);腹部 B 超或彩色多普勒超声和胸部 CT 平扫检查了解有无转移性病灶;必要时行肾动脉 CTA 检查以了解血管变异情况。

手术日进手术室前静脉内预防性应用抗生素。

四、手术步骤

(一)麻醉和体位

采用气管插管全身静脉复合麻醉,留置导尿管,完全健侧卧位,升高腰桥。

(二)手术过程

以右侧肾癌为例图示后腹腔镜根治性肾切除术(左侧者图中另外标注)。

1. 制备气腹并放置套管,常规采用三通道。常规清理腹膜后脂肪,辨认腰肌、腹膜反折和肾周筋膜和侧锥筋膜(lateral conical facia)等解剖标志(图 1-4-5-1)(详细步骤参见第一部分第二章)。

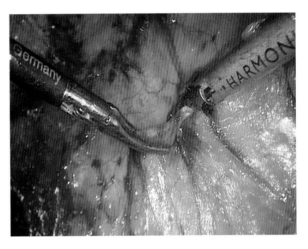

图 1-4-5-1　用分离钳提起侧锥筋膜

2. 在腹膜后反折的背侧,超声刀纵行切开侧锥筋膜(图 1-4-5-2),显露肾前筋膜(图 1-4-5-3);在肾前筋膜外与腹膜之间向腹侧深面分离,暴露出肾脏中部的肾旁前间隙,呈"洞穴"样外观(图 1-4-5-4)。

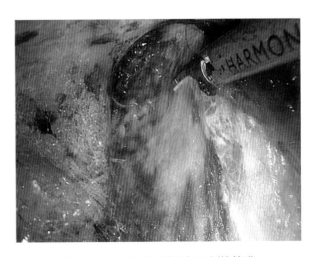

图 1-4-5-2　超声刀纵行切开侧锥筋膜

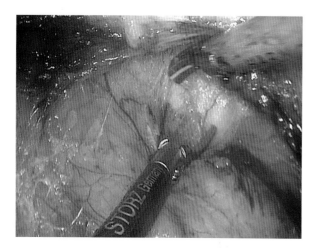

图 1-4-5-3　分离腹侧,显露肾前筋膜

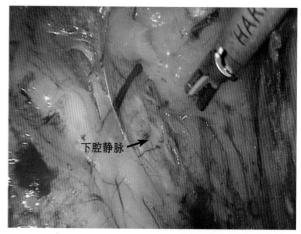

图 1-4-5-6　在腰大肌内侧常可显露下腔静脉

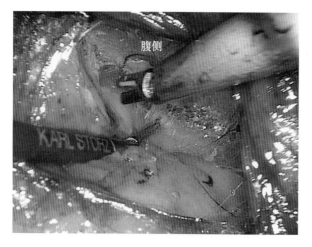

图 1-4-5-4　扩大腹侧肾旁前间隙,呈"洞穴"样

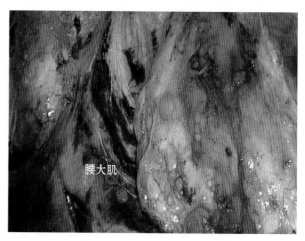

图 1-4-5-7　分离肾脏背侧上至膈下

　　3. 在肾后筋膜与腰肌筋膜之间钝性分离(图 1-4-5-5),沿腰大肌向深面分离,右侧常首先显露下腔静脉(图 1-4-5-6)。充分游离肾脏背侧,上至膈下(图 1-4-5-7),下至髂窝(图 1-4-5-8)。将肾脏推向腹侧,约平肾脏中部即肾门水平可见隆起样

结构(图 1-4-5-9),仔细观察多可见动脉搏动。超声刀切开肾动脉鞘,直角钳游离出肾动脉(图 1-4-5-10),以 Hem-o-Lok 夹闭(近心端 2 个,远心端 1 个)后离断(图 1-4-5-11)。离断肾动脉和肾静脉之间的血管鞘,显露右肾静脉及其与下腔静脉夹角

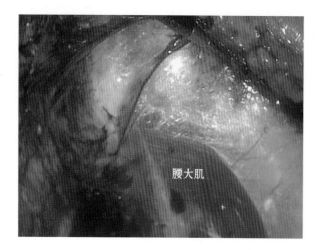

图 1-4-5-5　在肾后筋膜外分离背侧,可见腰大肌

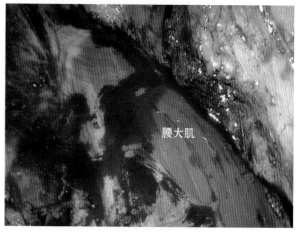

图 1-4-5-8　分离肾脏背侧下至膈下

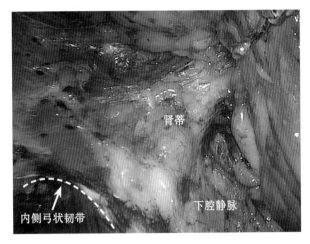

图 1-4-5-9　肾门水平可见隆起样结构

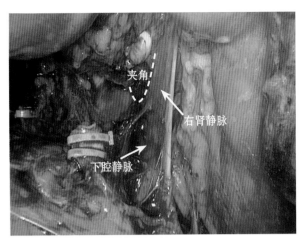

图 1-4-5-12　显露右肾静脉及其与下腔静脉夹角

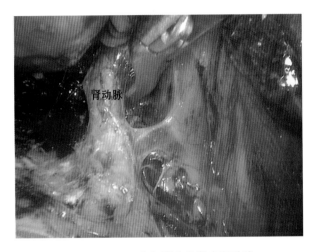

图 1-4-5-10　直角钳充分游离肾动脉

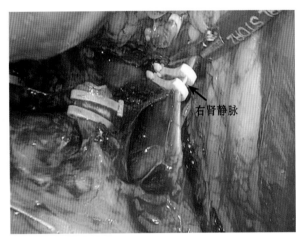

图 1-4-5-13　Hem-o-Lok 夹闭肾静脉后离断

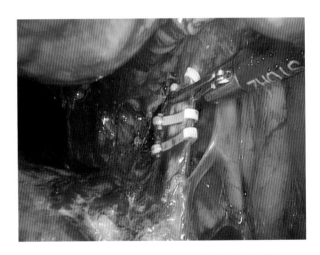

图 1-4-5-11　Hem-o-Lok 夹闭肾动脉后离断

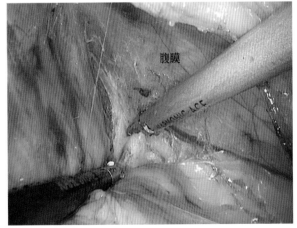

图 1-4-5-14　继续扩大肾脏腹侧间隙

（图 1-4-5-12），以 Hem-o-Lok 夹闭（近心端 2 个，远心端 1 个）后离断（图 1-4-5-13）。

4. 继续游离扩大先前游离出腹侧的肾旁前间隙，往腹侧（图 1-4-5-14）和下极游离（图 1-4-5-15）

并与背侧会合。

5. 在近髂血管水平用超声刀将肾下极连接组织和输尿管切断（图 1-4-5-16）。然后提起离断的输尿管近端，将肾下极到肾门之间的组织完全

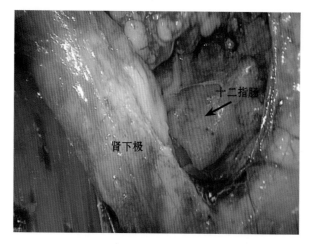

图 1-4-5-15 继续扩大肾脏腹侧下极间隙

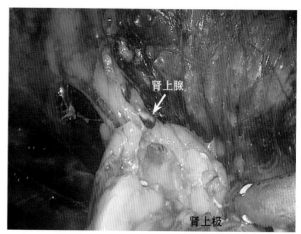

图 1-4-5-18 在肾上腺外缘游离肾上腺

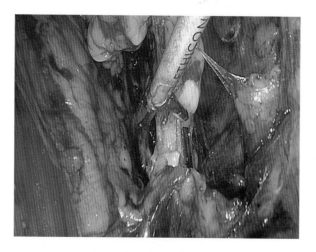

图 1-4-5-16 超声刀处理肾下极

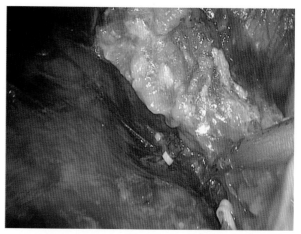

图 1-4-5-19 游离肾脏上极,保留肾上腺

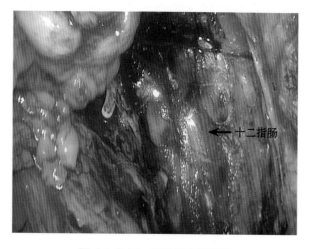

图 1-4-5-17 完全游离肾下极

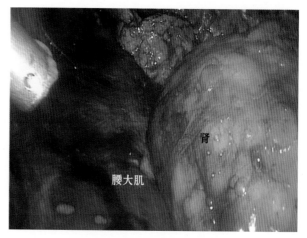

图 1-4-5-20 完整切除肾脏

游离(图 1-4-5-17)。

　6. 在肾上腺外缘用超声刀处理肾上极(图 1-4-5-18),完全保留肾上腺(图 1-4-5-19),将肾上极往下压,将肾上极和肾门之间的组织完全游离,

完整切除肾脏(图 1-4-5-20)。

　7. 将标本置入标本袋内,延长腹侧切口,取出标本。检查创面有无活动出血,放置引流管,缝合关闭各切口。

五、注意事项

1. 制备后腹腔 建立的后腹腔应位于肾周筋膜外、腹膜与腹横筋膜之间。把握血管钳穿透腰背筋膜、腹横筋膜时的突破感及深度，过深直接进入肾周筋膜内，违背肾筋膜外肾癌根治的原则；过浅建立的后腹腔位于腰背筋膜、腹横筋膜外与腹壁肌肉之间，寻找肾脏失败。

2. 肾蒂的显露和处理 在腰大肌内侧深面，约平肾脏中部水平，可见隆起样结构，此为动脉鞘包绕肾动脉处，仔细观察还常可见肾动脉搏动。用超声刀将血管鞘分成小束挑起切断，即可显露肾动脉，再贴肾动脉表面游离，还可辅以吸引器，钝性和锐性结合分离肾动脉，使用直角钳有助于动脉游离。游离肾动脉时，在靠近腰大肌侧，近肾动脉起始处游离，避免漏掉分支早的动脉分支。肾动脉周围有较多的淋巴管，可以用超声刀的慢档来凝切或用小号 Hem-o-Lok 夹闭后离断，防止术后的淋巴漏；另外在游离肾动脉时，要沿着动脉的长轴游离，避免横向游离。在右侧根治性肾切除时，找到肾动脉后，尽量向肾门部多游离一些，上 Hem-o-Lok 时，远心端的一枚尽量靠近肾门，离断动脉时也尽量靠近肾门，这样动脉离断后有助于下面肾静脉的暴露（图 1-4-5-21）。

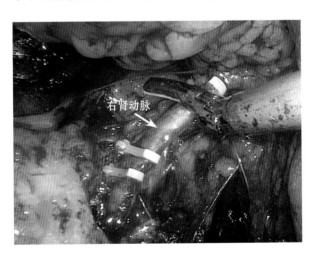

图 1-4-5-21 将肾动脉尽可能长游离

需要指出的是，由于气腹压力（10~15mmHg）高于静脉压力，肾静脉在镜下呈瘪陷状态。当肾静脉夹闭后，如静脉近肾端呈充盈状态，则表明肾动脉有漏扎，提示游离肾动脉过于靠近肾门，夹闭的是肾动脉分支或存在副肾动脉。我中心根据数百例后腹腔镜下根治性肾切除及单纯性肾切除术

的经验，总结术中寻找肾血管的方法及技巧，提出按照位置、牵拉、隆起、搏动、纤维五步骤寻找肾动脉，观察位于肾背侧中部、有脂肪堆隆起、搏动，并被纤维组织包绕的横向走行的条状结构，将纤维组织游离切断即可看到肾动脉。此法缩短了手术时间，减少了中转开放手术及肾血管损伤的几率。蔡伟、李宏召等人通过大量的后腹腔镜肾脏手术的经验积累及对肾蒂周围解剖的观察总结，率先提出了一种利用后腹壁肌肉表面的内侧弓状韧带来定位肾门寻找肾动脉的方法，使手术中对肾门和肾动脉的定位更加简单便捷。

3. 寻找正确解剖平面 肾脏的腹、背两侧存在潜在的相对无血管平面：腹侧位于肾前筋膜与腹膜之间，背侧位于腰肌与肾后筋膜之间，在分离上述平面时可见大量白色丝网状条带（图 1-4-5-22），连接于筋膜与深层组织之间，为相对无血管平面最重要的标志，在此平面内分离，可减少副损伤。

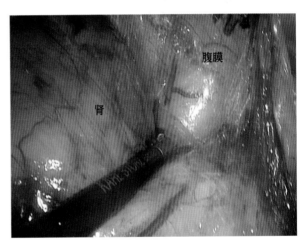

图 1-4-5-22 白色丝网样条带——无血管平面重要标志

4. 肾上腺的处理 根据病情需要决定是否切除肾上腺。根治性肾切除术不常规行同侧肾上腺切除术，仅在以下情况下推荐同时行同侧肾上腺切除术：术前 CT 检查发现肾上腺异常或术中发现同侧肾上腺异常考虑肾上腺转移或直接受侵。

六、术后处理

同腹腔镜单纯性肾切除术。

七、并发症及其防治

1. 出血 常见于游离肾蒂时，肾门附近血管损伤，包括肾静脉及其属支、下腔静脉甚至肾动脉

及腹主动脉等。动脉出血后果常比较严重，一旦发生，处理非常棘手，常需及时中转开放手术；静脉性出血可借助吸引器，将积血吸除，找到出血点予以双极电凝、钛夹或 Hem-o-Lok 夹闭，甚至缝合修补，切勿胡乱钳夹或急于中转开放手术。

2. 邻近脏器损伤　常见于初学者，术中损伤胸膜、十二指肠、胰尾、结肠、肝脏及脾脏等。对于此类并发症术者术中应提高警惕性，仔细分离，熟悉解剖。图 1-4-5-23 所示是一右侧肾肿瘤，肿瘤和十二指肠粘连，类似情况需锐性分离，避免损伤十二指肠。一旦发生，按相关原则处理。

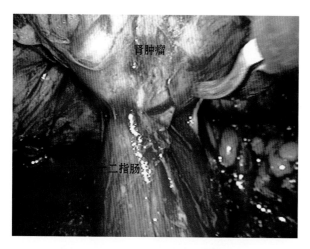

图 1-4-5-23　肾肿瘤和十二指肠粘连

八、远期效果

2011 年，Jeong 和 Rha 回顾性分析了 1555 例 T_1 和 T_2 期的肾癌患者资料，包括 631 例腹腔镜手术与 924 例开放手术患者，发现在肿瘤复发率以及肿瘤特异性生存率方面，腹腔镜下手术与开放手术没有显著差异。腹腔镜组与开放手术组的 5 年生存率分别为 93.5% 和 89.8%，肿瘤特异性生存率分别为 94.0% 和 92.8%，统计分析无显著差异。

九、技术现状

1. 肾脏游离顺序　多数术者主张首先分离背侧，借助腰大肌这一解剖标志，在其内侧寻找肾动脉，将肾蒂血管结扎后，再处理腹侧。我们主张先分离腹侧。因为背侧分离较腹侧相对容易，但背侧游离后，肾脏在气腹压力作用下被推向腹侧，从而使腹膜与肾脏贴附更为密切；分离腹侧时，容易造成腹膜与肾前筋膜破裂。有些患者因肾脏与周围粘连严重，很难严格按此方法进行，通常需

腹、背两侧交替结合进行。

游离肾脏两极时，我们主张先处理下极。此时肾上极与膈下筋膜的相连部分，类似"天然吊带"；切断下极时，借助悬吊作用，便于向上托起肾脏，下极处理完毕后，肾脏自然下坠，从而更易于游离上极。

2. 处理肾蒂血管器械的选择　处理肾蒂血管时可用钛夹、Hem-o-Lok 以及各种直线切割吻合器等。国外一般在结扎肾动脉时使用 Hem-o-Lok，结扎肾静脉时使用直线切割吻合器。我们在处理动、静脉时，习惯都使用 Hem-o-Lok；只有在动、静脉粘连较重，难以截然分开时，才考虑使用直线切割吻合器一并结扎离断（图 1-4-5-24）。尽管有报道称将动、静脉一起结扎离断有引起动、静脉瘘之虞，但在实际上罕见发生。

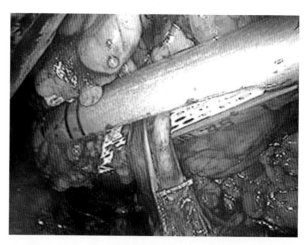

图 1-4-5-24　直线切割吻合器处理肾蒂（动、静脉同时处理）

国外已有多篇在使用直线切割吻合器时，由于吻合器钉或发射装置发生故障导致血管离断不完全而发生大出血的报道，如发生在动脉，其后果往往是致命性的。笔者在实际工作中，习惯先游离出近心端部分肾动脉，用 1 个钛夹夹闭，然后再使用直线切割吻合器离断肾蒂，可增加安全性。

3. 标本取出方法与肿瘤种植转移　应高度重视标本取出方法不当所致的肿瘤细胞种植，国外已有数篇肿瘤种植的报道，一旦发生往往给病人带来严重的后果，治疗非常棘手。标本取出主要有两种方法：扩大切口完整取出或将标本置入标本袋内（如 LapSac、EndoCatch Gold），通过手工或者电动粉碎后取出。国外多使用 LapSac，将肿瘤粉碎后取出，所需切口小；但可能影响术后肿瘤

的病理分期及分级,并且有潜在种植和播散的可能。我国多采用延长腹部或腰背部切口的方法。无论采用何种方法,都应严格遵循肿瘤外科的无瘤原则。

4. 2007 年 Rane 等人第一次应用单孔腹腔镜(LESS)技术成功实行肾切除。近年来,LESS以其创伤更小、美容效果好等得到逐步广泛应用。2009 年后张旭等人报道了单孔腹腔镜下肾及肾上腺切除术,初步证实了 LESS 的可行性和安全性。不过 LESS 过程中,器械经单一通道操作,致器械拥挤、交叉或平行;且手术视野局限,操作要比常规难度大,技术要求更高,也更具有挑战性,要求术者要有熟练的腹腔镜技术和对后腹腔解剖要有准确的把握。

第六节 后腹腔镜根治性肾输尿管全长切除术

一、概述

上尿路上皮癌的标准术式包括根治性肾输尿管全长切除和输尿管开口部位在内的膀胱袖套样切除,腹腔镜手术同样遵循这一原则。已有长期随访结果显示腹腔镜根治性肾输尿管全长切除术对上尿路上皮癌治疗效果满意。目前上尿路上皮癌的腹腔镜手术可经腹腔途径、经腹膜后途径以及手助腹腔镜来完成,各种方法各有优缺点,国内手术是经腹膜后途径手术为主,不同手术入路在手术效果方面没有显著差异。

二、适应证及禁忌证

1. 适应证 局限于肾盂、输尿管内的尿路上皮肿瘤。

2. 禁忌证 绝对禁忌证为凝血功能障碍或其他原因不能耐受手术者。相对禁忌证为既往有腹膜后手术史,或慢性感染(如同时合并有黄色肉芽肿性肾盂肾炎、肾脏结核等)等致患肾与周围组织粘连严重者。

三、术前准备

术前检查包括血常规、尿常规、粪常规、肝肾功能、电解质、血糖、出凝血功能、血型、尿脱落细胞学、心电图和胸部 X 线检查。完善 IVU、上尿路CT 等检查,了解患肾或输尿管肿瘤的位置、大小

及范围,同时了解对侧肾脏功能。必要时行逆行肾盂造影和输尿管镜活体组织检查。

近几年尿液脱落细胞的 Fish 检查(尿路上皮肿瘤荧光原位杂交)是从基因水平进行的一种无创性早期诊断技术,特异性很高,可达 95% 以上,早于细胞形态学改变,影响因素较少,但敏感性稍低。结合输尿管软镜以及 NBI 技术,可早期发现尿路上皮癌。

术前其他准备同后腹腔镜根治性肾切除术。

四、手术步骤

(一)麻醉

气管内插管全身麻醉。

(二)手术过程

分为以下两部分:

1. 经尿道袖套样切除输尿管开口部位的膀胱壁

(1)患者取截石位,置入尿道膀胱镜,检查膀胱内有无肿瘤性病变,若合并膀胱肿瘤,需先行肿瘤电切术。

(2)行患侧输尿管逆行插管,留置 5F 输尿管导管(图 1-4-6-1)。将尿道膀胱镜换为电切镜,距输尿管口周围 1cm 左右,用针状电极环行切开壁内段输尿管,先切输尿管管口内侧的膀胱壁(图1-4-6-2),需切开膀胱全层,直至看到膀胱外脂肪(图 1-4-6-3),再切输尿管管口外侧的膀胱壁(图1-4-6-4),继而切开输尿管开口的远侧,最后切开输尿管开口的近侧。

(3)用电极将游离的输尿管壁内段向外推(图1-4-6-5)。保留输尿管导管,撤出电切镜,插入双腔导尿管,并与留置的输尿管导管固定在一起。

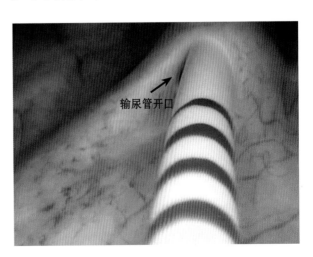

图 1-4-6-1 逆行插管

输尿管开口

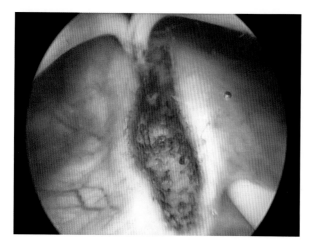

图 1-4-6-2　用针状电极电切输尿管口的内侧

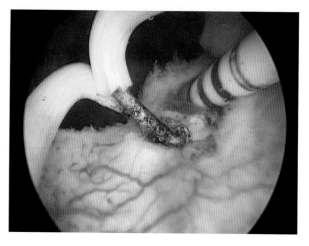

图 1-4-6-5　用针状电极电切输尿管口的近侧端

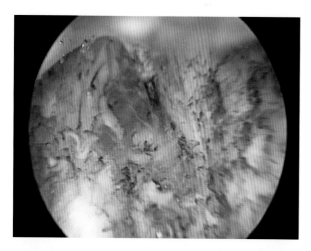

图 1-4-6-3　切面深达膀胱壁全层,可见膀胱外脂肪

分第二章)。

(3) 寻找并结扎输尿管:清除肾旁脂肪后,在髂血管平面沿腰大肌表面向深处寻找输尿管,用钛夹或 Hem-o-Lok 夹闭,阻断尿液的引流。

(4) 继而切除肾脏,手术步骤同后腹腔镜肾癌根治术。

(5) 游离并切除全长输尿管:更换腹腔镜至腋后线处套管,必要时在患侧髂窝处再放置一个 5mm 套管,便于操作。用分离钳提起输尿管上段,向远端游离直至末端(图 1-4-6-7)。用分离钳牵拉并分离末端输尿管,将"袖套状"壁内段输尿管完整拉出(图 1-4-6-8,图 1-4-6-9)。

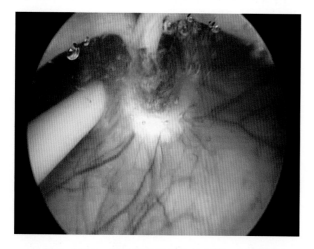

图 1-4-6-4　用针状电极电切输尿管口的外侧

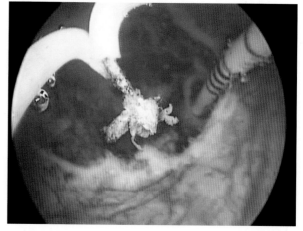

图 1-4-6-6　将壁内段输尿管完整切开并推至膀胱外

2. 经后腹腔途径行根治性肾输尿管全长切除术

(1) 体位:将截石位改为完全健侧卧位,重新消毒铺巾。

(2) 制备后腹腔间隙和放置套管(参见第一部

(6) 将切除标本放入标本袋中,扩大肋腰角切口,完整取出标本(图 1-4-6-10)。检查手术视野无活动性出血,经腋中线套管于肾窝内留置橡皮引流管一根,缝合各切口。

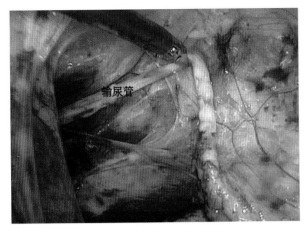

图 1-4-6-7　游离下段输尿管

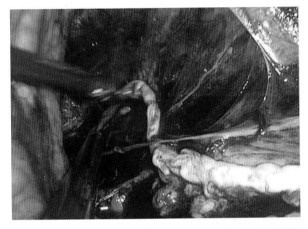

图 1-4-6-8　向外牵拉并分离输尿管,将其与膀胱周围组织完全游离

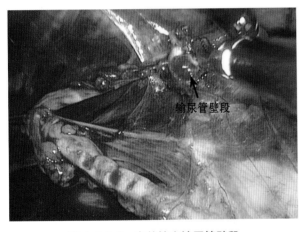

图 1-4-6-9　完整拉出输尿管壁段

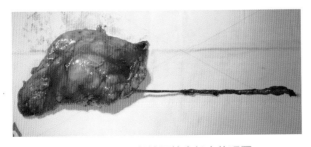

图 1-4-6-10　肾输尿管全长大体观图

五、注意事项

1. 应遵循肿瘤外科的无瘤原则,在游离切除患肾前,首先游离输尿管,以钛夹或 Hem-o-Lok 夹闭阻断尿流,防止尿源性肿瘤种植可能。

2. 游离输尿管盆腔段时,注意输尿管与邻近脏器与血管的毗邻关系,勿损伤髂血管及膀胱上动脉;对于女性患者,在游离输尿管盆腔段时,术中应尽量避开子宫动脉,以免损伤后引起出血,必要时予以结扎。

六、术后处理

患者术后第 2 天开始进流质饮食,并逐渐向正常饮食过渡。术后常规使用抗生素。观察引流管引流量及引流液性质,24 小时引流量少于 10ml 时拔除引流管。术后保持导尿管引流通畅,不作持续膀胱冲洗,术后 1 周拔除导尿管。

七、并发症及其防治

1. 出血、邻近脏器损伤以及感染等并发症同后腹腔根治性肾切除术。

2. 术后膀胱切口漏尿　特别是采用经尿道电切输尿管开口者,由于膀胱壁未予以缝合,部分病人术后出现漏尿。术后要严密观察导尿管每日引流的尿量,若发现尿量减少或有血尿,怀疑导尿管堵塞者,可用少量生理盐水冲洗导尿管,吸清膀胱内积血块,保持导尿管引流通畅,适当延长腹膜后引流管引流时间。

八、远期效果

上尿路上皮癌应用腹腔镜手术与开放手术治疗效果相似,2010 年 Favaretto 等人对比总结了腹腔镜时代前的 112 例开放手术患者,以及 2002 年至 2008 年间的 162 例施行开放性或腹腔镜下手术的患者总计 274 例,发现在肿瘤复发率以及肿瘤特异性生存率方面,腹腔镜下手术与开放手术没有显著差异。Eng 和 Shalhav 荟萃分析了腹腔镜根治性肾输尿管全长切除术的长期随访效果,结果显示在膀胱复发、局部与远处转移方面,不论采用现有的何种方法处理输尿管末端与膀胱壁,腹腔镜与开放手术二者结果类似,认为随着腹腔镜根治性肾输尿管全长切除术的日益成熟,有可能成为治疗器官局限性上尿路上皮癌的"金标准"。

表 1-4-6-1 输尿管末端及膀胱"袖套"状切除方法的选择

手术方法	适应证	禁忌证
经尿道电切法	肾盂肿瘤	既往有盆腔肿瘤放射史;肿瘤生长在输尿管远端或壁内段;输尿管原位癌或输尿管下段非浸润性癌;合并膀胱过度活动者
经尿道套叠式切除法	肾盂肿瘤	发生于输尿管任何部位肿瘤;膀胱原位癌或上尿路原位癌;合并膀胱过度活动症者
腹腔镜下应用直线切割吻合器切除法	肾盂或输尿管中上段的肿瘤	肿瘤生长在输尿管远端或壁内段;肿瘤位于输尿管开口周围的膀胱壁
经膀胱的腹腔镜切除法	肾盂或输尿管中上段的肿瘤,以及肿瘤虽然位于远端但非壁内段的肿瘤	输尿管壁内段肿瘤;合并膀胱过度活动症者
开放经膀胱切除	任何上尿路移行细胞癌;输尿管末端或壁内段的肿瘤、远端浸润性肿瘤	无
开放经膀胱外切除	肾盂及输尿管各段肿瘤;输尿管末端肿瘤或原位癌	壁内段浸润性肿瘤;肿瘤发生在输尿管开口周围的膀胱壁未予以治疗者

九、技术现状

输尿管末端及膀胱"袖套"状切除方法的选择:输尿管开口部位膀胱壁的完整切除可降低术后复发率,目前至少有 6 种方法可采用,各有优缺点及其适应证(表 1-4-6-1)。

第七节 后腹腔镜活体供肾切取术

一、概述

肾脏移植目前仍然是终末期肾病的最佳治疗手段,但供体短缺使等待移植病人的数量逐年增多,术前等待时间进一步延长,而活体供肾移植作为一种有效补充手段可部分缓解供肾短缺状态。活体供肾切取传统上采用开放手术摘取,手术创伤大、术后恢复慢、住院时间长、切口不美观,目前大多数移植中心已采用腹腔镜取肾。腹腔镜活体供肾切取较开放手术优势明显,可减少供者创伤、减轻术后痛苦,供者术后也可更快地恢复到正常生活及工作状态。腹腔镜活体供肾切取主要有两种途径,经腹腔途径及经后腹腔途径。国外移植中心目前多采用经腹腔途径取肾,而经后腹腔途径可直接显露肾动脉,对胃肠道功能骚扰小,有必要进行推广普及;同时后腹腔镜活体供肾切取是一项极具挑战性工作,不容出现丝毫差错,需要精湛的腹腔镜技术、细致的操作及详细的肾脏血管解剖知识。本节将介绍后腹腔镜活体供肾切取术。

二、适应证和禁忌证

适应证:年满 18 周岁健康成年人拟捐献肾脏者,65 岁以上供者应慎用,同时必须遵守国家相关法规条例规定,包括人体器官移植技术临床应用管理暂时规定、人体器官移植条例等相关规定。

禁忌证:供者患有严重的心肺疾病、高血压、糖尿病、肝炎、蛋白尿(>250mg/24h)、HIV 携带者、肌酐清除率低于 80ml/min、过度肥胖(BMI>30)、难以校正的供肾畸形、凝血功能障碍、恶性肿瘤、结核、肾病或肾功能不全、精神异常、智力发育不良、肢体残疾等。

三、术前准备

术前对供者进行完整医学及心理学评估,术前实验室和影像学检查包括:ABO 血型相容、HLA配型、群体反应性抗体、淋巴细胞毒、血常规、凝血机制检查、血清肌酐、电解质、肝功能、病毒检测(CMV、EBV、HBV、HCV、梅毒)、尿液检测(尿蛋白定量、红细胞、尿糖)、同位素肾图、肾脏 CT 或 MRI 三维重建及血管成像(提供详尽的供肾血管、肾实质和集合系统的解剖资料)。

术前准备同一般肾切除术,术前一天晚上行普通灌肠,为保证肾脏有较好灌注,术前一天晚上可适当补液。围术期预防性应用抗生素。

四、手术步骤

供肾选取原则是保证质量好的肾脏留给供

者,在左右侧肾脏功能相近情况下,优先选取左侧,因左肾静脉较长,便于随后进行的肾移植手术。下面将以左侧后腹腔镜活体供肾切取术为例,介绍手术步骤和技巧。

（一）麻醉和体位

气管内插管全身麻醉,留置导尿管,完全右侧卧位,抬高腰桥。

（二）手术过程

1. 制备气腹并放置套管,常规采用三通道。常规清理腹膜后脂肪,辨认腰肌、腹膜反折和肾周筋膜等解剖标志(详细步骤参见第一部分第二章)。

2. 游离肾脏及输尿管 超声刀纵行切开肾周筋膜(图1-4-7-1),上自膈下,下至近髂窝水平;切开肾周脂肪(图1-4-7-2),显露肾脏实质,沿肾脏表面依次游离肾脏腹侧(图1-4-7-3)、背侧(图1-4-7-4)和肾下极(图1-4-7-5),保留肾脏上极暂不游离,防止肾脏下垂。在下极内侧可见输尿管(图1-4-7-6),注意保留输尿管血供。

3. 游离肾血管 在肾脏中部,腰大肌表面循肾动脉搏动找到肾动脉,切开肾动脉鞘,游离肾动脉(图1-4-7-7)。游离肾静脉(图1-4-7-8),并进一步显露生殖腺静脉(图1-4-7-9),Hem-o-Lok夹闭后离断生殖静脉。有时横亘于肾动脉起始部的肾

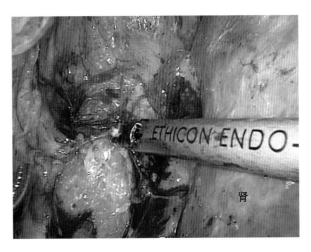

图1-4-7-3 分离肾脏腹侧

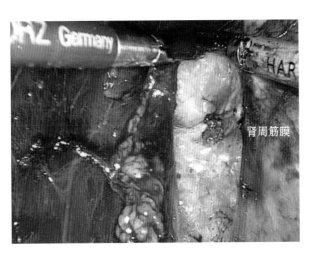

图1-4-7-1 超声刀切开肾周筋膜

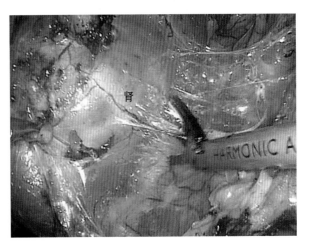

图1-4-7-4 分离肾脏背侧

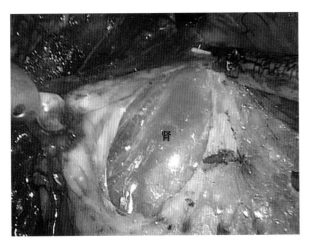

图1-4-7-2 超声刀切开肾周脂肪囊

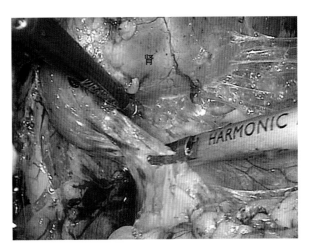

图1-4-7-5 分离肾脏下极

61

静脉 - 半奇静脉 - 腰静脉复合体(reno-hemi-azygo-lumar trunk，AZV)及各属支会影响肾动脉的充分暴露(图 1-4-7-10)，需将各属支分别离断后才能清晰显露左肾动脉根部(图 1-4-7-11)。紧贴肾上极游离肾上极内侧(图 1-4-7-12)，保留肾上腺，游离

至肾动脉水平。从肾脏腹侧游离出肾上腺中央静脉(图 1-4-7-13)，Hem-o-Lok 夹闭后离断。

4. 离断输尿管，在髂窝水平找到输尿管离断(图 1-4-7-14)。

5. 准备取出的肾脏切口　做左侧腹部斜切

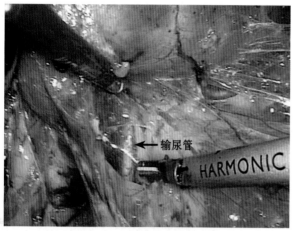

图 1-4-7-6　显露肾下极内侧的输尿管

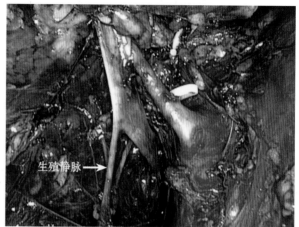

图 1-4-7-9　游离出生殖静脉

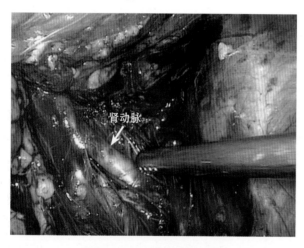

图 1-4-7-7　游离出肾动脉

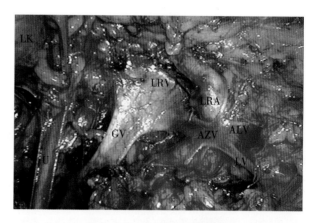

图 1-4-7-10　AZV 及属支

(LK：左肾；ALV：腰升静脉；IVC：下腔静脉；A：腹主动脉；LRA：左肾动脉；LRV：左肾静脉；AZV：肾静脉 - 半奇静脉 - 腰静脉复合体；GV：生殖静脉；LV：腰静脉；U：输尿管)

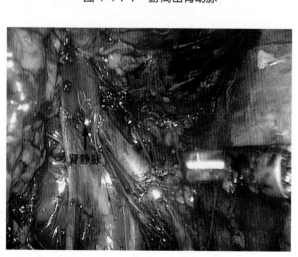

图 1-4-7-8　游离出肾静脉

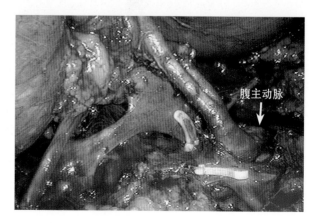

图 1-4-7-11　离断 AZV 各属支，充分暴露左肾动脉根部

口(起自腋前线肋缘下套管)长约5~6cm,预先切开皮肤、皮下组织、腹外斜肌及腹内斜肌以备作取肾通道。

6. 处理肾血管 用两枚Hem-o-Lok紧贴肾动脉根部夹闭肾动脉(图1-4-7-15),同法处理肾静脉(图1-4-7-16),在两个血管夹远心端用剪刀离断肾动脉及肾静脉(图1-4-7-17,图1-4-7-18),两枚血管夹均保留在肾动脉及肾静脉残端之上,肾脏一侧动静脉无血管夹而保持开放状态。国外也常用直线切割吻合器处理肾动脉(图1-4-7-19)和肾

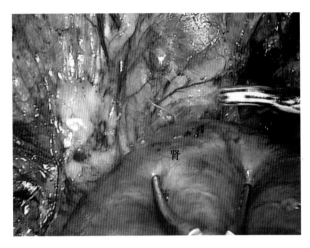

图1-4-7-12 游离肾上极

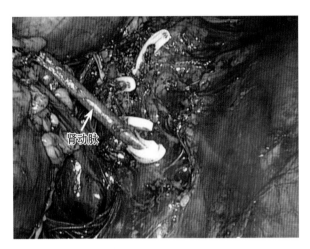

图1-4-7-15 Hem-o-Lok夹闭肾动脉

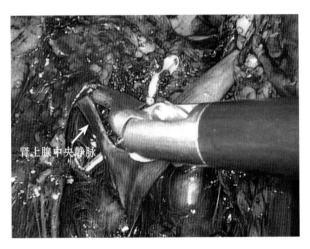

图1-4-7-13 游离出肾上腺中央静脉

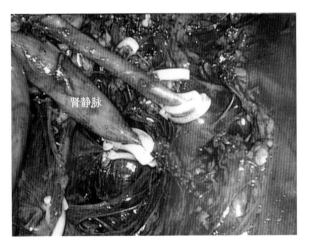

图1-4-7-16 Hem-o-Lok夹闭肾静脉

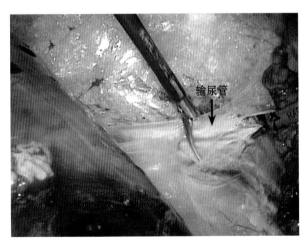

图1-4-7-14 游离输尿管到髂窝水平

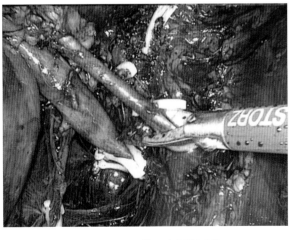

图1-4-7-17 剪刀离断肾动脉

静脉(图 1-4-7-20)。

7. 取出肾脏　经预备切口快速钝性分开腹横肌,左手直接伸进腹膜后间隙取出肾脏(图 1-4-7-21),取出肾脏立即放入冰水混合盐水中,即刻交由移植组医生进行灌注修整。

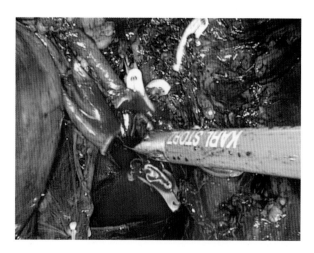

图 1-4-7-18　剪刀离断肾静脉

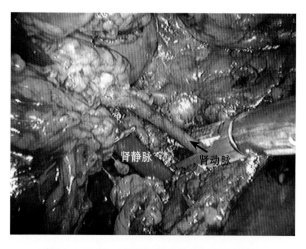

图 1-4-7-19　直线切割吻合器处理肾动脉

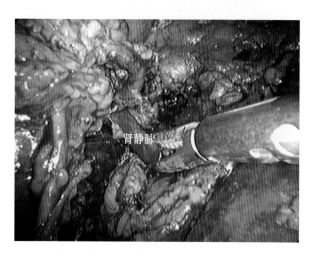

图 1-4-7-20　直线切割吻合器处理肾静脉

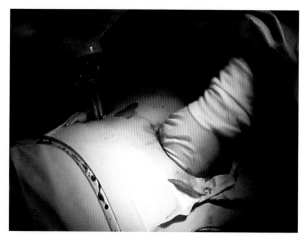

图 1-4-7-21　沿预备切口取肾

8. 降低气腹压力至 3~5mmhg,检查创面有无活动出血(图 1-4-7-22),留置腹膜后引流管,常规逐层缝合各切口。

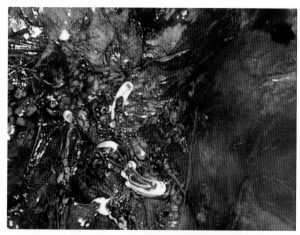

图 1-4-7-22　检查创面有无出血

五、注意事项

1. 操作手法应轻柔,避免对肾脏过度刺激,尤其避免对肾动脉过度牵拉刺激引起肾动脉痉挛。

2. 为保证肾静脉有足够长度,应将肾静脉各属支结扎切断,包括肾上腺中央静脉、生殖腺静脉和 AVZ。肾动脉游离至腹主动脉起始部。

3. 离断肾动静脉时,应与第二个 Hem-o-Lok 夹保持一定距离,避免过度紧贴第二个 Hem-o-Lok 夹剪断肾动静脉,以防肾动静脉回缩,造成不良后果。

4. 为减少肾脏热缺血时间,肾脏及动静脉完全游离后,预先应做合适取肾切口,再结扎、切断肾动静脉。

六、术后处理

术后常规使用抗生素,依据肠道恢复情况给予饮食,术后第一天可拔除尿管并可下床活动,常规2~3天拔出引流管(依据引流液量)。

七、并发症及其防治

后腹腔镜活体供肾切取术并发症与后腹腔镜单纯肾切除术相似,其特殊手术并发症包括:

1. 肾被膜及肾实质破裂　多发生于开展此项工作早期,因器械对肾脏过度挤压引起,为避免此类并发症,术中操作应轻柔,同时可使用无损伤器械。小裂口术中不需处理,取出修肾时可吸收线"8"字缝合即可。

2. 肾血管过短　取肾时如血管过短,会增加移植手术困难,为避免发生此类情况,术中应注意将肾静脉所有属支结扎切断后再处理肾静脉,尽量在近心端结扎切断肾静脉,结扎切断处应越过肾上腺中央静脉起始处。为保证肾动脉长度,应将肾动脉游离至腹主动脉起始部。

3. Hem-o-Lok夹滑脱　Hem-o-Lok夹滑脱可引起严重并发症,国外有因Hem-o-Lok夹滑脱致供者大出血死亡的报道,分析原因主要为放置血管夹位置不当和取肾时将血管夹带脱引起。为防止血管夹滑脱,应注意将肾动静脉彻底游离,血管结扎处不应有过多组织或异物,两个血管夹之间留有少量间隙,剪断肾动静脉时不应紧贴第二个血管夹表面,以免残留血管壁过短,引起血管夹滑脱。

八、技术现状

1. 供者选择　后腹腔镜活体供肾切取术供者安全最重要,早期开展此类手术对供者要求较高,高龄(>60岁)、过度肥胖、肾脏良性病变(肾囊肿、结石)等因素均被视为供体选择的禁忌,现在认为上述因素不再是手术禁忌证。由于供肾持续短缺,带有小肿瘤(<3cm)的肾脏在肿瘤被切除后也被用做供肾,随访33个月未见肿瘤复发。既往有肿瘤病史(如局限性前列腺癌、皮肤癌、结肠癌)也不是活体供肾绝对禁忌证。

2. 右侧供肾切取　后腹腔镜活体供肾切取术通常选用左肾,右肾切取指征包括:左肾多支血管、左肾功能明显优于右肾、右肾囊肿、右侧肾动脉轻度肌纤维发育不良。

3. 手助后腹腔镜活体供肾切取　传统手助腹腔镜需要特殊袖套,费用高,而改良的手助后腹腔镜手术结合了腹腔镜手术优点与手助优势,在不增加供者创伤及费用情况下,使供者及供肾安全得到提高。具体操作方法如下:在结扎切断肾血管前,所有操作方法均同后腹腔镜活体供肾切取术,待肾脏在腹腔镜下游离完毕输尿管离断后,此时只有肾动静脉尚未离断。做左侧腹部斜切口(起自腋前线肋缘下套管)长5~6cm,切开皮肤、皮下组织、腹外斜肌、腹内斜肌及腹横肌,左肾进入腹膜后间隙握住肾脏,以左手腕部堵住切口以防气体泄漏,在手助下完成肾动静脉结扎切断,随即左手将肾脏拿出体外进行灌注,此方法在提高安全性基础上,大大缩短了供肾热缺血时间。

4. 肾血管处理器械选择及安全性　活体供肾切取需要尽可能长地保留肾脏血管,因而对处理肾血管所用器械要求较高。处理供肾血管常用器械包括:金属夹、Hem-o-Lok、直线切割吻合器。处理肾动脉时,常用Hem-o-Lok,国外有应用Hem-o-Lok处理肾动脉滑脱致供者大出血死亡的报道,厂家说明书中强调在活体供肾切取术时禁止使用Hem-o-Lok。Ponsky总结了多中心1695例腹腔镜肾切除术(其中包括486例活体供肾切取)用Hem-o-Lok处理肾动脉经验,随访6个月以上无1例发生滑脱。笔者亦习惯使用Hem-o-Lok,无1例发生严重并发症。

5. 手术途径选择　国外移植中心多采用经腹腔途径切取供肾,国内张旭率先开展了经后腹腔途径切取供肾,经过多年实践,我们的体会是经后腹腔途径在获取高质量供肾同时,还具有以下优势:经后腹腔途径显露肾动脉更加方便,它可直接显露肾动脉,无肾静脉遮挡;对胃肠道功能骚扰小,胃肠功能恢复快;手术操作空间也同样令人满意。经后腹腔途径切取供肾应注意以下几点:游离肾脏前,先纵行切开肾脂肪囊,沿肾被膜表面游离肾脏;务必保持腹膜完整性,以保证手术具有良好的操作空间;熟悉后腹腔解剖标志,以提高手术安全性;预先做好合适取肾切口,最大程度减少肾脏热缺血时间;寻找肾上腺中央静脉时,从肾脏上极向肾门处游离寻找更加方便易行;处理肾静脉三个属支(肾上腺中央静脉、生殖腺静脉、腰静脉)时,远离肾静脉一端可上Hem-o-Lok夹,近肾静脉一端可用超声刀慢档分两次直接切断即可;游离输尿管注意保留输尿管血供,防止术后发生输尿管尿瘘及坏死。

第八节 后腹腔镜肾部分切除术

一、概述

肾癌约占成人恶性肿瘤的 2%~3%，占成人肾脏恶性肿瘤的 80%~90%。我国肾癌发病率呈逐年上升趋势，在 2008 年已经成为我国男性恶性肿瘤发病率第 10 位的肿瘤。近些年来，大多数肾癌患者是由于健康查体时发现的无症状肾癌，这些患者占肾癌患者总数的 50%~60%。

术前影像学评估：超声检查是最简便无创伤的检查方法，肾癌为实性肿块，由于其内部可能有出血、坏死、囊性变，因此回声不均匀，一般为低回声，肾癌的境界不甚清晰，这一点和肾囊肿不同。肾血管平滑肌脂肪瘤多为高回声。CT 对肾癌的诊断有重要作用，可以发现未引起肾盂肾盏改变和无症状的肾癌，可准确地测定肿瘤密度，CT 可准确分期。肾脏 CTA 成像可了解肾脏动脉血供情况。肾癌的磁共振成像（MRI）相对于 CT 可以获得更多的信息，在小肾癌的检出及诊断、囊性病变的定性方面，MRI 较 CT 优势明显。MRI 对肾癌侵犯范围、周围组织包膜、肝、肠系膜、腰肌的改变容易发现查明。尤其是对肾癌出现肾静脉、下腔静脉内癌栓和淋巴结转移的确诊率很高。

由于影像学检查诊断肾癌的符合率高达 90% 以上，而肾穿刺活检病理检查诊断肾癌的价值有限，所以通常不做肾穿刺活检检查。但对影像学诊断难以判定性质的小肿瘤患者，可以选择行肾部分切除术或定期（1~3 个月）随诊检查。对年老体弱或有手术禁忌证的肾癌患者或不能手术的晚期肾癌且需能量消融治疗（如射频消融、冷冻消融等）或化疗的患者，治疗前为明确诊断，可选择肾穿刺活检获取病理诊断。

偶发肾肿瘤往往具有体积较小（直径 <4cm）、增长速度慢和转移潜能低等生物学特性。目前的临床数据表明，对这种小且局限的肾肿瘤患者，肾部分切除术（partial nephrectomy，PN）取得了与根治性肾切除术相同的肿瘤控制效果。

Winfield 和 Gill 分别在 1993 年和 1994 年报道了首例腹腔镜肾部分切除术（laparoscopic partial nephrectomy，LPN）和后腹腔镜肾部分切除术（retroperitoneal laparoscopic partial nephrectomy，RLPN）治疗肾脏良性病变；McDougall 在 1993 年报道了首例 LPN 用于治疗肾癌。尽管 LPN 出现较早，但其发展却相对滞后。这种滞后原因主要是技术层面上的，单纯用腹腔镜技术来实施肾脏低温、肾实质止血、肾盂肾盏重建以及肾实质缝合是比较困难的。近十年来，随着腔镜设备的迅速发展完善以及术者手术技巧的不断进步，LPN 已发展成为一种成熟的技术。

二、适应证和禁忌证

1. 适应证 LPN 的适应证和开放手术相似。可分为三类：绝对适应证为孤立肾肿瘤、双肾恶性肿瘤或有肾功能不全的肾肿瘤患者；相对适应证为遗传性肾癌，或同时患有可能影响肾功能的疾病如糖尿病、高血压等这类肾肿瘤患者；选择适应证为对侧肾脏完全正常的肾肿瘤患者。目前绝大多数文献报道都把位置表浅、以外生为主、位于肾周和直径小于 4cm 的肾脏肿瘤作为腹腔镜肾部分切除术的选择标准。同时，考虑到多灶病变和复发问题，对大于 4cm 的恶性肿瘤不列为选择适应证。

2. 禁忌证 绝对禁忌证包括局部或远处转移、伴有肾静脉血栓、多发肾肿瘤以及位置深在居于肾中央的肿瘤。相对禁忌证包括同侧肾脏手术史以及潜在出血倾向者。

三、术前准备

术前实验室检查包括血尿常规、肝肾功能、电解质、血糖、凝血四项、血沉、碱性磷酸酶和乳酸脱氢酶。影像学检查包括腹部 B 超或彩色多普勒超声、胸部 X 线片（正、侧位）肾脏平扫和增强 CT、肾脏 CTA（血管成像）。

术前一晚进食无渣流质饮食，术前晚给予缓泻剂。术前预防性应用抗生素。

四、手术步骤

（一）麻醉和体位
采用气管插管全身静脉复合麻醉。麻醉成功后留置导尿管。患者取完全健侧卧位，升高腰桥。

（二）手术过程
1. 制备气腹并放置套管，常规采用三通道。常规清理腹膜后脂肪，辨认腰肌、腹膜反折和肾周筋膜等解剖标志（详细步骤参见第一部分第二章）。

2. 辨认腹膜反折，在腹膜反折的内侧纵行剪开肾周筋膜和肾脂肪囊（图 1-4-8-1），沿肾实质表面钝性和锐性结合分离肾实质与肾周脂肪之间的间隙,所有粘连用超声刀锐性切割(图 1-4-8-2),充分显露肿瘤和周围肾实质(图 1-4-8-3)。

3. 在腰大肌和肾脏背侧的脂肪囊之间,用超声刀锐性分离肾门处脂肪组织,循肾动脉搏动打开血管鞘,直角钳充分游离暴露肾动脉(图 1-4-8-

4),"Bulldog"血管夹阻断肾动脉(图 1-4-8-5)。

4. 用剪刀从肿瘤周边的正常肾实质切割(图 1-4-8-6),由浅入深将肿瘤完整切除(图 1-4-8-7)。

5. 用 1-0 Quill 线(带倒刺的可吸收缝合线)连续缝合创面。提前在线尾固定 1 枚 Hem-o-Lok

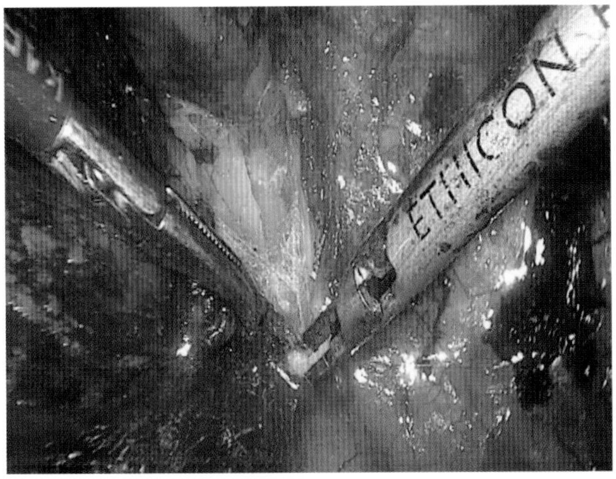

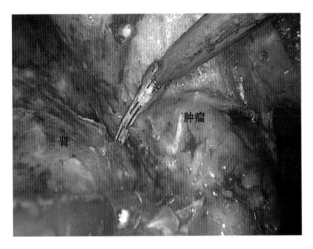

图 1-4-8-1　超声刀锐性切开肾周筋膜和脂肪囊

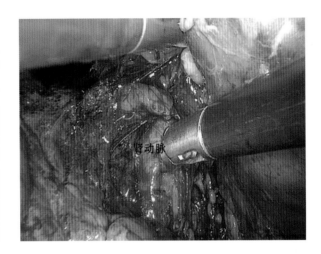

图 1-4-8-4　游离肾动脉

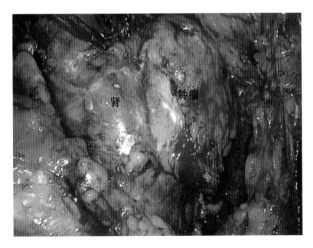

图 1-4-8-2　游离肾周和肿瘤表面的粘连

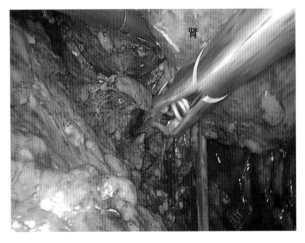

图 1-4-8-5　阻断肾动脉

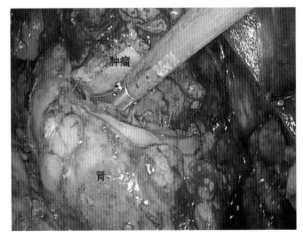

图 1-4-8-3　充分暴露瘤体

图 1-4-8-6　剪刀锐性切除肿瘤

夹。首先缝合创面深层,第一针从创面基底的一顶端开始,从肾包膜外进针,穿过肾包膜和肾实质(图 1-4-8-8),然后连续缝合创面基底和肾髓质(图 1-4-8-9),暂不要收紧缝线,最后一针于创面另一顶端穿出肾实质和肾包膜到对侧并收紧缝线(图 1-4-8-10)。如果缝线够长,可以不剪断接着缝合外层,连续穿过两侧肾包膜及肾皮质全层(图 1-4-8-11),每缝一针均收紧缝线(图 1-4-8-12),最后一针穿出肾包膜后,用 Hem-o-Lok 夹固定(图 1-4-8-13)。

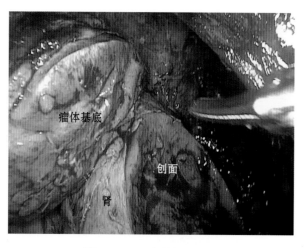

图 1-4-8-7　完整切除肿瘤

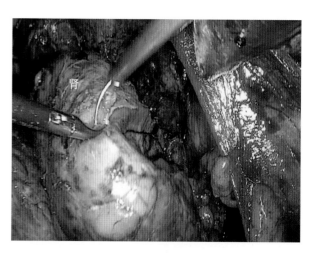

图 1-4-8-10　缝合肾脏创面

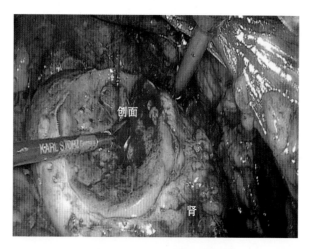

图 1-4-8-8　缝合肾脏创面

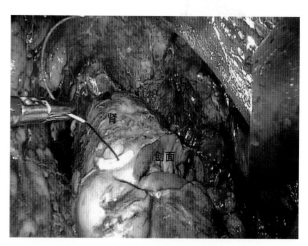

图 1-4-8-11　缝合肾脏创面

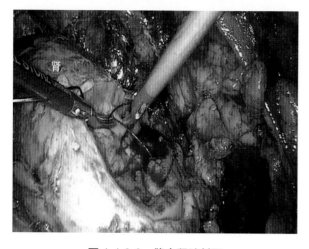

图 1-4-8-9　缝合肾脏创面

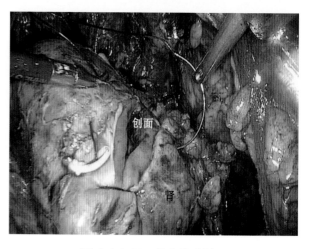

图 1-4-8-12　缝合肾脏创面

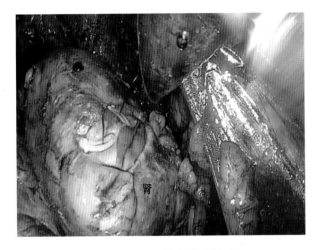

图 1-4-8-13 缝合肾脏创面

6. 移走"Bulldog"血管夹,恢复肾脏血供。降低气腹压力至 3~5mmHg,检查确认肾脏创面无活动性出血。

7. 用标本袋将切除物取出,腹膜后留置橡胶引流管一根,关闭皮肤切口。

五、注意事项

1. 肾脏的游离。肾脏的游离程度取决于肿瘤的位置,外侧缘生长的肾肿瘤,往往不需要全部游离肾脏即可很方便地切除肿瘤缝合创面。肾门部位以及肾脏上下极的肿瘤,操作角度不好,常需要将肾脏连同肿瘤完全游离,方便术中通过摆动甚至旋转肾脏来获得良好的操作角度。肾脏下极的肿瘤,为避免误伤输尿管,宜提前将输尿管清晰显露出来(图 1-4-8-14)。

2. 肾动脉的寻找,主要依靠肾动脉的搏动。如果病人较胖,搏动不明显,可在脂肪囊外将肾脏背侧充分游离,将肾脏推向腹侧保持一定张力,在

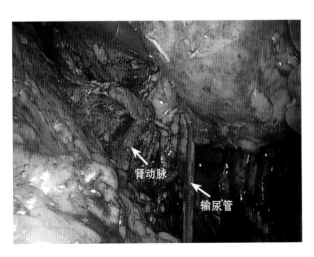

图 1-4-8-14 游离出输尿管

肾门水平腰大肌表面可见隆起样结构,即为动脉鞘包绕的动脉。另外腰大肌表面有一内侧弓状韧带,该韧带走行和肾动脉走行大致呈 V 形对称,也可帮助定位肾动脉(图 1-4-8-15,图 1-4-8-16)。

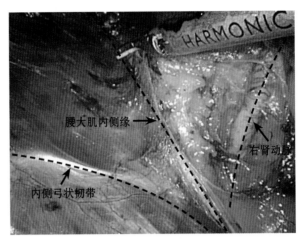

图 1-4-8-15 右肾动脉和内侧弓状韧带的关系

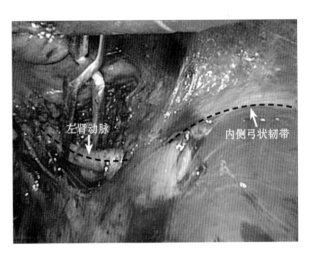

图 1-4-8-16 左肾动脉和内侧弓状韧带的关系

游离肾动脉时,推荐紧贴腰大肌前缘,从动脉起始部游离。肾动脉 80% 为一支主干,20% 为多支。有的肾动脉分支较早,过于靠近肾门处游离肾动脉,有可能将游离出的肾动脉分支误认为主干而阻断,漏掉其他分支,造成阻断不完全术中出血从而影响手术(图 1-4-8-17)。在游离肾动脉时,需注意动脉周围有比较丰富的淋巴管,可用超声刀分束挑起慢档切断,可防止术后的淋巴漏。打开动脉血管鞘后,沿动脉的长轴进行分离,避免横向的过度牵拉分离。在开展腹腔镜肾部分切除术早期,笔者曾使用一种不完全阻断肾动脉的技术:用止血带绕过肾动脉,两末端穿入橡胶管自穿刺套管(可在腋后线平脐水平另做一切口,放置第四

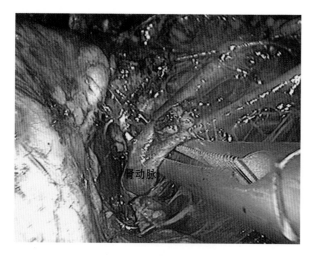

图 1-4-8-17 肾动脉分支

个套管)引出体外,将橡胶管经套管推进至肾门附近,暂时不收紧止血带,仅留置备用;根据术中出血情况灵活决定是否需要推进橡胶管收紧止血带来暂时减少肾动脉血供(图 1-4-8-18,图 1-4-8-19)。

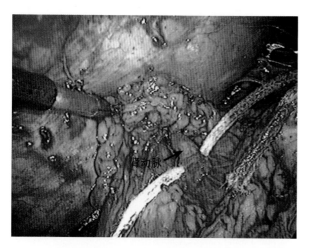

图 1-4-8-18 止血带穿过肾动脉下方

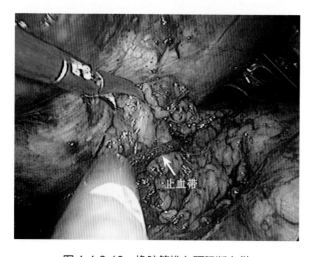

图 1-4-8-19 橡胶管推入预阻断血供

3. 保持切缘阴性是肾脏恶性肿瘤行肾部分切除术成败的关键。传统观点对肾脏恶性肿瘤行肾部分切除术要保留至少 5mm 的正常肾实质边缘,目前根据多项研究结果,对局限的包膜清晰的小肾癌,只要包膜完整就不影响手术效果,并不追求所谓的安全边距。但若术中发现肿瘤边界不清,甚至呈树根样浸润,可在肿瘤切除后对残留的肾床取活检快速冷冻切片,以决定是否行根治性肾切除。

4. 对非外生性生长的肿瘤,术前三维 CT 可提供肿瘤大小、位置、侵入肾实质深度、与肾窦及肾蒂血管的毗邻关系以及肾血管的数目及走行等有用信息,对术者的手术决策很有帮助。有条件者可在术中用腹腔镜软性超声探头帮助定位,明确肿瘤深度、范围以及和集合系统的关系。图 1-4-8-20 所示是一个完全内生的右肾肿瘤,术中使用腹腔镜专用超声探头实时扫描(图 1-4-8-21),根据扫描情况用电凝钩作出拟切除的边界(图 1-4-

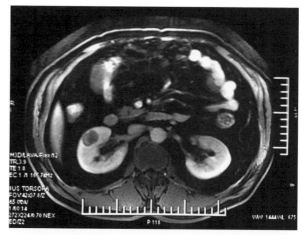

图 1-4-8-20 右肾完全内生肿瘤

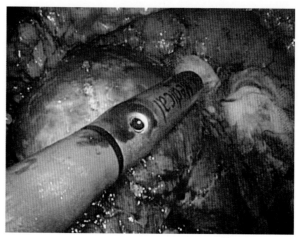

图 1-4-8-21 腔镜下超声定位肿瘤

8-22)。图1-4-8-23所示是肿瘤切除后的创面,切除深度达肾窦。图1-4-8-24所示是切除标本。

5. 有些肿瘤侵入肾实质较深,完整切除时难免会发生集合系统损伤,术中须用可吸收缝线修补破损处(图1-4-8-25)。

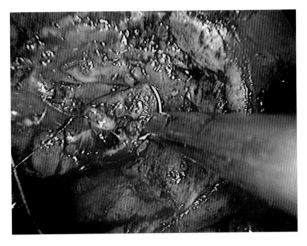

图1-4-8-25　缝合集合系统破口

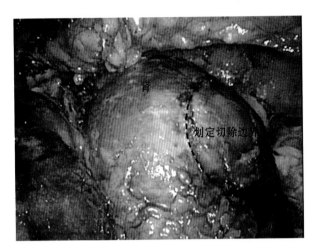

图1-4-8-22　根据扫描图像划定切除边界

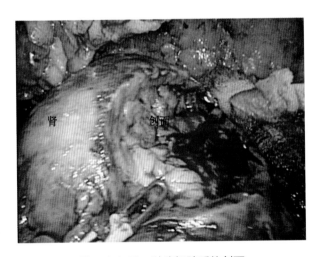

图1-4-8-23　肿瘤切除后的创面

6. 防止术后出血最好的办法是确切的缝合创面。根据肿瘤大小、创面的大小深浅以及所使用的缝合材料有多种缝合方法可以选择。Hem-o-Lok 和 Quill 倒刺缝线的出现,可以免除既费时又费力的腔镜下打结,对肾部分切除普及推广起到积极的推动作用。我们在不同时期采用的缝合方法用下面几个病例进行说明。

患者一(2008 年手术),右肾外侧 2cm 外生肿瘤(图1-4-8-26),肿瘤切除以后肾实质创面较小基底不深(图1-4-8-27),对这种创面,用 2-0 可吸收 Vicryl 线行单层 8 字缝合即能满意闭合创面(图1-4-8-28)。

肾脏创面较大时,采用双层缝合比较稳妥,内层缝合只缝合创面基底和肾髓质,起到闭合小的血管和集合系统破口以及部分闭合创面的作用;外层全层缝合肾实质和肾包膜。

患者二(2008 年手术),右肾上极肿瘤切除后创面较大,基底宽敞(图1-4-8-29),内层用 3-0 单

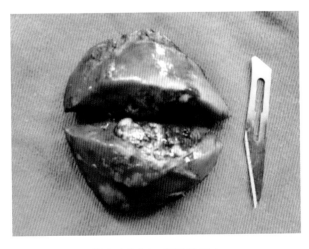

图1-4-8-24　切除的标本

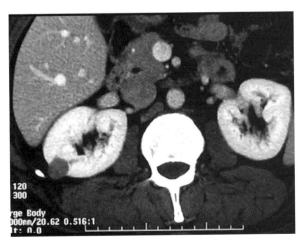

图1-4-8-26　右肾外侧 2cm 外生肿瘤

71

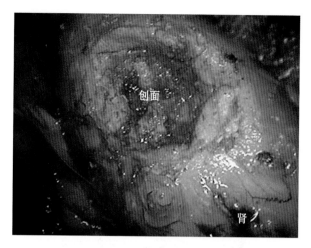

图 1-4-8-27 切除肿瘤后创面形态

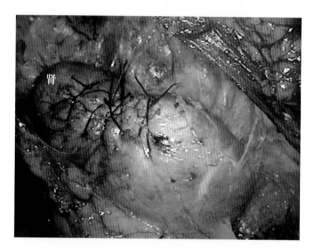

图 1-4-8-28 创面缝合完毕肾脏形态

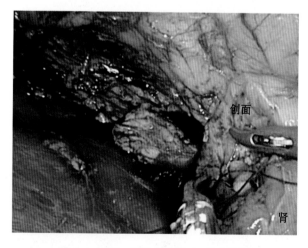

图 1-4-8-29 肾脏创面较大，基底宽敞

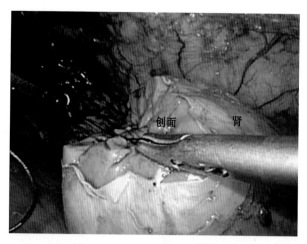

图 1-4-8-30 内层连续缝合

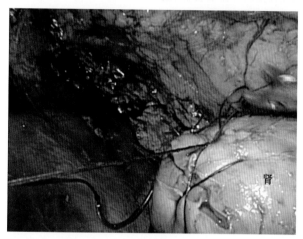

图 1-4-8-31 外层间断 8 字缝合

间断 8 字缝合创面全层（图 1-4-8-34），再用 2-0 可吸收微荞线全层连续缝合，每缝一针用 Hem-o-Lok 夹固定（图 1-4-8-35）。Hem-o-Lok 夹能做到免打结的减张缝合，避免在张力较大时缝线撕裂肾实质，另外可以明显减少热缺血时间。

患者四（2012 年手术），右肾下极内生为主的肿瘤（图 1-4-8-36，图 1-4-8-37），肿瘤切除后创面深且大，呈"鱼嘴"样外观（图 1-4-8-38）。内层用 3-0 单荞滑线连续缝合（图 1-4-8-39），外层用 2-0 可吸收微荞线连续缝合，每缝一针都用 Hem-o-Lok 夹固定减张（图 1-4-8-40）。

如肾实质缺损较多，估计缝合张力较大时，可在肾实质缺损处填塞止血纱布块，然后缝合肾实质边缘数针将止血纱布块紧压在创面上（图 1-4-8-41）；在肾脏创面喷洒止血胶再压止血纱布块，起到更好的止血效果（图 1-4-8-42）。2012 年后，Quill 倒刺缝线进入国内市场，我们的缝合方法也由上面的分层连续缝合配合 Hem-o-Lok 固定的免

乔滑线行连续缝合（图 1-4-8-30），外层用 2-0 可吸收微荞线 8 字缝合（图 1-4-8-31）。

患者三（2009 年手术），左肾上极 7cm 血管平滑肌脂肪瘤（图 1-4-8-32），肿瘤基底和肾脏分离后，创面较大（图 1-4-8-33），用 2-0 可吸收微荞线

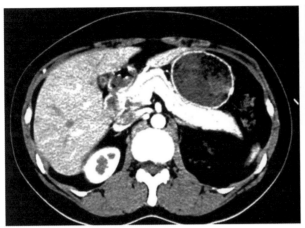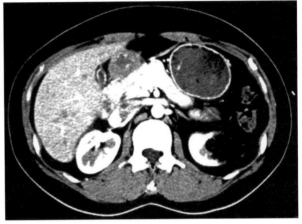

图 1-4-8-32　左肾上极 7cm 血管平滑肌脂肪瘤

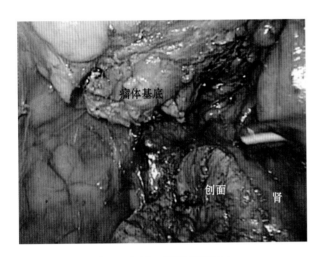

图 1-4-8-33　肾脏创面较大

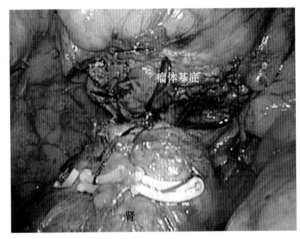

图 1-4-8-35　全层连续缝合

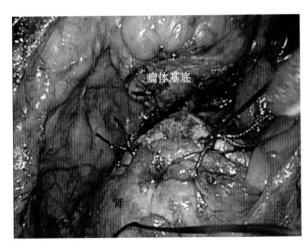

图 1-4-8-34　全层间断 8 字缝合

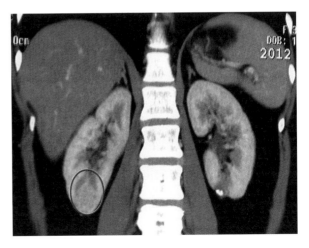

图 1-4-8-36　右肾下极内生为主的肿瘤

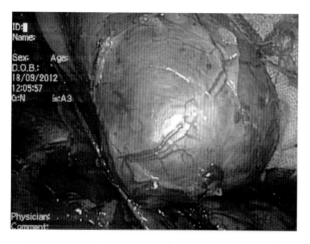

图 1-4-8-37　右肾下极内生为主的肿瘤（镜下观）

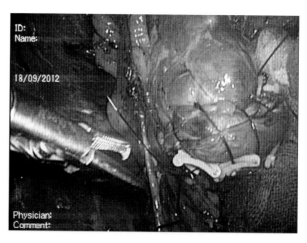

图 1-4-8-40　外层连续缝合

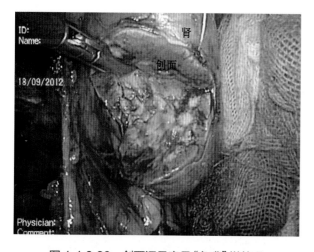

图 1-4-8-38　创面深且宽呈"鱼嘴"样外观

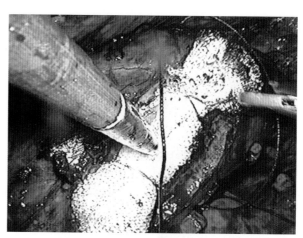

图 1-4-8-41　肾实质创面填塞止血纱布

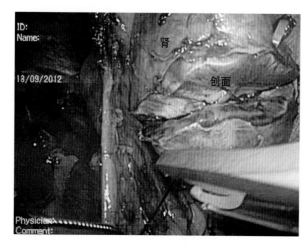

图 1-4-8-39　内层连续缝合

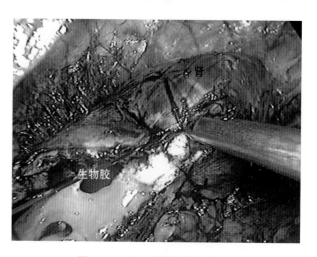

图 1-4-8-42　创面喷洒生物胶

打结技术转变为单用 Quill 缝线来进行分层连续缝合,进一步缩短了热缺血时间。

肾门部位肿瘤紧邻肾蒂血管和集合系统,无论切除和创面的缝合,难度都非常大,处理不当极易丢肾。常规的肾部分切除术是先从肿瘤边缘切开肾实质,逐步深入到肿瘤的基底部。在切除肾门部位的肾肿瘤时,不能沿用这种"由表及里"的常规方法,要首先从肾窦平面找到肾肿瘤的基底部,沿着这个平面尽量往深处分离,将血管和肿瘤基底分开;然后沿肿瘤包膜表面从基底部逐步切向肾表面。缝合时,也很难像常规手术那样将创面完全闭合。而应采取创面边缘连续缝合的方法,由内向外进针,防止损伤血管。

患者五(2012 年手术),左肾门肿瘤(图 1-4-8-43),从肾窦平面紧贴肿瘤包膜将肿瘤切除(图 1-4-8-44),用 2-0 可吸收微荞线将创面边缘连续缝合,每缝一针都用 Hem-o-Lok 夹固定(图 1-4-8-45)。

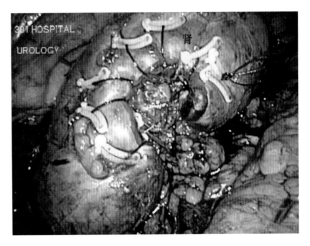

图 1-4-8-45　创面缝合后的形态

患者六(2013 年手术),左肾门肿瘤(图 1-4-8-46),从肾窦平面紧贴肿瘤包膜将肿瘤切除(图 1-4-8-47),用 1-0 Quill 可吸收线将创面边缘连续缝合,缝到线尾用 Hem-o-Lok 夹固定(图 1-4-8-48)。

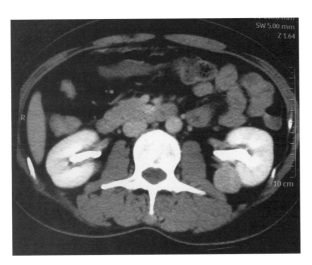

图 1-4-8-43　左肾门肿瘤

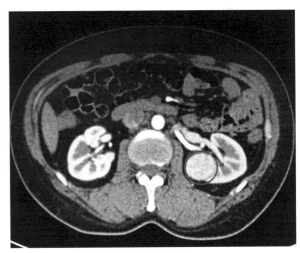

图 1-4-8-46　左肾门肿瘤

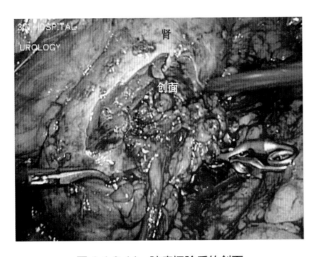

图 1-4-8-44　肿瘤切除后的创面

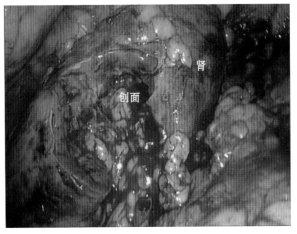

图 1-4-8-47　肿瘤切除后的创面

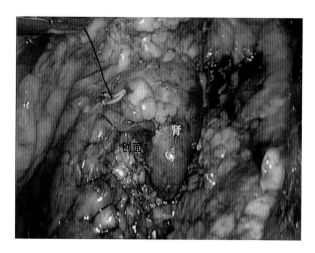

图 1-4-8-48　缝合后创面形态

近肾门处的肿瘤在切除时(图 1-4-8-49),由于肿瘤紧邻下面的血管,不能切得太深,可用钝性剥离的方法,减少损伤血管的机会;如遇明显的血管,可以用小号的 Hem-o-Lok 夹闭后离断(图 1-4-8-50)。

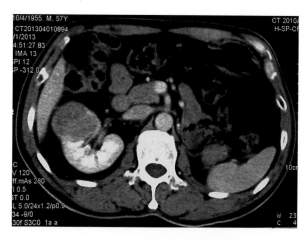

图 1-4-8-49　肿瘤切除后的创面

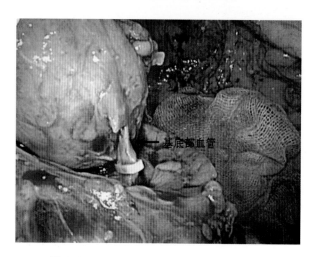

图 1-4-8-50　Hem-o-Lok 夹闭基底部血管

六、术后处理

术后卧床休息 1~2 天,不需要绝对卧床,鼓励患者床上活动四肢,并可在别人帮助下翻身。常规预防性应用抗生素。患者下床活动后即可拔出导尿管。腹膜后引流管 24 小时引流量少于 10ml、无漏尿及发热,下床活动后引流量无变化,可拔除引流管。术后两周内勿过多活动。

七、并发症及其防治

2008 至 2013 年的三份来自 11 个单位 1265 例腹腔镜部分肾切除手术的围手术期资料显示(肿瘤平均直径是 2.41cm,总的并发症发生率 19.0%,其中内科并发症 9.6%)。外科并发症中,最常见的包括:

1. 出血　发生率为 4.5%。术中大出血是中转开放手术的主要原因。切割肿瘤前控制肾动脉,可以减少术中出血;确切的缝合肾实质缺损,创面喷洒生物止血胶,可有效减少术后出血、渗液。术后继发出血保守治疗无效时,可考虑行选择性肾动脉栓塞。

2. 尿漏　发生率为 2.0%,是术后主要并发症。可能与术中误伤输尿管、破损的肾集合系统缝合欠佳或局部肾组织坏死等引起。术中提前控制肾动脉,保持创面清晰,有助于及时发现集合系统的破损,以便及时修补。大多数尿性囊肿可行经皮置管引流和(或)留置输尿管内支架管解决。

3. 伤口感染　发生率约为 1%,通常引流,伤口换药,全身使用抗生素。

4. 周围脏器损伤　发生率约为 0.8%。一旦损伤,按照相关外科原则处理。

八、远期效果

目前报道的平均随访时间最长(5.7 年)的一组 58 例患者,肿瘤平均大小是 2.9cm。只有 1 例出现局部复发,没有发现远处转移;5 年总生存率和肿瘤特异性生存率分别达到了 86% 和 100%。

另一组 100 例患者中位随访时间 42 个月的结果:没有局部复发或穿刺通道转移;总生存率 86%,肿瘤特异性生存率为 100%。

九、技术现状

1. 手术适应证的扩大和肾肿瘤手术难度评分　随着经验的不断积累,尽管面临着很多挑战,外科医生仍在尝试着拓展 LPN 的适应证,将其应用于更大更复杂的肾肿瘤,比如:①位置特殊:肾门型、中央型和完全实质内肿瘤;②合并症:肥胖、肾结石和高龄(>80 岁);③解剖变异:孤立肾、多支动脉和(或)静脉、马蹄肾;④同侧多灶性肿瘤;⑤T2 期肿瘤、囊性肿瘤等。

　　然而有没有一个客观的指标来评价哪些肿瘤更适合 LPN 呢?目前常用的有 RENAL score、PADUA score (Preoperative Aspects and Dimensions Used for an Anatomical score) 和 C-Index 这三个评分系统。RENAL score 和 PADUA score 比较相似,都包括肿瘤的多种特点。比如更常用的 RENAL 评分系统是结合了肿瘤大小、肿瘤内生比例、肿瘤与集合系统距离、肿物侧别(腹侧、背侧)和肿物与肾门关系等五大要素而制定;C-Index 稍有不同,因为它仅反映肿瘤大小和肿瘤距离肾脏中心的远近。不同的评分系统均显示出与缺血时间、围术期并发症及术后 eGFR 的相关性。这些评分系统提供了反映肾肿瘤复杂性的客观指标,可以评价手术方式及难易程度,并指导选择手术方式(是行肾癌根治术还是肾部分切除术,是行开放还是腹腔镜手术);也有助于不同研究者之间对手术结果进行评价和比较。

　　目前国际上最常用的是 R.E.N.A.L 评分系统。RENAL 评分是根据 5 个词的首字母缩写而成,每一项根据相应的评价标准分为 1,2,3 分,最后将这些分数加起来(图 1-4-8-51)(表 1-4-8-1)。因此一个肾脏肿瘤的 RENAL 评分类似是这样的,如:1+1+1+p+2=5p。

　　2. 手术途径的选择　选择手术途径时,要综合考虑术者经验和肿瘤位置、大小以及侵入肾实质的深度等,目的是更有利于肿瘤的切除和肾实质创面的缝合。其中更重要的是术者的经验和肿瘤的位置。一般来讲,位于肾脏腹侧和前外侧缘的肿瘤多选择经腹腔途径;而位于肾脏背侧和后外侧缘的肿瘤多选择后腹腔镜途径。Gill 对 100 例经腹腔途径的和 63 例经腹膜后途径的肾部分切除术进行了对比研究,认为经腹腔途径操作空间大、操作器械角度灵活,会给肾脏重建带来很大方便;对于比较大的、侵入肾实质较深的肿瘤,即使位于肾脏背面,也宜采用经腹腔途径。

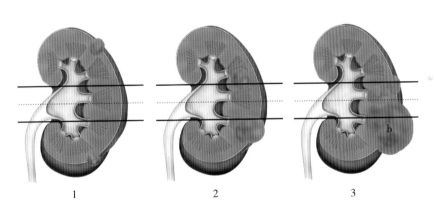

图 1-4-8-51　RENAL score 评分示意图

表 1-4-8-1　RENAL score 评分标准

	1分	2分	3分
(R)adius(肿瘤最大直径)	≤ 4cm	>4cm 并 <7cm	≥7cm
(E)xophytic/endophytic (外生性 / 内生性)	肿瘤≥50% 在肾轮廓以外	<50%	肿瘤完全在肾轮廓以内
(N)earness of the tumor to the collecting system or sinus(与集合系统的距离)	肿瘤距肾盏或肾盂最近≥7mm	>4mm 并 <7mm	肿瘤距肾盏或肾盂最近≤4mm
(A)nterior/Posterior:腹侧 / 背侧	在平分线腹侧为 a,在平分线背侧为 p。如果肿瘤紧贴肾动脉及肾静脉,评分中加入后缀 h		
(L)ocation relative to the polar lines:polar lines 指极线,分为上下极线,在肾门处的两条平行线	肿瘤全部在上极线以上或下极线以下	其他肿瘤跨越极线	肿瘤 >50% 跨越极线(a)或肿瘤跨越中线(b)或肿瘤整个在两极线之间(c)

3. 腹腔镜肾部分切除术的肾功能保护　肾部分切除时,是否需要肾蒂血管控制与由肿瘤的大小和侵入肾实质的深度来决定。对于位置表浅(侵入肾实质深度比较浅)、以外向生长为主的肿瘤,常可不需阻断肾蒂;使用双极电凝、超声刀等来进行手术,可以有效控制肾实质创面小血管的出血。还可再联合使用生物止血胶,对创面渗血都有良好的止血效果。在切除较大的、侵入肾实质比较深的肿瘤时,阻断肾蒂可以减少出血保持创面视野清晰,有助于精确切除肿瘤和保持切缘阴性,这对恶性肿瘤手术而言是尤其重要的,肿瘤切破残留或切缘阳性也就意味着手术的失败;同时也有助于术中及时发现和修补集合系统破损。

控制肾蒂血管可以用"Bulldog"血管夹只阻断肾动脉,也可肾动静脉都阻断(图1-4-8-52),还可用腹腔镜 Satinsky 钳整个夹闭肾蒂血管(图1-4-8-53)。

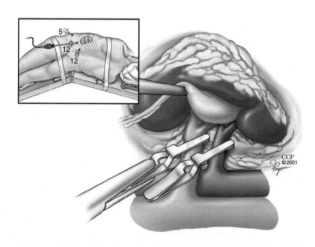

图 1-4-8-52　"Bulldog"血管夹阻断肾动静脉(引自 Gill)

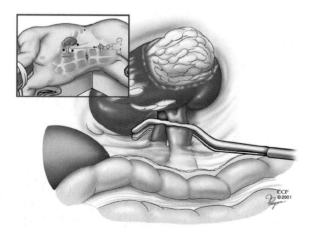

图 1-4-8-53　Satinsky 钳来阻断肾蒂血管(引自 Gill)

传统观点认为肾部分切除阻断肾蒂后肾热缺血时间(WIT)不超过 30 分钟是安全的。但越来越多的研究认为,WIT 最好不要超过 20 分钟,要争分夺秒,越短越好。肾热缺血时间决定肾功能恢复程度的传统理念也受到了挑战,与保留的正常肾组织相比,缺血时间不再是一个独立的危险因素。作者认为,缺血时间可能仅仅是肿瘤切除复杂性的代理人。缺血时间可以预测急性肾损伤,但并不预示 NSS 术后的长期肾功能。保留的肾脏的数量和质量比缺血时间更重要,所以在努力缩短缺血时间的同时,应该保留更多的肾实质。

对于大的、内生的以及肾门处的肿瘤,腔镜下完成切除肿瘤和创面缝合花费时间会较长,有很多新技术用来缩短 WIT:①"Early unclamping technique—早期开放肾血管技术"技术,在完成创面基底包括髓质缝合后就开放肾蒂血管,创面的第二层缝合是在恢复肾脏血供后进行的,这种"早期开放肾血管技术"可以使热缺血时间减半。②"On-demand clamping technique—必要时阻断技术"的方法主要用于肾脏两极和外生性肿瘤,肾动脉游离好备用,出血多时才阻断。Bollens 报道 39 例手术,肿瘤平均直径为 2.3cm,31 例采用该技术,WIT 仅为 9 分钟,平均失血量 150ml,但出血及转开放机会增多,本组 8 例需要输血、2 例转开放手术。③"Zero ischemia technique—零缺血技术",用夹闭脑血管瘤所用的微 Bulldog 夹,高选择性阻断支配肾肿瘤的肾动脉分支,基本上是第三级甚至更高级的肾动脉分支,来实现肾脏保留部分的零缺血。Gill 报道 58 例,肿瘤平均直径为 3.2cm,RENAL 评分 7.0±1.9,平均手术时间 4.4 小时,出血量 206ml。尽管有 21% 的患者术中输血,但术后没有出血并发症。术后 4 个月 eGFR 仅下降 13%。④"Segmental renal artery clamping—肾段动脉阻断技术",根据肿瘤的位置,选择阻断支配该区域的肾段动脉,但有时肿瘤的血供并不和肾段支配区域相一致。⑤压迫肾皮质引起局部缺血,这种方法同样也用于肾脏两极和外生性肿瘤。手助腹腔镜时,可以用手压迫肿瘤附近的肾皮质而不需阻断肾血管。在完全腹腔镜手术下,一种叫 Simon 钳的肾极钳可用于钳夹肾脏。

4. 腹腔镜肾部分切除术肾冷缺血的实现　阻断肾蒂时,热缺血时间一般要求控制在 30 分钟以内。研究证实热缺血时间超过 60 分钟,肾功能恢复就要数周之久;超过 120 分钟,就会导致明显的不可逆的肾损害。急性肾小管坏死是肾部分切除术术后第二位常见的并发症，发生率约为6.3%。因此如果预计术中热缺血时间可能超过30分钟，应当采用低温技术；研究表明肾实质温度降到20℃，肾脏就能耐受长达3个小时的缺血时间而不会出现永久损害。

2011年，Allam等对活体猪阻断动脉后将猪肾脏温度降至5、10、15、20、25℃，通过检测细胞膜成分丙三醇浓度的变化，认为25℃状态下可使肾脏缺血耐受时间延长1倍。如果使用低温保护，可使缺血耐受时间延长至2小时，但血管阻断时间最好控制在35分钟以内。

目前冷缺血阻断技术有3种：①经肾表面降温：将冰屑或冰盐水置于肾脏周围以达到局部肾低温，经腹或经腹膜后均可实施，使肾脏表面降温至5~19℃。该方法肾脏低温效果确切，操作稍费时间。②肾动脉插管灌注：Janetschek等人在2004年首次报道该技术，经皮股动脉插管至肾动脉，阻断肾动脉后，持续灌注4℃乳酸盐林格液及甘露醇液，使肾脏达到冷缺血状态。肾皮质降至25℃时间为10分钟，平均灌注量为1580ml，体温降低0.6℃，平均手术时间185分钟，放置动脉导管时间10~20分钟。该方法降温效果确切，如术中肾血管及其分支受损，可及时发现、修复。缺点是需介入科医师帮助，增加医疗费用，并有潜在血栓形成及动脉导管脱出的可能。术中如果灌注液过多，会增加循环血量加重心脏负荷，增加心脏病患者的手术风险。李汉忠等人将Janetschek的方法加以改进，采用经皮股动脉穿刺的方法将动脉导管插至肾动脉内，动脉导管末端气囊内注气阻断肾动脉，并通过动脉导管灌注降温，同时达到阻断及灌注的目的。2008年Simon用一种特制的Bulldog夹钳阻断肾动静脉，切开肾动脉后将带有末端气囊的导管穿至肾动脉内进行灌注，并同时切开肾静脉引流灌注液。该方法与Janetschek方法的不同之处在于不经股动脉穿刺，而且切开肾静脉引流灌注液。该技术不会出现因灌注过多导致的循环血容量增加、导管脱位等并发症，不需要介入科医生帮忙；但对肾血管创伤较大，有术后肾血管血栓形成的风险。Marley等人将Simon的方法加以改进，不切开肾动脉，用硅胶环环绕肾动脉后，21号蝶形针直接穿刺肾动脉，减少肾动脉的损伤。③输尿管逆行插管灌注：Landman在2003年首次报道逆行输尿管插管灌注降温方法，先在

膀胱镜下将输尿管鞘放于肾盂输尿管连接处，再将F7猪尾巴管穿过该鞘放至肾盂。通过输尿管鞘向肾盂内灌注零下1.7℃无菌生理盐水，并由猪尾巴管引流灌注液。灌注高度为120cm，流速85ml/min，15分钟后肾皮质及髓质的温度分别为24℃及21℃，中心温度无明显改变。

Naya等人在实验动物上对比上述3种腹腔镜肾低温保护方法，认为对于相对复杂的腹腔镜肾部分切除术，表面降温联合输尿管灌注的方法降温效果更好。

5. 腹腔镜肾部分切除术肿瘤切除和创面缝合技术的演进　肿瘤生长的位置和术者采取的手术途径（经腹或腹膜后），决定了术中肾脏和肿瘤游离的范围。一般来讲，充分游离肾脏，不但有助于肿瘤的切除，也方便创面的缝合。肾上极内侧的肿瘤，为获得良好暴露，可将整个肾脏游离，然后将肾脏旋转掉头移位。

恶性肿瘤的切除原则上要有一定的安全"边距"，一般认为5mm就足够，但对某些位于肾窦内的肿瘤，5mm的边距也难以实现，可能需要紧贴着肿瘤的假包膜将肿瘤与血管及集合系统分离。目前国内泌尿外科指南认为，只要肿瘤包膜完整的肾部分切除术就是安全的，不再强调所谓的安全边距。位于肾门的中央型肿瘤一般遵循从外向内侧切除的原则，避开肾门血管，使肾实质切除开始于安全的侧面，而肾门肿瘤有时完全取代肾门的肾脏内侧缘，要求手术时将肿瘤从血管表面完全剥离。

传统的修复创面的方法是间断8字缝合技术，缺损大时创面填塞止血纱布。为了缩短热缺血时间，使用Hem-o-Lok和Lapra-Ty结扎夹的分层免打结连续缝合技术目前成为主流，里面一层将肾髓质和创面基底（小血管和集合系统）等缝合起来，起到止血、防止尿漏和减张的作用，外面一层将肾包膜和肾实质缝合起来，进一步起到止血的作用，这种技术最长可将热缺血时间缩短达7分钟。另一种免打结技术需要使用倒刺缝合线，目前有两种商品线供应（Quill knotless Tissue-Close或V-Loc Absorbable Wound Close Device）。这种方法不需要额外维持持续的张力，也不需要打结。

6. 止血用生物制品　虽然在腔镜手术中，存在用生物止血胶替代腔内缝合的可能性，但还缺乏正式的研究报道。目前生物止血胶通常作为创面止血的补充手段。另外生物止血胶也能封闭比

较小的集尿系统的破口,可以起到一定的防止术后尿漏的作用。

7. 术中是否常规行切缘冷冻病检　来自欧美 17 个医疗中心的问卷调查结果显示,855 例腹腔镜肾部分切手术中(肿瘤平均直径为 2.7cm),最终病检结果切缘阳性者为 21 例(2.4%)。上述 21 名患者,有 14 名做了根治性肾切除手术,7 例严密随访。而上述 17 个医疗中心,有 10 个单位仅在切缘可疑时行术中冷冻病检,有 5 个常规行随机活检,有 2 个单位从不行术中冷冻病检。目前对术中冷冻病检的意见不一。我们认为,标本切除后常规剖开标本,观察如有完整边界,可不用术中病检,如边界不完整,则行术中病检并根据检查结果是否行根治性肾切除。

8. 术前留置输尿管导管　肾部分切除术术后发生尿漏的几率较高,很多术者常规在术前留置输尿管导管,来减少术后发生尿漏的机会;同时通过留置的输尿管导管术中还可逆行注入亚甲蓝来检查肾集合系统的完整性;并且近几年还有术者将其用途扩大到通过留置的输尿管导管逆行灌注冷盐水来实现腹腔镜肾部分切除术中的肾脏低温。但最近研究认为,对于直径 4.5cm 以下的肿瘤,行腹腔镜肾部分切除术时,留置输尿管导管的作用似乎不大,不能降低尿漏的发生率,并且还增加手术时间。同时双 J 管的存在会增加膀胱尿液反流和感染的机会。作者认为随着经验的增加,术中是否侵入集尿系统可以直接判明,除非是实施肾脏低温,术前可以不留置输尿管导管。

第九节　后腹腔镜重复肾切除术

一、概述

重复肾是一种较常见的泌尿系统先天性疾病,其具有两套相互独立的肾盂、肾盏和输尿管,分别称为上位肾和下位肾。尸体解剖资料报告发病率为 1/125(0.8%),在临床上因行静脉尿路造影而发现的比例稍高(2%~3%)。左右侧肾发病率无明显差异,有 20%~40% 的病例出现双侧重复畸形,女性发病率为男性的 2 倍。如果重复肾的两根输尿管完全分离并各自引流其所属肾脏尿液,则称之为完全重复畸形;反之,输尿管下端在进入膀胱前合并为一支和只有一个开口(合并于膀胱壁内段),则为不完全重复畸形。

重复肾是由于胚胎期输尿管芽发育不全引起。胚胎第 4 周时,在中肾管腹侧弯曲处发育出输尿管芽,其远端形成输尿管,近端被原始肾组织覆盖而发育成肾盂、肾盏、乳突管和集合管。如果同时有两个输尿管芽起源于中肾管,则形成两套完全独立的肾单位、集合系统、输尿管和输尿管开口,即为完全重复肾畸形;如果中肾管内的输尿管芽分支过早,则形成不完全重复畸形。目前认为重复肾畸形是不完全外显的常染色体显性遗传,患者家庭中的兄弟姐妹发病率为 8%。在组织学上主要表现为肾脏的发育不全或者发育异常,肾盂肾盏扩张,肾皮质变薄,反流严重的肾脏表面可见局灶性瘢痕形成。

重复肾常融合成一体,上位肾和下位肾之间的表面可见一浅沟为分界线,但肾盂、输尿管及其供应血管明显分开。一般上位肾较下位肾小,上位肾常只有一个大肾盏而下位肾常有两个或两个以上的大肾盏,但也可能有相反情况。两个输尿管并行或交叉向下,来自下位肾的输尿管在进入膀胱之前,越过来自上位肾的输尿管,前者在膀胱内的开口偏头端和外侧,后者则开口于尾端近中线,这一相对恒定的解剖关系称之为 Weigert-Meyer 规则,其对判断各肾段输尿管开口的位置具有重要的临床意义。

由于下位肾输尿管异位开口于膀胱侧壁,导致输尿管壁内段缩短,因此输尿管反流是其典型表现。上位肾输尿管开口靠近中线,输尿管壁内段较长,一般不会出现反流。如果上下肾同时出现反流,通常是两输尿管并排异位于膀胱侧壁。上位肾输尿管可能开口于膀胱颈、近端尿道和泌尿生殖窦(男性:输精管、附睾、精囊和射精管;女性:子宫、阴道前庭、阴道远端和阴道入口)。在男性异位输尿管开口受外括约肌控制,故无尿失禁,而女性患者如果开口在外括约肌之外(如子宫、阴道和直肠等),常有尿失禁症状。这也是临床上女性患者较男性患者多见的原因之一。

重复肾畸形有 60% 的患者无明显症状。反复发作的泌尿系感染是最常见的临床症状,主要由输尿管反流和梗阻造成。梗阻往往是由于伴随的输尿管囊肿压迫输尿管口或者扩张的上位肾输尿管压迫正常的下位肾肾盂和输尿管造成。通常认为上位肾输尿管重度积水是由于狭窄的输尿管口引起的梗阻,事实上扩张主要是因为输尿管壁的结构发育异常造成。如果伴随异位的输尿管开口,尿液被引流入前列腺尿道、膀胱颈和泌尿生殖窦,男性患者常常出现泌尿系感染和附睾炎;而女性患者异位开口在外括约肌之外,则会出现尿失禁症状。

彩色多普勒超声是首选的无创性检查,有60%婴儿在出生前可以通过超声明确诊断;成人主要表现为重复肾盂,上位肾的肾盂和集合系统扩张,巨大的上位肾输尿管可能压迫膀胱形成压挤等,需要与肾积水、多囊肾、孤立的肾囊肿和UPJO鉴别。IVU可以作为进一步检查,重复肾的上位肾常不显影或显影不良,必要时可以考虑延迟摄片;扩张的上位肾使得下位肾向下向外移位,形成下垂的百合花样形状;特别要注意对侧肾脏,以免漏诊双侧重复肾和异位输尿管畸形。排泄性膀胱尿路造影(voiding cystourethrogram,VCUG)可以评估膀胱、远端输尿管和尿道的情况,有一半的患者会出现反流入下位肾的输尿管,是输尿管反流检测和分级的金指标,帮助判断术中输尿管的处理方法。CT平扫不易诊断,必须应用增强CT,上位肾肾盂多呈囊状,同侧肾内侧可见两个输尿管的横断面。相对于CT,MRI可以提供更加详细的影像资料,发现小的、发育不良的上位肾节段和超声没能发现的异位输尿管开口,同时帮助评估肾脏功能。放射性核素肾图可以分别评估上下肾功能,但上位肾肾图结果常受到正常下位肾单位的影响,目前对保留上位肾没有客观参数指标,需要结合临床和其他检查综合考虑。膀胱镜和阴道镜检查可以观察异位输尿管开口,经开口插入输尿管导管并进行逆行肾盂造影以进一步明确解剖结构。由于相关肾段功能不全或无功能,静脉注射靛胭脂或亚甲蓝对上位肾异位输尿管口的观察效果欠佳。

相当一部分重复肾患者没有症状,因此不需要治疗,定期随访即可。当伴有输尿管异位开口、输尿管囊肿或肾积水出现临床症状时,则需手术治疗。半肾输尿管切除术常被推荐用于治疗上位肾出现重度肾积水、肾功能差、反复发作的泌尿系感染等症状。1993年Jordan报道了首例腹腔镜半肾输尿管切除术治疗重复肾。以后陆续有相关的技术报道,但由于发病率低,总的报道并不多。

笔者从2002年起至今,已完成后腹腔镜重复肾切除术50余例。针对该手术后尿漏发生概率高的特点,设计了一种新技术即在确保不损伤下位肾的前提下,适当保留部分上位肾单位,但将

上位肾残留肾单位的肾盂黏膜剥脱,然后再将残留肾单位缝合。这一技术改进有两个作用,其一是彻底破坏上位肾残留肾单位的集合系统,其二是形成一个新鲜创面有助于创面愈合。临床应用效果显著,有效防止了术后尿漏的发生。

二、术前准备

完善常规术前准备如血、尿常规,血生化、肝肾功能、出凝血功能、血糖、心电图和胸部X线检查。术前尿常规有感染者做尿培养和药敏试验,并使用敏感抗生素。行IVU检查,但是患侧重复肾功能差常不显影,需进一步完善肾脏输尿管膀胱增强CT或磁共振尿路成像检查。术前排尿期膀胱造影可明确患侧重复肾之输尿管有无反流,对决定术中输尿管的处理方法有指导意义。

三、手术步骤

(一)麻醉和体位

气管插管全身静脉复合麻醉,完全健侧卧位,升高腰桥。

(二)手术过程

1. 制备腹膜后操作空间和放置套管,常规清理腹膜外脂肪组织(详细步骤参见本书第一部分第二章)。

2. 纵行切开肾周筋膜(图1-4-9-1)和肾周脂肪(图1-4-9-2),游离肾脏的腹侧、背侧和上极,上位肾积水比较明显,占据操作空间,将其放水减压(图1-4-9-3、4),空间明显增大,抓起上位肾实质,继续游离(图1-4-9-5),显露与下位肾的分界。

3. 仔细分离上位肾的血管,用Hem-o-Lok将上位肾的血管夹闭后切断(图1-4-9-6)。注意保护

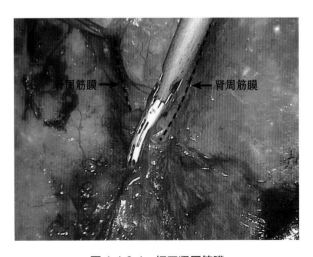

图1-4-9-1　切开肾周筋膜

81

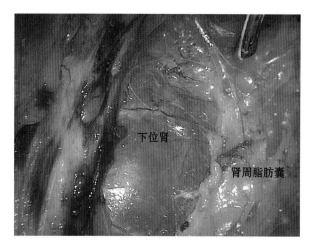

图 1-4-9-2　切开肾周脂肪囊

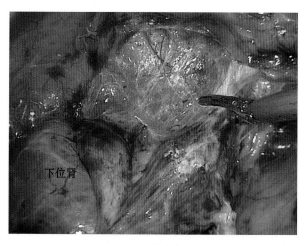

图 1-4-9-5　充分游离上位肾

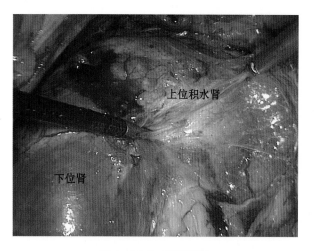

图 1-4-9-3　游离肾脏

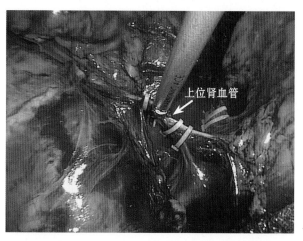

图 1-4-9-6　Hem-o-Lok 夹闭上位肾血管后离断

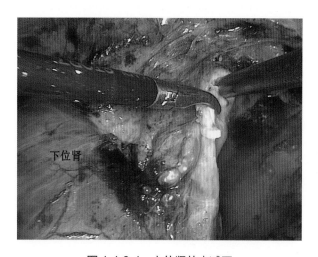

图 1-4-9-4　上位肾放水减压

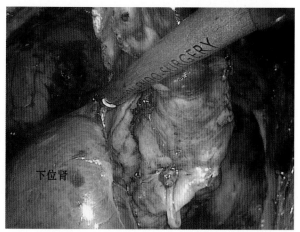

图 1-4-9-7　沿上下位肾交界切除上位肾

下位肾血管。

4. 沿上、下位肾交界处偏上用超声刀将上位重复肾完整切除(图 1-4-9-7,图 1-4-9-8)。

5. 抓钳提起残留上半肾的肾盂黏膜,超声刀钝性和锐性结合分离肾实质与黏膜间隙,将黏膜

完全剥离(图 1-4-9-9,图 1-4-9-10)。如为完全重复肾,还可沿肾盂黏膜向下游离出上位肾输尿管,可用 Hem-o-Lok 夹闭后将其离断。

6. 用 1-0 Quill 倒刺可吸收缝线连续缝合创面(图 1-4-9-11)。注意创面基底不留死腔。创面

也可喷洒生物胶,可以减少渗出,增加止血效果。

7. 用标本袋取出切除物,检查术野无活动性出血,放置腹膜后引流管1根。缝合皮肤切口。

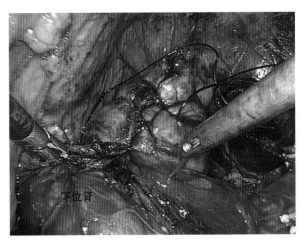

图 1-4-9-11　Quill 倒刺缝线连续缝合创面

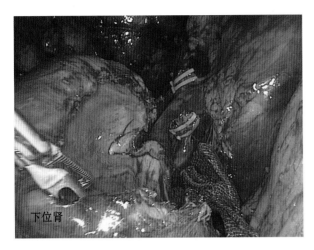

图 1-4-9-8　上位肾大部分切除后的形态

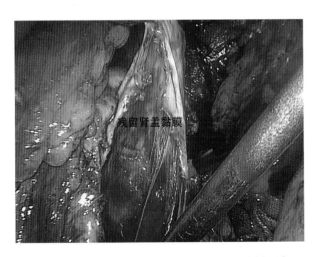

图 1-4-9-9　提起残留上半肾的肾盂黏膜,将其剥离

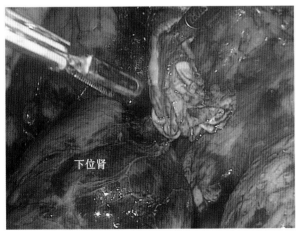

图 1-4-9-10　将上位肾残留实质的黏膜完整剥离

四、注意事项

1. 分离肾蒂血管时,由于重复肾血管解剖变异,应仔细辨认分支血管,将它们分别钳夹、切断,以避免正常肾血管的损伤,然后再处理较大的血管。

2. 重复输尿管具有迂曲、扩张的特点,一般在腹腔镜下比较容易辨认。在游离时要注意紧靠重复输尿管壁,避免下位肾输尿管的损伤。国外有学者在手术前留置患侧下位肾输尿管导管,对术中辨认上下位肾输尿管有帮助;另外术中上位肾切除后,还可通过留置的输尿管导管逆行推注亚甲蓝来检测有无下位肾集合系统的损伤。

3. 上位肾血供阻断后,上位肾缺血变苍白,与下位肾有较明显的界限。在切除上位重复肾时,用超声刀沿上下半肾交界线的偏上位肾侧进行切割;在不损伤下位肾的前提下,尽可能将上半肾切除干净,以减少残留肾单位分泌尿液形成尿漏的机会。

五、术后处理

同后腹腔镜肾部分切除术。

六、并发症及其防治

1. 出血　同后腹腔镜肾部分切除术。

2. 尿漏和尿性囊肿　术后尿漏可源于下位肾的损伤,也可来自上位肾残留肾单位分泌的尿液。持续慢性尿外渗还可形成假性尿性囊肿。逆行肾盂造影可鉴别尿漏来自上位肾的残留肾单位还是下位肾。对上位肾残留肾单位引起的尿漏或尿性囊肿,B超或CT引导下经皮留置引流管可能使患者免于再次手术;对严重持续的尿漏,还可考虑选择性肾动脉造影对供应上位残留肾单位的血管进行栓塞或再次手术。对下位肾损伤造成的尿漏,留置双J管,保持腹膜后引流管,多数可自愈。

第十节　后腹腔镜肾蒂 周围淋巴管结扎术

一、概述

乳糜尿是一种临床症状,各种原因引起淋巴系统与集合系统之间发生病理性交通导致尿中混有乳糜,使尿液呈乳白色或米汤样外观。部分患者伴有血管病变,可伴有血尿,称为乳糜血尿。乳糜尿可发生于任何年龄,以中年人多见。多在劳累、受凉、剧烈运动及高脂肪餐后发病,严重者可出现乳糜血尿。乳糜尿其病因一般划分为两大类:寄生虫性和非寄生虫性。寄生虫性患者中以丝虫病所致者最为常见,可以在尿路发生的任何地方出现,但肾脏来源的乳糜尿是最常见的,通常是指丝虫病的慢性期。非寄生虫性,如结核或恶性肿瘤等慢性进行性疾病,广泛侵犯腹膜后淋巴系统,导致正常淋巴回流破坏,此类病因不多见。

乳糜尿乳糜包含白蛋白、甘油三酯和纤维蛋白等淋巴成分。因此,如果将尿液样品静置很长一段时间后可形成一种凝聚物。脂质的量与淋巴瘘的大小、数量以及饮食中的脂肪含量有关。临床诊断中,乳糜尿需要与脓尿、磷酸盐尿、尿液中的尿酸盐的无定形材料及严重的蛋白尿鉴别。患者乳糜尿长期反复发作,导致脂肪蛋白大量丢失,加之患者为减轻症状对饮食的控制,患者逐渐出现贫血、消瘦及下肢水肿等营养不良症状,严重者可丧失劳动力。乳糜尿的治疗方法很多,对于早期轻度乳糜尿患者,部分可以通过控制脂肪及蛋白的摄入、口服中药或肾盂局部灌注药物治疗得以缓解,但仍存在复发问题。而对于症状重、病程长、营养状况不佳及保守治疗无效的患者则需手术治疗。手术治疗方法包括:精索淋巴管与腹壁下静脉吻合术、腹股沟淋巴结与大隐静脉分支吻合术、腰淋巴管精索内静脉(卵巢静脉)吻合术以及肾蒂淋巴管结扎术等,其中以肾蒂淋巴管结扎术疗效最可靠。

肾蒂淋巴管结扎术可有效阻断迂曲扩张的淋巴管与肾集合系统的交通,是目前治疗严重乳糜尿最有效的方法。传统开放手术需行腰部较大切口,且因视野局限,肾蒂显露有限,可能遗漏较细小的淋巴管,导致术后复发。随着腹腔镜技术在泌尿外科领域的应用,有学者开始尝试应用腹腔镜技术治疗乳糜尿并获得成功。1995年Chiu成功实施了第一例腹腔镜肾蒂周围淋巴管结扎术,随后Gomella于1998年报道了经腹膜外腔途径的腹腔镜下肾蒂淋巴管结扎术。借助腹腔镜的放大作用,术中可清晰地辨认肾蒂及其周围的细小淋巴管,发生漏扎的概率小,手术效果已获得肯定。

肾脏的淋巴管汇集形成3个丛,分别位于肾实质内、包膜下及肾周脂肪内,其中后两者的淋巴管之间存在交通支。肾内淋巴管汇成4~7个干支,于肾门处加入包膜下和肾周的淋巴管并沿肾蒂血管注入主动脉外侧淋巴结。肾盂与输尿管上段的淋巴液注入肾蒂血管周围的淋巴管或主动脉外侧淋巴结,输尿管下段的淋巴液则注入髂总动脉淋巴结,膀胱的淋巴包括膀胱三角区、上方及外下方3个来源,最后注入髂外淋巴结。尽管病理性乳糜瘘口可发生于整个尿路,但绝大多数发生于肾盏穹隆部,经肾周及肾门附近的淋巴管逆流入肾,压力过高致淋巴管发生破裂从而发生乳糜尿。乳糜瘘直接发生于输尿管及膀胱者极少见。针对泌尿系统淋巴回流的特点以及乳糜尿发生机制,我们设计了"四步法"腹腔镜肾蒂周围淋巴管结扎术,即"肾周围淋巴管离断、输尿管上段及肾盂周围淋巴管离断、肾蒂血管周围淋巴管结扎和肾固定术"。笔者自2000年以来已完成该手术近百例,手术效果良好。近年来,笔者根据肾周围淋巴回流特征对原有"四步法"技术进行了改良,术中通过保留肾上腺与肾上极之间部分组织来替代原有的肾固定术,手术更加简化,术后效果与既往方法无显著差异。

二、适应证和禁忌证

1. 适应证

(1) 乳糜尿长期反复发作,伴或不伴肉眼血尿,经保守治疗或硬化疗法无效者。

(2) 伴以下表现之一者:①长期腰痛或多次发作肾绞痛;②贫血和(或)体重减轻;③乳糜凝块堵塞尿路出现排尿困难、尿潴留,在高脂饮食、饮酒或剧烈运动后明显加重。

2. 禁忌证　绝对禁忌证为凝血功能障碍或其他原因不能耐受手术者。相对禁忌证为既往有腹膜后手术史、合并其他感染等致患肾与周围组织粘连严重者;急性炎症期应在炎症控制后再手术。

三、术前准备

术前常规行乳糜试验、B超及IVU检查;高脂肪餐后1小时行膀胱镜检查,明确乳糜尿来源,必要时行双侧输尿管插管,收集尿液作分侧乳糜试验;其他术前准备同后腹腔镜单纯肾切除术。

四、手术步骤

(一)麻醉和体位

采用气管插管全身静脉复合麻醉。麻醉成功后留置导尿管。患者取完全健侧卧位,升高腰桥。

(二)手术过程

1. 手指扩张和气囊扩张法结合制备腹膜后操作空间并放置套管,常规采用三通道。清理腹膜后脂肪,辨认腰肌、腹膜反折和肾周筋膜等解剖标志(详细步骤参见第一部分第二章)。

2. 辨认腹膜反折,在腹膜反折的内侧纵行剪开肾周筋膜(图1-4-10-1)和肾脂肪囊(图1-4-10-2),显露肾实质。

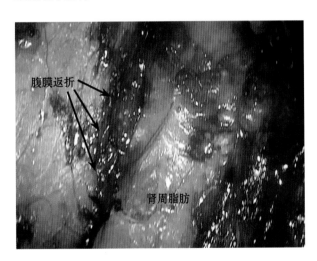

图1-4-10-1　超声刀锐性切开肾周筋膜

3. "四步法"肾蒂周围淋巴管结扎,即肾周围淋巴管离断、输尿管上段及肾盂周围淋巴管离断、肾蒂血管周围淋巴管结扎和肾固定术。

(1)肾周围淋巴管离断:将肾周脂肪囊自肾包膜表面以超声刀钝性和锐性结合分离,遇有条索状组织须仔细凝扎,以防术后淋巴漏。分离顺序

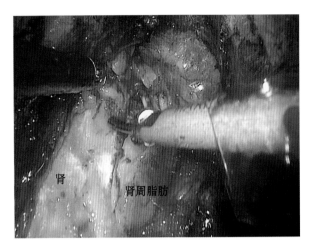

图1-4-10-2　超声刀锐性切开肾周脂肪囊

自肾腹侧开始,依次为肾下极、肾背侧和肾上极,将肾脏周围除肾门外的所有可能包含淋巴管的脂肪及疏松结缔组织与肾脏完全分离(图1-4-10-3到图1-4-10-5)。

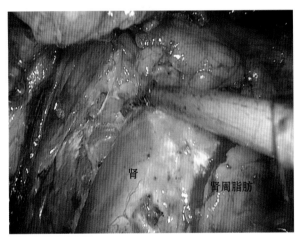

图1-4-10-3　游离肾脏腹侧

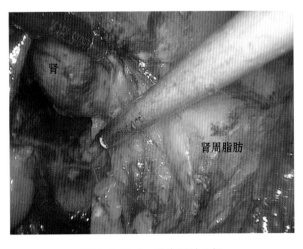

图1-4-10-4　游离肾脏下极

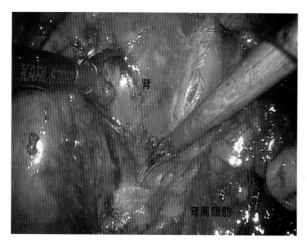

图 1-4-10-5 游离肾脏背侧

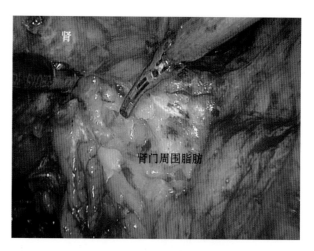

图 1-4-10-7 显露肾门组织

（2）肾盂及输尿管上段周围淋巴管离断：游离肾盂及输尿管上段 3~4cm，将其周围扩张迂曲淋巴管离断，不宜过度游离输尿管，注意保护输尿管血供（图 1-4-10-6）。

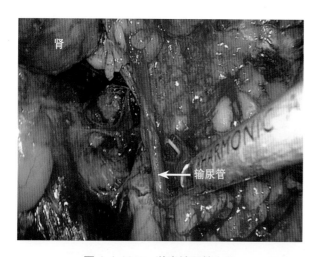

图 1-4-10-6 游离输尿管上段

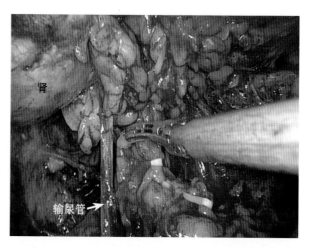

图 1-4-10-8 分束用 Hem-o-Lok 夹闭，离断肾门处脂肪结缔组织

（3）肾蒂血管周围淋巴管离断：将肾脏推向腹侧，保持肾门处一定张力（图 1-4-10-7），肾门周围组织宜分束用 Hem-o-Lok 夹闭近心端后用超声刀离断（图 1-4-10-8）；游离结扎肾静脉周围淋巴管（图 1-4-10-9，图 1-4-10-10）；游离肾动脉血管鞘，结扎动脉下方的周围淋巴管（图 1-4-10-11），从腹侧游离显露动脉表面的淋巴管（图 1-4-10-12），用 Hem-o-Lok 结扎后超声刀离断（图 1-4-10-13）；游离肾上极内侧肾蒂血管上方，可见肾上腺（图 1-4-10-14）；肾、动静脉与输尿管之间的淋巴管完全剥离后呈"骨骼化"外观（图 1-4-10-15），多角度检查肾动、静脉之间有无遗漏的细小淋巴管（图 1-4-10-16）。滴注数滴亚甲蓝于肾蒂血管周围，检查有

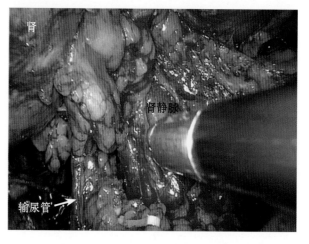

图 1-4-10-9 直角钳充分游离肾静脉周围的淋巴管

无漏扎的细小淋巴管（图 1-4-10-17）。

（4）肾固定术：以 2-0 丝线将肾上极包膜与腰肌筋膜缝合固定，以防术后肾下垂以及肾蒂血管扭转的发生（图 1-4-10-18）。

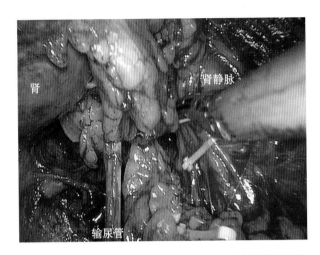

图 1-4-10-10　Hem-o-Lok 夹闭后离断肾静脉周围的淋巴管

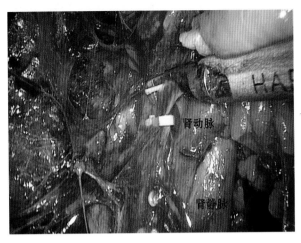

图 1-4-10-13　夹闭后离断肾动脉腹侧的淋巴管

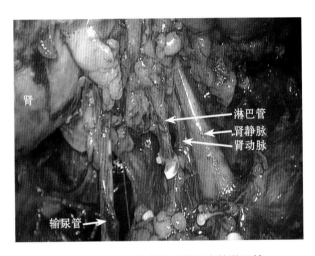

图 1-4-10-11　结扎肾动脉下方的淋巴管

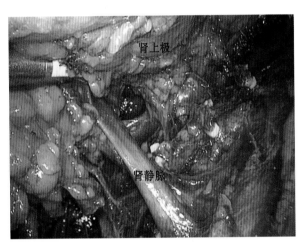

图 1-4-10-14　游离肾蒂上方,可见肾上腺

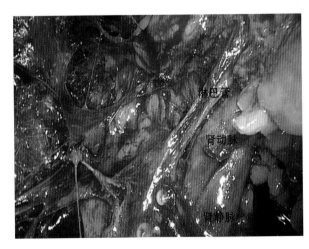

图 1-4-10-12　从腹侧游离出肾动脉腹侧的淋巴管

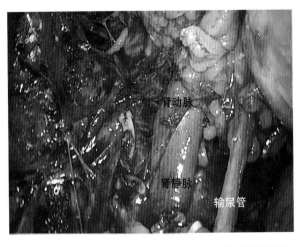

图 1-4-10-15　肾动静脉与输尿管上段呈"骨骼化"外观

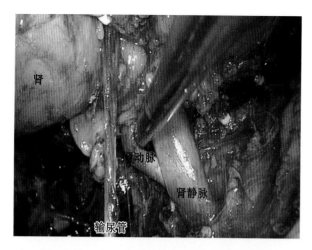

图 1-4-10-16　检查动静脉间有无遗漏淋巴管

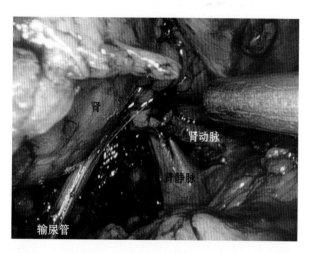

图 1-4-10-17　滴入少许亚甲蓝帮助鉴别有无漏扎的淋巴管

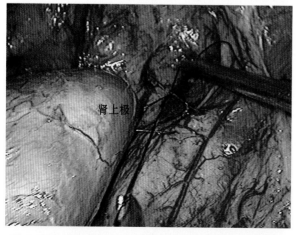

图 1-4-10-18　以 2-0 丝线将肾上极与腰大肌缝合固定

4. 改良"三步法"是指在分离肾上极时保留肾上极与肾上腺之间的部分组织（ 图 1-4-10-19），以起到固定肾脏的作用,省略原有的肾脏固定术。

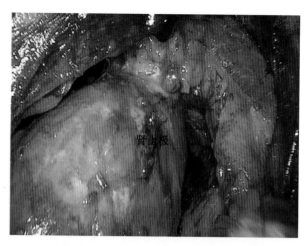

图 1-4-10-19　不游离肾上极内侧以固定肾脏

5. 降低气腹压力至 3~5mmHg,检查确认肾脏创面无活动性出血。腹膜后置橡皮引流管 1 根,关闭皮肤切口。

五、注意事项

1. 肾蒂血管周围淋巴管剥脱　肾蒂血管周围淋巴管的处理关系到手术的成败,应沿血管壁将其完全剥离,达到血管"骨骼化"。动脉血管鞘较厚,压力高、血管充盈明显,可用超声刀直接锐性分离;静脉壁薄,呈塌陷状态,可借助腔内吸引器沿血管壁轻轻作"刮擦",分离出淋巴管,再以钛夹结扎、超声刀离断。

2. 警惕副肾动脉及迷走血管的存在　少数患者存在副肾动脉或迷走血管,切勿损伤或误扎。一旦破裂则肾蒂周围出血,致视野模糊,手术操作困难,漏扎淋巴管;如误扎可能致相应肾段缺血,影响患肾功能。

3. 减少对肾脏的过多牵拉及翻动　由于整个肾脏已与肾周脂肪囊分离,在游离肾蒂时,如对肾脏过多牵拉、翻动等,会造成血管扭曲、痉挛,甚至肾动脉内膜损伤形成血栓,损伤肾功能。

4. 乳糜尿患者的处理　对于双侧乳糜尿患者,应结合术者经验及患者身体状况决定是否同时进行。

六、术后处理

患者回病房后可早期拔除导尿管。患者卧床休息 2 到 3 天,并予预防性抗生素治疗。术后第 3 天复查尿乳糜试验。随访过程中 3 个月时复查尿乳糜试验,3 个月时复查血红蛋白及血清白蛋白,了解营养改善及体力恢复状况。

七、并发症及其防治

1. 肾蒂周围出血　肾蒂周围淋巴管与周围组织常有粘连,对血管游离技术要求较高,术者需有较丰富的处理血管的经验。尤其是左侧肾静脉属支较多,应小心辨认分离;同时还应警惕迷走血管及副肾动脉的存在。一旦发生损伤,可借助纱布压迫,然后以钛夹夹闭。

2. 术后淋巴漏　术后淋巴漏常由于术中淋巴管破裂而未结扎、处理淋巴管时过多采用电凝而非钛夹夹闭等引起。乳糜尿患者的淋巴管,其管壁常发生病理性营养不良、壁厚而迂曲,管内压力较高,术后有再度开放的可能,因而术中应尽量使用钛夹夹闭。

3. 术后血尿　可表现为肉眼血尿或镜下血尿,时间持续较短,一般1~3天即可消失,与术中过多翻动肾脏、游离时刺激肾盂与输尿管等有关。

参 考 文 献

1. Rane A. Laparoscopic management of symptomatic simple renal cysts. Int Urol Nephrol,2004,36:5-9

2. Skolarikos A,Laguna MP,de la Rosette JJ. Conservative and radiological management of simple renal cysts:a comprehensive review. BJU Int,2012,110:170-178

3. Hemal AK. Laparoscopic management of renal cystic disease. Urol Clin North Am,2001,28:115-126

4. Okeke AA,Mitchelmore AE,Keeley FX,et al. A comparison of aspiration and sclerotherapy with laparoscopic de-roofing in the management of symptomatic simple renal cysts. BJU Int,2003,92:610-613

5. Shao Q,Xu J,Adams T,et al. Comparison of aspiration-sclerotherapy versus laparoscopic decortication in management of symptomatic simple renal cysts. J Xray Sci Technol,2013,21:419-428

6. Karmazyn B,Kaefer M,Jennings SG,et al. Caliceal diverticulum in pediatric patients:the spectrum of imaging findings. Pediatr Radiol,2011,41:1369-1373

7. Siegel MJ,McAlister WH. Calyceal diverticula in children:unusual features and complications.Radiology,1979,131:79-82

8. Surendrababu NR,Govil S. Diagnostic dilemma:calyceal diverticulum *vs.* complicated cyst. Indian J Med Sci,2005,59:403-405

9. Stunell H,McNeill G,Brown RF,et al. The imaging appearances of calyceal diverticula complicated by uroliathasis. Br J Radiol,2010,83:888-894

10. Bas O,Nalbant I,Can Sener N,et al. Management of renal cysts. JSLS,2015,19(1). pii:e2014.00097

11. Siqueira TM,Kuo RL,Gardner TA,et al. Major complications in 213 laparoscopic nephrectomy cases:the Indianapolis experience. J Urol,2002,168:1361-1365

12. Simon SD,Castle EP,Ferrigni RG,et al. Complications of laparoscopic nephrectomy:the Mayo Clinic experience. J Urol,2004,171:1447-1450

13. Nevoux P,Zini L,Villers A,et al. Celiac axis and superior mesenteric artery:danger zone for left nephrectomy.J Endourol,2008,22(11):1

14. Xu Z,Xin M,Hong-Zhao L,et al. Retroperitoneoscopic subcapsular nephrectomy for infective nonfunctioning kidney with dense perinephric adhesions. BJU Int,2004 Dec,94(9):1329-1331

15. 陈明,徐丹枫,任吉忠,等.后腹腔镜结核性无功能肾切除术.临床泌尿外科杂志,2008,23(2):129-131

16. 魏森鑫,孟庆军,李伟,等.包膜下肾切除治疗严重黏连无功能肾.中华临床医师杂志:电子版,2009,3(5):835-839

17. 高江平,郭刚,朱捷,等.后腹腔镜肾切除术快速寻找肾血管的方法.临床泌尿外科杂志,2007,22(3):172-173

18. 蔡伟,李宏召,张旭,等.后腹腔镜下肾脏手术解剖标志的应用研究.中华泌尿外科杂志,2012,33(12):898-902

19. Cai W,Li HZ,Zhang X,et al. Medial arcuate ligament:a new anatomic landmark facilitates the location of the renal artery in retroperitoneal laparoscopic renal surgery. J Endourol,2013,27(1):64-67

20. Jeong W,Rha KH,Kim HH,et al. Comparison of laparoscopic radical nephrectomy and open radical nephrectomy for pathologic stage T1 and T2 renal cell carcinoma with clear cell histologic features:a multi-institutional study. Urology,2011,77(4):819-24

21. Favaretto RL,Shariat SF,Chade DC,et al. Comparison between laparoscopic and open radical nephroureterectomy in a contemporary group of patients:are recurrence and disease-specific survival associated with surgical technique Eur Urol,2010 Nov,58(5):645-51

22. Jacobs SC,Cho E,Foster C,et al. Laparoscopic donor nephrectomy:The University of Maryland 6-year experience. J Urol,2004,171:47-51

23. Vastag B. Living-donor transplants reexamined. JAMA,2003,290:181-182

24. Dong J,Lu J,Zu Q,et al. Retroperitoneal laparoscopic live donor nephrectomy:report of 105 cases. J Huazhong Univ Sci Technolog Med Sci,2011 Feb,31(1):100-102

25. Gill IS,Uzzo RG,Hobart MG,et al. Laparoscopic retroperitoneal live donor right nephrectomy for purposes of allotransplantation and autotransplantation. J Urol,2000,164:1500-1504

26. Levey AS,Danovitch G,Hou S. Living donor kidney transplantation in the United States-looking back,looking

forward. Am J Kidney Dis,2011,58(3):343-348

27. Rajab A,Pelletier RP. hand-assisted laparoscopic living donor nephrectomy:the Ohio State University experience. Clin Transplant,2015 Mar,29(3):204-210

28. Levey HR,Rais-Bahrami S,Richstone L,et al. Laparoscopic live donor nephrectomy:a technical road map, 2011 Feb,25(2):201-208

29. Dols LF,Kok NF,d'Ancona FC,et al. Randomized controlled trial comparing hand-assisted retroperitoneoscopic versus standard laparoscopic donornephrectomy. Transplantation, 2014 Jan 27,97(2):161-167

30. Wolfe RA,Ashby VB,Milford EL,et al. Comparison of mortality in all patients on dialysis,patients on dialysis awaiting transplantation,and recipients of a first cadaveric transplant. N Engl J Med,1999,341:1725-1730

31. Dong J,Lu JS,Zu Q,et al. Retroperitoneal laparoscopic living donor nephrectomy:report of 58 cases. Nan Fang Yi Ke Da Xue Xue Bao,2010 Aug,30(8):1932-1934

32. Capolicchio JP1,Saemi A,Trotter S,et al. Retroperitoneoscopic nephrectomy with a modified hand-assisted approach. Urology,2011 Mar,77(3):607-611

33. Dols LF,Kok NF,Terkivatan T,et al. Hand-assisted retroperitoneoscopic versus standard laparoscopic donor nephrectomy:HARP-trial. BMC Surg,2010 Mar 25,10:11

34. Mitre AI1,Dénes FT,Nahas WC,et al. Comparative and prospective analysis of three different approaches for live-donor nephrectomy. Clinics(Sao Paulo),2009,64(1):23-28

35. 张旭. 泌尿外科腹腔镜手术学. 北京:人民卫生出版社,2008

36. 马潞林. 泌尿外科微创手术学. 北京:人民卫生出版社,2013

37. Fergany AF,Hafez KS,Novick AC. Long-term results of nephron sparing surgery for localized renal cell carcinoma: 10-year follow-up. J Urol,2000,163:442-445

38. Turna B,Aron M,Gill IS. Expanding indications for laparoscopic partial nephrectomy. Urology,2008,72:481-487

39. Kutikov A,Uzzo RG. The R.E.N.A.L. nephrometry score:a comprehensive standardized system for quantitating renal tumor size,location and depth. The Journal of urology, 2009,182(3):844-853

40. Ficarra V,Novara G,Secco S,et al. Preoperative aspects and dimensions used for an anatomical (PADUA) classification of renal tumours in patients who are candidates for nephron-sparing surgery. European urology,2009,6(5):786-793

41. Simmons MN,Ching CB,Samplaski MK,et al. Kidney tumor location measurement using the C index method. The Journal of urology,2010,183(5):1708-1713

42. Patel AR,Eggener SE. Warm ischemia less than 30 minutes is not necessarily safe during partial nephrectomy:every minute matters Urol Oncol,2011 Nov-Dec,29(6):826-8

43. Thompson RH,Lane BR,Lohse CM,et al. Every minute counts when the renal hilum is clamped during partial nephrectomy. European urology,2010,58(3):340-345

44. Funahashi Y,Hattori R,Yamamoto T,et al.Ischemic renal damage after nephron-sparing surgery in patient with normal contralateral kidney. European urology,2009,55(1):209-215

45. Lane BR,Russo P,Uzzo RG,et al. Comparison of cold and warm ischemia during partial nephrectomy in 660 solitary kidneys reveals predominant role of nonmodifiable factors in determining ultimate renal function. The Journal of urology,2011,185(2):421-427

46. Mir MC,Campbell RA,Sharma N,et al. Parenchymal Volume Preservation and Ischemia During Partial Nephrectomy: Functional and Volumetric Analysis. Urology,2013 Jun 20. doi:pii:S0090-4295(13)00565-7

47. Allam CL,Xu M,Medendrop A,et al. Determination of renal hypothermic temperature adequacy for renoprotection during ischemia using renal interstitial glycerol concentrations in a porcine model.Urology,2011,77(2):508.e1-e4

48. Becker F,Van poppel H,Hakenberg OW,et al. Assessing the Impact of ischemia time during partial nephrectomy. European urology,2009,56(4):625-634

49. Gill IS,Abreu SC,Desai MM,et al. Laparoscopic ice slush renal hypothermia for partial nephrectomy:the initial experience.J Urol,2003,170(1):52-56

50. Wakabayashi Y,Narita M,Kim CJ,et al.Renalhypothermia usingice slush for retroperitoneal laparoscopic partial nephrectomy.Urology,2004,63(4):773-775

51. Weld KJ,Koziol S,Montiglio C,et al.Feasibility of laparoscopic renal cooling with near-freezing saline irrigation deliveredwith a standard irrigator aspirator. Urology,2007,69(3):465-468

52. Janetschek G,Abdelmaksoud A,Bagheri F,et al. Laparoscopic partial nephertomy in cold ischemia:renal artery perfusion.J Urol,2004,171(1):68-71

53. Wen J,Li HZ,Ji ZG,et al. Evaluation of retroperitoneoscopic partial nephrectomy with in situ hypothermic perfusion. Clin Transl Oncol,2012,14(5):382-385

54. Simon J,Meilinger M,Lang H,et al. Novel technique for in situ cold perfusion in laparoscopic partial nephrectomy. Surg Endosc,2008,22(10):2184-2189

55. Marley CS,Siegrist T,Kurta J,et al. Cold intravascular organ perfusion for renal hypothermia during laparoscopic partial nephrectomy. J Urol,2011,185(6):2191-2195

56. Landman J,Venkatesh R,Lee D,et al.Renal hypothermia achieved by retrograde endoscopic cold saline perfusion: technique and initial cilinical application.Urology,2003, 61(5):1023-1025

57. 27 Naya Y,Kawauchi A,Yoneda K,et al. A comparison of cooling methods for laparoscopic partial nephrectomy. Urology,2008,72(3):687-689

第五章　腹腔镜输尿管手术

第一节　输尿管应用解剖

输尿管位于腹膜后间隙,左右各一,上起于肾盂,下终于膀胱三角,成人长约 25~30cm。解剖学上将其分为腹部、盆部和壁内部;腹部又以性腺血管为界分为腰部和髂部。而临床上又将输尿管分为三段,上段从肾盂到骶髂关节的上缘,中段为骶髂关节上下缘之间,下段从骶髂关节下缘至输尿管膀胱开口处。输尿管内腔粗细不一,共用三处生理性狭窄:肾盂与输尿管移行处;输尿管跨过髂血管处和穿过膀胱壁处。

一、输尿管的分段及毗邻

(一) 腹部输尿管

起自肾盂,紧贴腰大肌前面下行,内侧为脊柱,外侧为侧后体壁。进入盆腔时右侧输尿管跨过右侧髂外血管,左侧输尿管跨过左侧髂总血管。右侧输尿管前面是十二指肠降部、胰腺头部、升结肠及其系膜、阑尾及其阑尾系膜,其间隔以后腹膜,内侧为下腔静脉。左侧输尿管前面是十二指肠空肠曲的右端、降结肠和乙状结肠上端及其系膜,后腹膜隔于其间,内侧为腹主动脉。精索或卵巢血管开始都走在腰部输尿管的前内侧,在抵达腰大肌中点处下方,相当于第 3 腰椎水平偏下方呈锐角转向输尿管的前外侧,同输尿管呈一锐角交叉,此即为输尿管进入髂骨(中段)的分界处。在 X 线造影片上,该分界处相当于第 5 腰椎横突的端部。腹部输尿管的毗邻关系见示意图 1-5-1-1。

(二) 盆部输尿管

起自骨盆上口相当于其与髂血管交叉处的稍

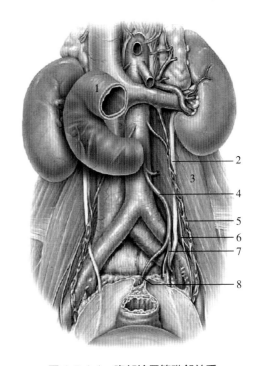

图 1-5-1-1　腹部输尿管毗邻关系
(1. 十二指肠;2. 输尿管;3. 腰大肌;4. 肠系膜下动脉;5. 生殖血管;6. 生殖股神经;7. 乙状结肠动脉;8. 直肠上动脉)

上方,下至输尿管膀胱入口处。盆部在坐骨棘以上的部分称为壁部,以下的部分称为脏部。壁部在腹膜外结缔组织内沿盆侧壁行走,经髂内血管,经腰骶干和骶髂关节的前方或前内侧,在闭孔神经及血管的内侧跨过,直至坐骨棘水平,转向前内方,离开盆侧壁,移行为脏部,经盆底上方的结缔组织直达膀胱底。此段行程内男女显著不同,男性输尿管从坐骨水平开始先向前内下方,经过直肠前外侧壁与膀胱后壁之间,贴近直肠侧韧带,在输精管的外后方与输精管交叉,并转向输精管的内下方和精囊顶部的上方,斜行穿入膀胱,开口于膀胱三角区的外侧角。在女性,从坐骨棘水平开始,输尿管向前向下向内,行经子宫阔韧带基底附近的结缔组织内,至子宫和阴道穹隆的两侧,与距子宫颈约2.5cm处,从子宫动脉的后下方绕过,在子宫颈阴道上部外侧2cm处向前行进,然后斜向内侧,经阴道前面至膀胱底,其斜行进入膀胱,其进入膀胱的角度略小于男性。男性盆部输尿管的毗邻关系见图1-5-1-2,女性盆部输尿管的毗邻关系见图1-5-1-3。

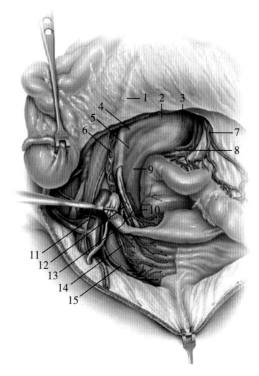

图1-5-1-3 女性盆部输尿管的毗邻关系

(1.输尿管;2.髂总动脉;3.上腹下丛;4.髂外动脉;5.髂内动脉;6.卵巢动静脉;7.乙状结肠动静脉;8.直肠上动静脉;9.腹下神经;10.直肠中动脉;11.生殖股神经;12.子宫动静脉;13.下腹下丛;14.膀胱下动静脉和膀胱丛;15.膀胱上动静脉)

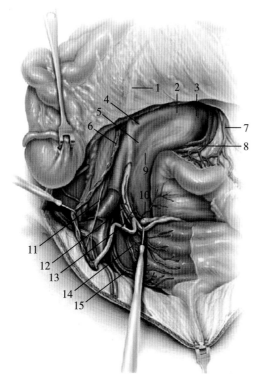

图1-5-1-2 男性盆部输尿管的毗邻关系

(1.输尿管;2.髂总动脉;3.上腹下丛;4.髂外动脉;5.髂内动脉;6.睾丸动静脉;7.乙状结肠动静脉;8.直肠上动静脉;9.腹下神经;10.直肠中动脉;11.生殖股神经;12.精囊动脉;13.下腹下丛;14.膀胱下动静脉和膀胱丛;15.膀胱上动静脉)

(三)壁内部输尿管

到达膀胱后壁的输尿管,向下内斜形穿入膀胱壁,形成输尿管壁内部。正常情况下,壁内部与膀胱逼尿肌在输尿管末端形成的Waldeyer鞘对抗尿液返流起着重要的作用。

二、输尿管的血供

输尿管的血管供应:上1/3段输尿管由肾动脉分支供应;中1/3段由腹主动脉、髂总动脉、精索内动脉或卵巢动脉、子宫动脉的分支供应;下1/3

段由膀胱下动脉分支供应。这些动脉的分支在进入输尿管浆膜层下有广泛的交通形式动脉网,然后散布于各层。故此,切断任何一段输尿管对断端局部血液供应并无大影响。但在输尿管损伤后或二次手术时,由于已发生严重粘连,剥离困难,勉强游离造成输尿管浆膜层,甚至肌层的损伤,这将严重影响局部输尿管的血液供应。

第二节 后腹腔镜肾盂成形术

一、概述

肾盂输尿管连接部梗阻(ureteropelvic junction obstruction,UPJO)是引起肾积水的一种常见的尿路梗阻性疾病。由于肾盂输尿管连接部的梗阻妨碍了肾盂尿顺利排入输尿管,使肾盂排空发生障碍而导致肾脏的集合系统扩张。起初,肾盂平滑肌逐渐增生,加强蠕动,试图通过远端的梗阻排出尿液;当不断增加的蠕动力量无法克服梗阻时,就会导致肾实质萎缩和肾功能受损。

UPJO的病因尚不十分明确,通过肉眼和光学显微镜的观察,大致可将病因归纳为3类:

1. 管腔内在因素　主要是UPJ部位的先天性狭窄、瓣膜和息肉以及高位输尿管开口。其中,先天性狭窄是UPJO的常见原因,主要表现为UPJ处肌层肥厚、纤维组织增生。狭窄段一般不超过2cm,断面直径仅为1~2mm,常伴有高位输尿管开口。UPJ瓣膜为一先天性皱襞,可含有肌肉。息肉多呈葵花样。高位输尿管开口可由先天的各种畸形所致,亦可为继发性病变引起,多伴肾旋转不良。

2. 管腔外在因素　常见原因为来自肾动脉主干或腹主动脉供应肾下极的迷走血管或副血管,跨越UPJ部位使之受压,并使输尿管或肾盂悬挂在血管之上。单纯的异位血管骑跨UPJ是否造成UPJO还存在争议,有可能是同时存在的UPJ内在管腔狭窄引起肾盂扩张积水,在此基础上,异位血管骑跨UPJ增加了肾盂排空的阻力,进一步加重了UPJO。此外,还有纤维索带压迫或粘连等致使UPJ纠结扭曲或高位。

3. 功能性梗阻　表现为UPJ部位的动力性功能失调。其特点为UPJ无明显的腔内狭窄及腔外压迫因素,梗阻原因是由于肾盂输尿管交界肌层排列失常或胶原纤维过多,阻碍蠕动波传导,逆行造影输尿管导管能顺利通过,但却有明显肾积水。神经分布异常及平滑肌发育缺陷也是造成动力性梗阻的原因。

UPJO的临床表现根据确诊年龄而异:①儿童期患者常有疼痛,可伴有肉眼血尿及尿路感染,绝大多数患儿能陈述上腹或脐周痛,大龄患儿还可明确指出疼痛来自患侧腰部;②成人的先天性UPJO常因慢性腰背部疼痛或急性肾绞痛检查而发现,部分患者因腹部或脊柱区域的其他疾病进行影像学检查时偶然发现;③大量饮水后出现腰痛是该病的一个特点,因利尿引起肾盂突然扩张所致;④婴儿阶段常以扪及上腹部肿物为主要临床表现;⑤部分患者可合并肾结石,出现肾绞痛、血尿等症状;⑥扩张的肾盂受到外力作用发生破裂,表现为急腹症;⑦扩张的集合系统压迫肾内血管导致肾脏缺血,反射性引起肾素分泌增加,可引起高血压;⑧双侧肾积水或单侧肾积水晚期可有肾功能不全表现。患儿生长缓慢、发育迟缓、喂养困难或厌食等。

实验室检查:①尿常规中可有镜下血尿或肉眼血尿,合并感染时有脓细胞,尿培养有致病菌。②肾功能不全时血尿素氮、肌酐可增高。

影像学检查:

1. B超检查　方法简单无损伤,诊断明确,是首选的检查方法。B超检查可对肾积水进行分度,对梗阻部位诊断及病变性质加以初步鉴别,对估计患肾功能的可复性具有很重要的意义。

2. X线检查　排泄性尿路造影(IVU)可显示扩张的肾盂肾盏,造影剂突然终止于UPJ,其下输尿管正常或不显影。当患侧肾脏集合系统显影不佳时,可延迟至60分钟或120分钟摄片,必要时还可延至180分钟摄片以提高诊断率;IVU可对梗阻部位及肾功能作出评判,尤其是对分肾功能的判断更为重要。对IVU不显影,同时又无法进行逆行肾盂造影者,可行经皮肾穿刺造影检查(可以用磁共振尿路造影代替)。

3. 动态影像学检查　肾图是最常用的评价肾脏排泄功能受损严重程度的诊断方法,可测定肾小球滤过功能和显示上尿路是否存在梗阻。正常情况下,同位素在肾内浓集达到高峰后下降至一半所需时间(即半量排泄时间,$T_{1/2}$)为4~8分钟。$T_{1/2}<10$分钟可视为正常;10分钟$\leq T_{1/2} \leq 20$分钟提示肾盂出口可能存在梗阻;$T_{1/2} \geq 20$分钟提示肾盂出口存在梗阻。普通肾图难以区分功能性排泄缓慢与器质性梗阻,当排泄期C段曲线持续上升达15分钟而不降时,可行利尿性肾图,以鉴别梗阻性质。当注射利尿剂后,短时间内尿量增加,尿流加快,若淤积在肾盂中的尿液不能加快排出,原来的梗阻型肾图曲线没有迅速出现下降段,则存在器质性梗阻。利尿性肾图对明确早期病变、判断轻度肾积水是否需要手术治疗很有帮助,尤其双侧肾积水时一侧轻、一侧重,对肾积水较轻侧是否手术治疗具有决定作用。

4. 磁共振成像(MRI)　MRI已被广泛应用于尿流梗阻性疾病的诊断。尤其是MR尿路成像(MRU)对梗阻的定位及定性诊断很有帮助,其影像与尿路造影相似。由于MRU不需使用含碘的造影剂和插管技术就可显示尿路情况,患者安全、无创伤、无并发症,尤其是在肾功能严重破坏并有尿路梗阻时更为适合。

5. CT血管造影(CTA)　CTA对于异位血管骑跨UPJ诊断的敏感性为91%~100%,特异性为96%~100%。

UPJO手术目的是解除肾盂出口梗阻,缓解症状并最大限度地恢复肾功能。Anderson-Hynes 离断肾盂成形手术能切除病变的肾盂输尿管连接部以及多余的肾盂壁,建立漏斗状肾盂和输尿管连接,恢复肌源性的蠕动,疗效显著,手术成功率高达 90% 以上,成为 UPJO 修复手术的金标准,适合于包括腔内梗阻、腔外压迫、高位连接等各种类型的 UPJO 病例。该术式的基本要求是形成漏斗状肾盂,无渗漏的缝合,吻合口无张力,保证肾盂输尿管连接部位的通畅排泄。

1993 年,美国得克萨斯大学西南医疗中心的 Schuessler 首次报道了 5 例腹腔镜离断肾盂成形术,虽然手术时间较长(3~7 个小时),但病人术后疼痛轻、恢复快,平均随访 12 个月症状都完全缓解。Schuessler 认为这项新技术尽管在开展早期难度较大,但疗效满意,有临床推广价值。许多研究还证实,和开放手术相比,在保证手术成功率的前提下,腹腔镜离断肾盂成形手术具有明显的微创优势,术后止痛药需求更小,恢复更快,美容效果更好;并且和其他治疗 UPJO 的微创技术(顺行或逆行肾盂输尿管狭窄处内切开或扩张)相比,腹腔镜手术的成功率更高。

目前常用的术式可通过经腹腔途径或腹膜后途径完成。经腹腔途径操作空间大,解剖标志明显,但游离的范围大,术后发生肠道并发症的机会较多。经腹膜后途径手术,稍加分离即可到达手术部位,对腹腔脏器干扰轻微,发生肠道并发症的机会较少;由于异位血管多位于背侧,因而发现和处理异位血管更加容易;另外考虑到潜在的漏尿的风险,该途径更可以减少漏尿对肠道的刺激。相对不足是手术空间较小,解剖标志不明显。

自 2000 年至今,作者经腹膜后途径完成 300 余例腹腔镜肾盂成形术,其中主要为离断肾盂成形术,并对该术式的关键技术如镜下肾盂的裁剪缝合以及输尿管导管的放置等进行改进,取得良好效果。

二、适应证和禁忌证

1. 适应证　①原发性 UPJO 患者,发现如下情况之一时应手术治疗:$T_{1/2}$ 超过 20 分钟;分侧肾功能受损(患侧 GFR<40%)、在非手术治疗随访中发现 B 超下肾盂前后径(APD)增大以及Ⅲ、Ⅳ度扩张。当合并患侧腰痛、高血压、继发结石形成或反复尿路感染也应考虑手术治疗。②异位血管压迫肾盂输尿管连接部造成梗阻。③输尿管高位开

口造成肾积水。④输尿管腔内扩张或内切开失败的 UPJO。⑤马蹄肾或盆腔异位肾合并 UPJO。

2. 禁忌证　绝对禁忌证为凝血功能障碍或其他原因不能耐受手术者。肾内型肾盂不宜行腹腔镜手术。

三、术前准备

全身常规检查包括血尿常规、肝肾功能、电解质、血糖、出凝血功能、心电图和胸部 X 线检查等。术前尿常规有感染者需行尿培养以及药敏试验,并使用敏感抗生素。

术前鉴别诊断:肾盂旁囊肿:与集合系统不相通,CT 和 IVP 可明确。重复肾伴积水:IVP 或 MRU 可显示重复的输尿管。

术前一天进食无渣流质饮食,术前晚普通灌肠。术前预防性应用抗生素。

四、手术步骤

(一)麻醉和体位

采用气管插管全身静脉复合麻醉。麻醉成功后留置导尿管。完全健侧卧位,升高腰桥。

(二)手术过程

1. 制备腹膜后操作空间和放置套管,常规清理腹膜后脂肪,显露腹膜后解剖标志(详见第二章)。

2. 纵行切开肾周筋膜(图 1-5-2-1),切开的范围尽可能大,下至髂窝水平(图 1-5-2-2),上至腹膜反折和后腹壁之间形成的凹陷(图 1-5-2-3)。打开脂肪囊(图 1-5-2-4),钝性和锐性结合紧贴肾实质表面分离肾脏背侧下极(图 1-5-2-5);分离肾盂和输尿管上段充分暴露扩张的肾盂,明确狭窄部位和狭窄原因(图 1-5-2-6)。

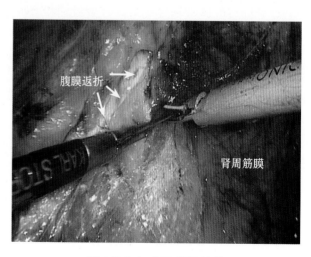

图 1-5-2-1　切开肾周筋膜

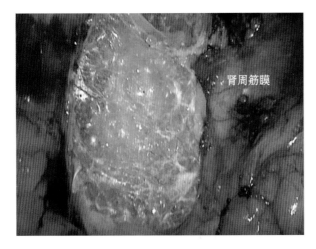

图 1-5-2-2　下至髂窝水平

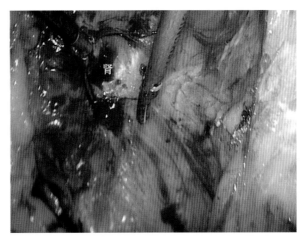

图 1-5-2-5　游离肾脏背侧

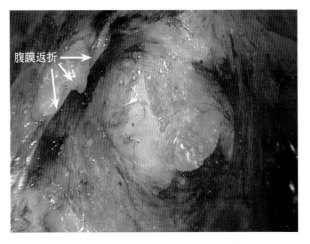

图 1-5-2-3　上至腹膜反折和后腹壁之间形成的凹陷

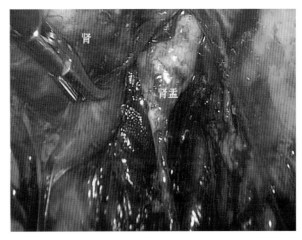

图 1-5-2-6　暴露肾盂输尿管连接部狭窄处

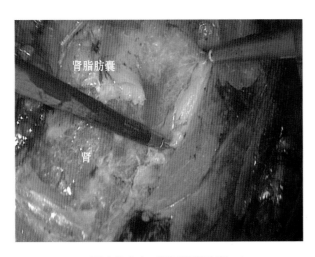

图 1-5-2-4　切开肾脂肪囊

3. 自肾盂底部的外下斜向内上,弧形剪开肾盂,使肾盂口成喇叭状,保持肾盂内侧部分不全离断(图 1-5-2-7),仍于输尿管相连;纵形劈开输尿管越过狭窄部约 2cm(图 1-5-2-8)。

4. 用 4-0 可吸收线将肾盂瓣下角与输尿管劈开处最低位缝合在一起,缝针先自外向内穿过肾盂瓣下角最低位(图 1-5-2-9),再自内向外穿过输尿管劈开处最低位(图 1-5-2-10),然后打结完成第一针定位缝合(图 1-5-2-11)。

5. 进一步完成肾盂的裁剪(图 1-5-2-12)。暂不去除输尿管狭窄部,可作为钳夹部位,避免对输尿管瓣的损伤。

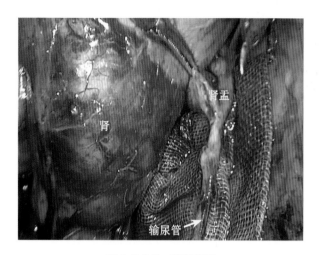

图 1-5-2-7　裁剪肾盂

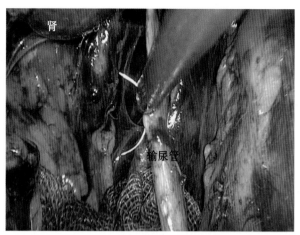

图 1-5-2-10　缝针穿过输尿管劈开处最低位

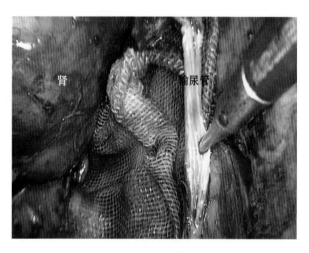

图 1-5-2-8　纵行剪开输尿管

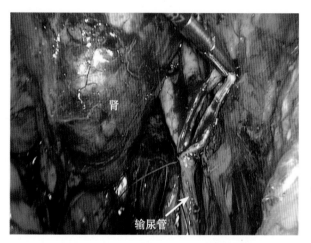

图 1-5-2-11　打结完成第一针缝合

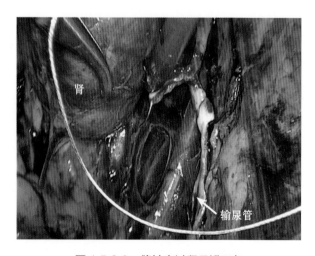

图 1-5-2-9　缝针穿过肾盂瓣下角

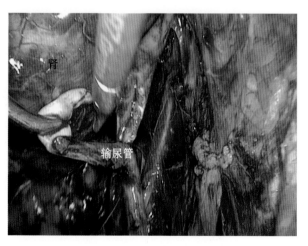

图 1-5-2-12　完成肾盂的裁剪

6. 将缝针从吻合口外侧经背侧绕到内侧,自外向内先缝合吻合口输尿管后壁(图1-5-2-13),再缝合吻合口肾盂后壁(图1-5-2-14),每连续缝合两针可锁边一次(图1-5-2-15),缝合接近输尿管狭窄部位时,再用剪刀裁去狭窄段输尿管(图1-5-2-16),接着完成吻合口后壁的缝合(图1-5-2-17)。如果肾盂瓣较大,可连续缝合关闭肾盂瓣。

7. 经吻合口向输尿管插入双J管(图1-5-2-18),

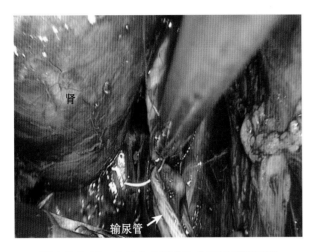

图1-5-2-13 自外向内缝合吻合口输尿管后壁

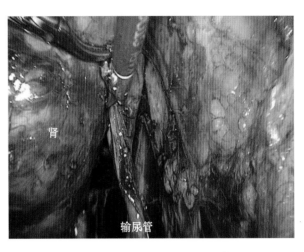

图1-5-2-16 裁去狭窄段输尿管

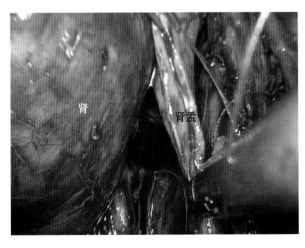

图1-5-2-14 自内向外缝合吻合口肾盂后壁

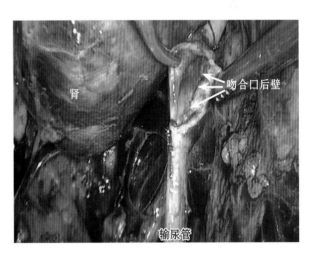

图1-5-2-17 完成吻合口后壁的缝合

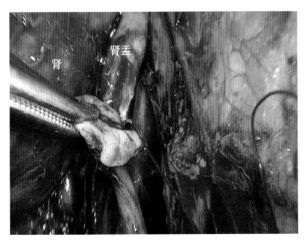

图1-5-2-15 连续缝合两针可锁边一次

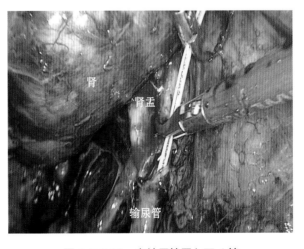

图1-5-2-18 向输尿管置入双J管

再向肾盂内置入（图 1-5-2-19）。

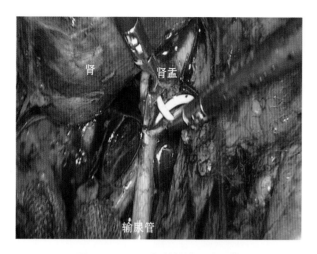

图 1-5-2-19　向肾盂置入双 J 管

8. 间断缝合吻合口前壁（图 1-5-2-20）；手术完成后肾盂的形态（图 1-5-2-21）。

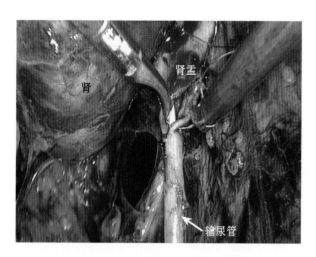

图 1-5-2-20　间断缝合吻合口前壁

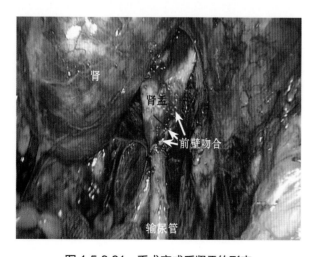

图 1-5-2-21　手术完成后肾盂的形态

9. 存在异位血管压迫者，需将血管置于肾盂对侧行成形术。降低气腹压力，确认术野无活动性出血。经髂嵴上套管留置腹膜后引流管一根，关闭切口。

五、注意事项

1. 游离肾脏时只需分离肾脏背侧中下部分。保持肾脏腹侧和后腹膜相连，在气腹压力作用下，肾脏可被腹膜拉向中线，即发挥"自牵拉"作用，可以更好地暴露肾盂和上段输尿管。肾窦处不宜过多游离，出血及渗出增加会影响手术视野；输尿管上段分离也不要过多分离，只要能做到无张力吻合即可。

2. 由于气腹压力的原因，镜下肾盂扩张的程度小于开放手术，裁剪肾盂时应考虑压力因素对肾盂形态的影响，相对多裁剪一些肾盂。如肾盂扩张不明显，不易判断时，术中可用呋塞米来判断肾盂扩张程度。

3. 由于镜下不便留置牵引线，如将肾盂输尿管完全离断后再吻合，容易发生输尿管的扭曲。我们对此进行改进，在裁剪时先刻意保留肾盂输尿管最内侧部分相连（即不完全离断），纵形劈开输尿管外侧壁，越过狭窄部；然后将肾盂瓣下角与输尿管劈开处最低位用 4-0 可吸收缝线缝合固定，再进一步完成肾盂和输尿管的裁剪。这样在完全去除扩张肾盂和 UPJ 狭窄段之前，肾盂和输尿管已被固定，这不但有效避免了输尿管的旋转，也降低了后面吻合的难度。

4. 第一针缝合至关重要，如输尿管管腔显示不佳，可能导致吻合失败；这时可暂时在管腔内插入一根输尿管导管来充分显露管腔，完成第一针缝合后去除。

5. 吻合时宜用 4-0 可吸收缝线，缝合欠熟练时还可选用"雪橇针"方便进针；宜选用非自动归位型持针器，方便调整持针角度。我们一般先将后壁连续缝合，每两针锁边一次，防止收线过紧导致吻合口狭窄或收线过松导致的吻合口漏尿，还可节约手术时间。在后壁和肾盂开口缝合完成时，吻合口前壁一般只需 3~5 针左右就可完成缝合，因此宜间断缝合。

6. 双 J 管的放置国内外有所不同。国外学者多在麻醉后手术开始前经膀胱镜逆行放置，这对术中输尿管的裁剪及吻合带来不便。我们推荐术中完成吻合口后壁缝合后，直接经吻合口放置双 J

管(成人用 7F 或 6F 号,小儿 5F)。可用一根导丝做内支架管,将双 J 管远端先送入膀胱,双 J 管近段直接用两把弯钳交替送入肾盂。

7. 在小儿患者,有些与成人不同的特点:①小儿腰背筋膜发育不成熟,缺乏很明显突破感;腹膜较薄,用手指前推时要紧贴侧腹壁,动作轻柔;用扩张气囊制备后腹腔时,充气过多撕裂腹膜,以 200~300ml 气体为宜。②放置套管时,为避免损伤腹膜,可采用不同于成人的方法,在腋后线首先置入套管,接气腹机,置入腹腔镜,在内镜监视下再放置腋前线肋缘下和腋中线髂嵴上的两个套管。③小儿腹膜后脂肪少,组织疏松,气腹形成后容易分离,解剖结构比较清晰。

六、术后处理和随访

常规静脉使用抗生素。腹膜后引流管留置 3~5 天,一般在无明显引流液体 2 天后拔出。导尿管保留 6~7 天。双 J 管留置 4~6 周后经膀胱镜取出。

UPJO 行肾盂成形术后随访主要根据患者的主观症状与影像学检查来了解有无复发。但是临床观察发现,相当多的病人即使再次出现梗阻,早期都可能没有任何症状,由此必须强调术后客观指标随访的重要性。随访时间从拔除内支架管后开始计算,至随访期间发现治疗失败终止。拔除内支架管 2~4 周后行影像学检查,以后间隔 3、6、12 个月各做一次,再每年一次,共计 2 年,若出现症状亦需检查。

治疗成功的标准为症状消失,肾积水减轻,肾功能好转或稳定在一定的水平,影像学检查显示排空正常。

1. B 超检查 可以初步了解手术前后肾积水的改善情况,若肾积水加重,则提示梗阻复发,对 UPJO 的随访有一定价值,但 B 超不能了解分肾的功能及排空情况,对肾积水的判断因人而异,带有一定的主观性。

2. 利尿性肾图 作为一种无创性检查方法,是 UPJO 诊断、随访以及术后评估的一项重要手段,不但可以了解分肾的功能,更重要的是通过利尿后肾图时间-活性曲线下降的情况,可鉴别出肾盂张力性下降导致的假性梗阻以及是否真正有机械性梗阻存在。

3. 静脉尿路造影(IVU) IVU 可以了解双肾的功能及排泄情况,但对于肾盂张力性下降及肾

功能减退的病例,则无法获取足够的信息来判断有无梗阻。

七、并发症及其防治

主要并发症是吻合口漏尿和吻合口狭窄。良好的腔镜下吻合技术、常规留置双 J 管、保留导尿管保持膀胱低压引流防止逆流等可最大程度避免此类并发症。有漏尿时首先要排除吻合口远端有无梗阻的情况,如行 KUB 检查,了解有无双 J 管移位等;加强抗感染;保持引流通畅;一般吻合口漏尿可自愈。吻合口狭窄多为周围瘢痕形成所致,首先可考虑行腔内治疗(球囊扩张、内切开等),必要时开放手术探查。

八、后腹腔镜 Hellström 血管移位术

部分 UPJO 病例中,只存在异位血管的外源性压迫而无输尿管内源性异常,此时可将异位血管游离后包埋固定于肾盂外侧壁内(Hellström 术)。此术式可保留肾集合系统完整性,不需要放置双 J 管,明显减少术后并发症。

需严格筛选病例,这是保证手术成功的关键。我们目前的筛选标准为:将异位血管充分游离后,受压输尿管形态正常,无狭窄及扭曲;可看到正常蠕动波;压迫解除后尿液引流通畅,肾盂体积明显减小;肾盂积水为轻中度。该标准有一定的主观性,且与术者的经验有关。

麻醉、体位、腹膜后腔的制备和腹膜外脂肪的游离,肾盂和上段输尿管的显露同离段肾盂成形术。充分游离异位血管及被压迫的输尿管,观察输尿管有无异常(图 1-5-2-22,图 1-5-2-23)。通过

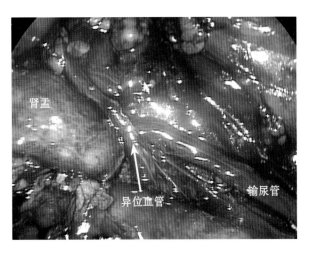

图 1-5-2-22 异位血管压迫肾盂输尿管连接处,肾盂有积水

腹腔镜的放大作用,可清晰观察暂时去除血管压迫后的输尿管形态是否正常、管腔有无扭曲及狭窄、有无正常蠕动波及肾盂排空等。确定输尿管引

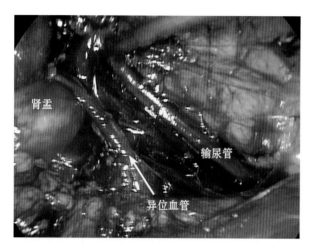

图 1-5-2-23　充分游离异位血管和受压的肾盂输尿管连接处,观察输尿管形态及尿液排空情况

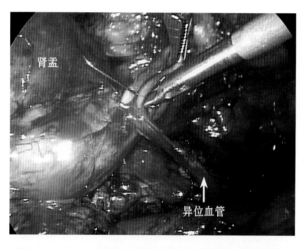

图 1-5-2-24　将异位血管包埋固定在同侧肾盂外侧壁

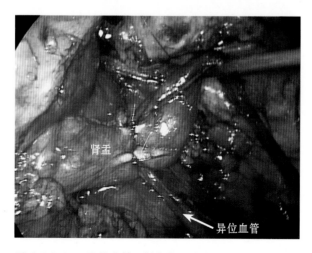

图 1-5-2-25　异位血管已被包埋固定在肾盂外侧壁内,肾盂体积明显减小,尿液引流通畅

流通畅后,将异位血管用无损伤抓钳提起向同侧肾盂方向牵引,在张力较小情况下用 3-0 可吸收线将其包埋固定在同侧肾盂外侧壁内(图 1-5-2-24),并观察输尿管的蠕动及尿液引流情况(图 1-5-2-25)。术后一般处理同前。

第三节　后腹腔镜输尿管切开取石术

一、概述

绝大部分输尿管结石可用体外冲击波碎石(ESWL)、输尿管镜和经皮肾镜技术来处理,腹腔镜技术在输尿管结石治疗中的应用相对局限,但它依然是可选的微创治疗方法之一。Raboy 在 1992 年报道了首例经腹途径腹腔镜输尿管切开取石术,Gaur 在 1993 年报道了经后腹腔途径腹腔镜输尿管切开取石术。经腹途径和经后腹腔镜途径腹腔镜输尿管切开取石术的效果相当。前瞻性的随机对照研究表明后腹腔镜输尿管切开取石术比开放手术有明显的优势:微创美容,术后需求镇痛药剂量更小,住院时间和恢复到日常活动的时间更短;另外,主要并发症包括脏器的损伤和出血也明显减少。

二、适应证和禁忌证

1. 适应证　①ESWL、输尿管镜和 PCNL 取石失败的输尿管结石。②合并输尿管或邻近组织其他病变需要同时处理。③直径大于 1.5cm,需行多次 ESWL 或输尿管镜治疗,或输尿管扭曲估计 ESWL 或输尿管镜治疗比较困难。

2. 禁忌证　①未纠正的全身出血性疾病。服用阿司匹林、华法林等抗凝药物者,需停药 2 周,复查凝血功能正常才可以进行手术。②严重心脏疾病和肺功能不全,无法承受手术。③未控制的糖尿病和高血压。④合并感染和肾功能不全,需先行引流,待病情稳定后再行手术。

三、术前准备

术前常规检查包括血常规、尿常规、肝肾功能、电解质、血糖、出凝血功能、心电图和胸部 X 线检查等。合并泌尿系感染者,术前行细菌培养和药敏试验,使用抗生素控制感染。术前需行静脉肾盂造影,了解远端输尿管的通畅情况,如显影不

清,必要时需行逆行造影以排除输尿管狭窄。如为透 X 线的结石,应作平扫 CT、逆行输尿管造影或 B 超定位。患者于麻醉前先作腹部 X 线照片,确定结石位置。术前晚普通灌肠一次。术前预防性应用抗生素。

在肾下极内侧,找到输尿管(图 1-5-3-4)。结石部位的输尿管明显膨出,并且由于慢性炎症刺激和周围组织粘连比较严重,结石的近端输尿管呈扩张状态(图 1-5-3-5)。

四、手术步骤

(一) 麻醉和体位

采用气管插管全身静脉复合麻醉。麻醉成功后留置导尿管并夹闭。取完全健侧卧位,升高腰桥。

(二) 手术过程

1. 制备腹膜后操作空间和放置套管,常规清理腹膜后脂肪,辨认腰肌、腹膜反折和肾周筋膜等解剖标志(详细步骤参见第一部分第二章)。

2. 超声刀切开肾周筋膜(图 1-5-3-1),靠背侧切开肾周脂肪囊(图 1-5-3-2),显露肾脏实质,沿肾实质表面游离肾脏背侧和肾脏下极(图 1-5-3-3),

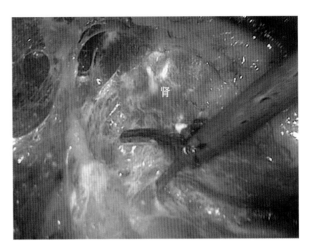

图 1-5-3-3 沿肾实质表面游离肾脏背侧

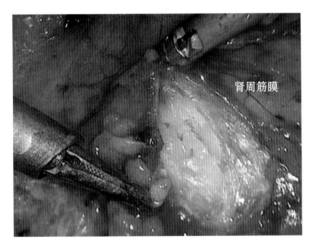

图 1-5-3-1 纵行切开肾周筋膜

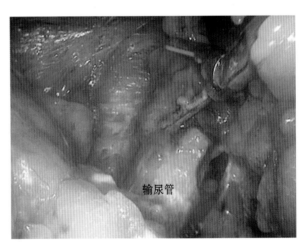

图 1-5-3-4 在肾下极内侧找到输尿管

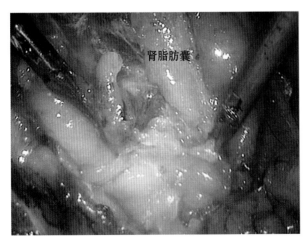

图 1-5-3-2 纵行切开肾脂肪囊

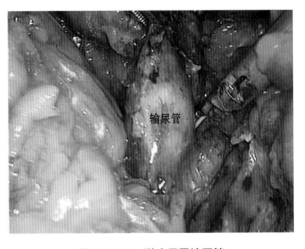

图 1-5-3-5 游离显露输尿管

3. 用抓钳抓住固定结石近端输尿管,防止结石上移(图1-5-3-6),用腔内切开刀从结石上方扩张的输尿管开始纵行切开输尿管壁全层至结石中部位置(图1-5-3-7),用电钩进一步分离结石和周围输尿

管壁的粘连(图1-5-3-8),完全游离结石(图1-5-3-9)。

4. 经吻合口放置双J管,先放双J管下端(图1-5-3-10),再放上端(图1-5-3-11),然后打开导尿管开关。

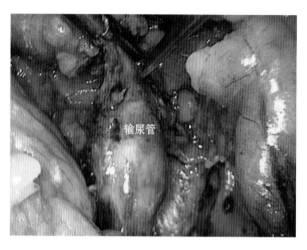

图1-5-3-6 固定结石近端输尿管

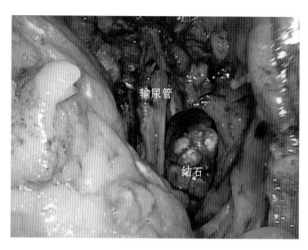

图1-5-3-9 完全游离结石

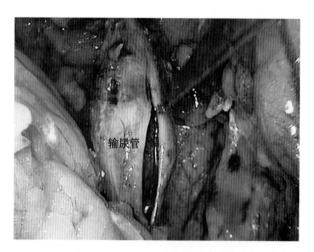

图1-5-3-7 腔内切开刀切开管壁全层

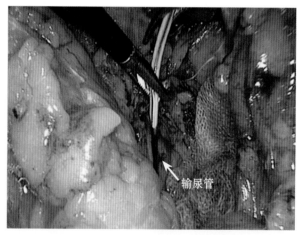

图1-5-3-10 放置双J管下端

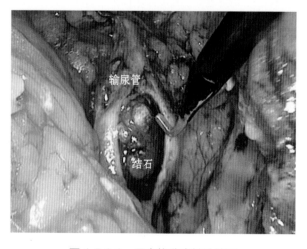

图1-5-3-8 用电钩分离松动结石

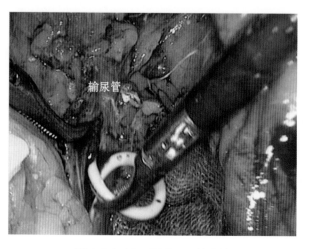

图1-5-3-11 放置双J管上端

5. 用 4-0 可吸收缝线间断缝合输尿管切口。注意要全层,同时要避免缝到双 J 管(图 1-5-3-12,图 1-5-3-13)。打结不要过紧,缝针间距一般 3mm 左右(图 1-5-3-14)。

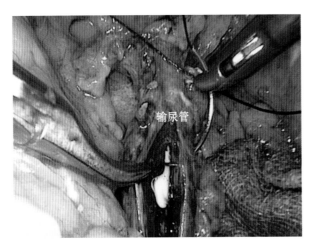

图 1-5-3-12　间断缝合输尿管

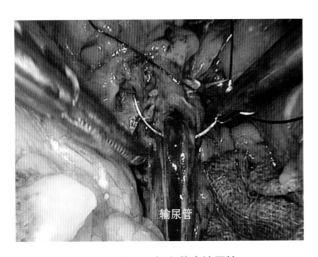

图 1-5-3-13　间断缝合输尿管

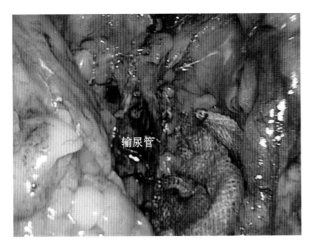

图 1-5-3-14　输尿管缝合结束

6. 直接钳夹或用标本袋取出结石。检查手术野无活动性出血后,留置腹膜后引流管一根,缝合皮肤穿刺切口。

五、注意事项

1. 注意把握手术时机　输尿管结石在 ESWL 或输尿管镜治疗后 1~2 周内局部炎症水肿明显,此期间内行腹腔镜手术,出血较多,手术风险和转开放率较高。

2. 输尿管切口的缝合　用 4-0 可吸收缝线间断缝合输尿管切口 1~2 针,小的切口也可不缝合,缝线尽量少穿透或不穿透黏膜层,以免引起输尿管狭窄。

3. 找到结石是手术成功的关键　初期行腹腔镜输尿管切开取石的转开放率较高,部分原因就是因为找不到结石,或结石滑入肾盂。最好在肾下极处切开肾周筋膜,沿着背侧在腰方肌和腰大肌之间游离,或暴露出肾盂输尿管的连接部后顺势向下游离输尿管。有经验的腹腔镜医师可以结合术前定位片直接暴露结石部位的输尿管。Keeley 等学者认为,结石位于肾下极至输尿管与髂血管交叉处之间是最适合腹腔镜操作的。上方的结石可采用 PCNL,下方的结石可采用输尿管镜处理。

4. 结石游走　输尿管结石合并输尿管明显扩张时,如果结石不发生嵌顿,有可能随体位或因麻醉松弛而向上游走。术前结石的定位是十分重要的。在手术中尽量采取头高脚低位,显露输尿管后勿触动结石,用血管带于较高位置固定输尿管可防止结石上移。如术中结石退回肾盂,可术中留置双 J 管,选择二期行 PCNL 或 ESWL,有经验的术者可切开肾盂,快速灌注生理盐水,将结石冲洗出来,但此操作有增加副损伤的风险,术中通过 Trocar 置入输尿管软镜或术中超声也有助于寻找结石。

5. 合并输尿管息肉　输尿管结石合并的输尿管息肉基本上都位于结石的下位,可能为尿流冲击所致。因此,施行取石术时要用分离钳从切口向下插入输尿管内进行探查。若发现息肉,需将其切除,蒂部彻底止血。

6. 合并输尿管狭窄　结石嵌顿部位或其下方发生狭窄,需行成形手术,一般可将输尿管行纵切横缝。

六、术后处理

常规静脉使用抗生素。腹膜后引流管一般保

留 4~5 天。6~7 后拔除导尿管。术后 1 个月左右膀胱镜下拔除双 J 管。术后定期复查 B 超,必要时行 IVU 检查。

七、并发症及其防治

尿瘘:输尿管切开取石术后出现尿瘘,主要是由于结石嵌顿部输尿管发生水肿,尿流不畅,缝合口愈合不良或局部缺血所致。结石下方输尿管有梗阻或术后肾盏内结石排入输尿管,亦可诱发尿瘘。引流管的位置太靠近输尿管切口也可引起持续漏尿,需酌情剪短。尿瘘如为非梗阻性因素引起者,一般术后 10 天左右愈合,很少超过 4 周。可用负压吸引 2~3 周后改为持续引流。如广泛游离输尿管外膜造成输尿管局部缺血可形成狭窄,插管、球囊扩张或输尿管切开能解决。

其他参见后腹腔镜离断肾盂成形术。

第四节　腹腔镜输尿管再植术

一、概述

腹腔镜输尿管再植术最常用于治疗小儿膀胱输尿管反流。Ehrlich 在 1993 年首次报道了完成腹腔镜输尿管再植术治疗重度小儿膀胱输尿管反流。Reddy 和 Evans 在 1994 年首次报道了成人腹腔镜输尿管再植术。与成人相比,由于小儿缺乏腹膜外脂肪,因此有利于输尿管的分离。

与开放手术相同,腹腔镜输尿管再植术可选择经膀胱和膀胱外的途径。经膀胱的途径,操作空间小,Trocar 滑脱的几率较大,因此报道的例数有限。和开放手术一样,腹腔镜膀胱外输尿管再植术抗反流的技术由乳头法、黏膜下隧道法(Gregoir-Lich 技术和 Politano-Leadbetter 技术及其改良)等多种吻合方法。此类技术主要是针对下段输尿管缺损较短(<3cm)的病例。对于输尿管狭窄段较长的病例(>3cm),陆续有腹腔镜腰大肌悬吊技术(Psoas hitch)、腹腔镜膀胱瓣技术(Boari flap)以及腹腔镜回肠代输尿管术的报道。Gill 等早在 2001 年就报道了腹腔镜经膀胱输尿管再植术(采用经典的 Cohen 方法),随后又有不少改进的技术出现。实践表明无论经膀胱还是膀胱外,腹腔镜输尿管再植术都是安全可行的。本章重点介绍腹腔镜膀胱外黏膜下隧道法输尿管再植术,它可经腹腔途径和经腹膜外途径来完成。

二、适应证和禁忌证

1. 适应证

(1) 各种原因所致的盆腔以下的输尿管狭窄或闭锁性梗阻(狭窄或梗阻段 <3cm):先天性输尿管下段狭窄,非医源性创伤性狭窄,医源性创伤性狭窄(多由妇产科盆腔手术或内镜手术等引起),炎症性或结核性狭窄。

(2) 输尿管异位开口(移位输尿管引流的肾功能良好时),输尿管阴道瘘,或靠近输尿管膀胱连接部的膀胱阴道瘘和输尿管子宫内膜移位症。

(3) 输尿管囊肿和部分梗阻性巨输尿管患者。

(4) 保守治疗或内镜治疗失败后的输尿管下段结石。

(5) Ⅳ度、Ⅴ度膀胱输尿管反流,肾盂积水严重,输尿管迂曲扩张的小儿患者;青春期后的Ⅰ度、Ⅱ度、Ⅲ度膀胱输尿管反流患者,合并反复发作的泌尿系感染。

2. 禁忌证　输尿管下端肿瘤或膀胱肿瘤引起的输尿管膀胱连接部梗阻为该技术的禁忌证;神经源性膀胱功能障碍和泌尿系感染术前必须给予相应治疗;盆腔化疗后膀胱容量过小也为相对的禁忌证。

三、术前准备

实验室检查包括血尿常规、肝肾功能、电解质、血糖、出凝血功能等,合并感染者需做细菌培养和药物敏感试验。影像学检查包括腹部 B 超、胸部 X 线片,术前行 IVU 或逆行肾盂造影了解狭窄段位置和程度。行腹部或盆腔 CT 或 MRI 排除外压性病变。有盆腔手术史或化疗史的患者,术前膀胱镜检查可了解膀胱容量大小。膀胱输尿管反流患者,术前还可行尿流动力学检查。

术前晚清洁灌肠,预防性使用抗生素。

四、手术步骤

(一) 麻醉和体位

采用气管插管全身静脉复合麻醉。取仰卧位,头低脚高 15°,患侧稍抬高。消毒铺巾后留置导尿管。

(二) 手术过程

(1) 制备气腹和放置套管:Veress 气腹针技术制备气腹,脐下缘放置 10mm 套管,置入腹腔镜。直视下放置其他工作套管(详细过程参见本书第一部分第二章)。

（2）游离输尿管：于髂外动脉搏动处打开侧腹膜，找到跨过髂外动脉的输尿管（图1-5-4-1），沿输尿管尽可能向下游离直至输尿管膀胱交界部（图1-5-4-2）。在有生育要求的女性，需在子宫圆韧带尾侧打开腹膜（图1-5-4-3），再沿输尿管游离到

近膀胱壁处，充分显露输尿管狭窄处，靠近膀胱壁处用Hem-o-Lok夹闭输尿管并离断（图1-5-4-4,5）。

（3）切开膀胱壁：术中用200ml生理盐水充盈膀胱（图1-5-4-6）。于膀胱侧后壁做约3cm切口，切开膀胱浆肌层至膀胱黏膜下层（图1-5-4-7），向

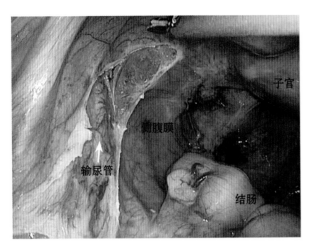

图1-5-4-1 打开侧腹膜找到输尿管

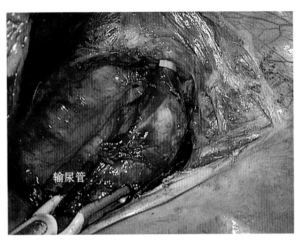

图1-5-4-4 Hem-o-Lok夹闭输尿管末端

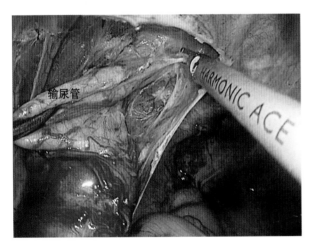

图1-5-4-2 沿输尿管尽量向远端游离

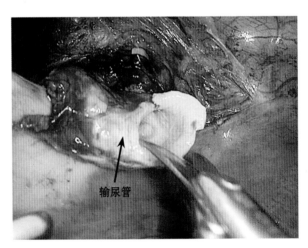

图1-5-4-5 剪刀离断输尿管

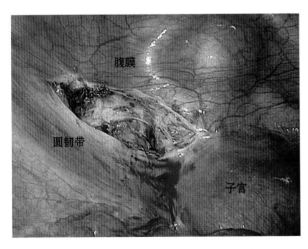

图1-5-4-3 在子宫圆韧带尾侧打开腹膜

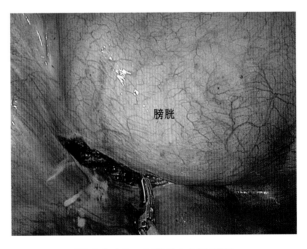

图1-5-4-6 生理盐水充盈膀胱

两侧潜行分离暴露膀胱黏膜(图 1-5-4-8)。

(4) 输尿管膀胱吻合:距输尿管末端约 2cm 处将输尿管浆肌层缝合固定于膀胱切口近端浆肌层,起到减低缝合张力、固定防止输尿管扭曲的作用(图 1-5-4-9)。

将膀胱黏膜与输尿管全层作间断吻合,首先缝合 6 点钟处(图 1-5-4-10),剪开膀胱黏膜(图 1-5-4-11),再缝合吻合口后壁 4 点和 8 点钟处(图 1-5-4-12);

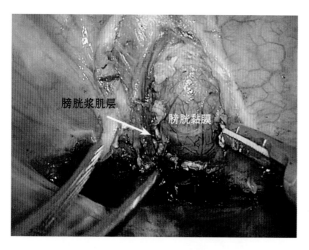

图 1-5-4-7　切开膀胱侧后壁的浆肌层

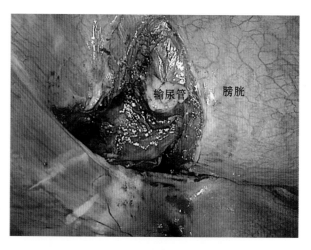

图 1-5-4-10　6 点钟位置输尿管膀胱吻合

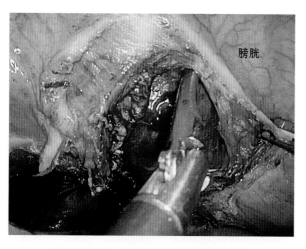

图 1-5-4-8　分离钳潜行分离膀胱黏膜

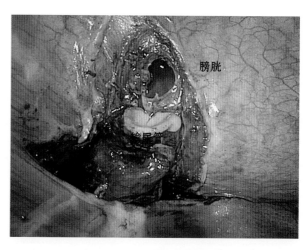

图 1-5-4-11　剪开膀胱黏膜

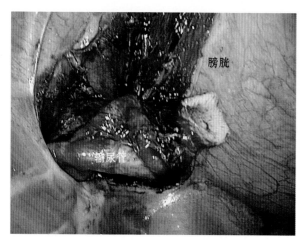

图 1-5-4-9　减张固定缝合

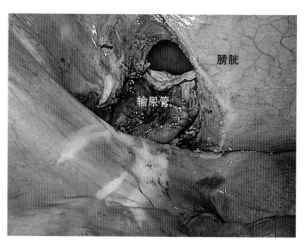

图 1-5-4-12　吻合口后壁缝合结束

留置双 J 管(图 1-5-4-13);继续间断缝合吻合口前壁 2 点、10 点钟和 12 点处(图 1-5-4-14)。间断缝合切开的膀胱浆肌层 3~4 针,包埋输尿管于膀胱肌层下,形成黏膜下隧道(图 1-5-4-15)。

(5) 通过导尿管向膀胱内注入生理盐水,检查吻合口有无漏尿;可吸收线连续缝合关闭膀胱侧壁处的腹膜(图 1-5-4-16)和盆腔段输尿管周围的侧腹膜(图 1-5-4-17)。放置引流管,缝合皮肤切口。

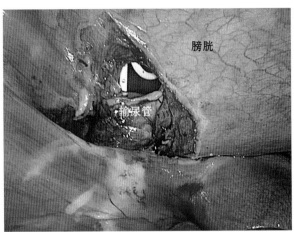

图 1-5-4-13 置入双 J 管

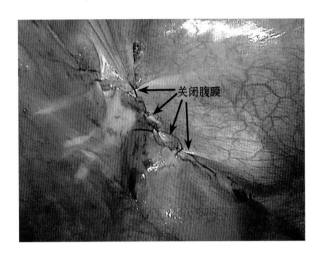

图 1-5-4-16 关闭膀胱侧壁处的腹膜

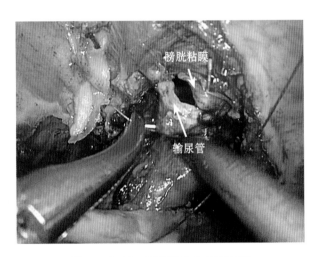

图 1-5-4-14 间断缝合吻合口前壁

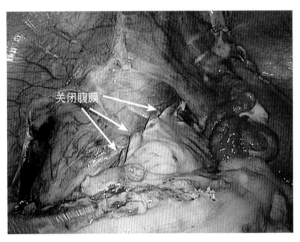

图 1-5-4-17 关闭髂血管附近的腹膜

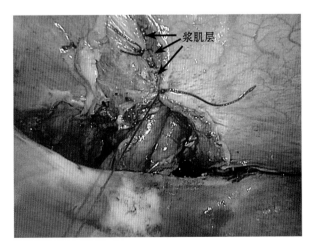

图 1-5-4-15 缝合两侧的浆肌层,形成黏膜下隧道

五、注意事项

1. 游离足够的输尿管,完全去除病变输尿管段,保证吻合无张力。通常炎症和瘢痕引起的狭窄,会增加游离的难度。

2. 吻合口血循环良好,尽量保留输尿管周围的组织和血供。

3. 再植时注意保持对称缝合,防止输尿管扭转或成角。通常使用 4-0 的可吸收线。

4. 黏膜下隧道要有足够长度,以保持相对固定的逼尿肌作为支撑。包埋输尿管和膀胱肌肉时可使用 3-0 的可吸收线。

5. 对于输尿管狭窄段或缺损段达3~5cm,宜采用腹腔镜腰大肌悬吊技术(Psoas hitch),Paquin于1959年首先报告了此种技术。输尿管下段缺损达6~10cm,则应该选择腹腔镜膀胱瓣技术(Boari flap)。合并采用肾脏下降技术可处理更长距离的病变。这样可使输尿管广泛缺损的患者免于复杂的自体肾移植或回肠代输尿管手术(在技术进展部分有详细介绍)。

6. 当输尿管梗阻合并输尿管结石可术中使用输尿管软镜行取石术,如输尿管扩张明显,可首先在结石部位以上游离输尿管,采用丝线悬吊或Bulldog阻断的方法防止结石上移。

7. 输尿管在排空状态时直径若超过1.5cm,应予以裁剪,否则很难建立抗反流结构。

六、术后处理

常规使用抗生素。术后3~4天拔除引流管,术后1周拔除导尿管。术后4周左右膀胱镜下拔除双J管。术后3个月、6个月复查B超和IVU。

七、并发症及其防治

1. 尿外渗或尿漏　保持腹腔或腹膜外引流管以及导尿管引流通畅,加强抗感染,延迟拔管时间。

2. 吻合口狭窄　视具体情况选择腔内扩张或内切开,必要时开放手术探查。通常与吻合口水肿、坏死或输尿管扭曲、成角有关。因此术中无张力吻合,选择合适的吻合位置,设计好隧道的长度至关重要。同时应该尽量保护好输尿管的血运。

3. 腹部血肿或积血　术中仔细止血,若发生时,注意加强引流和抗感染治疗。

4. 严重感染　尿外渗或尿漏以及腹部血肿或积血处理不及时时,常引起严重的感染,有时即使实施了肾造瘘度过了危险期,二次手术的风险依然很大,甚至被迫行肾切除。

5. 反流　膀胱黏膜下隧道长度应为输尿管内直径的4~5倍,才能获得满意的抗反流效果。

八、技术现状

输尿管下段缺损或狭窄,由于缺损或病变段较长,不能作输尿管膀胱吻合术者,需要联合其他术式恢复输尿管的连续性(表1-5-4-1)。此类手术尤其适用于第二次或第三次输尿管膀胱吻合术。在确定手术方案时,必须考虑下列两点:

表 1-5-4-1　输尿管长段缺损手术方式选择

手术方式	输尿管缺损距离(cm)
输尿管吻合	2~3
输尿管膀胱再植	4~5
腰肌悬吊	6~10
膀胱瓣	12~15
肾下降术	4~5

输尿管经充分游离后,其缺损估计有多长,输尿管断端是否能抵达膀胱角或膀胱瓣;膀胱壁的伸张能力是否良好,膀胱是否有足够容量。在特殊情况下也可考虑与对侧输尿管进行端侧吻合。

1. 膀胱腰肌悬吊术(psoas hitch)　尽管大部分患者的膀胱均具有足够的柔韧性和弹性可完成悬吊,但是根据术中情况,可适当游离对侧膀胱蒂,可结扎离断对侧的膀胱上动脉。使膀胱可无张力的到达输尿管水平。分离出腰大肌和腰小肌表面的肌筋膜,在髂血管的外上方,使用2-0 Vicryl线或倒刺线将膀胱浆肌层与腰小肌肌腱进行3~5针的固定。注意缝线不要进入膀胱黏膜层,并保护好生殖股神经。在收线时助手可使用肠钳向上牵拉膀胱。如果肌腱未发育,可缝合在腰大肌的肌筋膜和肌肉上。注意肌肉缝的不要太多,打结也不必太紧,以免术后出现隐痛,下肢活动受限,组织坏死而造成缝线脱落。

2. 膀胱瓣修复术(Baori flap)　通常膀胱腰肌悬吊术可以满足下段输尿管缺损的修复,且并发症较少。充分游离膀胱,必要时可离断对侧的膀胱上动脉和极少情况下需要离断膀胱下动脉,将膀胱拉成管状推向腰肌,看能否行腰肌悬吊,如膀胱不能到达输尿管,则选择做膀胱瓣。

术前应评估膀胱容量,有膀胱手术史、盆腔放疗史、神经源性膀胱等膀胱顺应性差的患者应为此手术的相对禁忌证。

充盈膀胱后,测量所需膀胱瓣的长度(从膀胱后壁至输尿管近端的长度)。通常瓣的宽度在顶部为2cm,或是输尿管直径的3倍,基底部宽度至少为4cm。通常瓣越长基底部越宽,以提供足够的血供。瓣和输尿管至少重叠3cm,以便形成合适的隧道。如果输尿管太短,则必须放弃隧道,直接将输尿管与膀胱瓣的边缘吻合。充分游离肾脏,可获得5cm左右的输尿管长度。一定要避免吻合口出现张力。术中膀胱的修补和输尿管吻合,可使用4-0的可吸收线。术中可在对侧输尿管内插入输尿管导管作为标记,以免在游离及缝合时损伤。使用2-0 Vicryl线将膀胱瓣与腰小肌肌腱固定。

术后最常见并发症为尿瘘,多由于膀胱瓣或瓣的基底部裂开所致,与膀胱瓣太窄、缝合后张力太大有关。在膀胱过度伸张状态下取瓣,退缩后必然过于狭窄。瓣应呈梯形,基底较宽。术后保持膀胱引流通畅,加强抗感染治疗也是防止尿瘘的重要措施。瘘孔可能于1个月内自行愈合,否则可于术后2~3个月再施行手术修补。

术后应注意出现对侧输尿管损伤的情况,通常可出现腰痛及发热。

第五节　后腹腔镜下腔静脉后输尿管矫形术

一、概述

下腔静脉后输尿管是一种罕见的先天畸形,新生儿发病率约为1/1100。男女之比大约为2.8∶1,最早由Hochstetler在1893年报道。目前认为下腔静脉后输尿管是胚胎期下腔静脉发育异常,而非输尿管发育异常。下腔静脉在胚胎发育过程中,有后主静脉、下主静脉和上主静脉之分;三对静脉之间相互吻合在两侧形成静脉环。该静脉环前面部分由后主静脉腰段及其分支组成,后面部分由上主静脉和下主静脉及其分支组成。后肾在胚胎发育期第12周由骨盆上升穿过此静脉环至腰部,输尿管从中经过。正常情况下首先发生后主静脉,当上主静脉出现以后,后主静脉即退化萎缩,下腔静脉由后面的静脉环形成,因此输尿管的位置应在下腔静脉的前方。如果后主静脉不萎缩而继续存在,就代替了静脉环后面部分而形成下腔静脉,输尿管位于其后,形成下腔静脉后输尿管;如静脉环的腹侧不消失,因为有下主静脉在背侧及腹侧,故形成双下腔静脉,导致输尿管位于双下腔静脉间。下腔静脉后输尿管多发生在右侧,如果发生在左侧,则与部分或全部脏器反位以及双下腔静脉有关。

根据影像表现,Bateson和Atkinson将其分为两种类型:①Ⅰ型或低祥型,扩张的近段输尿管走行正常,在第3、4腰椎水平折回,以倒"J"或"S"状走行在下腔静脉之后(图1-5-5-1)。临床患者多为此型,常导致中重度肾积水。②Ⅱ型或高祥型,肾盂和输尿管几乎呈水平位,在肾盂输尿管连接

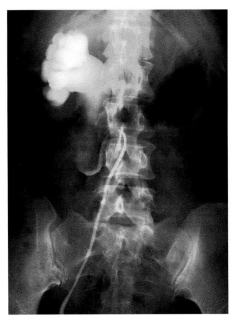

图1-5-5-1　逆行造影提示腔静脉后输尿管

部水平或之上,呈镰刀状走向下腔静脉后,该型临床罕见,一般情况下也不造成输尿管梗阻。

临床症状常出现在30~40岁,但无特异性,可有腰痛、血尿和尿路感染等。对有症状(梗阻导致腰痛、尿路感染或结石等)和(或)中度以上肾积水的患者应手术治疗,即离断输尿管,将下腔静脉后的输尿管移位至下腔静脉前面再行输尿管端端吻合。Baba在1994年首次报道使用腹腔镜技术治疗下腔静脉后输尿管。1999年,Salomon完成首例后腹腔镜下腔静脉后输尿管矫形术。该病发病率低,现有的报道显示腹腔镜技术治疗下腔静脉后输尿管安全有效,微创优势明显,是手术治疗的首选方法。

二、术前准备

完善常规术前准备如血尿常规、肝肾功能、凝血功能、血糖、心电图和胸部X线检查等。术前尿常规有感染者做尿培养和药敏试验,使用敏感抗生素。

术前明确诊断主要依靠影像检查。B超可发现肾和上段输尿管积水扩张,IVU和(或)逆行肾盂输尿管造影可明确诊断,有特征性表现。CTU和MRU作为无创手段也能明确诊断。

三、手术步骤

(一)麻醉与体位

气管插管全身麻醉,留置尿管,完全健侧卧

位,升高腰桥。

(二) 手术过程

1. 制备腹膜后操作空间和放置套管,常规清理腹膜后脂肪并辨认解剖标志(详细步骤参见第一部分第二章)。

2. 纵行切开肾周筋膜和脂肪囊,显露肾盂和上段输尿管。沿上段输尿管向下游离,可进一步显露下腔静脉并明确输尿管和下腔静脉之关系(图 1-5-5-2)。继续游离下段输尿管和下腔静脉后的输尿管。有时为游离方便,可将腹腔镜从腋中线套管换至腋后线套管,从背侧向腹侧观察(图 1-5-5-3)。

3. 在下腔静脉右侧,近端输尿管转向处离断输尿管(图 1-5-5-4)。斜行剪开扩张的近端输尿管(图 1-5-5-5);将下腔静脉后段输尿管移位至下腔静脉前面(图 1-5-5-6),纵行劈开远端输尿管管腔约 1cm(图 1-5-5-7)。

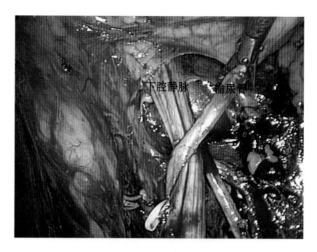

图 1-5-5-4　离断输尿管

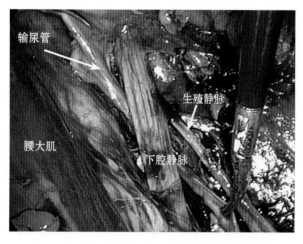

图 1-5-5-2　显露下腔静脉和输尿管的关系(从尾侧向头侧看)

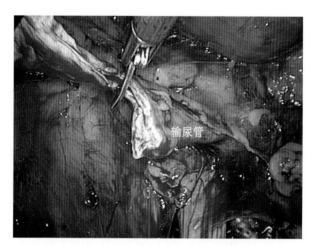

图 1-5-5-5　斜行剪开扩张的近端输尿管

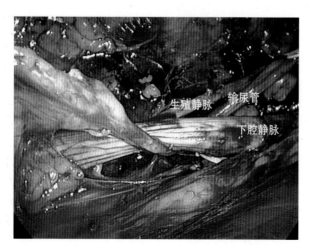

图 1-5-5-3　显露下腔静脉和输尿管的关系(从背侧向腹侧看)

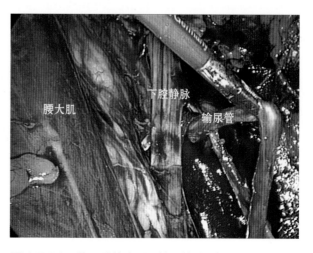

图 1-5-5-6　将下腔静脉后段输尿管移位至下腔静脉前面

4. 用 4-0 可吸收缝线将近端输尿管切口最低点与远端输尿管劈开处最低点缝合(图 1-5-5-8 至 1-5-5-10);连续缝合吻合口后壁,两针可锁边一次(图 1-5-5-11,图 1-5-5-12)。不剪断缝线,将近

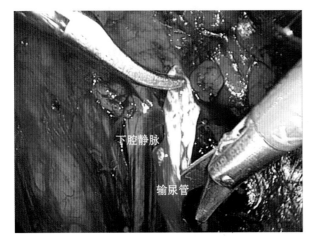

图 1-5-5-7　纵行劈开远端输尿管管腔约 1cm

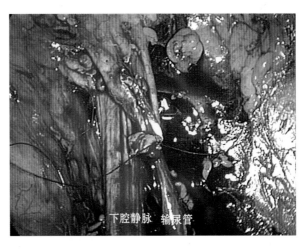

图 1-5-5-10　第一针定位缝合完成

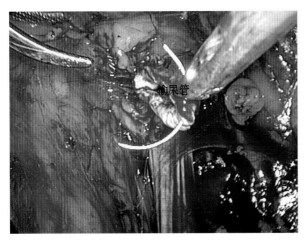

图 1-5-5-8　将近端输尿管切口最低点与远端输尿管劈开处最低点缝合

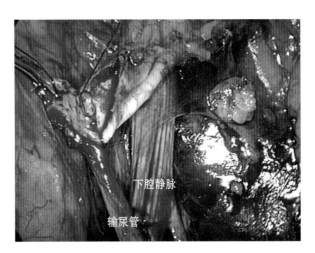

图 1-5-5-11　连续缝合吻合口后壁,两针可锁边一次

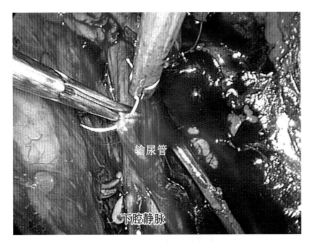

图 1-5-5-9　将近端输尿管切口最低点与远端输尿管劈开处最低点缝合

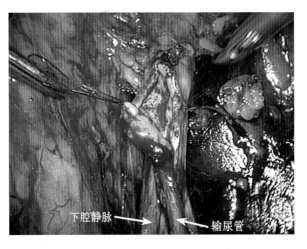

图 1-5-5-12　吻合口后壁缝合完成

端输尿管开口多出部分连续缝合(图 1-5-5-13)。

5. 经吻合口留置双 J 管(图 1-5-5-14)。间断缝合吻合口前壁(图 1-5-5-15)。

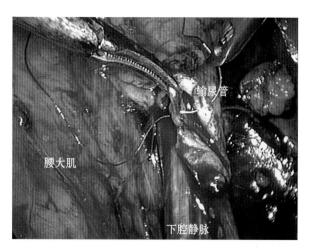

图 1-5-5-13　连续缝合近端输尿管开口多出部分

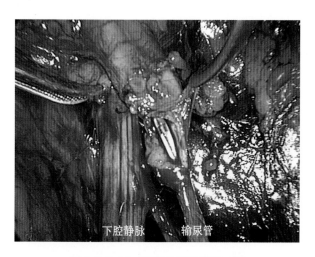

图 1-5-5-14　经吻合口留置双 J 管

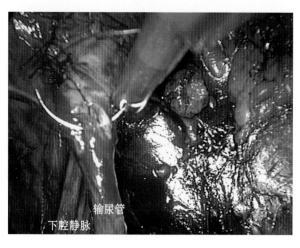

图 1-5-5-15　间断缝合吻合口前壁

6. 检查术野无活动性出血,腹膜后放置引流管一根。缝合皮肤切口。

四、注意事项

1. 在腹腔镜放大的视野下观察下腔静脉后段输尿管有明显狭窄,或发育不良,收缩功能差,应将该段输尿管切除,然后修整断面,行端端吻合;如该段输尿管外观没有明显狭窄,蠕动正常,劈开处输尿管黏膜发育良好,该段可予以保留;如该段输尿管与下腔静脉有粘连分离困难,可在下腔静脉两侧离断输尿管,将该段输尿管旷置。

2. 梗阻部位较高而接近肾盂时,可行肾盂输尿管端端吻合,如同离断肾盂成形术。

五、术后处理

静脉使用抗生素预防感染。导尿管保留 6~7 天后去除。腹膜后引流管在无明显液体引出后拔出(24 小时引流量小于 10ml)。双 J 管留置 4~6 周。术后第 3 个月、6 个月复查 IVU。

六、并发症及其防治

1. 下腔静脉损伤　下腔静脉小的属支(生殖静脉和腰静脉)损伤出血,可适当增加气腹压力并用纱布压迫止血,多能奏效;下腔静脉比较明显的裂口,可增加气腹压力并用吸引器清理术野后,用无损伤血管缝合线在腔镜下修补;如腔镜下缝合技术不熟练,应果断中转开放手术修补。

2. 输尿管吻合口漏和狭窄　良好的端端吻合、术中常规放置输尿管支架管,可减少此类并发症。

参　考　文　献

1. Zhang XD, Hou SK, Zhu JH, et al. Diagnosis and treatment of retrocaval ureter. European Urology, 1990, 18(3):207-210

2. Simforoosh N, Nouri-Mahdavi K, Tabibi A. Laparoscopic pyelopyelostomy for retrocaval ureter without excision of the retrocaval segment: first report of 6 cases. The Journal of Urology, 2006, 175(6):2166-2169; discussion 9

3. Baba S, Oya M, Miyahara M, et al. Laparoscopic surgical correction of circumcaval ureter. Urology, 1994, 44(1):122-126

4. Salomon L, Hoznek A, Balian C, et al. Retroperitoneal laparoscopy of a retrocaval ureter. BJU Int, 1999, 84(1):181-182

5. Li HZ, Ma X, Qi L, et al. Retroperitoneal laparoscopic ureteroureterostomy for retrocaval ureter: report of 10 cases and literature review. Urology, 2010, 76(4): 873-876

6. Zhang X, Li HZ, Wang SG, et al. Retroperitoneal laparoscopic dismembered pyeloplasty: experience with 50 cases. Urology, 2005, 66(3): 514-517

7. Tobias-Machado M, Lasmar MT, Wroclawski ER. Retroperitoneoscopic surgery with extracorporeal uretero-ureteral anastomosis for treating retrocaval ureter. International Braz J Urol: official journal of the Brazilian Society of Urology, 2005, 31(2): 147-150

8. Zhang X, Li HZ, Ma X, et al. Retrospective comparison of retroperitoneal laparoscopic versus open dismembered pyeloplasty for ureteropelvic junction obstruction. J Urol, 2006, 176: 1077-1080

9. Zhang X, Xu K, Fu B, et al. The retroperitoneal laparoscopic Hellstrom technique for pelvi-ureteric junction obstruction from a crossing vessel. BJU Int, 2007, 100: 1335-1338

10. 张旭, 李宏召, 马鑫, 等. 后腹腔镜离断性肾盂成形术 (附 22 例报告). 临床泌尿外科杂志, 2003, 18(12): 707-710

11. 齐琳, 李宏召, 张旭, 等. 后腹腔镜输尿管端端吻合术治疗下腔静脉后输尿管: 8 例报道并文献复习. 临床泌尿外科杂志, 2006, 21(11): 833-835

第六章 腹腔镜前列腺手术

第一节 前列腺应用解剖

一、前列腺的形态和结构

前列腺是由腺体组织和纤维肌性组织组成的实质性器官。前列腺外形似板栗,位于真骨盆的下部,耻骨联合下缘和耻骨弓的后方,直肠的前方。前列腺近端宽大,朝向上方,稍凹陷,与膀胱颈相贴,称前列腺底部,有尿道在其中穿过;后部有左右射精管贯穿其中。前列腺下端为前列腺尖部,朝向前下方,与膜部尿道及覆盖在其表面的尿道外括约肌相延续。前列腺底部和尖部之间是前列腺体部,前面隆凸,后面平坦,朝向后下方。在前列腺体部后方邻近膀胱处有双侧射精管斜行穿过并开口于前列腺部尿道后壁的精阜(图 1-6-1-1)。

二、前列腺外科应用解剖

目前根治性前列腺切除术治疗前列腺癌已取得很好治疗效果,这主要得益于前列腺解剖方面的进展,在很大程度上克服了以往前列腺手术中由于背静脉丛解剖不清导致的大出血,由于未能明确括约肌与神经血管束的解剖导致尿失禁与阳痿等严重威胁患者生命安全和降低患者生活质量的并发症的出现。下面将重点阐述对降低前列腺根治性切除术并发症有重要指导意义的解剖关系。

1. 前列腺前、侧方的盆筋膜和耻骨前列腺韧带 前列腺的周围有三层重要的筋膜。第一层筋膜是紧贴耻骨背侧面及前列腺尖部两侧的盆内筋膜,两者深面为阴茎背深静脉的两个主要分支——左右侧静脉丛。仔细清除盆内筋膜表面的脂肪结缔组织,前列腺尖部两侧的盆内筋膜反折处可以得到清晰的显露,前列腺癌根治手术中需

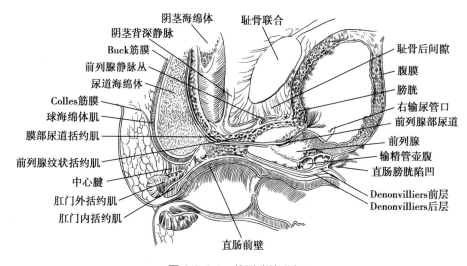

图 1-6-1-1 前列腺的毗邻

114

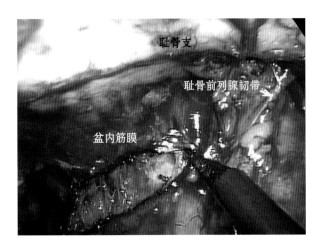

图 1-6-1-2 左侧盆内筋膜(已切开)

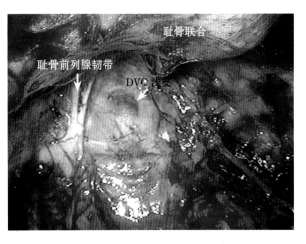

图 1-6-1-3 耻骨前列腺韧带和阴茎背深静脉浅表支

要从这里切开盆内筋膜(图 1-6-1-2),以便进一步处理耻骨前列腺韧带并游离前列腺尖部;第二层筋膜是前列腺包膜,也就是盆内筋膜延续过来覆盖于前列腺前、侧表面的盆筋膜脏层;第三层筋膜是前列腺后方和直肠前方的 Denonvilliers 筋膜。

第一层和第二层筋膜相延续并反折形成两条耻骨前列腺韧带。耻骨前列腺韧带向前愈着于耻骨联合外侧耻骨支的下 1/5,向后愈着于前列腺与尿道外括约肌的交界处。在两韧带之间、前列腺包膜下可见阴茎背深静脉的最大分支——浅表支(图 1-6-1-3)。两韧带的前列腺侧是侧静脉丛。在处理耻骨前列腺韧带时易造成大量的出血。耻骨前列腺韧带与坐骨嵴之间的盆筋膜增厚,形成骨盆弓状韧带;在此韧带深处,男性有背血管复合体的外侧丛走行,女性有阴道血管和神经走行。

2. 阴茎背深静脉和前列腺静脉丛 前列腺静脉在前列腺底部的前面和侧面汇集形成前列腺静脉丛,然后注入髂内静脉,此静脉丛同时也收集阴茎背深静脉的回血。阴茎背深静脉穿过尿生殖膈后发出三个分支:浅表支和左右侧静脉丛,其中浅表支分布于前列腺和膀胱颈中部,两侧静脉丛分布于前列腺的后外侧并与阴部静脉丛、膀胱静脉丛有广泛的交通支,因而盆腔内任何静脉丛的破裂均可造成严重的出血(图 1-6-1-4)。

3. Denonvilliers 筋膜 传统观点认为,前列腺和精囊后方为 Denonvilliers 筋膜的前层覆盖,是尿生殖膈深层筋膜的延续,向上沿前列腺、精囊和射精管后面延伸,并有血管、神经伴行其中,是阻止前列腺炎和癌肿向后扩散的重要屏障。前列腺后方紧邻直肠,直肠前为 Denonvilliers 筋膜的后层,剥离前列腺后侧时容易导致直肠损伤,因此在 Denonvilliers 筋膜的前后层之间分离,对于避免直

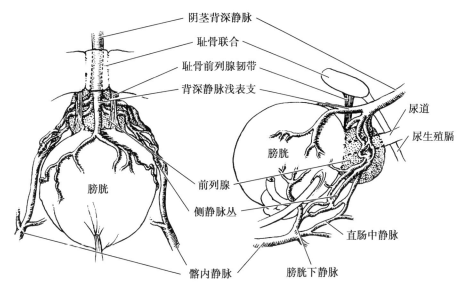

图 1-6-1-4 阴茎背深静脉和前列腺静脉丛

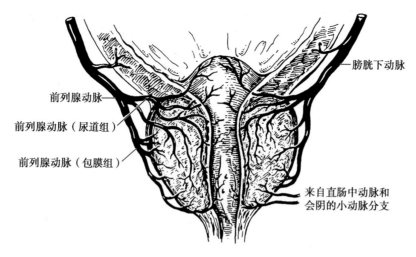

膀胱下动脉

前列腺动脉

前列腺动脉（尿道组）

前列腺动脉（包膜组）

来自直肠中动脉和
会阴的小动脉分支

图 1-6-1-5　前列腺血供示意图

肠损伤有重要意义。

Walsh 认为，Denonvilliers 筋膜是薄膜状、脆弱等结缔组织，位于直肠前壁和前列腺之间。这层筋膜向上延伸覆盖于精囊腺的后表面并紧贴于前列腺包膜的后表面。在前列腺底部和精囊腺附近最明显和致密，向尾侧延伸后迅速变薄，最后终结于尿道外括约肌。镜下，不可能辨认出所谓 Denonvilliers 筋膜的前层或后层。

4. 尿道外括约肌　尿道外括约肌位于尿生殖膈内，从侧面观，呈倒置的马蹄形，其后方连接会阴中心腱，而其与会阴中心腱连接的部位，正是 Denonvilliers 筋膜起始的部位。在前列腺尖部离断尿道时，应注意距离尿道膜部保留一小段尿道残端，以避免尿道外括约肌损伤和膀胱尿道吻合困难，以及由此造成的外括约肌损伤。

5. 前列腺的动脉血供及神经血管束（NVB）　前列腺的血供主要来自膀胱下动脉，其为髂内动脉的分支，主要供应精囊的后下方、前列腺和膀胱底部。供应前列腺的分支可分为前列腺动脉尿道组和包膜组。前列腺尿道组动脉分支分别于膀胱颈部后外侧 5 和 7 点钟处进入前列腺，主要供应膀胱颈部和尿道周围的大部分前列腺腺体（图 1-6-1-5）。由于它是增生部分前列腺腺体血供的主要来源，在施行前列腺手术时，对前列腺窝后缘 5、7 点处前列腺动脉的处理对术中控制出血至关重要。前列腺包膜组动脉分支位于盆侧筋膜深面，沿尿道和前列腺的背外侧方以及直肠前侧壁的上方下行，经过前列腺的后侧壁沿途发出分支至前列腺的腹侧和背侧，主要供应前列腺外周部分和前列腺包膜。而来源于盆腔神经丛的支配盆

腔内器官和外生殖器的自主神经，它支配前列腺、尿道、阴茎海绵体等的分支，同前列腺包膜组血管相伴行，共同组成了一条神经血管束（NVB）。

NVB 对于前列腺癌根治术中保留性功能至关重要。NVB 位于紧贴前列腺筋膜和 Denonvilliers 筋膜的外侧，在切断前列腺尖部和游离前列腺背侧面时应紧贴前列腺筋膜，仔细辨认以避免 NVB 的损伤。

6. 前列腺淋巴回流　前列腺的淋巴管于前列腺周围形成前列腺淋巴网，其淋巴引流分 3 组。第 1 组为淋巴管离开前列腺沿髂内动脉走行并加入髂外淋巴结组。这组淋巴结又包括 3 个淋巴链：外侧链位于髂外动脉的外侧，前列腺癌淋巴结清扫时该组淋巴结不予处理；中链位于髂外静脉的前、内侧；内侧链位于髂外静脉的下方，内侧链中有 1 组淋巴结位于闭孔神经周围，就是所谓的闭孔神经淋巴结，一般认为此组淋巴结是前列腺癌淋巴结转移的第 1 站。因此，髂外淋巴结的中链、内侧链以及闭孔神经淋巴结就是前列腺癌淋巴结清扫的主要范围。

第二节　腹腔镜根治性前列腺切除术

一、概述

前列腺癌是指发生在前列腺的上皮性恶性肿瘤，病理类型包括腺癌（腺泡腺癌）、导管腺癌、尿路上皮癌、鳞状细胞癌、腺鳞癌。其中前列腺腺癌占 98% 以上，因此通常我们所说的前列腺癌就

是指前列腺腺癌,简称前列腺癌(prostate cancer, Pca)。2008 年全球前列腺癌标化发病率为 28.5/10 万,标化死亡率为 7.5/10 万,在男性恶性肿瘤中位列第二,在全球男性癌症死亡原因中排名第六。从世界范围来看,亚洲前列腺癌的发病率远远低于欧美国家,但近年来呈现上升趋势。2005 年中国的标化发病率为 1.6/10 万,2006 年上升至 4.24/10 万,2007 年为 4.39/10 万,2008 年为 4.57/10 万。在我国居男性恶性肿瘤的第五位。

早期前列腺癌通常没有症状,但肿瘤侵犯或阻塞尿道、膀胱颈时,则会发生类似下尿路梗阻或刺激症状,严重者可能出现急性尿潴留、血尿、尿失禁。骨转移时会引起骨骼疼痛、病理性骨折、贫血、脊髓压迫导致下肢瘫痪等。

前列腺癌临床诊断主要依靠直肠指检、PSA 检查、前列腺穿刺活检加影像学检查,它为前列腺癌临床分期、治疗方案选择、疗效评价、随访提供十分重要依据。PSA 异常,怀疑前列腺癌可能时,要先完成前列腺的磁共振成像(MRI)检查。MRI 检查可以显示前列腺包膜的完整性、是否侵犯前列腺周围组织及器官,MRI 还可以显示盆腔淋巴结受侵犯的情况及骨转移的病灶。在临床分期上有较重要的作用。前列腺穿刺出血可能影响影像学临床分期,因此 MRI 应在前列腺穿刺活检之前进行。前列腺系统性穿刺活检是诊断前列腺癌最可靠的检查。推荐经直肠或经会阴 B 超引导下的前列腺系统穿刺,除特殊情况不建议随机穿刺。前列腺癌的最常见远处转移部位是骨骼。ECT 可比常规 X 线片提前 3~6 个月发现骨转移灶,敏感性较高,但特异性较差。一旦前列腺癌诊断成立,建议进行全身核素骨显像检查,有助于判断前列腺癌准确的临床分期。

根治性前列腺切除术是治疗局限性前列腺癌的主要方法之一。在开放手术年代,耻骨后前列腺根治性切除术是主流术式。随着腹腔镜技术的逐步推广,不少学者在 20 世纪 90 年代就开始积极探索腹腔镜前列腺癌根治术(laparoscopic radical prostatectomy,LRP)。美国得克萨斯州 Schuessler 于 1991 年完成首例经腹腔途径的 LRP,随后在 1997 年报道了总共 9 例手术的经验。他们认为 LRP 存在诸多技术难题,如术中背深静脉复合体的控制、前列腺尖部的分离以及膀胱尿道的吻合等都非常困难,结果导致平均手术时间长达 9.4 小时之久。术后其中 1 例切缘阳性,6 例能够

勃起。他们认为 LRP 技术上可行,但和传统的开放手术相比没有任何优势可言。1998 年法国 Guillonneau 和 Vallancien 将这项技术加以改进和标准化(Montsouris 技术),使其能在 3~4 个小时内完成,并推动了这项技术在欧洲其他几个医疗中心的使用。1999 年德国 Rassweiler 又创立了一种新的经腹腔途径的 LRP,它不像 Montsouris 技术那样首先分离精囊,而是仿照经典的开放根治性前列腺切除术,首先进入 Retzius 间隙,离断尿道,逆行分离前列腺后外侧;然后再离断膀胱颈部,进而分离精囊和输精管(Heilbronn 技术)。

1997 年美国 Raboy 报道了首例经腹膜外途径的 LRP。这项技术被法国的 Bollens 进一步发展并于 2001 年报道了他们最初 50 例的结果。德国的 Stolzenburg 对腹膜外途径的 LRP 也做了诸多技术改进,比如标准化的保留性神经技术、保留耻骨前列腺韧带改善早期尿控以及筋膜内的前列腺根治性切除术等。

经过 20 余年的发展完善,LRP 的关键技术已趋于标准化,成为一项很成熟的技术。来自全球多中心数千例的研究报道显示,在肿瘤的控制、尿控的保留和勃起功能的保留方面均达到开放手术的治疗标准,同时它还具有创伤小、出血少、视野清晰和有助于辨认盆腔精细解剖结构等优点。

LRP 从手术途径上可分为经腹腔和经腹膜外途径,从切除的顺序上可分为顺行切除和逆行切除。我们在开展腹 LRP 的早期,主要使用经腹腔途径顺行切除技术(Moutsouris 技术)。后来笔者主要改用经腹膜外途径的顺行切除手术。几年前笔者率先在国内开展筋膜内 LRP。下面将分别予以介绍。

二、适应证和禁忌证

1. 适应证　根治术主要用于可能治愈的前列腺癌。手术适应证要综合考虑肿瘤的临床分期、预期寿命和健康状况。尽管手术没有硬性的年龄界限,但应告知患者,70 岁以后伴随年龄增长,手术并发症及死亡率将会增加。

(1) 临床分期:适应于局限前列腺癌,临床分期 T1~T2c 的患者。

(2) 预期寿命:预期寿命≥10 年者则可选择根治术。

(3) 健康状况:前列腺癌患者多为高龄男性,手术并发症的发生率与身体状况密切相关。因此,

只有身体状况良好,没有严重的心肺疾病的患者才适于根治术。

(4) PSA 或 Gleason 评分高危患者的处理:对于 PSA>20 或 Gleason 评分≥8 的局限性前列腺癌患者符合上述分期和预期寿命条件的,根治术后可给予其他辅助治疗。

(5) 对术前有性功能、T1 或 T2 期、PSA 小于 10ng/ml 及 Gleason 评分小于 3+4 的患者术中可采用保留神经血管束的手术。筋膜间技术是最常采用的保留神经血管束的技术。其中临床分期为 cT1~cT2a 期以及 12 点前列腺穿刺活检≤3 点阳性的患者,可选择行筋膜内保留性神经的技术。对于不需要保留神经血管束的患者,可采用筋膜外技术。

2. 禁忌证

(1) 患有显著增加手术危险性的疾病,如严重的心血管疾病、肺功能不良等。

(2) 患有严重出血倾向或血液凝固性疾病。

(3) 已有淋巴结转移(术前通过影像学或淋巴活检诊断)或骨转移。

(4) 预期寿命不足 10 年。

近期行 TURP 术后,尤其是有包膜穿孔,血液、尿液或冲洗液外渗者,最好术后 3 个月,待血肿消散、局部炎症吸收,前列腺与周围组织的解剖关系清晰可辨之后,再行根治性前列腺切除术。而行前列腺系统活检后,则最好 6~8 周后再行根治性前列腺切除术。

三、术前准备

1. 术前常规应对患者进行系统检查评估,进行血尿常规、肝肾功能、出凝血功能、血糖、心电图、胸部 X 线检查和无创的心肺功能检测等检查,了解患者各重要脏器的功能状况及肿瘤的临床分期。

2. 术前一天快速肠道准备,口服肠道抗生素进行肠道准备,流食,术前晚和术晨应行清洁灌肠。并准备术野皮肤,手术当天禁食饮,留置鼻胃管。

3. 术前 2 小时预防性应用第 3 代头孢类抗生素。

四、手术步骤

(一) 麻醉与体位

气管内插管全身麻醉。仰卧位,髋关节稍外展,膝关节稍屈曲,双上肢内收于躯体旁,肩部置软垫并用肩拖固定,患者头部和手术床顶端平齐。

监视器置于患者两下肢之间。手术者站于患者左侧(术者为右利手),助手站于患者右侧,另一助手持镜站在患者头侧。取头低脚高位。经腹腔途径手术时一般取 30°,经腹膜外途径时,由于不进入腹腔不受肠道影响,15° 即可。腹部和外阴消毒后,铺单并留置导尿管。

(二) 手术过程

1. 经腹膜外途径的腹腔镜根治性前列腺切除术

(1) 制备气腹并放置套管:经脐下套管置入腹腔镜,在其监视下,于左右两侧腹直肌旁第一套管下两指水平放置 5mm 和 12mm 套管,右髂前上棘内侧放置 5mm 套管(具体步骤参见第一部分第二章)。

(2) 分离 Retzius 间隙,清除前列腺表面脂肪:充分扩展耻骨后间隙,清除覆盖在前列腺前表面、膀胱颈前壁及盆内筋膜表面的脂肪结缔组织。两侧耻骨前列腺韧带之间的脂肪组织中有 DVC 的浅支静脉回流,在清除韧带之间的脂肪组织时,要注意先用双极电凝,再用超声刀切断(图 1-6-2-1)。显露盆内筋膜、耻骨前列腺韧带和耻骨弓等解剖标志(图 1-6-2-2)。

(3) 切开盆内筋膜和耻骨前列腺韧带:将前列腺推向右侧,使左侧盆内筋膜保持一定张力,辨认盆内筋膜反折(弓状韧带),在弓状韧带的外侧,盆内筋膜的头侧打开盆内筋膜(图 1-6-2-3),然后向耻骨前列腺韧带方向扩大。有的患者盆内筋膜上有裂孔,可顺势将裂孔扩大。向侧面推开肛提肌(图 1-6-2-4)。切断耻骨前列腺韧带时要紧贴耻骨并且不能剪得过深(图 1-6-2-5),以免损伤 DVC 出血。如果耻骨结节突出明显影响暴露,可用 0°腹腔镜。充分游离前列腺尖部和肛提肌肌束之间

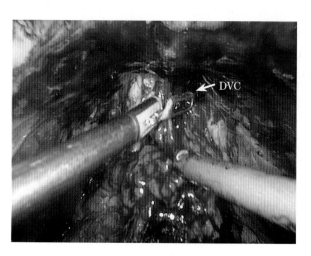

图 1-6-2-1 电凝 DVC 浅支

的纤维组织(图 1-6-2-6),充分暴露括约肌和 DVC(图 1-6-2-7)。同法处理左侧盆内筋膜。

通常情况下骨盆弓状韧带比较明显。当患者有慢性前列腺炎病史、接受过 TURP 手术或者使用过新辅助疗法后,此处的解剖不是很清晰。这种情况下术者应尽可能从侧面开始分离,以免进入前列腺包膜内导致出血;另外肛提肌束可能与前列腺尖部有粘连,常需锐性分离。

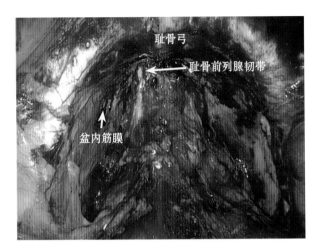

图 1-6-2-2　显露解剖标志

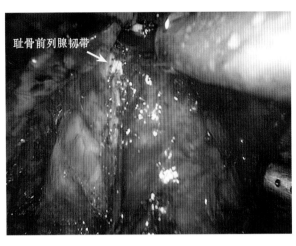

图 1-6-2-5　紧贴耻骨切断耻骨前列腺韧带

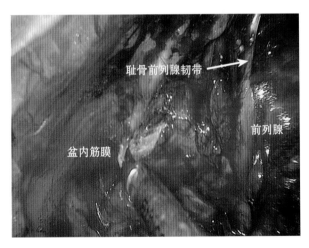

图 1-6-2-3　打开盆内筋膜

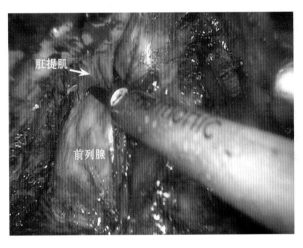

图 1-6-2-6　进一步游离前列腺尖部和肛提肌

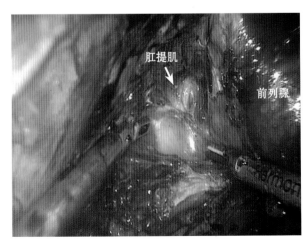

图 1-6-2-4　向侧面推开肛提肌

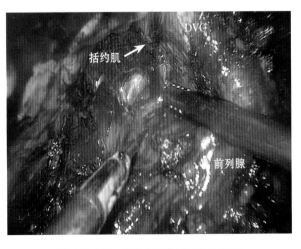

图 1-6-2-7　充分暴露括约肌和 DVC

（4）结扎背深静脉丛：前列腺两侧壁游离充分，确认前列腺尖部位置（图1-6-2-8）。用可吸收缝线，1/2弧度的针，线长不超过15cm。注意持针的方法和角度，弯针的凸面向上，针背与持针器大约成100°角（图1-6-2-9），从DVC右侧进针，进针方向应与耻骨联合平行，注意控制出针位置（图1-6-2-10）。8字缝扎DVC（图1-6-2-11）。

（5）离断膀胱颈：清除表面的脂肪有利于对膀胱颈的辨认。通过侧面观察前列腺的轮廓（图1-6-2-12）、两支操作器械的碰触（图1-6-2-13）

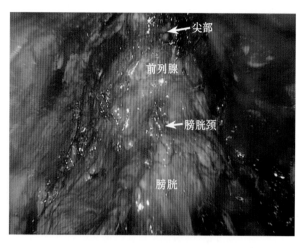

图1-6-2-8　确认尖部位置

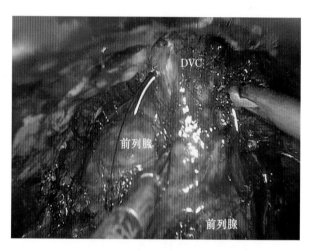

图1-6-2-11　"8"字缝扎背深静脉丛

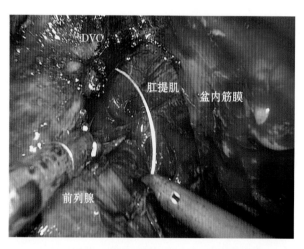

图1-6-2-9　第一针进针位置和角度，注意持针角度（100°）

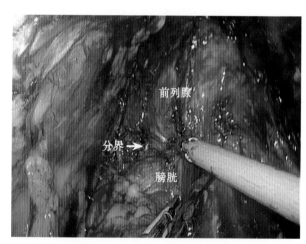

图1-6-2-12　侧面观察前列腺的轮廓

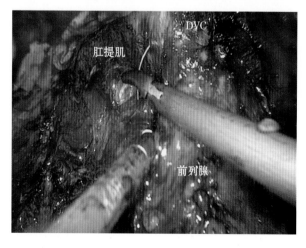

图1-6-2-10　出针位置

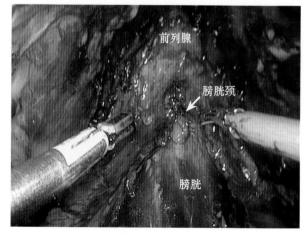

图1-6-2-13　通过器械的碰触来判断膀胱颈部位置

以及牵拉导尿管观察气囊位置均有助于判断膀胱颈和前列腺的分界。在前列腺膀胱交界处 12 点处横行切开(图 1-6-2-14),仔细辨认膀胱颈肌纤维和腺体之间的平面,循前列腺与膀胱颈之间的平面进行锐性和钝性分离,向下和两侧延伸,显露膀胱颈部(图 1-6-2-15);切开膀胱颈前壁,可见导尿管(图 1-6-2-16)。后退尿管,显露膀胱颈后壁(图 1-6-2-17),双极夹住尿道后壁轻轻向头侧牵拉,超声刀将膀胱颈部尿道后壁离断(图 1-6-2-18)。

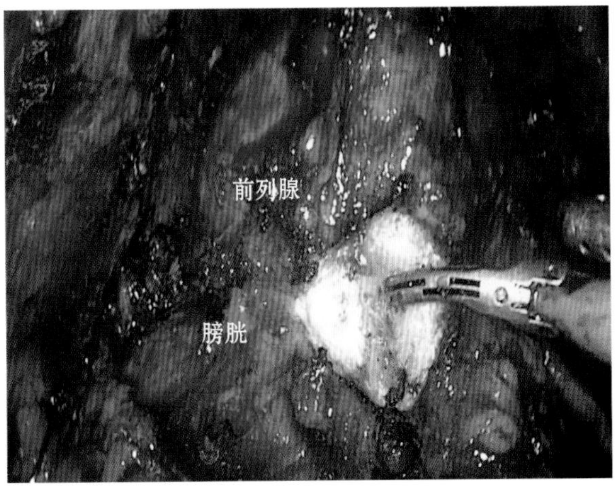

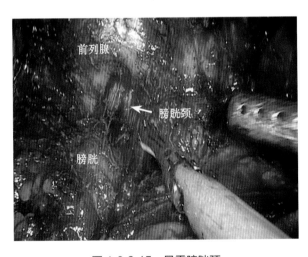

图 1-6-2-14　横行切开前列腺膀胱交界处

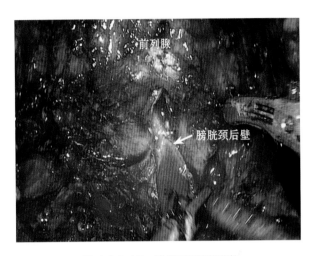

图 1-6-2-17　显露膀胱颈后壁

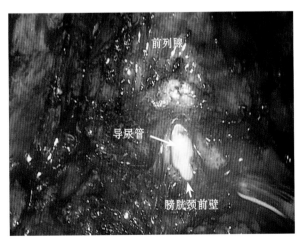

图 1-6-2-15　显露膀胱颈

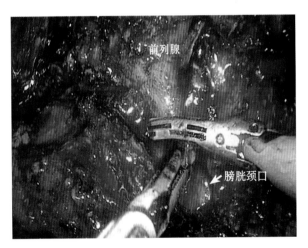

图 1-6-2-18　离断膀胱颈后壁

图 1-6-2-16　离断膀胱颈前壁

（6）分离输精管和精囊:抓住切开的膀胱颈后壁向头侧牵拉,膀胱颈 5~7 点间位置垂直向下切开,可看到纵行的肌纤维(图 1-6-2-19)。横行切开纵行的肌纤维,即可看到输精管和精囊(图 1-6-2-20)。要保持垂直向下的角度,切割角度倾斜容易切入前列腺腺体。将膀胱颈后壁进一步向两侧游离。提起输精管,游离后靠近精囊尖部离断(图 1-6-2-21),提起精囊进一步游离,用超声刀离断精囊血管(图 1-6-2-22)。提起输精管精囊,检查精囊窝有无活动出血,并可见 Denonvilliers 筋膜(图 1-6-2-23)。

（7）切开 Denonvilliers 筋膜,分离前列腺背侧:

助手用抓钳提起两侧的精囊和输精管向前上方牵引,术者用双极钳夹住 Denonvilliers 筋膜向头侧牵拉,保持 Denonvilliers 筋膜有一定张力,在近精囊基底部水平分开 Denonvilliers 筋膜(图 1-6-2-24),显露脂肪表示进入正确分离平面即直肠前间隙,沿直肠前间隙向深部分离直至前列腺尖部(图 1-6-2-25),分离方向尽量在中线上,以免损伤两侧神经血管束。

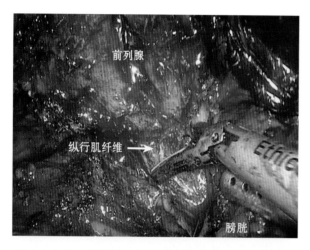

图 1-6-2-19　横行切开前列腺和膀胱之间的纵行肌纤维

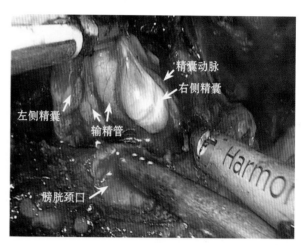

图 1-6-2-22　分离精囊

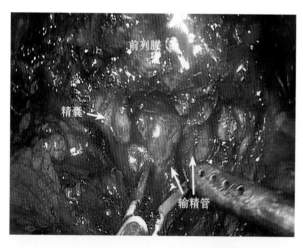

图 1-6-2-20　找到输精管和精囊

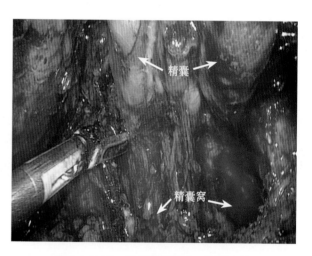

图 1-6-2-23　检查精囊窝有无活动出血

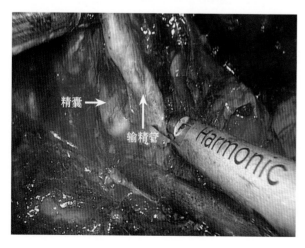

图 1-6-2-21　分离输精管

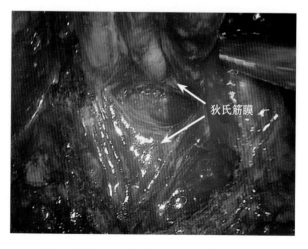

图 1-6-2-24　水平切开 Denonvilliers 筋膜

（8）前列腺侧血管蒂的处理，分离并保留神经血管束：抓住将输精管和精囊向上牵拉，以便更好地显露前列腺侧血管蒂，用 Hem-o-Lok 夹闭（图 1-6-2-26）。用超声刀锐性和钝性结合紧贴前列腺包膜离断推开侧血管蒂，直至前列腺尖部（图 1-6-2-27）。

（9）离断前列腺尖部及尿道：将腺体往下压，超声刀切断前列腺尖部和 DVC 之间的前列腺前纤维基质（图 1-6-2-28）。注意勿切破前列腺包膜。充分游离尿道（图 1-6-2-29）。锐性切断前列腺尖部尿道（图 1-6-2-30）。注意离断的过程中不要损

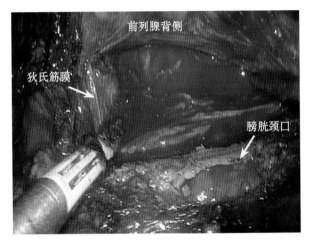

图 1-6-2-25　分离前列腺背侧

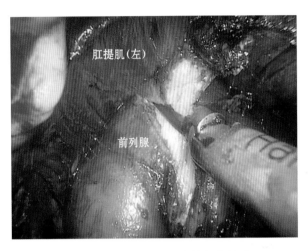

图 1-6-2-28　切断前列腺前纤维基质

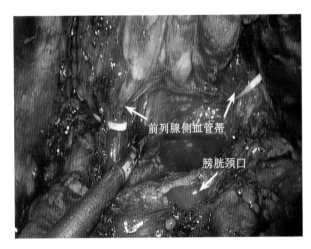

图 1-6-2-26　Hem-o-Lok 夹闭前列腺侧血管蒂

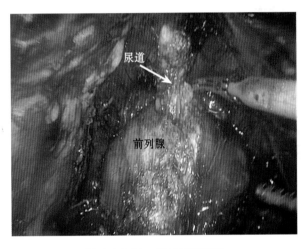

图 1-6-2-29　游离显露尿道

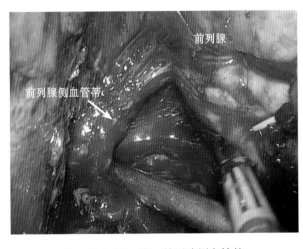

图 1-6-2-27　推开前列腺侧血管蒂

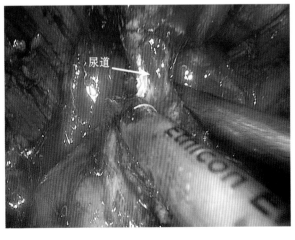

图 1-6-2-30　离断尿道

伤性神经血管束。将前列腺尖部钳夹后向头端和上方牵拉,显露腺体后方的尿道直肠肌,从侧面剪断。至此,前列腺已完全游离,将其置入标本袋暂不取出。

观察手术创面(图 1-6-2-31),必要时创面喷洒温盐水,检查有无活动出血,另可进行直肠指诊,观察有无直肠损伤。

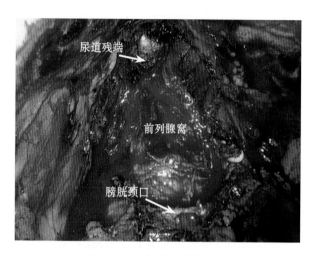

图 1-6-2-31　观察手术创面有无出血

(10)膀胱尿道吻合:膀胱颈保留完整时,可以直接行膀胱尿道吻合;若膀胱颈未能完整保留,则以 2-0 可吸收线重建膀胱颈(具体方法见后文)。使用 3-0 八分之五弧度的滑线行单针连续缝合(图 1-6-2-32)。一般先在膀胱吻合口的 3 点钟位置从外向内缝合一针,打结(图 1-6-2-33)。然后再逆时针从 3 点钟位置开始先缝膀胱自外向内进针(图 1-6-2-34),然后在导尿管引导下缝合尿道对应位置,从内向外进针(图 1-6-2-35),如此连续缝合吻合口后壁(4~5 针)(图 1-6-2-36)。吻合口后壁缝合完成后,更换一新导尿管置入膀胱,气囊暂不注水(图 1-6-2-37)。连续缝合吻合口前壁,最后和膀胱壁缝合第一针打结后留置的线尾打结。检查

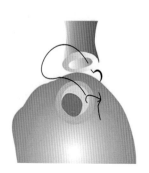

图 1-6-2-32　单针连续缝合方法

吻合口(图 1-6-2-38),也可自导尿管将 200ml 生理盐水注入膀胱检查有无吻合口漏。最后将导尿管气囊注入 30ml 生理盐水。

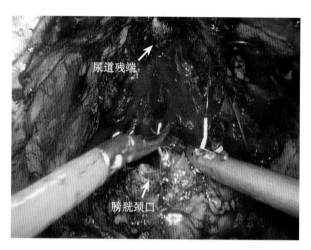

图 1-6-2-33　3 点钟位置自外向内穿过膀胱壁缝合一针并打结

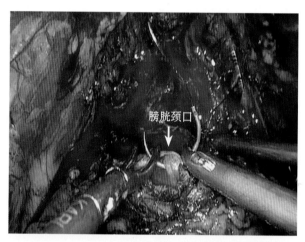

图 1-6-2-34　3 点钟位置自外向内穿过膀胱壁

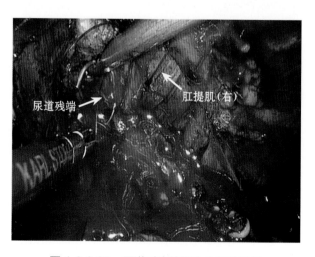

图 1-6-2-35　尿道对应位置由内而外进针

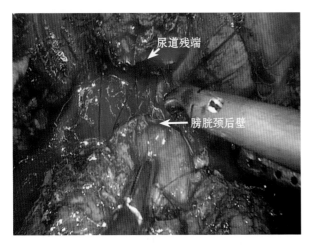

图 1-6-2-36　连续缝合吻合口后壁 4~5 针

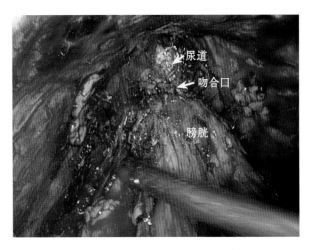

图 1-6-2-39　检查有无吻合口漏

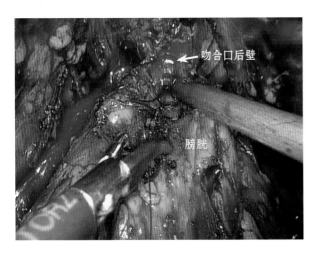

图 1-6-2-37　收紧吻合口后壁的缝线

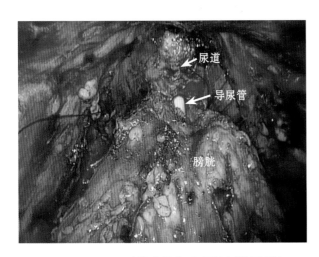

图 1-6-2-38　后壁缝合结束后,更换新的导尿管

（11）双侧盆腔淋巴结清扫（参见第一部分第八章第二节）。

（12）取出标本,关闭切口:将气腹压力降低,检查手术野有无活动出血;将前列腺及精囊放入

标本袋中适当延长下腹正中切口取出,留置耻骨后引流管。检查各穿刺点有无出血,缝合皮肤切口。

2. 经腹腔外途径的腹腔镜根治性前列腺切除术（筋膜内技术）

（1）制备气腹并放置套管（具体步骤参见第一部分第二章）。

（2）分离 Retzius 间隙,清除前列腺表面脂肪。显露盆内筋膜、耻骨前列腺韧带等解剖标志。

（3）离断膀胱颈:判断膀胱颈和前列腺的分界,在 12 点处横行切开（图 1-6-2-40）,仔细辨认膀胱颈肌纤维和腺体之间的平面,循这个解剖平面进行锐性和钝性分离,向下和两侧延伸,显露膀胱颈部（图 1-6-2-41）;切开膀胱颈前壁,可见导尿管（图 1-6-2-42）。后退尿管,可见增生的前列腺中叶（图 1-6-2-43）;向上提起中叶显露膀胱颈后壁,注意观察输尿管开口的位置,在中叶根部稍下横

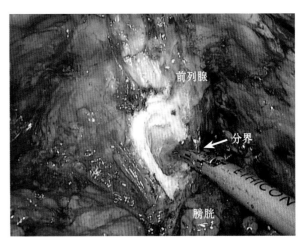

图 1-6-2-40　切开前列腺膀胱交界处

行切开膀胱颈后壁(图 1-6-2-44),双极夹住膀胱颈后壁轻轻向头侧牵拉,进一步分离膀胱颈后壁(图 1-6-2-45)。

(4)分离输精管和精囊:双极抓住切开的膀胱颈后壁向头侧牵拉,膀胱颈 5~7 点间位置垂直向下切开,可看到纵行的肌纤维(图 1-6-2-46)。横行切开纵行的肌纤维,即可看到输精管和精囊(图 1-6-2-47)。要保持垂直向下的角度,切割角度

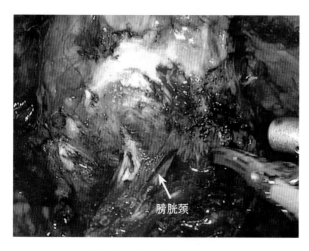

图 1-6-2-41 显露膀胱颈部

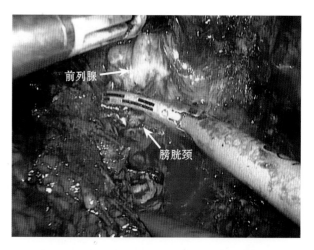

图 1-6-2-44 向上提起中叶,切开膀胱颈后壁

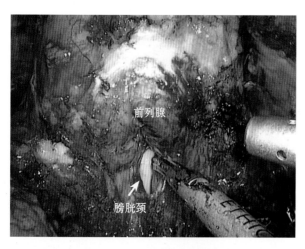

图 1-6-2-42 切开膀胱颈前壁

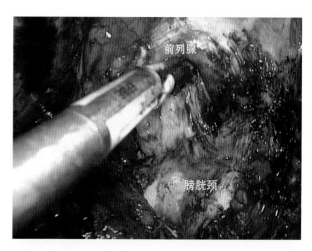

图 1-6-2-45 进一步分离膀胱颈后壁

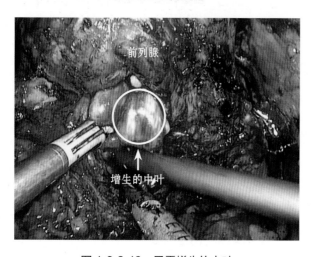

图 1-6-2-43 显露增生的中叶

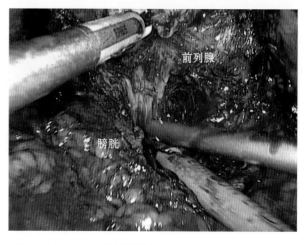

图 1-6-2-46 显露前列腺和膀胱颈之间的纵行肌纤维

倾斜容易切入前列腺腺体。将膀胱颈后壁进一步向两侧游离。提起输精管,游离后靠近精囊尖部离断(图 1-6-2-48),提起精囊进一步游离,用超声刀离断精囊血管(图 1-6-2-49)。提起输精管精囊,

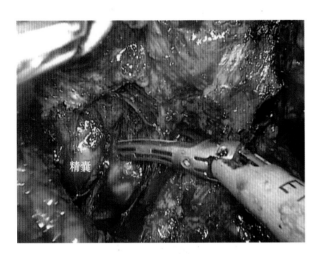

图 1-6-2-47　找到输精管和精囊

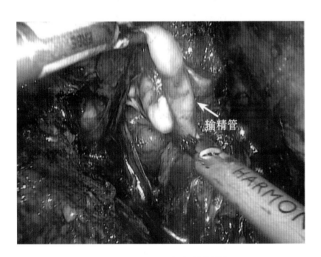

图 1-6-2-48　离断输精管

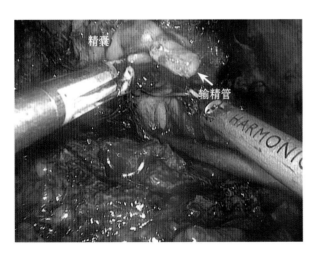

图 1-6-2-49　离断精囊血管

检查精囊窝有无活动出血,并可见 Denonvilliers 筋膜(图 1-6-2-50)。

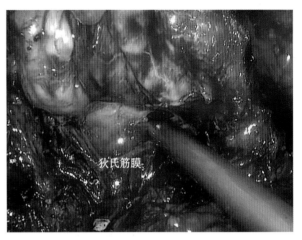

图 1-6-2-50　分离 Denonvilliers 筋膜

(5)剥开 Denonvilliers 筋膜,分离前列腺背侧:提起精囊和输精管,抓钳将 Denonvilliers 筋膜牵向头侧,保持一定张力。紧贴前列腺包膜将其剥离(图 1-6-2-50),紧贴前列腺包膜尽可能远地向尖部分离前列腺背侧(图 1-6-2-51)。

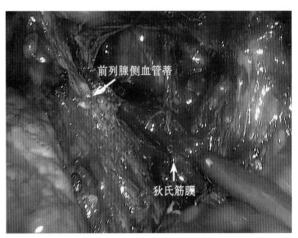

图 1-6-2-51　分离前列腺背侧

(6)前列腺侧血管蒂的处理,分离并保留神经血管束(筋膜内技术):抓钳抓住右侧精囊和输精管,将腺体向上向左牵拉,保持右侧前列腺血管蒂一定的张力。用 Hem-o-Lok 靠近前列腺包膜处夹闭后用超声刀离断侧血管蒂(图 1-6-2-52)。紧贴前列腺包膜,钝锐性结合将神经血管束剥离(图 1-6-2-53),直达前列腺尖部,保留 NVB。同法处理对侧。

（7）离断前列腺尖部及尿道：紧贴前列腺包膜，离断尖部尿道前面的前列腺前纤维基质（图1-6-2-54），充分游离出尿道（图1-6-2-55），紧贴腺体尖部离断尿道（图1-6-2-56）。观察创面有无出血（图1-6-2-57）。

（8）膀胱尿道吻合过程同前。

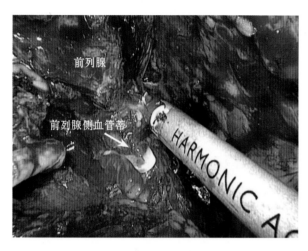

图 1-6-2-52　Hem-o-Lok 控制前列腺侧血管蒂后离断

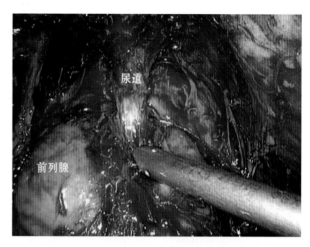

图 1-6-2-55　充分游离出尿道

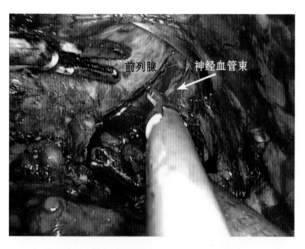

图 1-6-2-53　剥离保留神经血管束

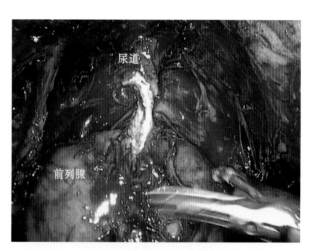

图 1-6-2-56　离断尿道

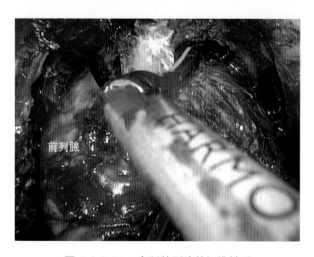

图 1-6-2-54　离断前列腺前纤维基质

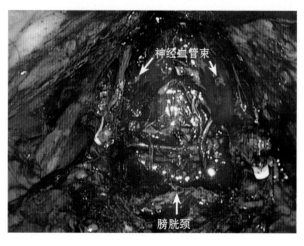

图 1-6-2-57　观察创面有无活动出血

五、特殊情况的处理

有些病人存在各种增加手术难度的情况包括：手术前接受内分泌治疗；有过 TURP 手术史；前列腺体积大（>50g）；前列腺中叶大；病人体态偏胖（BMI>30）等。

术前新辅助内分泌治疗为不少局部晚期患者重新赢得手术机会，有些患者内分泌治疗非常敏感，腺体缩小明显张力降低，对这种小腺体，术中解剖层次往往欠清晰，以筋膜外技术切除为宜。有 TURP 术后再行根治性前列腺切除的患者，如果 TURP 手术切除比较彻底，术中腺体周围渗液往往较多，腺体周围粘连较重，在缝扎 DVC 时就会遇到困难，容易损伤 DVC 造成出血，可以用等离子电凝或 Ligsure 来处理；前列腺和膀胱颈交界部位难以用常规的牵拉气囊尿管等来判断，膀胱颈口往往较大，需要重建；三角区由于手术后解剖不清，术中要注意观察双侧输尿管开口的位置和喷尿，防止损伤。

前列腺体积大的患者，由于腺体占据盆腔有限的空间，在游离前列腺时会比较困难；大腺体的血运往往比较丰富，在处理侧蒂时也增加难度。因此在开展 LRP 的早期，尽量不要选择此类患者。大腺体的轮廓相对比较清楚，术中始终在正确的解剖层次进行分离是降低难度减少并发症的关键。在缝扎 DVC 时务必要确切，防止出血；膀胱颈前壁打开后，助手通过上提尿管将腺体向上牵拉可以帮助显露膀胱颈后壁；切开膀胱颈后壁时要垂直往下，避免进入错误层次。

前列腺中叶大的患者，在切开膀胱颈时有时会被误导，造成打开膀胱的位置偏头侧。术前要明确中叶情况，术中打开膀胱颈时，通过观察腺体的轮廓，器械的触碰以及尿管的牵拉综合判断膀胱颈的位置。中叶显露后，可在腺体靠近颈口后唇位置横行 8 字缝合一针，助手向上牵拉缝线显露膀胱颈后壁（图 1-6-2-58）。在切开后壁时，要注意观察输尿管开口的位置，防止损伤。

膀胱颈口重建的方法有三种：可以重建膀胱颈后壁，特别是输尿管开口距离膀胱颈后唇比较近时，重建后壁相当于重建三角区，可以避开输尿管开口（图 1-6-2-59）；也可以重建前壁（图 1-6-2-60），以及重建侧壁的方法（图 1-6-2-61）来重建比较大的膀胱颈口。

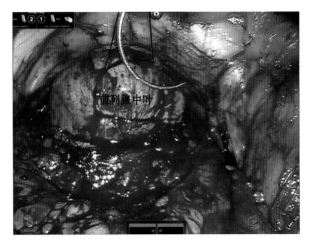

图 1-6-2-58 缝扎中叶后上提帮助显露

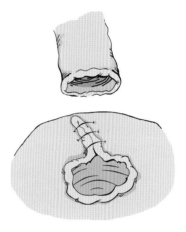

图 1-6-2-59 重建膀胱颈后壁

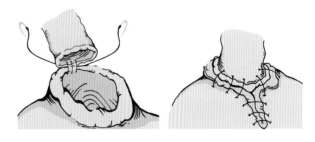

图 1-6-2-60 "网拍样"重建膀胱颈前壁

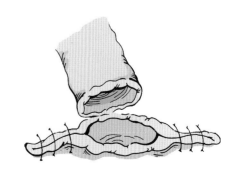

图 1-6-2-61 "鱼嘴样"重建膀胱颈侧壁

六、术后处理

1. 饮食与体位 术后可给予短期静脉营养支持,一般在术后肛门排气或肠鸣音恢复后即可进食。若术中有直肠损伤,则应延迟进食。患者术后麻醉清醒,生命体征稳定,则取头高脚低仰卧位,以利渗出液的引流。

2. 预防感染 术后需给予预防性的抗感染药物,根据手术是否顺利、手术时间长短及患者的自身情况决定,一般 3~5 天。若手术中有直肠损伤,则需大剂量应用抗厌氧菌和需氧菌的药物。

3. 预防下肢深静脉血栓形成 鼓励患者术后早期主动或被动活动,必要时患者可穿下肢加压服,以预防此类并发症的发生。

4. 引流管的拔除 术后持续引流,待引流液基本消失可拔除。若手术中有直肠损伤则应延迟拔管。术后若有持续的吻合口漏尿则应待漏口愈合后再拔管。

5. 导尿管留置时间 一般根据手术中膀胱颈是否完整保留及膀胱尿道吻合技术而定,若膀胱颈保留完整且吻合满意,可早期拔管。若手术后出现了吻合口瘘,则需待瘘口闭合后再拔管。一般尿管留置 3~4 周。

七、并发症及其防治

(一) 手术中出血

常源自背深静脉丛和前列腺侧血管蒂。术中紧贴耻骨离断耻骨前列腺韧带可避免损伤背深静脉丛的浅表支;"8" 字缝合背深静脉丛能有效防止出血。处理前列腺侧血管蒂时,用超声刀或 Hem-o-Lok 紧贴前列腺包膜离断,可有效减少出血。

(二) 消化系统并发症

1. 直肠损伤 有两个步骤易发生直肠损伤:分离前列腺尖部和 Denonvilliers 筋膜和直肠之间的平面时。由于 Denonvilliers 筋膜靠近直肠,分离间隙狭小,特别是在有肿瘤浸润或既往 TURP 包膜穿孔时易发生;另外在切开 Denonvilliers 筋膜时,由于切口过于接近直肠而远离前列腺后面精囊基底部而发生直肠损伤。一旦损伤直肠,应先清除伤口边缘的污染组织,分两层缝合破损处,并用大量抗生素溶液冲洗,保持术后引流的通畅,术后坚持应用广谱抗生素,作膀胱尿道吻合时线结置于尿道内,以避免吻合口瘘或尿道直肠瘘的发生,手术结束时适当扩张肛门括约肌,一般不需

做结肠造口。术后适当延迟进食及导尿管的拔除时间,保持尿液的通畅引流。Guillonneau 报道了 1000 例经腹腔根治性前列腺切除术,共发生直肠损伤 13 例(1.3%)。11 例术中发现予以修补,其中 9 例痊愈。Guillonneau 认为术中直肠损伤,分两层仔细缝合大多可使患者免于结肠造口;在做不保留神经血管束的腹腔镜前列腺癌根治手术时,分离尖部时要尤其谨慎小心。

2. 腹膜炎(腹腔感染) 肠道损伤引起,如回肠损伤、结肠、乙状结肠,直肠穿孔等,主要是由于电凝热损伤造成,也有报道称在通过脐部切口取出手术标本时夹伤回肠。一般请专科医生协助,按照相应的损伤原则处理。

(三) 泌尿系统并发症

1. 吻合口尿漏 术后 24 小时内耻骨后引流管有数毫升的尿液引流比较常见。Guillonneau 认为在确保膀胱引流通畅的前提下,如果有尿液经耻骨后引流持续 6 天以上即可诊断为尿漏。Mochtar 系统回顾了 4091 例接受腹腔镜根治性前列腺切除术的患者,有 396 例出现吻合口尿漏,平均发生率为 9.7%(3.2%~33%)。通常是由于吻合技术原因所导致,亦可能由于术后吻合口破裂,有些是由于术后导尿管早期脱落。应适当延长导尿管留置时间,保持尿液引流通畅,直到膀胱造影显示尿瘘停止。若术后导尿管早期脱落应尽可能重新留置导尿管并妥善固定。大部分病例在吻合口周围引流 12 天左右(6~30 天)自动愈合。

2. 膀胱损伤 通常发生在分离 Retzius 间隙时,横断脐正中韧带时位置不够高过于接近膀胱顶部。因此倒 U 形切口应尽量远离膀胱顶部。膀胱穿孔一旦发生,则应用可吸收线修补缝合,并适当延长导尿管留置时间,保持尿液引流通畅。

3. 输尿管损伤 输尿管损伤通常发生在膀胱后壁及三角区的分离时,由于前列腺后间隙分离时,膀胱直肠陷凹腹膜反折切口过高,将输尿管误认为输精管。处理时需放置双J管,损伤处修补缝合。因此要仔细辨认解剖结构,必要时于输精管跨越髂血管处找到输精管,再循输精管向下分离,直至壶腹部及精囊。

4. 尿道狭窄 吻合口狭窄的发生率很低,多为吻合口瘢痕挛缩所致。可以经尿道电切处理。

5. 术后完全性尿失禁及阳痿 盆腔脏器切除术后发生性功能障碍的发生率为 25%~100%,排尿功能障碍为 23%~65%,主要是手术损伤了盆

腔神经丛及其分支所导致。根治性前列腺切除术后对病人影响最大的是完全性尿失禁,若术中破坏了盆底肌及膀胱颈的完整性,则更加容易发生。保留性神经的根治性前列腺切除术减少了其发生率,但是若操作不当或肿瘤浸润性神经束,则仍然将导致阳痿的发生。由于海绵体神经与尿道腔仅3~4mm,术中极容易损伤,即使手术中未损伤海绵体神经,术后渗出物、出血、炎症及继发的纤维化也可导致阳痿。

6. 切缘阳性(positive surgical margin,PSM)　临床上PSM分为两种:一是真阳性,即前列腺肿瘤包膜外浸润,术中已无法彻底切除肿瘤;二是假阳性,即无包膜外肿瘤浸润。PSM是由于前列腺解剖切除困难或技术尚不熟练,尤其是前列腺尖部或后侧的包膜裂开所造成。评估前列腺PSM的标准方法,是将整个切除标本墨染和固定。前列腺包膜为包裹前列腺腺体的致密纤维组织,表面光滑,膜通常由约1mm的疏松结缔组织和脂肪组织包绕。一旦肿瘤穿透包膜,局部即可被墨染。切除标本的墨染缘存在癌细胞即定义为切缘阳性。PSM最常见部位为前列腺尖部和后侧,少见部位为后外侧和神经血管束区域。PSM患者的生化复发、局部复发和远处转移的发生率较高。切缘阳性患者的癌症特异死亡率为40%,而阴性者为10%,切缘阳性者与阴性者的病变进展率差异存在非常显著性意义。切缘阳性率与诊断时肿瘤体积、肿瘤期别、PSA水平、穿刺活检组织Gleason评分等因素有关。Guillonneau等人报道了腹腔镜下前列腺癌根治术1000例资料,临床分期为T1a到T2b期。术后pT2a、pT2b、pT3a和pT3b的PSM率分别为6.9%、18.6%、30.0%和34.0%。目前认为,手术技巧对避免PSM也很重要。手术解剖时误入包膜甚或在包膜内解剖,尤其是尖部解剖困难或解剖不够细致导致残留、未能正确进入Denonvilliers筋膜解剖面和保留过多神经等操作层面的问题都会导致外科切缘阳性率高。Alsikafi等人报道的切缘阳性率仅为11%,认为不是由于病例选择较好,而是归功于手术技巧的改进,包括在前列腺尖部远端10~15mm处离断背深静脉丛、锐性切断尿道直肠肌、前列腺侧面有结节时作神经血管束的广泛切除以及膀胱颈离断时在前列腺近端切除5mm膀胱颈组织。

(四) 其他并发症

1. 血栓栓塞性并发症　主要是由于这类手术涉及三个风险因素:肿瘤手术、盆腔部位的手术和腹腔镜手术。以前认为手术前即应预防性应用抗血栓药物。最近一项多中心研究结果显示5951例腹腔镜前列腺癌根治手术中,共31例患者(0.5%,31/5951)静脉血栓栓塞症;其中22例出现深静脉血栓栓塞,4例出现肺静脉血栓栓塞,5例兼而有之。他们认为腹腔镜前列腺癌根治手术围术期静脉血栓栓塞症总的发病率很低,没必要预防使用抗血栓药物。

2. 闭孔神经损伤　通常是在淋巴结清扫过程中,由于热损伤或意外切断所导致。术中若发现,应用细的不吸收线缝合。

八、技术现状

1. 不同入路的腹腔镜前列腺癌根治术　经腹腔途径的腹腔镜根治性前列腺切除术有多个技术流派,即经腹腔顺行切除,首先分离精囊(法国Moutsouris技术,表1-6-2-1)、经腹腔逆行切除(德国Heilbronn技术,表1-6-2-2)以及经腹腔的顺行切除(美国Cleveland技术,表1-6-2-3)等。美国Cleveland技术还可经腹膜外途径完成,除气腹制备步骤与经腹腔途径不同外,其他关键步骤均相同。经腹膜外途径的法国Creteil技术和Brussels技术等都大致与经腹膜外途径的美国Cleveland技术相似,仅个别细节稍有不同。

2. 单孔腹腔镜根治性前列腺切除术　2008年Jihad率先报道了经脐单孔腹腔镜前列腺癌根治术,初步证实该手术安全可行,但存在一定手术操作难度。单孔腹腔镜手术操作中,手术野的暴露非常重要,如患者过于肥胖,腹腔内脂肪组织将增加手术难度,在开展单孔腹腔镜前列腺癌根治术初期,建议选择较瘦的患者,建议BMI<25kg/m^2。在切开膀胱颈前壁之前,在前列腺与膀胱颈交界两侧向膀胱后方充分游离,有利于缩短切开膀胱颈前壁后处理膀胱颈口的时间,尽快地暴露精囊。

3. 保留神经血管术的技术　保留性神经血管束技术的解剖基础是支配阴茎海绵体神经的神经血管束(NVB)与前列腺距离约3.2~9.5mm(平均4.9mm)。美国Ford医院Vattikuti泌尿研究所提出的筋膜间保留性神经的技术使用比较广泛,包括在器械使用上避免热损伤、顺行游离前列腺侧血管蒂、从精囊的基底部游离前列腺包膜和筋膜以及侧面高位离断前列腺筋膜等。

表 1-6-2-1 法国 Moutsouris 技术

制备气腹和放置套管	手术步骤
Veress 气腹针技术制备气腹 脐下放置 10mm 套管用于腹腔镜；McBurney 点放置 10mm 套管，并连接气腹机；右腹直肌旁平脐水平放置 5mm 套管；左髂前上棘与脐连线中点放置 5mm 套管；脐与耻骨联合中点放置 5mm 套管（图 1-6-2-62） 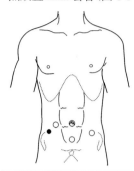 图 1-6-2-62 法国 Moutsouris 技术的套管放置位点示意图	1. 横行切开膀胱直肠陷凹下面腹膜反折弓处腹膜，分离输精管和精囊；水平切开 Denonvillier 筋膜进入前列腺与直肠间隙，向深处分离直至肛提肌，将前列腺后面与直肠分开 2. 倒 U 形切口横断脐正中韧带和两侧脐旁韧带进入并分离出 Retzius 间隙；切开盆内筋膜；缝扎背深静脉丛 3. 分离膀胱颈 4. 前列腺两侧分离：切断前列腺血管蒂；切开前列腺两侧的筋膜，使神经血管束与前列腺包膜完全分开，保留神经血管束 5. 前列腺尖部分离：包括切断背侧静脉复合体，切开尿道和横断直肠尿道肌 6. 四针（4、8、2、10 点位置）吻合膀胱尿道 7. 耻骨后吻合口旁放置引流管，取出标本

表 1-6-2-2 德国 Heilbronn（逆行）

制备气腹和放置套管	手术步骤
Hasson 技术制备气腹 脐下放置 12mm 套管；两侧腹直肌旁脐下两指水平放置 10mm 套管；两侧腋前线平脐水平放置 5mm 套管。这五个套管呈 W 形分布。Retzius 间隙分离后于在右下腹放置一个 5mm 套管（图 1-6-2-63） 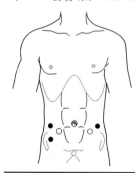 图 1-6-2-63 德国 Heilbronn 技术的套管放置位点示意图	1. 在腹膜前壁高位横断脐正中韧带和两侧脐旁韧带，形成一倒 U 形切口，进入并分离出 Retzius 间隙 2. 切开盆内筋膜，缝扎背深静脉丛 3. 离断尿道，分离前列腺两侧，必要时保留神经血管束 4. 离断膀胱颈 5. 分离输精管和精囊； 6. 六针（6、5、3、7、9、12 点位置）间断吻合膀胱尿道 7. 耻骨后吻合口旁放置引流管，取出标本等

表 1-6-2-3 美国 Cleveland 技术

制备气腹和放置套管	手术步骤
Veress 气腹针技术制备气腹 脐下放置 10mm 套管用于腹腔镜；两侧腹直肌旁脐下两指水平放置 12mm 套管；两侧髂前上棘内侧两指放置 5mm 套管。五个套管呈扇形排列（图 1-6-2-64） 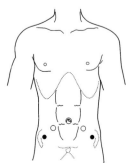 图 1-6-2-64 美国 Cleveland 技术套管放置位点示意图	1. 倒 U 形切口横断脐正中韧带和两侧脐旁韧带进入并分离出 Retzius 间隙；切开盆内筋膜；缝扎背深静脉丛 2. 距膀胱颈约 2cm 前列腺基底部 8 字缝合 3. 离断膀胱颈 4. 分离输精管和精囊 5. 分离结扎两侧前列腺血管束，保留神经血管束 6. 游离前列腺尖部，包括切断背侧静脉复合体，切开尿道和横断直肠尿道肌 7. 膀胱颈成形（必要时） 8. 膀胱尿道吻合，两针连续缝合法 9. 耻骨后吻合口旁放置引流管，取出标本等

完全筋膜内技术是一种改良的保留性神经技术,其要点主要包括:①不结扎背深静脉复合体;②不破坏耻骨前列腺韧带、盆内筋膜等尿道支持结构;③保留全部或者绝大部分前列腺筋膜及走行在其内部的神经纤维;④保留性神经的整个剥离过程几乎不使用电流,从而避免热损伤神经。筋膜内保留 NVB 技术的分离层面如图 1-6-2-65 所示。

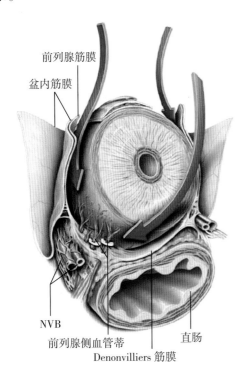

图 1-6-2-65 筋膜内技术保留 NVB 的分离层面

4. 机器人根治性前列腺切除术 2001 年德国医生 Binder 和法国医生 Abbou 分别报道机器人辅助腹腔镜根治性前列腺切除术(robotic-assisted laparoscopic prostatectomy,RALP),此项技术历经十余年的发展,已经成为 21 世纪国际微创泌尿外科领域最闪耀的成就之一。2010 年全球共完成 RALP 约 98 000 例。在美国,目前每年超过 80% 的根治性前列腺切除术是通过机器人系统完成的。有关 RALP 的详细介绍请参阅本书第二部分第五章第一节机器人根治性前列腺切除术。

参 考 文 献

1. Schuessler WW,Schulam PG,Clayman RV,et al. Laparoscopic radical prostatectomy:initial short-term experience. Urology, 1997,50:854-857

2. Bollens R,Vanden Bossche M,Roumeguere T,et al. Extraperitoneal laparoscopic radical prostatectomy. Results after 50 cases. Eur Urol,2001,40:65-69

3. Hasan WA,Gill IS. Laparoscopic radical prostatectomy: current status. BJU Int,2004,94:7-11

4. Guillonneau B,Vallancien G. Laparoscopic radical prostatectomy:initial experience and preliminary assessment after 65 operations. Prostate,1999,39:71-75

5. Rassweiler J,Sentker L,Seemann O,et al. Laparoscopic radical prostatectomy with the Heilbronn technique:an analysis of the first 180 cases. J Urol,2001,166:2101-2108

6. Raboy A,Ferzli G,Albert P. Initial experience with extraperitoneal endoscopic radical retropubic prostatectomy. Urology,1997,50:849-853

7. 张旭,王少刚,叶章群,等. 腹腔镜前列腺癌根治术治疗早期前列腺癌的临床经验(附 10 例报告). 临床泌尿外科杂志,2004:516-519

8. 张旭,王超. 腹腔镜前列腺癌根治性切除术. 临床外科杂志,2008:98-100

9. 张旭,傅斌. 腹腔镜前列腺癌根治术的现状与展望. 中国医刊,2005:18-21

10. Guillonneau B,Gupta R,El Fettouh H,et al. Laparoscopic management of rectal injury during laparoscopic radical prostatectomy. J Urol,2003,169:1694-1696

11. Secin FP,Jiborn T,Bjartell AS,et al. Multi-institutional study of symptomatic deep venous thrombosis and pulmonary embolism in prostate cancer patients undergoing laparoscopic or robot-assisted laparoscopic radical prostatectomy. Eur Urol,2008,53:134-145

12. Jihad HK,Raj K,et al. Single Port Laparoscopic Radical Prostatectomy. J Urol,2008,72(7):1190-1193

第七章 腹腔镜膀胱手术

第一节 膀胱手术应用解剖

一、膀胱的形态和毗邻

膀胱的形态、大小、位置和壁的厚度都随着充盈状态的改变而有所变化。膀胱空虚时呈三棱锥体形，可分顶、底、体、颈四部分，各部间分界不明显。膀胱顶朝向耻骨联合，借脐正中韧带与脐部相连；膀胱底朝后下，呈三角形。底的两个外角有输尿管穿入，下角接尿道。顶底之间为膀胱体。膀胱体与尿道相接处为膀胱颈，该处的管腔为尿道口。充盈的膀胱呈卵圆形，可上升至耻骨联合上缘以上，伸入腹前壁的腹膜与腹横筋膜之间。成人膀胱正常容积为350~500ml，最大容积可达800ml。

膀胱的前外侧面为膀胱前间隙，亦称耻骨后间隙（Retzius space），该间隙是膀胱和前列腺手术腹膜外入路的分离平面。该间隙下界，在男性为耻骨前列腺韧带，在女性为耻骨膀胱韧带，其相对面为盆内侧壁。该间隙内有丰富的静脉丛及蜂窝组织。膀胱的两侧与肛提肌、闭孔内肌、盆壁筋膜相邻。男性尚有输精管，女性与子宫圆韧带相邻。膀胱后下壁（底）与直肠相邻，在男性两者之间有精囊腺、输精管、输精管壶腹和腹膜会阴筋膜。在女性膀胱后面为膀胱子宫陷窝及子宫体。其后下壁即在陷窝的下方借疏松结缔组织与阴道和子宫颈紧密结合。膀胱的上面被以腹膜，常附以小肠袢和乙状结肠，有时为横结肠、盲肠和阑尾。

二、膀胱的韧带

1. 脐正中韧带 脐正中韧带为胚胎期遗留的脐尿管索，由膀胱顶连至脐部，贴附于腹前壁下部内面正中线，被腹膜遮盖形成脐中襞。

2. 膀胱外侧韧带 位于膀胱或前列腺外侧的腹膜下的结缔组织中，含有至膀胱的血管和神经，一部分输尿管和输精管，这些结缔组织、血管和神经形成膀胱的血管神经蒂，常称此为膀胱外侧韧带。该韧带起于膀胱与前列腺外侧，向外上方连至肛提肌表面的筋膜。

3. 耻骨前列腺韧带和耻骨膀胱韧带 在耻骨后面和盆筋膜腱弓前部与膀胱颈，或前列腺前外侧部之间，连有两条结缔组织韧带。在男性称为耻骨前列腺韧带，在女性称为耻骨膀胱韧带。它们是成对的，其间仅为一孔隙分隔，孔隙中有阴茎（蒂）背深静脉通过。该韧带对膀胱或前列腺起固定作用。

4. 膀胱后韧带 位于膀胱两侧，由前向后的膀胱静脉丛及其汇成的膀胱静脉、膀胱下动脉、膀胱神经丛等被其周围的结缔组织束包裹而成，它有承托膀胱的作用。

三、膀胱的血管

膀胱上动脉由脐动脉未闭合部分发出，通常分出2~3支供应膀胱上外侧面，还发出膀胱输精管动脉和输尿管支供应输精管及输尿管下段。膀胱下动脉通常由阴部内动脉或髂内动脉发出，有时由臀下动脉发出，主要供应膀胱下部和底部，以及近端尿道和前列腺。在女性，子宫和阴道动脉也发出侧支供应膀胱底。直肠下动脉的膀胱支分布供应膀胱后面和部分精囊腺。闭孔动脉的膀胱支也供应膀胱底。

膀胱的静脉不与动脉伴行，在膀胱底构成静

脉网,通过前列腺外侧韧带里的膀胱下静脉注入髂内静脉。膀胱静脉网向后,在男性与前列腺和精囊腺的静脉相连构成膀胱前列腺丛。在女性则与直肠丛或子宫阴道丛吻合,向前则与膀胱前间隙内的阴部丛吻合。

四、膀胱的淋巴和神经

膀胱的淋巴液起源于膀胱黏膜、肌层以及肌层外毛细淋巴管。膀胱前壁的淋巴沿脐动脉到髂内淋巴结。膀胱后壁的淋巴流入髂外淋巴结,有的注入髂内淋巴结、髂总淋巴结和骶淋巴结。膀胱三角区的淋巴注入髂外淋巴结和髂内淋巴结。膀胱颈的淋巴,有些直接注入主动脉旁淋巴结(腰淋巴结)、主动脉淋巴结或主动脉后淋巴结。

膀胱受自主神经的支配,其副交感神经来自骶 2~4 脊髓段,组成内脏神经(节前纤维),穿过下腹下丛和膀胱丛到达逼尿肌的神经节,再发出节后纤维支配逼尿肌,兴奋时逼尿肌收缩,括约肌松弛,膀胱排空。

膀胱的交感神经主要来自于胸 11 至腰 2 脊髓节段,节前纤维经下腹下丛发出突触交换后,节后纤维支配膀胱颈括约肌及逼尿肌,兴奋时逼尿肌松弛,膀胱括约肌收缩,膀胱储尿。尿道外括约肌为随意肌,由阴部神经支配,控制排尿。

第二节　腹腔镜根治性膀胱切除术

一、概述

根治性膀胱切除加盆腔淋巴结清扫术是目前治疗肌层浸润性膀胱癌的标准术式。1992 年 Perra 首先报道了腹腔镜单纯膀胱切除术,1995 年 Sanchez 等人首次报道了腹腔镜根治性膀胱切除(laparoscopic radical cystoprostatectomy,LRC),回肠输出道在体外完成。不断涌现的腹腔镜设备和器械,如 Ligasure 血管闭合系统、等离子切割系统等,增加了腹腔镜根治性膀胱切除术的安全性。腹腔镜根治性膀胱切除术的难点在于尿流改道,其术式主要有乙状结肠或直肠代膀胱、回肠膀胱和正位回肠膀胱等。1995 年 Puppo 等人首次成组报道了 5 例腹腔镜联合经阴道入路行根治性膀胱切除术,通过腹壁小切口建立回肠通道。2000 年 Gill 等人首次报道了全腹腔镜根治性膀胱切除加回肠

通道术,并于 2002 年报道首例全腹腔镜根治性膀胱切除加原位回肠膀胱术,取得了良好的效果。2001 年 Turk 等人报道了 5 例纯腹腔镜根治性膀胱切除术加可控性 Sigma 或 MAINZ Ⅱ 直肠乙状结肠尿囊转流。2004 年后陆续有大宗报道,尿流改道多为腹壁小切口于体外完成回肠通道术或原位新膀胱重建,也有部分包括国内的报道成功完成了全腹腔镜下尿流改道术。

腹腔镜膀胱根治性切除术与开放性膀胱根治性切除相比有明显优势:①手术创伤小,切口小,术中出血少,术后疼痛轻,恢复快。②操作细致,能精确地处理盆底深部的重要结构,盆腔淋巴结清扫彻底,尿道括约肌损伤几率较小,有助于保留神经血管束。③避免肠管长时间暴露,有利术后肠道功能恢复,减少术后肠粘连。④更能保护身体的免疫机制,减少术后感染并发症。腹腔镜膀胱根治性切除术目前缺点是腹腔镜手术时间长,手术技术要求高,费用较高,学习曲线长,但随着器械的改进,技术的熟练,手术时间将逐渐缩短。

本章介绍男性患者的腹腔镜根治性膀胱切除术及尿流改道术,其中尿流改道术包括回肠膀胱术、正位回肠膀胱术和全腔镜下的正位膀胱术。

二、适应证和禁忌证

1. 适应证　腹腔镜根治性膀胱切除术适于有肌层浸润的局限性膀胱高级别尿路上皮癌、复发性膀胱尿路上皮癌、原位癌以及膀胱非移行细胞癌等。正位回肠膀胱术还应满足以下条件:①尿道残端 2cm 内无肿瘤侵犯,即男性膀胱颈以下无肿瘤;②无前尿道狭窄,尿道括约肌及盆底肌功能正常;③无肠道切除史;④术中快速冷冻病理切片证实尿道残端无肿瘤。

2. 禁忌证　包括:①高危患者有严重的心血管疾病,术前 ASA 评分达到Ⅳ级或Ⅴ级,不能耐受手术、预期寿命 10 年以下者;②腹部皮肤或腹壁组织的感染,活动性的腹腔内感染,腹膜炎,肠梗阻以及未纠正的凝血机制异常;③膀胱癌侵犯周围脏器或远处脏器转移。

三、术前准备

1. 术前进行全身和泌尿系统的检查评估,了解各重要脏器的功能状况及肿瘤的临床分期,有无全身或局部的转移。通常经腹超声检查可同时检查肾脏、输尿管、前列腺和其他脏器;静脉尿路

造影(IVU)可用于排除并存的上尿路肿瘤;CT 和MRI 检查有助于术前评估肿瘤浸润的深度,并可初步判断是否存在盆腔的淋巴结转移;胸部 X 线和 CT 检查、骨扫描及 PET 扫描主要用于排除全身远处转移;膀胱镜检查和活检是诊断膀胱癌最可靠的方法,近年来应用的 NBI 技术可将不典型性膀胱肿瘤的诊断率加以提高。此外,诊断性经尿道电切术(TUR)可以同时达到两个目的,一是切除肿瘤;二是明确肿瘤的病理诊断和分级、分期,为进一步治疗以及判断预后提供依据。

2. 术前 2~3 天行肠道准备,从半流质饮食、流质饮食过渡到全清流饮食,口服肠道抗生素(如盐酸莫西沙星),静脉补充营养。术前晚及次日晨清洁灌肠。术前常规备血。留置胃肠减压管、肛管及尿管。

3. 术前 2 小时预防性应用抗生素。

四、手术步骤

(一) 麻醉和手术体位

1. 气管内插管全身麻醉。

2. 患者取仰卧 30°~45° 头低脚高位,髋关节稍外展,膝关节稍屈曲,以便术中同时行会阴部及直肠内操作。双上肢内收于躯体旁,肩部置挡板,以免手术时上肢过度外展及极度头低脚高体位时臂丛神经及肌肉的损伤及麻痹。监视器置于患者两下肢之间。手术者立于患者左侧,助手立于患者右侧,器械护士立于手术者的左侧。手术区皮肤消毒,包括会阴部,并于会阴部放一纱布垫。

(二) 手术过程

1. 气腹制备和放置套管　一般采用5孔操作。首先在脐上作 1 个纵行皮肤切口,以 Veress 针穿刺入腹腔,连通气腹机,CO_2 至压力 12~15mmHg(详细步骤参见本书第一部分第二章),置入 10mm 穿刺套管,放入 30° 腹腔镜,在腹腔镜的监视下再分别于左、右腹直肌旁脐下两指及左右侧髂前上棘水平靠中线两指处穿刺置入 5mm、12mm、5mm 穿刺套管(图 1-7-2-1)。

2. 游离双侧输尿管并行盆腔扩大淋巴结清扫　输尿管跨越髂血管处打开侧腹膜,找到输尿管,沿输尿管尽可能向下游离至近膀胱处(图 1-7-2-2),注意保护输尿管血运;行右侧髂总淋巴结、髂外淋巴结、髂内淋巴结和闭孔淋巴结清扫(图 1-7-2-3);行骶前淋巴结和左髂总淋巴结清扫(图 1-7-2-4);松解左侧乙状结肠和腹壁粘连,打开侧腹膜,游离

左侧输尿管;行左侧髂外淋巴结、髂内淋巴结和闭孔淋巴结清扫(图 1-7-2-5)(扩大盆腔淋巴清扫的详细过程参见本书第一部分第八章第二节)。

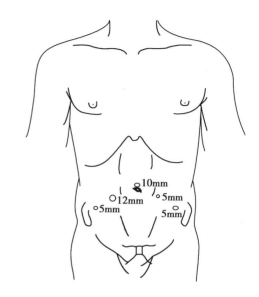

图 1-7-2-1　套管分布示意图

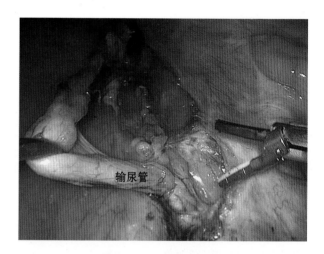

图 1-7-2-2　游离输尿管

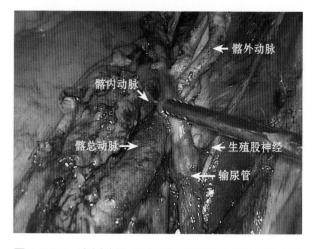

图 1-7-2-3　右侧髂总、髂内、髂外和闭孔淋巴结清扫完毕

见两处横行的腹膜反折弓,较浅的腹膜反折下为输尿管,而较深者其下则为输精管和精囊。超声刀切开较深处的腹膜反折线(图1-7-2-7),游离输精管及精囊(图1-7-2-8),直至与前列腺的交汇处。

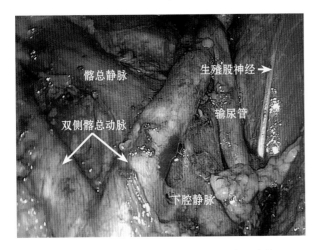

图 1-7-2-4　双侧髂总和骶前淋巴结清扫完毕

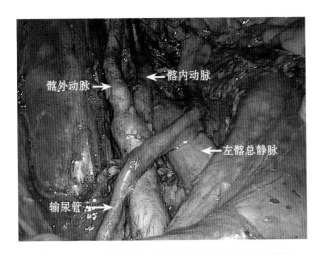

图 1-7-2-5　左侧髂内、髂外和闭孔淋巴结清扫完毕

3. 游离精囊、输精管及前列腺背侧

(1) 游离输精管及精囊:由助手用抓钳将膀胱向上牵开、乙状结肠向头端牵拉,显示膀胱直肠陷凹(图1-7-2-6),识别解剖标志,一般于此陷凹内可

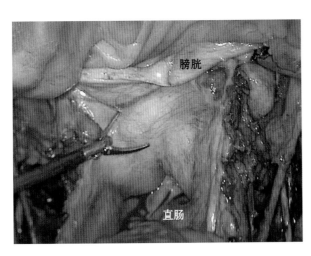

图 1-7-2-6　显露膀胱直肠陷凹

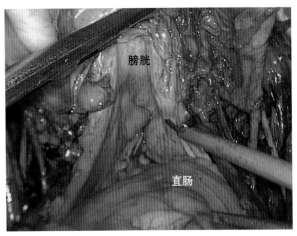

图 1-7-2-7　切开腹膜反折线

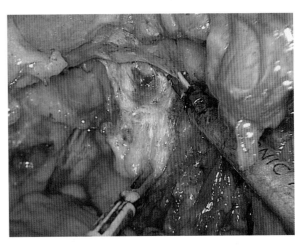

图 1-7-2-8　游离输精管及精囊

(2) 切开 Denonvilliers 筋膜:由助手将已经游离的输精管和精囊向上牵拉,将乙状结肠和直肠下压,使 Denonvilliers 筋膜保持一定张力。于前列腺和精囊汇合处上方横行切开 Denonvilliers 筋膜(图1-7-2-9),当看到直肠周围的脂肪组织时则表明进入了正确的间隙,沿此间隙可一直分离至前列腺尖部,使前列腺与直肠前壁分离(图1-7-2-10)。

4. 游离膀胱侧壁,离断输尿管,处理膀胱侧血管蒂及前列腺侧血管蒂　在脐旁正中韧带的外侧靠近盆壁打开腹膜,分离膀胱侧壁与盆壁之间的间隙直至盆底(图1-7-2-11),在盆内筋膜反折线处切开,推开肛提肌(图1-7-2-12)。提起右侧输尿

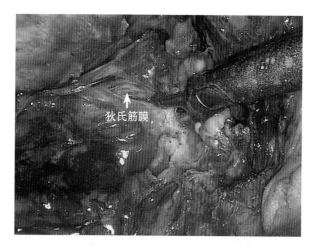

图 1-7-2-9　切开 Denonvilliers 筋膜

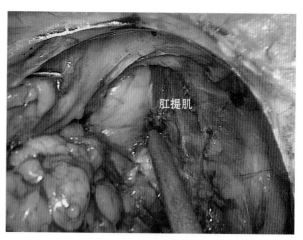

图 1-7-2-12　打开盆底筋膜,推开肛提肌

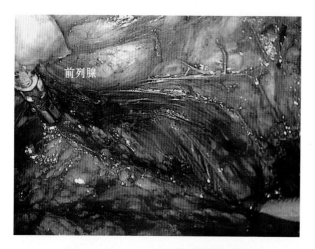

图 1-7-2-10　游离前列腺背侧至尖部

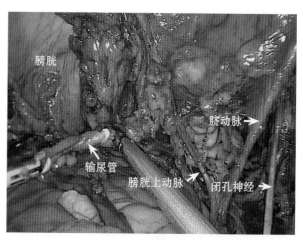

图 1-7-2-13　近膀胱壁处离断输尿管

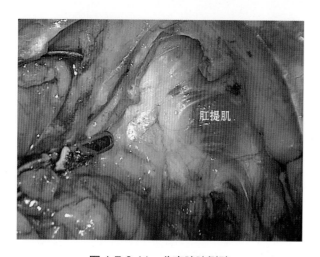

图 1-7-2-11　分离膀胱侧壁

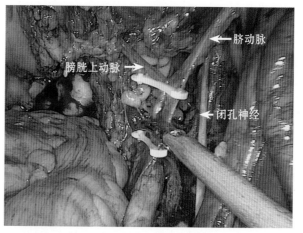

图 1-7-2-14　结扎离断膀胱上动脉和脐动脉

管下段,在近膀胱壁处上两个 Hem-o-Lok 后切断(图 1-7-2-13)。近髂内动脉分叉处用 Hem-o-Lok 夹闭膀胱上动脉和脐动脉,超声刀离断(图 1-7-2-14)。向上提起膀胱,显露膀胱侧血管蒂,用 Ligsure 逐步离断直至近前列腺基底部(图 1-7-2-15)。

将输精管和精囊向侧面牵拉,显露前列腺侧血管蒂并保持一定的张力(图 1-7-2-16),可以采用 Ligsure 紧贴前列腺包膜切断血管蒂或用 Hem-o-Lok 夹闭后超声刀离断侧血管蒂直至前列腺尖部(图 1-7-2-17)。如需保留神经血管束,尽量少用电切或电凝,可以钝性剥离推开神经血管束。同法处理左侧。

5. 游离膀胱前壁,显露耻骨后间隙,缝扎DVC,离断尿道 做高位倒U形腹膜切口,离断脐旁正中韧带和脐正中韧带(图 1-7-2-18),进入耻骨后间隙。分离耻骨后间隙(图 1-7-2-19),沿膀胱周围的疏松结缔组织肪分离此间隙。剔除前列腺表面脂肪组织,显露耻骨前列腺韧带和阴茎背深静脉浅支(图 1-7-2-20),部分离断耻骨前列腺韧带(图 1-7-2-21),而后分离前列腺两

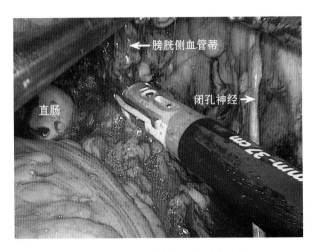

图 1-7-2-15 离断膀胱侧血管蒂

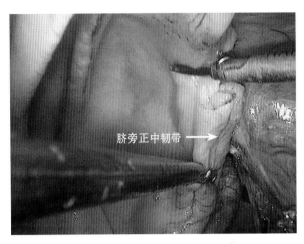

图 1-7-2-18 离断脐旁正中韧带

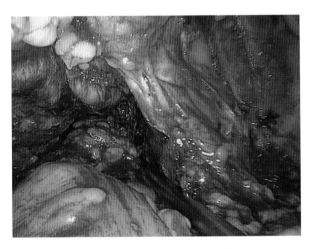

图 1-7-2-16 显露前列腺侧血管蒂

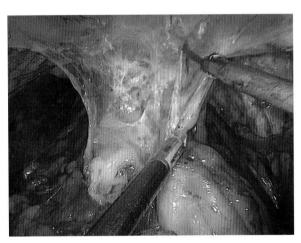

图 1-7-2-19 分离耻骨后间隙

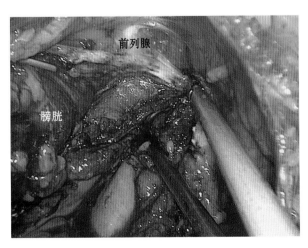

图 1-7-2-17 处理前列腺侧血管蒂

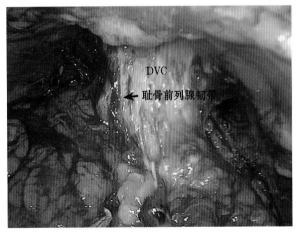

图 1-7-2-20 显露耻骨前列腺韧带和阴茎背浅静脉

侧,充分显露前列腺尖部是结扎背深静脉复合体的关键。

以 2-0 Vicryl 线可吸收线"8"字缝合背深静脉复合体,注意弯针的凸面向上,进针方向应与耻骨联合平行(图 1-7-2-22,图 1-7-2-23)。超声刀在结扎线的近端离断背深静脉复合体,逐步向下分离至前列腺尖部(图 1-7-2-24),紧贴尖部剪开尿道前壁,显露并拉起导尿管(图 1-7-2-25),用 Hem-o-Lok 夹毕导尿管后离断,提起导尿管残端以做牵引,显露并离断尿道后壁(图 1-7-2-26)。将前列腺

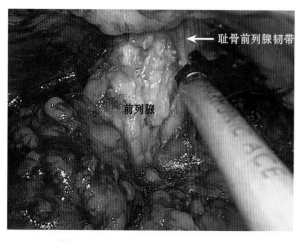

图 1-7-2-21　离断耻骨前列腺韧带

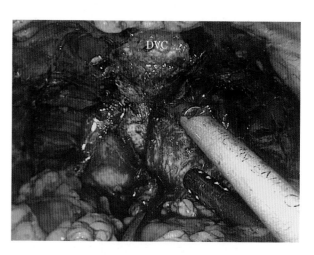

图 1-7-2-24　分离显露前列腺尖部

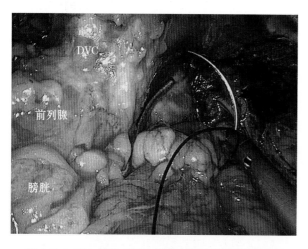

图 1-7-2-22　缝扎 DVC,注意持针方法和进针角度

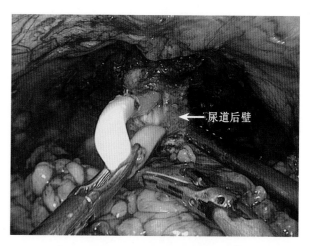

图 1-7-2-25　剪开尿道前壁拉出导尿管

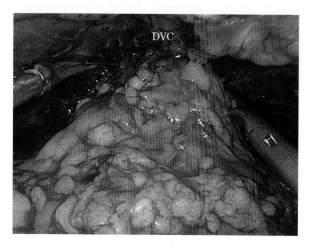

图 1-7-2-23　"8"字结扎 DVC

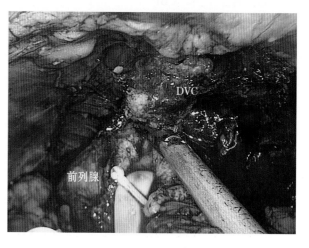

图 1-7-2-26　离断尿道后壁

尖部向头侧翻起,显露其后方的尿道直肠肌。紧贴前列腺切断尿道直肠肌,完整切除膀胱、前列腺、双侧精囊腺及部分输精管(图1-7-2-27)。检查创面有无活动出血(图1-7-2-28)。

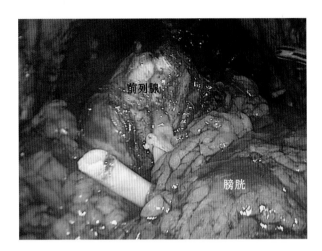

图1-7-2-27　完整切除标本

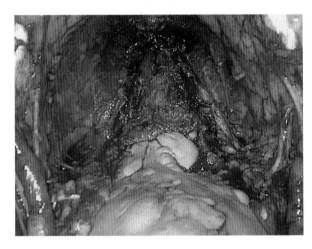

图1-7-2-28　检查创面有无活动出血

如尿流改道采用Briker流出道,则于乙状结肠后骶前间隙之间的无血管平面分出一个通道,将左侧输尿管下段从腹膜后移至右侧髂窝。

6. 尿流改道术

(1)回肠正位W形新膀胱

1)体外缝制回肠新膀胱:于下腹正中作6cm左右的切口,取出标本。将双侧输尿管自切口牵出,置入8F导尿管引流尿液。将回肠拉出切口,距回盲部15cm处截取约40cm血供丰富回肠段,恢复肠道连续性,关闭肠系膜裂孔并还纳入腹腔。"W"形折叠回肠(图1-7-2-29),沿对系膜缘纵行剖开回肠,3-0 Vicryl线作连续内翻缝合,形成新膀胱(图1-7-2-30),前壁暂不缝合。

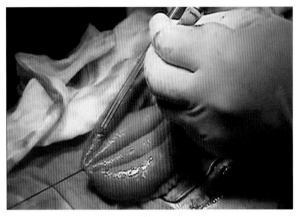

图1-7-2-29　"W"形折叠回肠

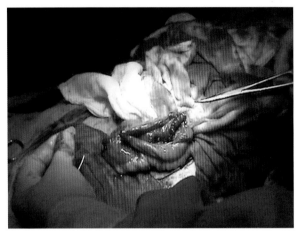

图1-7-2-30　缝制新膀胱

2)输尿管再植:在新膀胱后顶部两侧各戳一小孔,修剪输尿管残端成斜面后,放置双J管,将输尿管用弯钳拖入新膀胱内约1.5cm,在新膀胱外将输尿管外膜与肠壁间断缝合4~6针固定(图1-7-2-31),关闭新膀胱前壁。

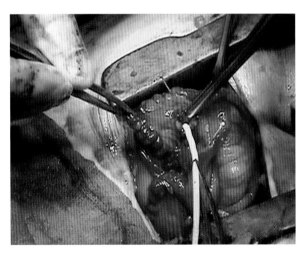

图1-7-2-31　输尿管再植并留置双J管

3）回肠新膀胱与尿道吻合：缝合新膀胱时留下底部约 1cm 开口，将新膀胱置入腹腔内，缝合腹壁切口。再次气腹，腹腔镜下将新膀胱颈牵至尿道残端附近，置入 Foley 尿管以辨认尿道残端后壁，单针法连续缝合尿道与新膀胱颈：5 点处用 2-0 Vicryl 线将尿道后壁与新膀胱颈后壁先缝合一针以固定其相对位置，然后连续缝合尿道与新膀胱颈，每次进针时可以通过进退尿管指示尿道后壁（图 1-7-2-32）；尿道后壁与新膀胱颈吻合完成后，将尿管置入膀胱，将尿道前壁与新膀胱颈连续缝合。检查无渗漏后，留置三腔气囊尿管和盆腔引流管。

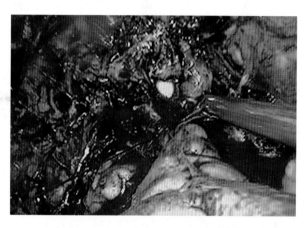

图 1-7-2-32　连续缝合尿道与新膀胱颈

（2）完全腹腔镜根治性膀胱切除术加原位 Studer 回肠新膀胱术：腹腔镜下制备回肠新膀胱：腹腔内放入标有自制刻度的烟卷引流管，距回盲部 12cm 处取回肠段 54cm，距远端 22cm 和 44cm 处分别缝合标记线（图 1-7-2-33）。Endo-GIA（6TB45，ETHICON）直线闭合切割器截取肠管（图 1-7-2-34）：远、近端均分别使用 1 个组织钉仓（3.5mm，蓝色）离断肠管，1 个血管钉仓（2.5mm，白色）离断部分

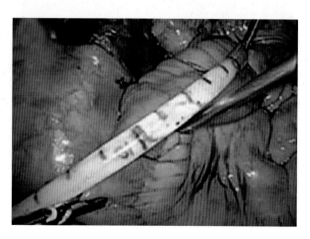

图 1-7-2-33　测量肠管长度

肠系膜，系膜出血部位使用电凝止血。远端及近端肠管重叠交错备肠吻合用，截取回肠置于备吻合肠管后方。将重叠部分回肠段对系膜缘分别作 1cm 切口并先后放入 2 个 Endo-GIA 上下齿（组织钉仓），闭合完成两端肠管侧侧吻合（图 1-7-2-35）。再分别使用 2 个 Endo-GIA（组织钉仓）闭合开放的肠管断端，恢复回肠肠管连续性（图 1-7-2-36）。

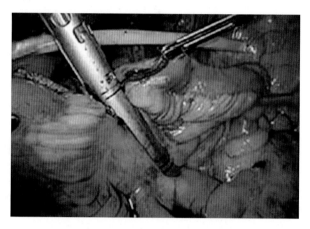

图 1-7-2-34　直线闭合切割器截取肠管

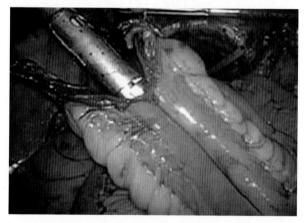

图 1-7-2-35　直线闭合切割器闭合完成两端肠管侧侧吻合

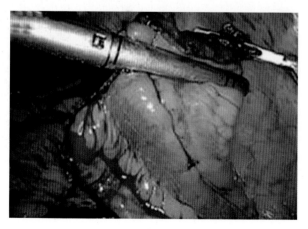

图 1-7-2-36　闭合开放的肠管断端，恢复回肠肠管连续性

系膜切缘和闭合肠管远端可间断缝合关闭数针。

　　近端保持 10cm 完整的回肠作为 Studer 新膀胱输出道,其余肠管排成 U 形并于靠拢侧在胸导管的引导下沿近肠系膜缘 1cm 处切开(图 1-7-2-37)。2-0 可吸收线先间断对位再连续缝合回肠新膀胱后壁(图 1-7-2-38)。将 22cm 标记线处提起拉至尿道残端处,在此处将肠管与尿道残端下方的组织固定,注意防止肠系膜扭转或张力过大,必要时可减小手术床的倾斜角度至 15°~20°(图 1-7-2-39)。在 F18 尿管引导下于肠管最低位与尿道残端行双针法连续缝合(图 1-7-2-40):2 个 3-0,5/8 弧单桥缝线,分别取 10cm,两线尾相互打结,做成 1 个双头针缝合线。尿道吻合结束后,将两侧输尿管分别缝合于末端 Studer 输入道两侧(图 1-7-2-41),右侧输尿管更靠近远端,均采用 4-0 可吸收全层缝合(后壁连续并间断锁边,前壁间断缝合)。缝合前壁之前,在导丝引导下经过 Studer 输入道双侧输尿管分别插入 F7 单 J 管,并将其用 4-0 可吸收

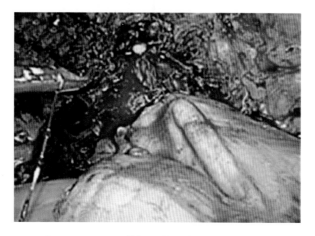

图 1-7-2-39　肠管与尿道残端下方的组织固定

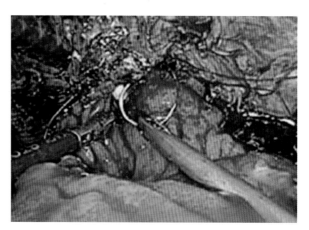

图 1-7-2-40　肠管最低位与尿道

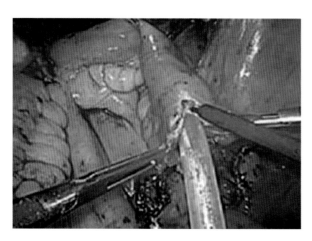

图 1-7-2-37　近肠系膜缘 1cm 处切开肠管

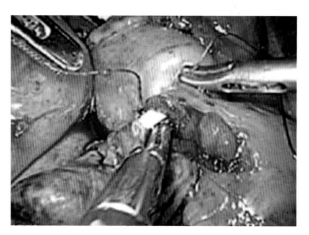

图 1-7-2-41　输尿管开口于 Studer 输入道做端侧吻合

线固定于新膀胱内壁防止脱出。输尿管肠壁吻合结束后,将双侧单 J 管自尿道拉出,注意不要将其脱离输尿管吻合口。重新置入 F18 三腔尿管,2-0 可吸收线连续对位缝合回肠新膀胱前壁。生理盐水充盈新膀胱,如有明显渗漏的吻合处可行 8 字缝合修补。尿管球囊内注水 20ml,盆腔最低点

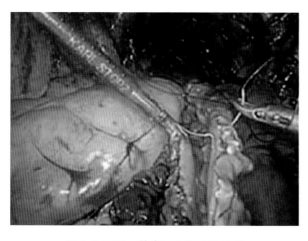

图 1-7-2-38　缝合回肠新膀胱后壁

放置引流管,自脐上穿刺点行约3~4cm切口取出标本。

(3) 回肠流出道(Briker 流出道)

下腹正中切口约5cm,取出标本。确定回盲部,将回肠末端提出体外,截取一段长约15cm的肠管。截取肠管时注意保护血运,可在无影灯照射下观察保留动脉。所截肠管不宜过长,可根据病人胖瘦稍作调整。在所截肠管的上方,将回肠断端吻合恢复肠道连续性。肠管端端吻合方法可用经典的全层间断缝合,间断浆肌层包埋;也可用3-0可吸收线连续浆肌层缝合,1号丝线间断浆肌层包埋。还可以使用切割吻合器来进行肠管的侧侧吻合(可参考图1-7-2-36和图1-7-2-37)。间断修补肠系膜切口裂孔。将回肠还纳腹腔。

稀释碘伏盐水冲洗截取的肠管,输入端用3-0可吸收线做两个荷包缝合封闭,再间断缝合加固。修剪左侧输尿管末端,纵行劈开约1cm,内置F7单J管,5-0可吸收线固定。距封闭的输入端约2cm、左侧肠壁做1cm切口,行左输尿管和回肠流出道的端侧吻合,用5-0可吸收线行粘膜全层缝合,首先上下两定点缝合,然后连续缝合两个侧面吻合口(图1-7-2-42),单J管经肠腔拉出肠管远侧端。距左侧吻合口约1cm在肠管对侧另作一个1cm切口,行右输尿管和回肠流出道的端侧吻合。

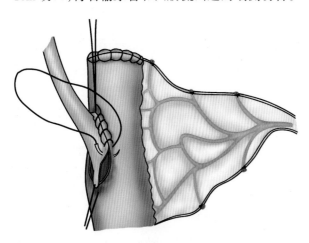

图 1-7-2-42　输尿管肠管端侧吻合

右侧下腹部合适位置做直径2cm左右圆形切口,切除部分皮下组织,十字切开腹外斜肌腱膜,钝性分离肌肉肉膜,进入腹腔,将回肠流出道远端连单J管一起经造瘘口拉出体外,调整肠管位置避免扭曲张力,将腹外斜肌腱膜和回肠流出道浆肌层缝合固定4针。肠管末端外翻呈乳头,管腔和瘘口皮肤用3-0可吸收线间断全层缝合,流出

道管腔内留置多侧孔乳胶引流管,与单J管一并固定。

五、术后处理

1. 饮食与体位　麻醉清醒后,生命体征稳定,则取头高脚低位,以利引流。肛门排气后即可进食。原位新膀胱患者术后膀胱低压冲洗,4~5次/天,防止肠黏液堵塞尿管。

2. 腹腔引流管的拔除　术后持续负压吸引,待引流液基本消失即可拔除。若手术中有直肠损伤则应延迟拔管。术后若有持续的吻合口漏尿则应待漏口愈合后再拔管。

3. 尿管及单J管的拔除　原位新膀胱患者术后2周拔除尿管,嘱患者定时排尿。4周后拔除双J管,如有漏尿延长拔管时间。术后短期内通常会有轻度尿失禁,可嘱患者进行盆底肌锻炼。

六、并发症及其防治

Cathelineau 等报告在84例腹腔镜下尿流改道患者中,术后并发症18%,包括尿路感染8例,盆腔血肿3例,尿瘘2例,肾盂肾炎1例,肺栓塞1例。Bikram 等综合回顾研究腹腔镜根治性膀胱切除-尿流改道术共210例,出现并发症34例,中转开放手术3例,术中大出血死亡1例,总发生率16.2%,与开放手术相比并发症发生率减少。

黄健等人回顾性分析了171例腹腔镜膀胱根治性切除正位新膀胱术,其中术后早期并发症23.4%,包括穿刺口血肿1例,切口感染2例,肠梗阻5例,深静脉血栓1例,淋巴漏11例,肺炎1例,肾盂肾炎1例,膀胱尿道吻合口漏7例,输尿管吻合口狭窄2例,结肠新膀胱漏1例,回肠新膀胱漏2例,回肠吻合口漏1例,肠系膜静脉血栓1例。术后远期并发症15.2%,包括粘连性肠梗阻3例,尿潴留4例,新膀胱炎5例,新膀胱结石2例,输尿管新膀胱吻合口狭窄9例,新膀胱尿道吻合口狭窄3例。

(一) 术中出血

1. 背血管复合体出血　离断耻骨前列腺韧带时要靠近耻骨,避免损伤下面的血管,缝扎背血管复合体时需确切;一旦发生出血常影响视野,必要时可于完成膀胱切除后再次缝扎或改行开放手术止血。

2. 膀胱和前列腺侧蒂出血　术中出血多由于血管断端闭合不牢重新开放所致,在用 Ligsure

或 KLS 等血管闭合系统处理侧血管蒂时,可以适当增加凝固的次数。如果有明显可见的比较粗的侧蒂血管,可以先用 Hem-o-Lok 夹闭后再用 Ligsure 等离断。

3. 腹壁下动脉损伤 通常是由于穿刺过程中损伤所致,少量出血可能被忽视,大量的出血则需要输血,甚至开放手术止血。手术结束取出套管后,应降低腹压,直视穿刺孔,若有明显出血,给予缝合止血。

(二)消化系统并发症

1. 直肠损伤 在游离直肠前列腺间隙时,过于靠近直肠分离所致。术中可于直肠内放置肛管或由助手将手指放于直肠内帮助指引直肠前壁。一旦损伤,应先清除伤口边缘的污染组织,分两层缝合破损处,并用大量抗生素溶液冲洗,保持术后引流的通畅。术后坚持应用广谱抗生素,做膀胱尿道吻合时线结置于尿道内,以避免吻合口漏或尿道直肠瘘的发生。手术结束时适当扩张肛门括约肌,一般不需做结肠造口。术后适当延迟进食及导尿管的拔除时间,保持尿液的通畅引流。

2. 肠瘘、内疝形成 发生肠瘘应引流腹腔及盆腔,必要时需手术修补,发生内疝需手术复位。

3. 肠梗阻 通常采用保守治疗可缓解,必要时行二次手术再吻合。

(三)泌尿系统并发症

1. 新膀胱并发症 可出现漏尿、尿失禁、排尿困难、尿潴留等并发症。术后早期新膀胱渗漏,应适当延长导尿管留置时间,保持尿液引流通畅,直到膀胱造影显示尿漏停止。指导尿失禁患者进行盆底肌训练,增强外括约肌力量,一般数月后可以自主控尿。排尿困难可以行膀胱尿道造影及膀胱镜检查,如有膀胱颈尿道吻合口狭窄可行电切术。

2. 输尿管梗阻、吻合口漏及反流 轻度尿漏可延长双 J 管及尿管留置时间,如时间较长不能自愈需再次手术。轻度梗阻和反流一般不需处理,如梗阻和反流较重导致尿路感染,可再次行抗反流输尿管新膀胱再植术。

3. 新膀胱结石 新膀胱结石可通过内镜行碎石术治疗,但部分新膀胱内结石内镜下不易找到和处理。

4. 新膀胱尿潴留 正位新膀胱发生尿潴留时可采取按压腹部排尿或行间歇性导尿。

第三节 腹腔镜女性膀胱根治性切除术

一、概述

膀胱癌的发生率和致死率有显著的性别差异,在美国和北欧地区,膀胱尿路上皮癌的男女性别比例大约为 3∶1。治疗女性浸润性膀胱癌的金标准是前盆腔脏器切除包括膀胱、尿道、子宫、输卵管、卵巢和部分阴道。低分期的患者,因为肿瘤侵犯尿道,阴道和子宫颈的概率比较低,可以行保留女性生殖器官的手术。1995 年 Sanchez de Badajaz 报道了第一例女性腹腔镜根治性膀胱切除术。

二、女性盆腔解剖(子宫韧带)

1. 圆韧带(图 1-7-3-1) 长 12~14cm,起于子宫角的前面,输卵管近端的下方,向下伸展达两侧骨盆壁。穿过腹股沟管止于大阴唇前端。腹腔镜下单纯子宫切除时,近子宫角切断圆韧带;广泛切除时,近盆壁离断圆韧带。

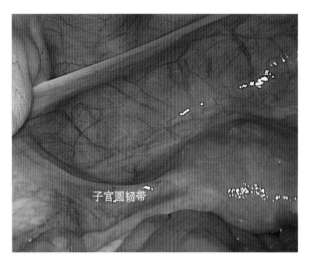

子宫圆韧带

图 1-7-3-1 子宫圆韧带

2. 子宫阔韧带、骨盆漏斗韧带及卵巢固有韧带(图 1-7-3-2) 阔韧带分前、后叶,上缘游离,内 2/3 包围输尿管,外 1/3 部分移行为骨盆漏斗韧带(infundibulopelvic ligament)或称卵巢悬韧带(suspensory ligament of ovary),卵巢动静脉由此穿行。卵巢内侧与子宫角之间的阔韧带稍增厚部分称卵巢固有韧带。在宫体两侧的阔韧带中有丰富的血管、神经、淋巴管及大量疏松结缔组织称宫旁组织。子宫动静脉和输尿管均从阔韧带基底部穿

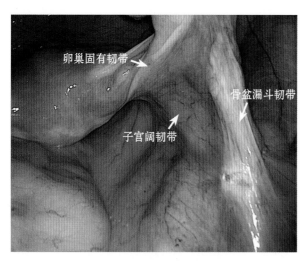

图 1-7-3-2 卵巢固有韧带、骨盆漏斗韧带、子宫阔韧带

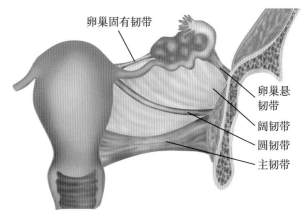

图 1-7-3-4 子宫主韧带示意图

过。腹腔镜保留附件手术时近子宫角侧切断固有韧带,切除附件时,近卵巢离断漏斗韧带,行广泛性手术时,高位切断漏斗韧带。

3. 子宫骶骨韧带(图 1-7-3-3) 从子宫颈后面的上方,向两侧绕过直肠到达第 2、3 骶椎前面的筋膜,长约 4~5cm。腹腔镜单纯全子宫切除时,靠近子宫颈切断骶韧带,广泛全子宫切除时,剪开直肠腹膜反褶,推开直肠,分离直肠侧窝,靠近骶骨离断骶韧带。

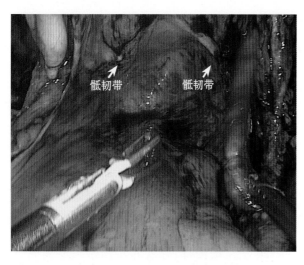

图 1-7-3-3 子宫切除时暴露的骶韧带

4. 主韧带 在阔韧带的下部,横行于子宫颈的两侧,止于骨盆侧壁,是子宫主韧带(图 1-7-3-4),又称子宫颈横韧带。内有子宫动脉、阴道动脉及其静脉丛。腹腔镜全子宫切除术时,靠近子宫颈管切断;广泛全子宫切除时,先游离输尿管,暴露膀胱侧窝,然后靠近盆壁离断。

三、手术适应证和禁忌证

1. 手术适应证:腹腔镜根治性膀胱切除术的基本手术指征和开放手术相同,包括:

① T_2-T_{4a},N_{0-X},M_0 浸润性膀胱癌;

② 高危非肌层浸润性膀胱癌 T_1G_3(高级别)肿瘤;

③ BCG 治疗无效的 Tis;

④ 反复复发的非肌层浸润性膀胱癌;

⑤ TUR 和膀胱灌注治疗无法控制的广泛乳头状病变;

⑥ 膀胱非尿路上皮癌。

2. 禁忌证包括:

① 高危患者有严重的心血管疾病,术前 ASA 评分达到Ⅳ级或Ⅴ级,不能耐受手术、预期寿命 10 年以下者;

② 腹部皮肤或腹壁组织的感染,活动性的腹腔内感染,腹膜炎,肠梗阻以及未纠正的凝血机制异常;

③ 膀胱癌侵犯周围脏器或远处脏器转移。

四、手术步骤

(一) 术前准备

1. 术前 2~3 天行肠道准备,从低渣饮食、半流质饮食过渡到全流质饮食,口服肠道抗生素,静脉补充营养。术前晚及次日晨清洁灌肠。术前常规备血。

2. 术前三天稀释的碘伏溶液冲洗阴道,每天两次。

3. 术前 2 小时预防性应用抗菌素。术前留置胃管。

（二）麻醉和手术体位

1. 气管内插管全身麻醉。

2. 仰卧位，头低 15 度，髋关节稍外展，膝关节稍屈曲，以便术中同时行会阴部及直肠内操作。双上肢内收于躯体旁，肩部置挡板，以免手术时上肢过度外展及极度头低脚高体位时臂丛神经及肌肉的损伤及麻痹。监视器置于患者两下肢之间。手术者立于患者左侧，助手立于患者右侧。手术区皮肤消毒，包括会阴部。阴道内用稀释碘伏溶液消毒，并塞入纱布团，塞纱布团的作用有二：一是有助于术中判断后穹窿的位置，二是可防止阴道壁切开后气腹漏气。留置气囊尿管。

（三）手术过程

1. 制备气腹和放置套管

在下腹部置入 5 个套管，呈扇形分布。第 1 穿刺点位于脐缘，用气腹针穿刺制备气腹后，置入 12mm 套管并置入 30 度腹腔镜，观察腹腔镜脏器，直视下放置其他 4 个套管。第 2、3 穿刺点分别在左右腹直肌旁、脐下约 2cm 处，插入 12mm 套管，第 4、5 穿刺点在左右髂前上棘内上方 2~3cm 处，插入 5mm 套管（图 1-7-3-5）。

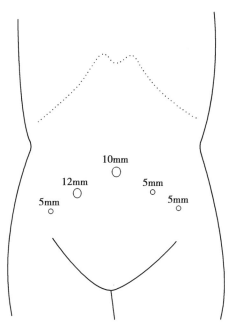

图 1-7-3-5　套管分布示意图

2. 手术步骤

（1）锐性游离乙状结肠和腹壁的粘连，将小肠从盆腔移向腹腔。

（2）游离输尿管

在输卵管伞及卵巢外侧离断卵巢悬韧带（图

1-7-3-6），卵巢悬韧带内有卵巢动静脉走行，可用超声刀慢档直接凝切离断；也可在子宫阔韧带上开窗，然后用 Hem-o-Lok 夹闭后剪断。继续近盆壁离断部分子宫阔韧带前叶至近子宫圆韧带处（图 1-7-3-7）。将右侧附件向左上方牵开。在髂血管分叉处剪开腹膜，找到输尿管（图 1-7-3-8），向下游

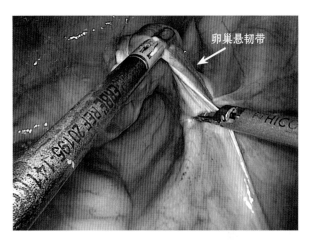

图 1-7-3-6　离断卵巢悬韧带

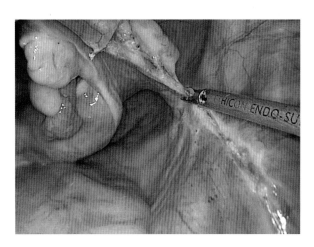

图 1-7-3-7　离断部分子宫阔韧带

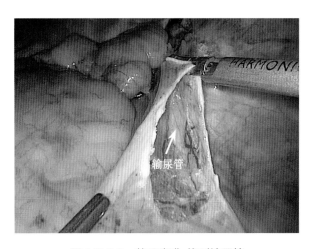

图 1-7-3-8　剪开腹膜，找到输尿管

离输尿管,打开子宫阔韧带后叶至子宫骶韧带处,将输尿管下段游离至近子宫动脉处(图 1-7-3-9),输尿管向上游离至髂窝附近。

(3)游离膀胱侧壁

在脐旁正中韧带的外侧、盆壁和子宫圆韧带之间打开侧腹膜(图 1-7-3-10),超声刀慢档离断子宫圆韧带(图 1-7-3-11),也可用 Hem-o-Lok 夹闭后剪断。钝性锐性相结合,靠近盆壁向内侧深部扩展膀胱外侧和骨盆壁之间的空间(图 1-7-3-12),侧壁游离直至盆底肌肉看到盆内筋膜(图 1-7-3-13)。打开盆内筋膜(图 1-7-3-14)有助于缝合阴道残端时减轻张力。注意保持不要离断脐正中韧带和脐

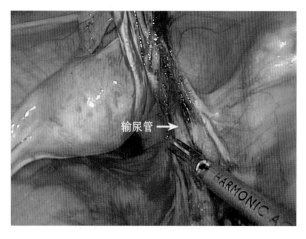

图 1-7-3-9 游离输尿管

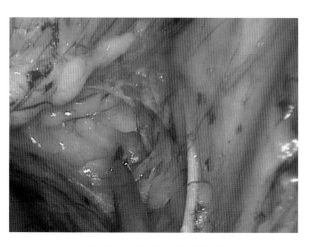

图 1-7-3-12 游离膀胱侧壁

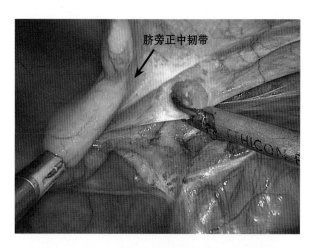

图 1-7-3-10 脐旁正中韧带的外侧打开侧腹膜

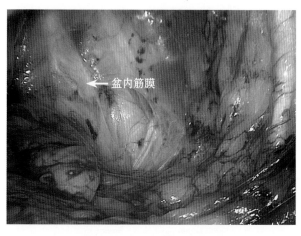

图 1-7-3-13 显露盆内筋膜

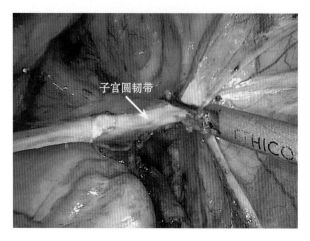

图 1-7-3-11 离断子宫圆韧带

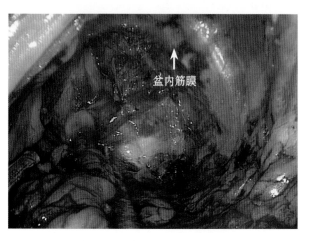

图 1-7-3-14 打开盆内筋膜

内侧韧带,起到悬吊膀胱的作用,有助于膀胱侧蒂游离暴露。同法处理左侧膀胱侧壁。

（4）处理膀胱侧蒂

助手抓钳抓住双侧卵巢输卵管向上提,显露子宫直肠陷凹和膀胱侧蒂(图 1-7-3-15)Hem-o-Lok夹闭输尿管后离断(图 1-7-3-16),游离出脐动脉,将脐动脉连同膀胱上动脉用 Hem-o-Lok 夹闭后离断(图 1-7-3-17)。Ligsure 离断膀胱外侧血管结缔组织(图 1-7-3-18)。同法处理左侧。

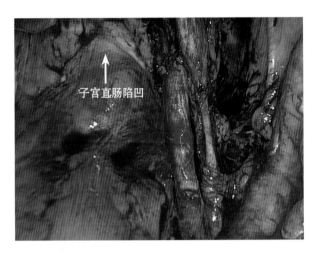

图 1-7-3-15　显露子宫直肠陷凹和膀胱侧蒂

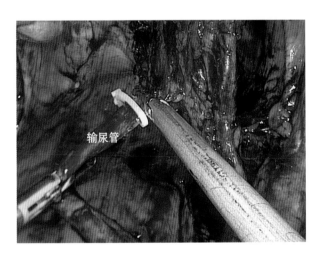

图 1-7-3-16　夹闭离断输尿管

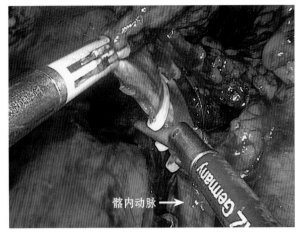

图 1-7-3-17　夹闭离断脐动脉和膀胱上动脉

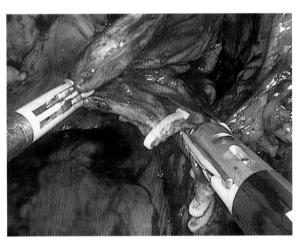

图 1-7-3-18　Ligsure 离断膀胱外侧血管蒂

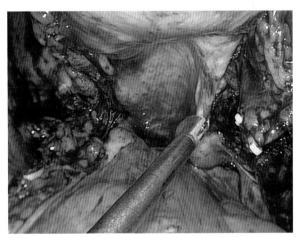

图 1-7-3-19　显露子宫直肠陷凹

（5）打开后穹窿阴道壁,游离膀胱后侧

将两侧的阔韧带、输卵管和卵巢拉向中线向上提起,将乙状结肠向头侧牵拉,显露子宫直肠陷凹(图 1-7-3-19)。于阔韧带基底部切开腹膜,切口横过子宫直肠陷凹前壁。助手用举宫器或卵圆钳将阴道内的纱布顶起,并向头侧抬高,将阴道壁顶起。打开后穹窿处阴道壁,直到看到阴道内的纱布团(图 1-7-3-20)。将阴道后壁切口向两侧扩展,可见子宫颈(图 1-7-3-21)。

（6）离断子宫主韧带和膀胱侧蒂

提起子宫和膀胱,显露子宫主韧带及子宫血管(图 1-7-3-22),用 Ligsure 凝切处理(图 1-7-3-23)。提起膀胱和子宫拉向左侧,显露位于阴道外侧的

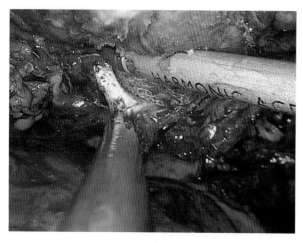

图 1-7-3-20　打开后穹窿处阴道壁

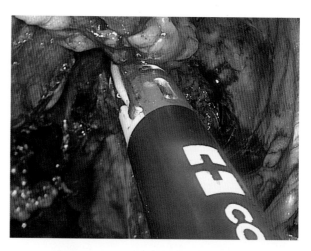

图 1-7-3-23　Ligsure 处理子宫主韧带

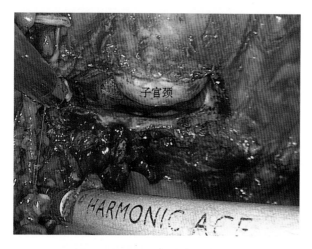

图 1-7-3-21　扩大阴道后壁切口

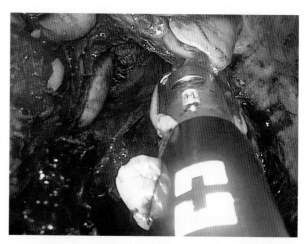

图 1-7-3-24　离断膀胱侧蒂和阴道侧壁

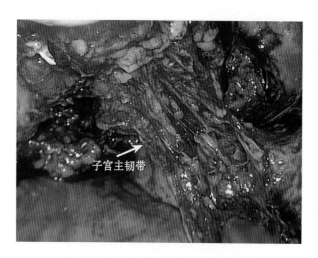

图 1-7-3-22　显露子宫主韧带及血管

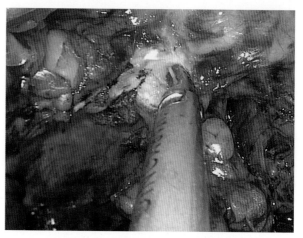

图 1-7-3-25　离断阴道侧壁至膀胱颈水平

膀胱侧蒂,用 Ligsure 将膀胱侧蒂连同部分阴道侧壁一并离断(图 1-7-3-24),逐步深入直至近膀胱颈部水平(图 1-7-3-25)。同法处理左侧。

（7）游离膀胱前壁　超声刀高位靠近腹壁离

断脐内侧韧带和脐正中韧带(图 1-7-3-26)进入膀胱前间隙(图 1-7-3-27)。用双极电凝凝闭切断阴蒂背深静脉复合体。游离显露尿道(图 1-7-3-28),离断尿道,完整切除膀胱、子宫、附件和部分阴道壁。将标本装入标本袋内,从阴道拖出体外(图 1-7-3-29)。

(8)检查创面(图 1-7-3-30),用 1-0 quill 缝线或 2-0 可吸收线连续缝合封闭尿道残端,连续关

闭阴道壁切口(图 1-7-3-31)

(9)盆腔淋巴结清扫请参见本书第一部分第八章第二节相关内容。一般行扩大的盆腔淋巴结清扫,清扫范围包括(闭孔、髂内、髂外、双侧髂总

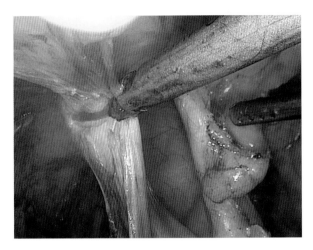

图 1-7-3-26　高位离断脐旁正中韧带和脐正中韧带

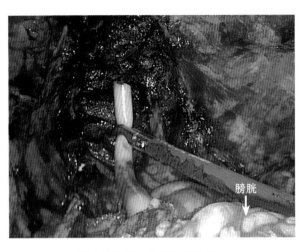

图 1-7-3-29　从阴道拖出标本

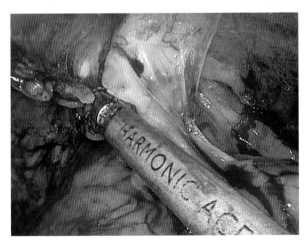

图 1-7-3-27　进入膀胱前间隙

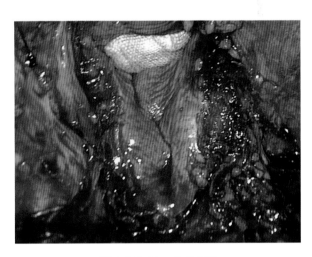

图 1-7-3-30　检查创面

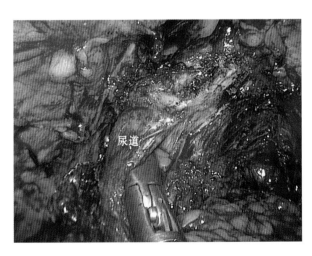

图 1-7-3-28　游离显露尿道

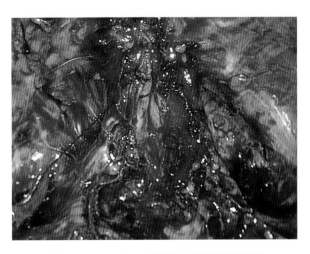

图 1-7-3-31　Quill 缝线连续缝合阴道残端

和骶前淋巴结）。

（10）尿流改道请参阅本书第一部分第七章第二节中的相关内容。

五、注意事项

1. 输尿管向下游离的长度满足尿路改道的需要即可，不需要强求游离到靠近膀胱处，因该处可碰到从外侧向中间宫颈走行的子宫血管，过度游离会造成不必要的出血。另外游离输尿管过程中注意保护输尿管血运，避免过度钳夹牵拉输尿管。同法处理左侧。在年轻患者如需保留卵巢，则在子宫角和卵巢之间，靠近子宫角离断卵巢阔韧带。

2. 子宫悬韧带和圆韧带内有血管需要妥善处理，可以用超声刀慢档切割，可以用 Ligsure 离断，最安全的是用 Hem-o-Lok 夹闭后离断，防止继发出血。

3. 盆内筋膜是否打开，可根据阴道缝合的方式来决定。阴道创面左右缝合，打开盆内筋膜可以减少缝合张力。阴道创面上下缝合，则无需打开盆内筋膜。

第四节　腹腔镜扩大膀胱部分切除术

一、脐尿管癌概述

1. **脐尿管解剖**　脐尿管是位于膀胱顶部和脐之间的胚胎期结构，是胎儿早起的内分泌器官，以后逐渐退化成一条脐和膀胱顶端的纤维索带。在成人，脐尿管在 Retzius 间隙内经腹横筋膜和腹膜之间穿过，由膀胱顶部向脐部伸展，长约 5cm（3~10cm）。

2. **脐尿管癌流行病学和发病机制**　1863年 Hue 和 Jacquin 首次报道了脐尿管癌，该病是恶性程度极高的上皮性肿瘤，临床少见。发病率约占成人恶性肿瘤的 0.01%，占膀胱肿瘤的 0.17%~0.34%。发病机制目前尚不清楚。Cornil 认为脐尿管内被覆的移行上皮化生而形成腺癌，而 Culp 等人推测膀胱和直肠在泄殖腔内具有共同的胚基，脐尿管内处于休眠状态的肠细胞可以重新恢复到未分化状态，形成可分泌黏液的腺样上皮。

3. **脐尿管癌病理类型**　多为腺癌，主要为黏液性腺癌，其他少见的组织学类型还包括肉瘤、移行细胞癌、印戒细胞癌、鳞状细胞癌、乳头状腺癌、神经母细胞瘤、小细胞癌、未分化癌及混合型癌等。日本学者复习了 157 例日本文献报道的脐尿管癌病例，其中腺癌 138 例（88%）、移行细胞癌 5例（5%）、鳞状细胞癌 3 例（3%）、未分化癌 6 例（4%）及混合型癌 5 例（3%）。

4. **脐尿管癌的临床表现、诊断和临床分期**　多数患者特异性的临床表现，无痛性肉眼血尿是最主要的临床表现，主要见于腺癌。耻骨上区肿块是常见体征，多见于肉瘤。其他临床表现包括腹痛、尿路刺激症状、黏蛋白尿以及脐部血性或脓性分泌物等。诊断较困难，目前主要依靠 B超、CT 及 MRI 等影像学检查和膀胱镜活检进行诊断。典型影像学表现为肿瘤位于下腹正中连线膀胱顶部并沿着 Retzius 间隙延伸到脐。膀胱镜下主要表现为局部隆起物、扁平样上皮瘤、乳头状或息肉样肿物，偶尔亦可见脐尿管孔流出条纹状或血性液体。脐尿管癌的临床分期系统多种多样，主要包括 Sheldon 分期系统和 Mayo 分期系统，目前普遍使用的是 Sheldon 分期系统，分为 I ~ IV 期。I 期：肿瘤浸润脐尿管黏膜；II 期：肿瘤局限在脐尿管内；III 期：肿瘤局部扩散；IV：肿瘤出现淋巴转移或远处转移。虽然目前 Sheldon 分期使用比较广泛，但 Ashley 等人通过研究证实两种分期方法肿瘤的死亡率无显著性差异。

5. **脐尿管癌的治疗、效果与预后**　脐尿管癌潜伏期长，多数病人发现时已经出现转移，其最常见的转移部位是肺、网膜、肝脏、骨以及髂腹股沟淋巴结，预后差。多数学者认为，脐尿管癌的放、化疗尚无统一、标准的方案，且疗效不确切，不能明显提高生存期，故手术切除是脐尿管癌的主要治疗方法，但 5%~17% 的患者在诊断明确时已经无法行手术治疗或已出现远处转移。常用的手术方法主要有根治性膀胱切除术及膀胱部分切除术。有学者推荐除了 Sheldon 分期为 T1 期的患者外，其余分期的脐尿管癌均需行根治性膀胱切除术。但 Henly 等人通过研究表明，膀胱部分切除术较根治性膀胱切除术可以提高 5 年生存率。但脐尿管癌膀胱部分切除术后局部复发率高，多数学者建议对局限性脐尿管癌行扩大性膀胱部分切除，避免非根治性膀胱全切或对膀胱颈部肿瘤盲目电切，其切除范围包括膀胱顶部、肿瘤相连的腹膜与 Retzius 间隙内的结缔组织、连同脐、脐尿管及肿瘤周围 2~3cm 膀胱壁。虽然目前无证据表明行盆腔淋巴结清扫术可以改善脐尿管的预后,但盆腔淋巴结是脐尿管癌好发转移部位,故行盆腔淋巴结清扫是必要的。随着腹腔镜手术在泌尿外科领域的迅速发展,应用腹腔镜手术进行膀胱部分切除及盆腔淋巴结的清扫已有很多报道。Moinzadeh 等人首次报道了腹腔镜下膀胱部分切除术成功治疗了两例脐尿管癌的患者,且在 1 年随访期内未见肿瘤复发。Milhoua 等于 2006 年首次报道了应用腹腔镜扩大性膀胱部分切除术治疗 1 例脐尿管癌患者,术后随访 18 个月无肿瘤复发,表明腹腔镜扩大性膀胱部分切除术治疗脐尿管癌安全可行。Herr 等更是主张对所有脐尿管癌病人行扩大性膀胱部分切除术,在一组 12 例行扩大性膀胱部分切除术的脐尿管腺癌病人中,8 例无瘤生存超过 2 年,最长达 13 年,故目前认为扩大性膀胱部分切除术是脐尿管癌的首选术式。Madeb 等人于 2006 年报道了机器人手术用于脐尿管癌的手术治疗,远期效果与腹腔镜相当。在此主要介绍我们改良的腹腔镜扩大膀胱部分切除术的手术方法和技巧,截至目前,我中心已经完成 20 例手术,获得良好的临床疗效。

二、适应证和禁忌证

1. 适应证　腹腔镜扩大膀胱部分切除术的适应证和开放手术相同,主要适应证包括 Sheldon 分期 I~II 期病例。但原则上所有无手术禁忌证的任何分期的脐尿管癌都可手术治疗。

2. 禁忌证　常见禁忌证包括:①术前影像学检查发现肿瘤明显浸润周围脏器或有远处转移者;②有明显出血倾向而且难以纠正者;③心、肺、肝、肾等重要脏器有严重功能障碍者。

三、术前准备

常规的术前检查以及明确诊断所需的检查:完善三大常规、肝肾功能、血电解质、血糖、凝血功能、心电图和胸部 X 线片等检查。肿瘤诊断的检查包括 B 超、CT 及 MRI、膀胱镜活检等。术前禁食、备皮、清洁灌肠、预防性使用抗生素,通常不需要其他特殊检查和特殊术前准备。

四、手术步骤

(一)麻醉和体位

气管插管全身静脉麻醉。术前留置胃管,建立多条输液通道以利于及时用药和输液。取平卧位,消毒腹部和会阴部,常规铺无菌单,留置尿管。

(二)手术过程

1. 制备腹膜外间隙　首先于脐下纵形切开皮肤 2~3cm,逐层切开或钝性分开皮下组织,显露腹直肌前鞘(图 1-7-4-1);刀片锐性切开腹直肌前鞘后,大弯钳适当扩张切口;手指钝性分开腹直肌并适当扩张腹膜外间隙;置入制式气囊并充气 1200ml,扩张腹膜外间隙,保持 5 分钟后退出扩张器(图 1-7-4-2)。沿脐缘环形切除脐至腹膜,保留脐下方 6 点钟处与腹直肌后鞘相连,并将脐用乳胶手套包裹后塞入腹腔。

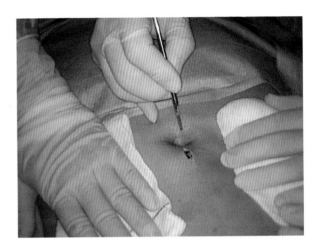

图 1-7-4-1　脐下纵形切开皮肤 2~3cm

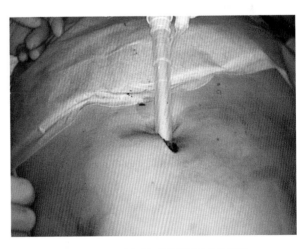

图 1-7-4-2　制式气囊扩张腹膜外间隙

2. 切除脐　环形切除脐处皮肤,逐层切除脐下各层组织,直至进入腹壁脏层,在 6 点处保留脐与扩张进入腹腔的腹直肌后鞘及腹壁脏层相连(图 1-7-4-3)。将脐提出腹外,用无菌手套拇指包裹结扎后送入腹腔(图 1-7-4-4)。

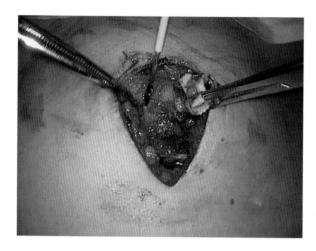

图 1-7-4-3 环形切除脐

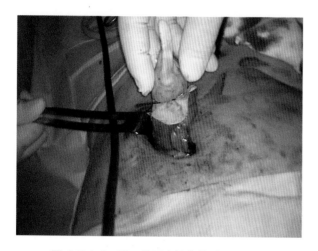

图 1-7-4-4 用无菌手套拇指将脐包裹结扎

3. 放置套管 脐下切口置入 10mm 套管,缝合该切口防止漏气,气腹压力保持在 14mmHg,直视下分别于脐下 5cm 水平腹直肌外缘处置入 5mm(左侧)、12mm 套管(右侧)(图 1-7-4-5)。

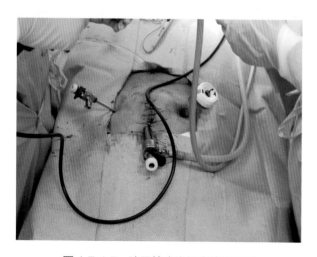

图 1-7-4-5 脐尿管癌常规套管放置图

4. 完整切除脐尿管 经导尿管向膀胱内注生理盐水 200ml 显露膀胱轮廓,自塞入腹腔的脐开始,沿两侧脐内侧襞向远端,将之前从腹壁上扩展分离下来的脐尿管、腹直肌后鞘及腹膜一并切除直至膀胱顶部(图 1-7-4-6,图 1-7-4-7)。

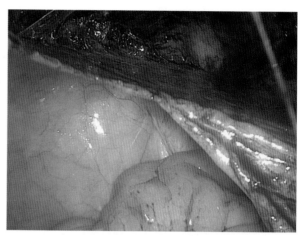

图 1-7-4-6 脐内侧襞左侧(已被扩张分离下来)

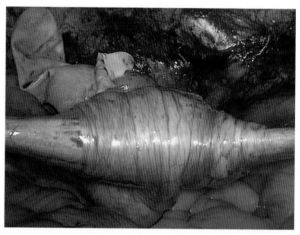

图 1-7-4-7 脐尿管、腹直肌后鞘及腹膜(已被从腹壁上扩张分离下来)

5. 切除肿瘤 放空膀胱,用超声刀切开膀胱顶壁(图 1-7-4-8),暴露出顶部肿瘤,距肿瘤边缘 3cm 切除肿瘤及部分膀胱壁(图 1-7-4-9,图 1-7-4-10),然后将切除脐、脐尿管肿瘤、部分膀胱壁置入防渗漏标本袋。

6. 缝合膀胱 Quill 线或 V-Lock 可吸收倒刺线分层连续缝合膀胱黏膜层和肌层(图 1-7-4-12),膀胱内注水 300ml 检查膀胱无渗漏(图 1-7-4-13)。

7. 双侧盆腔淋巴结清扫(图 1-7-4-14,图 1-7-4-15)(详细步骤请参阅本书第一部分第八章第二节)。

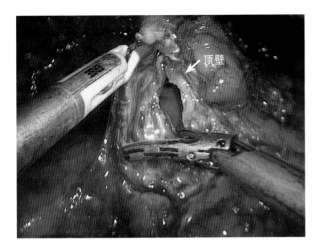

图 1-7-4-8　超声刀切开膀胱顶壁

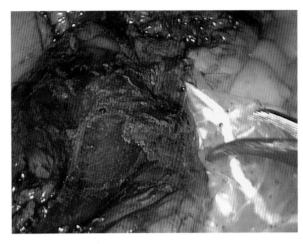

图 1-7-4-11　将切除标本置入防渗漏标本袋

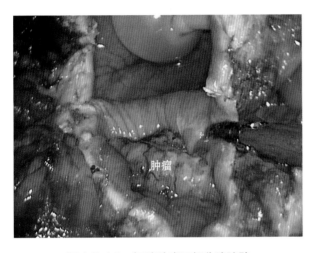

图 1-7-4-9　切除肿瘤及部分膀胱壁

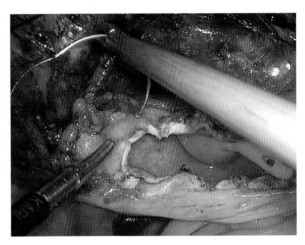

图 1-7-4-12　缝合膀胱

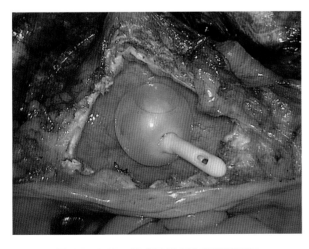

图 1-7-4-10　肿瘤及部分膀胱壁切除后

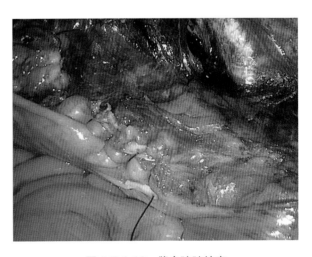

图 1-7-4-13　缝合膀胱结束

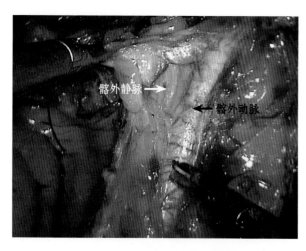

图 1-7-4-14　右侧盆腔淋巴结清扫

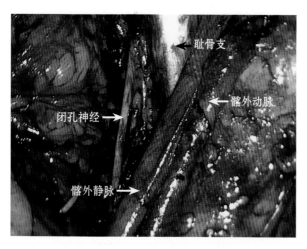

图 1-7-4-15　右侧盆腔淋巴结清扫后

8. 放置盆腔引流管,缝合腹壁切口。

五、术后处理

1. 饮食与体位　一般在术后 24~48 小时拔除胃管。术后可给予静脉营养支持。肛门排气或肠鸣音恢复后即可进食,从流食、半流食到普食逐渐过渡。患者术后麻醉清醒,生命体征稳定,则取 30°~45° 头高脚低仰卧位,以利盆腔渗液的引流。

2. 预防感染　术后需给予预防性抗感染药物,根据手术是否顺利、手术时间长短及患者的自身情况决定,一般 3~5 天。若术前有泌尿系感染者,则根据术前细菌培养和药敏试验选用合适的抗菌药物;如出现漏尿,则可适当延长抗生素的使用。

3. 预防下肢深静脉血栓形成　鼓励患者术后早期主动或被动活动,必要时患者可穿下肢加压服,以预防此类并发症的发生。

4. 引流管的拔除　术后持续引流 2~3 天,待引流液基本消失可拔除。若术后若有持续的吻合口漏尿则应待漏口愈合后再拔管。

5. 导尿管留置时间　一般留置 7~8 天,若膀胱缝合牢靠,可早期拔管。若手术后出现了漏尿,则需待瘘口闭合后再拔管。

六、并发症及其防治

1. 尿漏　多因膀胱缝合不牢靠所致。用一般可吸收线连续缝合膀胱时,可因收线不及时或张力较大造成缝合不牢靠。为此,我们专门采用 Quill 线或 V-Lock 可吸收倒刺线,可避免此种情况的发生。另外,缝合后可做膀胱注水试验,检查膀胱有无渗漏。术后若发现引流液过多,可取引流液查肌酐情况确认,并适当延长导尿管和引流管留置时间,保持尿液引流通畅,直到膀胱造影显示尿瘘停止。大部分患者在充分引流 2 周左右可自动愈合。

2. 切口感染　若术后切口感染,按感染性伤口及时换药,必要时放置引流条充分引流渗出液,保持伤口清洁干燥。若出现发热,则及时使用敏感抗生素。预防在于术中消毒时,将肚脐用稀碘伏浸泡数分钟,切下肚脐后,在置入腹腔前注意隔离(将肚脐用无菌手套包裹)。

3. 腹膜炎　多由尿漏或肠道损伤所致。尿漏防治同前,肠道损伤较少见,如回肠损伤、结肠、乙状结肠,直肠穿孔等,主要是由于电凝热损伤造成,也有报道称在通过脐部切口取出手术标本时夹伤回肠。

4. 出血　多见于盆腔淋巴结清扫过程中。髂内、髂外静脉损伤多见,也有髂内、髂外动脉损伤的报道,多因操作不熟练所致。术后电凝的静脉脱痂可形成盆腔血肿。淋巴结清扫属于解剖性手术,操作中容易损伤血管出血;在辨认清楚解剖标志的前提下,小心分离,常能避免并发症的发生。一旦出血,可放入纱布条压迫止血,暴露出血点后再根据情况用双极或缝合等方法处理。如出血严重难以腔镜下控制,则应当机立断中转开放手术。

5. 脏器损伤　较少见,包括血管、输尿管、膀胱、肠道和神经损伤(闭孔神经和生殖股神经)。熟悉解剖、术中小心分离是最好的预防办法。如若发生损伤,应按照相关原则进行处理。术中闭孔神经损伤多为电灼伤,可导致单侧下肢内收障碍,一般 3 个月左右可恢复。

6. 其他并发症 如淋巴漏、淋巴囊肿、淋巴水肿、会阴水肿和深静脉血栓等。

参考文献

1. 王保军,明少雄,李宏召,等.腹腔镜扩大膀胱部分切除术治疗脐尿管癌(附12例报道).微创泌尿外科杂志,2013,6(2):377-380

2. Berglund RK,Herr HW. Surgery for bladder cancer. // Wein AJ,Kavoussi L,Novick AC,et al. Campbell-Walsh Urology.10th edn. Philadelphia:Saunders Elsevier,2012:2382-2384

3. Schoenberg M,Hortopan S,Schlossberg L,et al. Anatomical anterior exenteration with urethral and vaginal preservation:illustrated surgical method. J Urol,1999,161(2):569-572

4. SanchezdeBadajoz E,Gallego Perales JL,Reche Rosado A,et al. Laparoscopic cystectomy and ileal conduit:case report. J Endourol,1995,9(1):59-62

5. Gopalan A,Sharp DS,Fine SW,et al. Urachal Carcinoma A Clinicopathologic Analysis of 24 Cases With Outcome Correlation. American Journal of Surgical Pathology,2009,33(5):659-668

6. Zhang J,Wu J. Options for diagnosis and treatment of urachal carcinoma. Asia-Pacific Journal of Clinical Oncology,2013,9(2):117-122

7. Ashley RA,Inman BA,Sebo TJ,et al. Urachal carcinoma:Clinicopathologic features and long-term outcomes of an aggressive malignancy. Cancer,2006,107(4):712-720

8. Begg RC. Haematuria from an undetected urachal tumour. Lancet,1952,2(6723):18-19

9. Yoder BJ,Skacel M,Hedgepeth R,et al. Reflex UroVysion testing of bladder cancer surveillance patients with equivocal or negative urine cytology-A prospective of study with focus on the natural history of anticipatory positive findings. American Journal of Clinical Pathology,2007,127(2):295-301

10. Siefker-Radtke AO,Gee J,Shen Y,et al. Multimodality management of urachal carcinoma:The M. D. Anderson Cancer Center experience. Journal of Urology,2003,169(4):1295-1298

11. Molina JR,Quevedo JF,Furth AF,et al. Predictors of survival from urachal cancer-A Mayo Clinic study of 49 cases. Cancer,2007,110(11):2434-2440

12. Wadhwa P,Kolla SB,Hemal AK. Laparoscopic enbloc partial cystectomy with bilateral pelvic lymphadenectomy for urachal adenocarcinoma. Urology,2006,67(4):837-843

13. Gill IS,Fergany A,Klein EA,et al. Laparoscopic radical cystoprostatectomy with ileal conduit performed completely intracorporeally:The initial 2 cases. Urology,2000,56(1):26-29

14. Moinzadeh A,Desai M,Kaouk J,et al. Laparoscopic partial cystectomy for urachal pathology. Journal of Endourology,2004,18(Suppl. 1):A36-A36

15. Milhoua PM,Knoll A,Bleustein CB,et al. Laparoscopic partial cystectomy for treatment of adenocarcinoma of the urachus. Urology,2006,67(2):42315-42317

16. Madeb R,Knopf JK,Nicholson C,et al. The use of robotically assisted surgery for treating urachal anomalies. Bju International,2006,98(4):838-842

17. Parra RO,Andrus CH,Jones JP,et al. Laparoscopic cystectomy. Initial report on a new treatment for the retained bladder. J Urol,1992,148:1140-1144

18. Gupta NP,Gill IS,Fergany A,et al.Laparoscopic radical cystectomy with intracorporeal ileal conduit diversion:5 cases with a 2-year follow-up. BJU Int,2002,90:391-396

19. Tuerk I,Deger S,Winkelman B,et al. Laparoscopic radical cystectomy with continent urinary diversion(rectal sigmoid pouch) performed completely intra-corporeally:Initial 5 cases. J Urol,2002,165:1863-1866

20. Gill IS,Kaouk JH,Meraney AM,et al. Laparoscopic radical cystectomy and continent orthotopic ileal neobladder performed completely intracorporeally:The initial experience. J Urol,2002,168:13-18

21. Rassweiler J. Laparoscopic Radical Cystectomy-Where are We Really? Eur Urol,2008,54(1):19-20

22. Nunez-Mora C,Garcia Mediero JM,Cabrera-Castillo PM,et al. Feasibility of lymphadenectomy in laparoscopic radical cystectomy. Urology,2010:76:759-763

23. Ghazi A,Zimmermann R,Al-Bodour A,et al.Optimizing the approach for lymph node dissection during laparoscopic radical cystectomy. Eur Urol,2010,57:71-78

24. Hermans TJ,Fossion LM. Oncologic outcome after laparoscopic radical cystectomy without neoadjuvant or adjuvant therapy with a median follow-up of 32 months. Urol Int,2014,92:55-63

25. Shao P,Li P,Ju X,et al. Laparoscopic radical cystectomy with intracorporeal orthotopic ileal neobladder:technique and clinical outcomes. Urology,2015,85:368-373

26. 陈光富,瓦斯里江·瓦哈甫,马鑫,许勇,李宏召,董隽,张旭.完全腹腔镜下根治性膀胱全切除加原位回肠新膀胱术(附3例报告).临床泌尿外科杂志.2012,27(8):601-604.

27. 陈光富,张旭,王希友,马鑫,许勇,郭刚,孙圣坤,李宏召,董隽.完全腹腔镜下根治性膀胱全切除加回肠膀胱术(附10例报告).微创泌尿外科杂志.2012,1(1):88-91

第八章 其他泌尿外科腹腔镜手术

第一节 腹腔镜腹膜后淋巴结清扫术

一、概述

原发性睾丸生殖细胞癌是青壮年男性最常见的恶性肿瘤,占男性癌症患者的1%~1.5%,泌尿系统肿瘤患者的5%,在我国发病率及死亡率均为1/10 000左右,占泌尿生殖系统恶性肿瘤的3%~9%,其中约60%为非精原细胞性生殖细胞肿瘤(nonseminomatous germ cell tumor,NSGCT)。NSGCT病理类型包括胚胎癌、畸胎瘤、卵黄囊瘤、绒毛膜上皮癌及混合性生殖细胞瘤等。NSGCT的淋巴转移在各临床分期的肿瘤中普遍存在,即使是术前临床分期为I期者,术后病检发现阳性淋巴结的亦不在少数。

1887年自Kocher第一次描述睾丸肿瘤患者的腹膜后肿块切除术以来,外科治疗一直是睾丸生殖细胞肿瘤综合治疗的一部分。在化疗出现以前,不少淋巴结阳性的患者就可通过腹膜后淋巴结清扫术(retroperitoneal lymph node dissection,RLND)得到治愈。NSGCT的综合诊疗,包括以现代影像学和血清肿瘤标志物监测为基础的术前诊断、不断完善的外科手术和术后规范的以顺铂为基础的联合化疗,使NSGCT死亡率从20世纪70年代的50%下降到90年代的5%,从而被视为综合性治疗恶性肿瘤的典范。NSGCT也被认为是最可能获得临床治愈的实体肿瘤之一。

腹膜后淋巴结清扫术是NSGCT综合治疗的重要内容,传统开放手术需巨大的腹部切口,创伤大、并发症多。1992年Rukstalis首先报道了腹腔镜腹膜后淋巴结清扫术(laparoscopic retroperitoneal lymph node dissection,LRLND),随后多个手术组,包括笔者所在手术组的临床研究证实,LRLND较开放手术创伤明显减少,围术期并发症减少,术后恢复快,住院时间缩短,术后可较快重返工作岗位。

近年来,随着NSGCT淋巴转移的基础和临床研究的不断深入,以及泌尿外科上尿路腹腔镜技术的日臻成熟和机器人手术的兴起,LRLND显示了在肿瘤控制和NSGCT临床分期诊断精确率等方面相对于开放手术的优势,在NSGCT的综合治疗中的作用日趋重要。

二、应用解剖

(一) NSGCT 的淋巴结转移范围

NSGCT的淋巴结转移范围有一定的规律性,右侧肿瘤淋巴转移首先累及腹主动脉和下腔静脉间区域淋巴结,然后是腹主动脉旁和下腔静脉旁淋巴结,且可向对侧腹膜后区域淋巴结转移;而左侧肿瘤淋巴转移则首先累及腹主动脉旁和下腔静脉旁淋巴结,然后是腹主动脉和下腔静脉间区域淋巴结,很少发生对侧淋巴结转移。

(二) NSGCT 的标准淋巴结清扫范围

右侧腹膜后淋巴结清扫范围:外界为右输尿管内侧,内界为腹主动脉外侧,上界始于肾静脉,下界止于肠系膜下动脉水平,向右下延伸至右输尿管跨越髂血管处。

左侧腹膜后淋巴结清扫范围:外界为左输尿管内侧,内界为下腔静脉外侧,上界始于肾静脉,下界止于肠系膜下动脉水平,向左下延伸至左输尿管跨越髂血管处(图 1-8-1-1)。

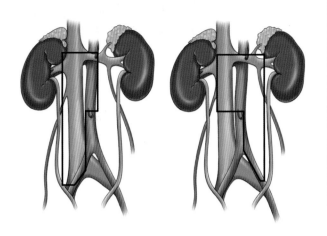

图 1-8-1-1　标准淋巴结清扫范围示意图

三、适应证和禁忌证

1. 适应证

(1) Ⅰ 期 NSGCT,LRLND 是根治性睾丸切除术后对肿瘤的进一步治疗,并提供分期诊断。

(2) Ⅱa-b 期 NSGCT,肿瘤直径小于 5cm。

2. 禁忌证

(1) Ⅱc 期和Ⅲ期 NSGCT。

(2) 术前肿瘤标记物(β-HCG、α-FP、LDH、PALP 等)持续升高。

(3) 不能耐受手术和麻醉。

(4) 腹腔镜手术的禁忌证,如腹腔既往感染和手术史等。

四、术前准备

术前应做好肿瘤分期诊断,对有否转移进行评估,应包括腹部 CT、胸片、胸部 CT、骨骼 SPECT、肝功能、肿瘤标志物如 β-HCG、α-FP 等。

术前肠道准备,口服抗生素,术前夜清洁灌肠;备血至少 800ml,尤其对有化疗病史的应充足备血。术前留置胃管及导尿管。

五、手术步骤

1. 手术体位　全身麻醉后,患者取斜侧卧位:患侧胸部及肩部抬高与手术台呈 30°,肩背用软枕垫起,必要时胸部及臀部用约束带固定(图 1-8-1-2)。

手术者及助手应站在患侧的对侧,洗手护士站在手术者对侧,必要时在手术者对侧增加一名助手。最好备两台监视器,手术间应备有开腹包。

2. 手术入路　气腹制备参见本书第一部分第

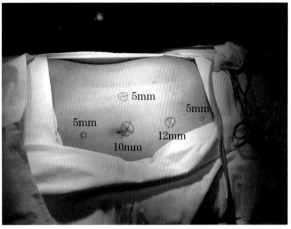

图 1-8-1-2　手术体位和套管分布

二章第二节。套管放置如图 1-8-1-2 所示,于脐部放置 10mm 套管,置入 0° 腹腔镜。另两个套管入点在腹正中线上,脐上下各一,脐上入点在脐及剑突连线中点,脐下入点为脐与耻骨联合连线的中点;另置一 5mm 套管于患侧腋前线上,髂前上棘与肋弓之中点处,用于协助脏器显露及牵拉精索,置一 5mm 套管于剑突下,右侧手术时用于牵拉肝脏。

3. 手术过程

右侧腹膜后淋巴结清扫

(1) 显露腹膜后间隙:松解肠粘连(图 1-8-1-3),沿结肠旁沟剪开侧腹膜,上起结肠肝曲上方 5~10cm,下至髂血管(图 1-8-1-4,图 1-8-1-5),离断肝结肠韧带(图 1-8-1-6),向下推开结肠,锐性分离结肠与后腹膜的粘连。牵引结肠以显露腹膜后间隙,沿肾前筋膜浅面,将结肠和十二指肠推向对侧(图 1-8-1-7)。松解肠管时,尤其在分离肾结肠韧带时,应注意勿损伤肠系膜,慎用电灼以免十二指肠热损伤。将结肠及十二指肠推过中线结肠后,

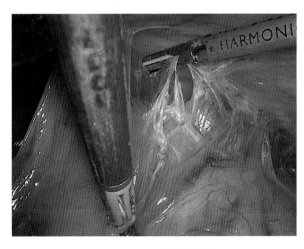

图 1-8-1-3　松解肠粘连

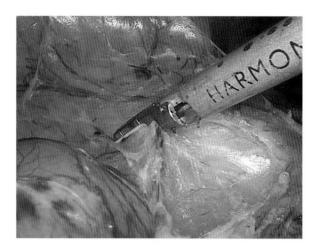

图 1-8-1-4 沿结肠旁沟打开侧腹膜

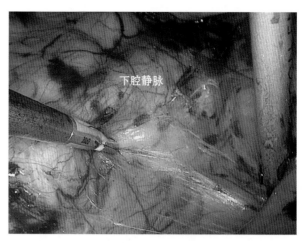

图 1-8-1-7 沿肾前筋膜浅面,将结肠和十二指肠推向对侧

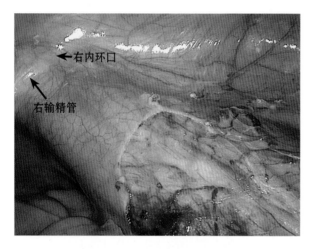

图 1-8-1-5 切开侧腹膜至盆腔

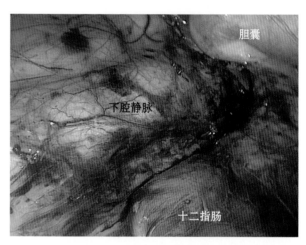

图 1-8-1-8 显露肝下区域肾门血管、腹主动脉和下腔静脉

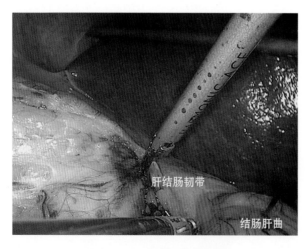

图 1-8-1-6 离断肝结肠韧带

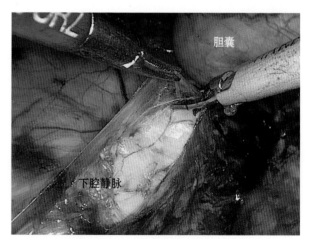

图 1-8-1-9 切开下腔静脉血管鞘

分离显露肝下区域肾门血管、下腔静脉和腹主动脉,清晰显露手术野(图 1-8-1-8)。

(2)游离生殖静脉:切开下腔静脉血管鞘(图 1-8-1-9),显露右肾静脉和生殖静脉汇入下腔静脉

处(图 1-8-1-10),游离生殖静脉至内环(图 1-8-1-11),于内环处游离出根治性睾丸切除术中结扎之精索残端(图 1-8-1-12),提起并向上游离精索内静脉及附着的淋巴和脂肪组织(图 1-8-1-13)至生

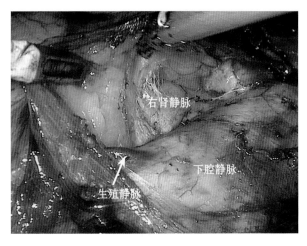

图 1-8-1-10 显露右肾静脉和生殖静脉汇入下腔静脉处

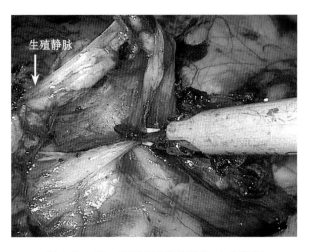

图 1-8-1-13 提起生殖静脉残端,向上游离

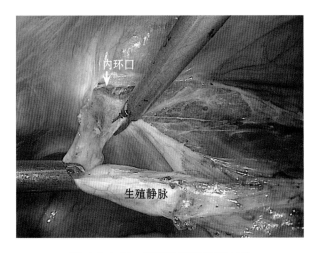

图 1-8-1-11 游离生殖静脉至内环

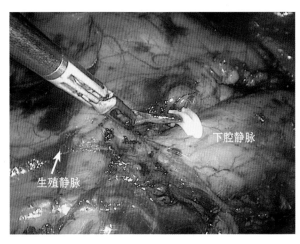

图 1-8-1-14 双重夹闭离断生殖静脉

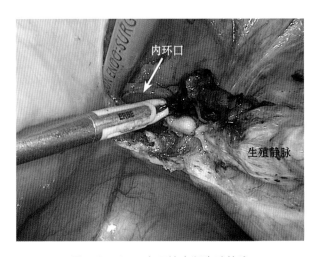

图 1-8-1-12 内环处离断生殖静脉

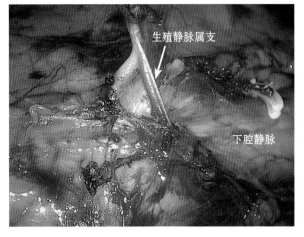

图 1-8-1-15 显露并离断生殖静脉属支

殖静脉汇入下腔静脉处,双重夹闭离断生殖静脉(图 1-8-1-14),显露并离断生殖静脉属支后装入标本袋中取出(图 1-8-1-15,图 1-8-1-16)。

(3) 右输尿管和下腔静脉之间的淋巴清扫:切

开肾静脉和肾动脉的血管鞘,游离肾蒂周围的淋巴和脂肪组织,提起并向内侧牵开。向下切开下腔静脉血管鞘,锐性游离右输尿管内侧的淋巴和脂肪组织至跨越髂血管处(图 1-8-1-17)。沿腰大肌浅面游离输尿管(图 1-8-1-18)。游离输尿管和下腔静脉之间的淋巴脂肪组织,上起肾静脉,下至髂血管分叉处(图 1-8-1-19),再沿右侧髂动脉浅面游离输尿管和下腔静脉之间的淋巴脂肪组织(图

1-8-1-20)。显露腰静脉主干及属支(图 1-8-1-21),离断腰静脉主干(图 1-8-1-22),游离下腔静脉后壁的脂肪和淋巴组织,完整保留该区域之椎旁交感链;掀起淋巴和脂肪组织向外侧分离,完全游离

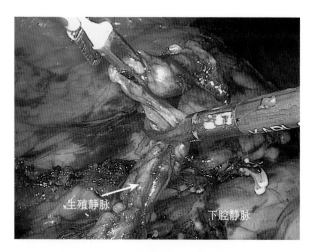

图 1-8-1-16　完整游离并取出生殖静脉

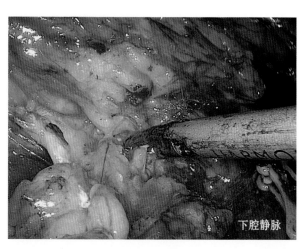

图 1-8-1-19　游离输尿管和下腔静脉之间的淋巴脂肪组织

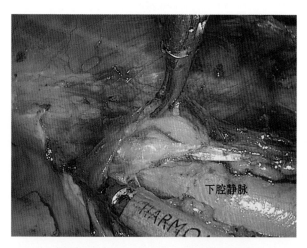

图 1-8-1-17　向下切开下腔静脉血管鞘

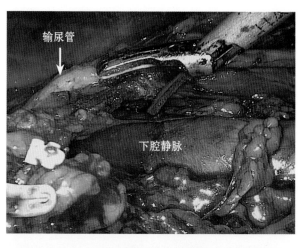

图 1-8-1-20　沿右侧髂动脉浅面游离淋巴脂肪组织

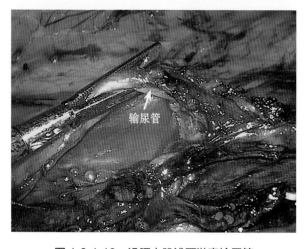

图 1-8-1-18　沿腰大肌浅面游离输尿管

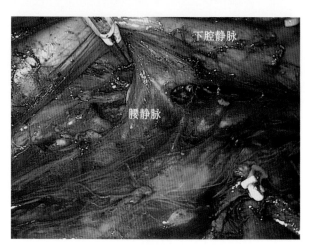

图 1-8-1-21　显露腰静脉主干及属支

下腔静脉和输尿管内侧间的所有淋巴及脂肪组织（图1-8-1-23），装袋取出。

（4）下腔静脉和腹主动脉之间的淋巴清扫：在腹主动脉左侧切开血管鞘（图1-8-1-24），上起

肾静脉水平，下至肠系膜下动脉（图1-8-1-25），向右侧分离腹主动脉与下腔静脉间的淋巴脂肪组织（图1-8-1-26）和髂血管周围的淋巴组织（图1-8-1-27），完整保留椎旁交感链，腹主动脉与下腔静脉间的

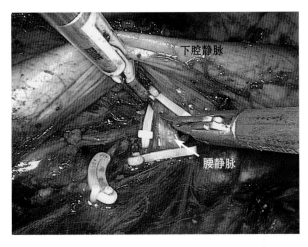

图1-8-1-22 离断腰静脉主干

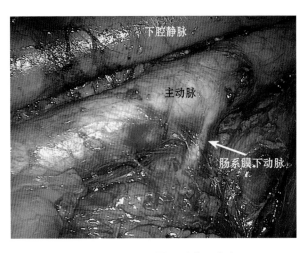

图1-8-1-25 显露肠系膜下动脉

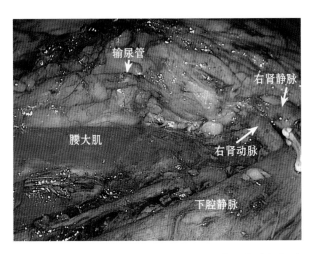

图1-8-1-23 输尿管和下腔静脉之间的淋巴脂肪组织清扫完毕

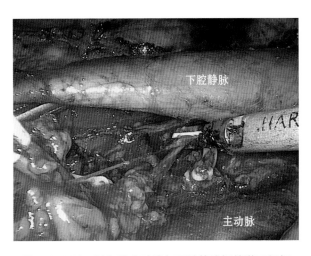

图1-8-1-26 清扫腹主动脉与下腔静脉间的淋巴组织

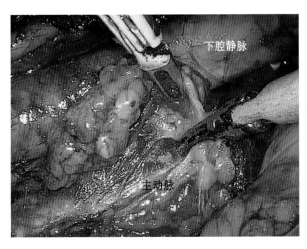

图1-8-1-24 切开腹主动脉血管鞘

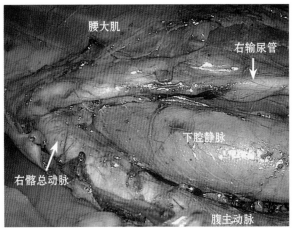

图1-8-1-27 清扫髂血管周围的淋巴组织

淋巴组织清扫完毕(图 1-8-1-28),将游离的淋巴脂肪组织装袋取出。留置负压引流管于下腔静脉下方(图 1-8-1-29)。

(5)检视标本:如图 1-8-1-30

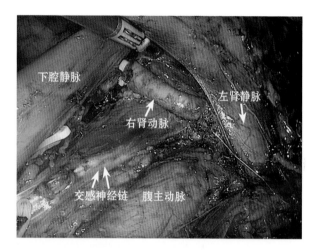

图 1-8-1-28　腹主动脉与下腔静脉间的淋巴组织清扫完毕,交感神经链保留完好

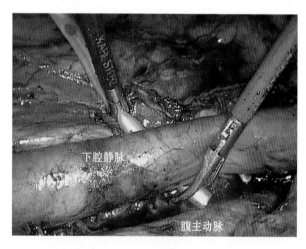

图 1-8-1-29　负压引流管置于下腔静脉下方

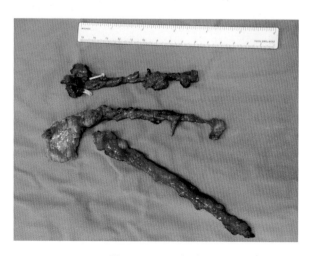

图 1-8-1-30　标本

左侧腹膜后淋巴结清扫

左侧腹膜后淋巴结清扫术的手术步骤与上述右侧手术类似,因无肝脏遮挡,可更好显露手术视野。左侧腹膜后淋巴结清扫术关键手术步骤包括:

(1)显露腹膜后间隙:从结肠脾曲开始纵向剪开侧腹膜直至腹股沟管内环上方,切断脾结肠韧带和肾结肠韧带,仔细游离结肠、小肠和腹膜后脂肪之间的粘连后,将结肠和小肠推向对侧(图 1-8-1-31)。

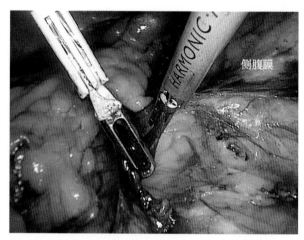

图 1-8-1-31　切开侧腹膜,显露腹膜后间隙

(2)左侧腹膜后淋巴结清扫范围和手术步骤与上述右侧手术类似(图 1-8-1-32 到 1-8-1-37)。左侧腹膜后淋巴结清扫完毕如图 1-8-1-38 所示。留置负压引流管于腹主动脉下方(图 1-8-1-39),检视标本(图 1-8-1-40)。

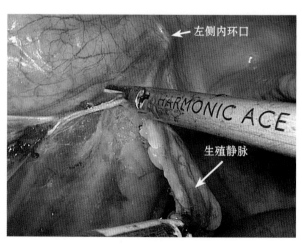

图 1-8-1-32　游离生殖静脉至内环

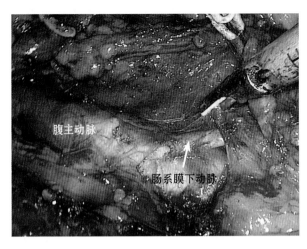

图 1-8-1-33　切开腹主动脉血管鞘至肠系膜下动脉

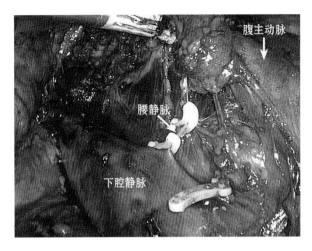

图 1-8-1-36　双重夹闭离断腰静脉

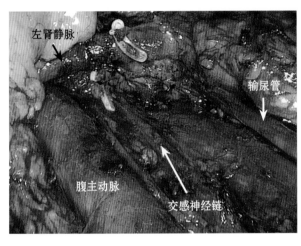

图 1-8-1-34　腹主动脉和输尿管之间的淋巴脂肪组织清扫完毕

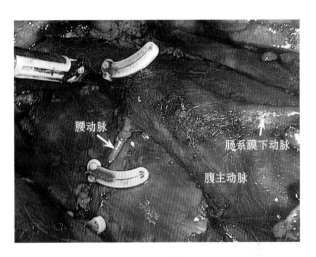

图 1-8-1-37　保留腰动脉

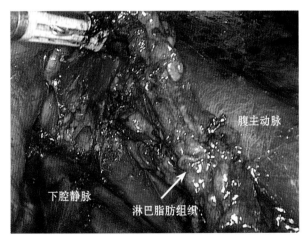

图 1-8-1-35　清扫下腔静脉和腹主动脉之间的淋巴脂肪组织

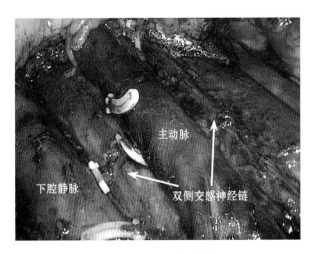

图 1-8-1-38　清扫完毕

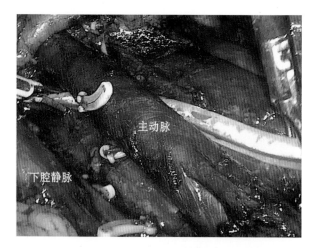

图 1-8-1-39　负压引流管留置于腹主动脉下方

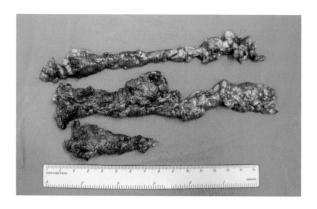

图 1-8-1-40　标本

六、术后处理

术后即可拔除胃管,应留置尿管,记 24 小时尿量。术后第一天可进流食,为减少淋巴漏可予低脂饮食,术后逐渐增加活动量,两周后活动可无限制。

术后病检淋巴结阳性者常规进行以顺铂为基础的联合化疗,包括 PEB 方案(顺铂、鬼臼乙叉苷和博莱霉素)和 PVB 方案(顺铂、长春新碱和平阳霉素)。

七、并发症及其防治

1. 套管穿刺与气腹制备并发症　见本书第一部分第九章第一节。

2. 血管损伤　术中发生血管意外损伤最常见的是腰血管损伤,还包括肾蒂血管、腹部大血管等的损伤。小血管的损伤经凝固止血或氧化纤维素止血纱布填压后通常能控制而不影响手术操作,一般不需要中转开放手术;仔细解剖游离腰血管。对大血管如下腔静脉的损伤,宜采用腹腔镜下缝合血管壁裂口,可较好地控制出血。腹腔镜

下缝合血管壁裂口对术者的腔内缝合打结技术的熟练程度有一定的要求。处理血管损伤时应保持冷静,用腔内拉钩推开周围组织以获得出血区域的良好显露,同时增加气腹机补气量以维持16mmHg 气腹压,可适当减少出血量。

3. 逆行射精　术后少数患者会有逆行射精。术中精细解剖并旷置腰交感神经节/链(图 1-8-1-41),可预防术后逆行射精。

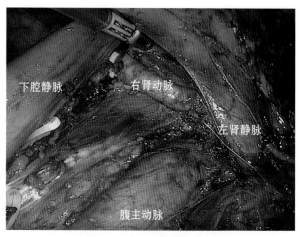

图 1-8-1-41　腰交感神经链

4. 淋巴漏　术前低脂饮食和术中仔细结扎淋巴束可有效减少淋巴漏。

八、技术现状

1. 腹腔镜腹膜后淋巴结清扫术的临床价值　腹腔镜腹膜后淋巴结清扫术在Ⅰ期和Ⅱ期 NSGCT 肿瘤综合治疗中的意义不同。直径小于5cm 的Ⅱa-b 期 NSGCT 的综合治疗(腹腔镜腹膜后淋巴结清扫术 + 围术期化疗)临床效果令人鼓舞,腹腔镜腹膜后淋巴结清扫术以明显的微创优势逐渐取代开放手术成为该类患者外科治疗的首选手段。但是,约 70% 的Ⅰ期 NSGCT 患者并无腹膜后淋巴结转移,该类患者是否应该行难度大、风险高的腹腔镜腹膜后淋巴结清扫术备受争议。

有研究甚至认为该类患者的综合治疗(腹腔镜腹膜后淋巴结清扫术 + 围术期化疗)属于"过度治疗",其生存分析结果并不优于单纯的等待观察;主张对Ⅰ期 NSGCT 切除睾丸后行简单的腹腔镜腹膜后淋巴结活检术,根据重新分期的结果选择化疗或是等待观察;不主张行治疗性腹膜后淋巴结清扫手术。

2. 腹膜后淋巴结清扫范围　基于前述 NSGCT

的淋巴结转移的规律性,对左侧Ⅰ~Ⅱb期肿瘤的LRLND清扫范围意见较为一致,右侧肿瘤是否需要做双侧清扫则有不同意见。

Basiri等人主张改良的扩大清扫范围(图1-8-1-42),认为能获得相对良好的肿瘤控制效果。

Aufderklamm等人则认为单侧清扫只是在肿瘤特异性生存率和手术死亡率之间找一个平衡点而已,彻底的双侧腹膜后淋巴结清扫与相对良好的肿瘤特异性生存率是一致的,同时又因手术风险增加,围术期死亡率亦相应上升。Aufderklamm选择的病例风险较大,单侧清扫组为19例分期为Ⅱa-Ⅲ期的NSGCT患者,术前均接受铂为基础的化疗;双侧清扫组为20例NSGCT患者。研究结果显示所有手术均成功完成,无中转开放手术病例;双侧清扫组除了手术时间长于单侧清扫组外,并发症发生率并不增高,而肿瘤控制效果则优于单侧清扫组。

Steiner等人报道了42例双侧清扫病例,围术期并发症发生率并不高于单侧清扫;就清扫效果而言,42例双侧清扫病例中有5例(11.9%)发现了对侧阳性淋巴结,19例接受化疗的Ⅱb NSGCT患者有4例(21.0%)在清扫的淋巴组织中发现了畸胎瘤。研究认为,双侧腹膜后淋巴结清扫并不增加并发症发生率,却能明显改善肿瘤特异性生存率。

目前普遍接受的观点是:除非术前CT或MRI发现对侧淋巴结转移或者肿瘤标志物进行性恶化,否则不必做双侧清扫。

3. 腹膜后淋巴结清扫的深度　诊断性腹膜后淋巴结清扫手术的清扫深度应达腰血管浅面,而治疗性腹膜后淋巴结清扫手术的清扫深度应到达主动脉和腔静脉的深面。有学者认为,为减少大血管损伤的风险,治疗性腹膜后淋巴结清扫手术的清扫深度不宜超过腰血管平面。笔者认为,在积累了足够的腹腔镜手术经验,具备良好的腹腔镜下吻合技巧的前提下,治疗性腹膜后淋巴结清扫手术的清扫深度应包括主动脉和腔静脉的深面。

4. 保留神经的腹腔镜腹膜后淋巴结清扫术　因为NSGCT的高发人群是处于生育期的青壮年男性,在综合治疗可保证肿瘤控制的前提下,手术治疗,尤其是以微创为特点的LRPLDN,应尽可能地顾及到育龄男性以性功能为代表的术后生活质量,术中对双侧腰交感神经链的精细解剖和良好显露,可较好地避免术中游离淋巴和脂肪组织时对交感神经链的误伤。

Steiner等报道了42例双侧腹膜后淋巴结清扫术病例,双侧均游离和保护了交感神经干和神经节,术后36例患者(85.7%)保留了顺行射精功能。

5. 腰血管处理　Klotz等在对比了离断或不离断腰血管对肿瘤复发的影响后认为,在腰血管表面游离淋巴组织是没有必要的。但肿瘤转移可能累及腰血管,一般对从腹主动脉和下腔静脉前面发出并影响术野显露的腰血管应予以离断,但没有必要离断清扫范围内所有的腰血管,以免影

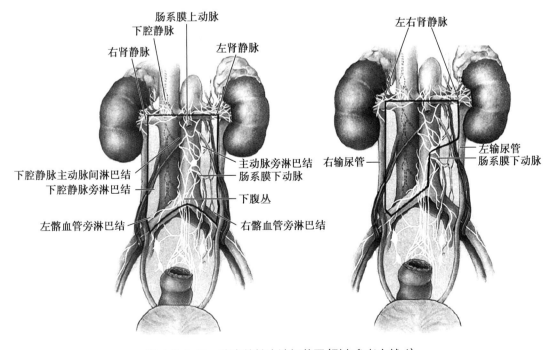

图1-8-1-42　改良的扩大清扫范围(引自参考文献4)

响脊髓血液供应和回流。

第二节　腹腔镜盆腔淋巴结清扫术

一、概述

盆腔淋巴结清扫术(pelvic lymph node dissection, PLND)在泌尿外科用于评估前列腺癌和膀胱癌以及阴茎癌腹股沟淋巴结阳性患者的病理分期。是否行 PLND 以及不同范围的 PLND 可影响肿瘤特异生存率,另外对于肌层浸润的膀胱尿路上皮癌, PLND 已成为标准手术内容。

Leadbetter 和 Cooper 1950 年首次在欧洲学者的研究基础上完整表述了膀胱癌的淋巴转移特征,提出了盆腔淋巴管和淋巴结转移分布的 6 个区域。以此为基础,Dorin 等绘制了盆腔淋巴结分布图,并将盆腔淋巴结分为 3 级:

Ⅰ级:为髂总动脉分叉水平以下,真骨盆内的区域淋巴结,包括双侧髂外、闭孔和髂内淋巴结组。

Ⅱ级:为髂总动脉分叉以上至腹主动脉分叉水平的区域淋巴结,包括双侧髂总和骶前淋巴结组。

Ⅲ级:为腹主动脉分叉水平以上至肠系膜下动脉起始部的区域淋巴结,包括腹主动脉和下腔静脉远端周围的腹膜后淋巴结组。

PLND 清扫范围目前尚无统一标准,就清扫区域而言,目前常用的术式包括:①常规盆腔淋巴结清扫术,范围为Ⅰ级盆腔淋巴结组,包括闭孔、髂内、髂外淋巴结。②扩大盆腔淋巴结清扫术,范围为Ⅰ级和Ⅱ级盆腔淋巴结组,即在常规盆腔淋巴结清扫术范围的基础上加上双侧髂总和骶前淋巴结清扫。亦有学者认为扩大盆腔淋巴结清扫应包括Ⅲ级盆腔淋巴结组,即清扫腹主动脉分叉水平以上至肠系膜下动脉起始部的区域淋巴结。③局限性盆腔淋巴结清扫术,清扫范围包括前侧:髂外静脉的后缘;后侧:闭孔神经;头侧:髂外和髂内静脉汇合处;尾侧:耻骨韧带的髂耻分支;内侧:脐内侧襞;外侧:盆腔侧壁肌群。④改良的盆腔淋巴结清扫术,清扫髂内和闭孔淋巴结。

目前观点认为,对膀胱尿路上皮癌需行常规或扩大的盆腔淋巴结清扫术;对前列腺癌一般只需行局限或改良的盆腔淋巴结清扫术;对阴茎癌腹股沟淋巴结阳性建议行改良的盆腔淋巴结清扫术。

Schuesslor 于 1991 年首次完成了腹腔镜盆腔淋巴结清扫术,目前已有很多相关的临床研究报道。腹腔镜盆腔淋巴结清扫术,视野清晰,解剖关系显露好,能更精细地处理小血管和淋巴管,出血、闭孔神经损伤和淋巴瘘等并发症明显减少;与开放手术相比,腹腔镜手术更安全,对病人的打击更小。腹腔镜盆腔淋巴结清扫术可经腹腔途径或腹膜外途径进行。

二、应用解剖

(一) 盆腔淋巴结分组

盆腔淋巴结分为四组:髂外淋巴结组、髂内淋巴结组、骶前淋巴结组和髂总淋巴结组。

1. 髂外淋巴结组　围绕在髂外血管的周围,包括连续的三个淋巴结群(外侧群、中间群和内侧群),引流腹股沟浅、深淋巴结的输出管及下腹部前壁深层、膀胱、前列腺或者子宫、阴道上部的部分淋巴管。

2. 髂内淋巴结组　围绕在髂内血管的周围,位于髂内血管分支旁或其夹角内,走行于骶髂关节前方,引流大部分盆壁、盆腔脏器、会阴深部及臀深部淋巴管。

3. 骶前淋巴结组　位于骶骨前方,引流盆后壁、直肠、前列腺、膀胱或子宫的淋巴管,其输出管也注入髂总淋巴结组。

4. 髂总淋巴结组　围绕在髂总血管周围,包括外侧群、中间群和内侧群,通过上述三组淋巴结的输出管、引流下肢、盆腔和下腹部的淋巴液,其输出管注入腰淋巴结。

(二) 前列腺的淋巴引流

前列腺的淋巴引流分为三组:

1. 第一组　沿髂内动脉至髂外淋巴结组,其中内侧链有一附属淋巴结链,即闭孔淋巴结,为前列腺癌淋巴结转移的第一站。

2. 第二组　从前列腺背部发出,最终进入髂总淋巴结组。

3. 第三组　通过膀胱旁淋巴结引流至髂内淋巴结组。

(三) 膀胱的淋巴引流

Leadbetter 和 Cooper 1950 年提出膀胱的淋巴引流分为 6 个区域:

1. 膀胱壁内的淋巴丛起源于膀胱黏膜下层,进入膀胱肌层。

2. 膀胱周围的淋巴结位于膀胱周围的脂肪组织中。

3. 盆腔淋巴干作为中枢淋巴结汇入髂内或髂外淋巴结组。

4. 区域盆腔淋巴结包括髂内组、髂外组和骶前淋巴结组。

5. 从区域盆腔淋巴通向髂总淋巴结的淋巴管。

6. 连接盆腔和下腔静脉旁淋巴结的髂总淋巴结组。

以此为基础的盆腔淋巴结分级如前述。

三、适应证和禁忌证

1. 适应证：

① 前列腺癌的分期诊断 传统的指标包括：①PSA>20ng/dl 或 CT 或 MRI 提示盆腔淋巴结侵犯；②判断临床分期；③作为前列腺癌手术治疗的一个步骤。

② 膀胱癌行根治性切除时，要求同时行常规或扩大淋巴结清扫，清扫的淋巴结数目与预后明显相关，术前影像诊断有淋巴转移者行淋巴结清扫仍有意义。

③ 阴茎癌腹股沟淋巴结阳性患者的病理分期 阴茎癌行腹股沟淋巴结清扫，如发现腹股沟淋巴结阳性，则需行 PLND，有诊断与治疗意义，一般建议行改良的盆腔淋巴结清扫术。

2. 禁忌证：盆腔粘连（既往手术史、盆腔炎、腹膜炎）；凝血机制异常；活动性感染；严重心肺疾病等。

四、术前准备

术前准备参见腹腔镜根治性前列腺切除术、根治性膀胱切除术或腹股沟淋巴结清扫术中的相关内容。

五、手术步骤

因盆腔扩大淋巴结清扫术的清扫范围涵盖了常规、局限和改良性盆腔淋巴结清扫范围，故本节以经腹腔途径腹腔镜男性膀胱癌扩大淋巴结清扫术为例，阐述盆腔淋巴结清扫手术步骤。

1. 麻醉、患者体位、气腹制备和套管放置（参见腹腔镜根治性膀胱切除术相关内容）。

2. 手术过程 检查腹腔内情况，辨认膀胱脐尿管侧韧带、结肠、髂血管、精索血管、输尿管及内环等解剖标志（图 1-8-2-1）。游离输尿管中下段，牵向内侧（图 1-8-2-2）。沿髂外动脉表面切开腹膜，直至膀胱外侧壁，离断横跨在髂外动脉上方的输精管（图 1-8-2-3）；向头侧切开髂总动脉血管鞘至

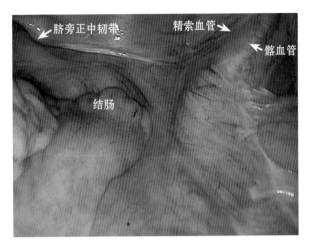

图 1-8-2-1 辨认盆腔解剖标志

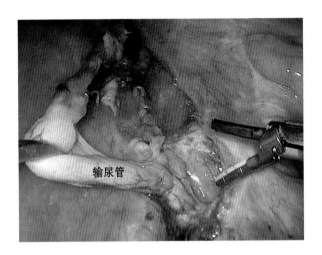

图 1-8-2-2 游离并牵开输尿管

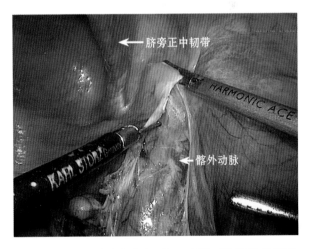

图 1-8-2-3 沿髂外动脉表面切开腹膜，直至膀胱外侧壁

髂总动脉分叉处，显露髂总动脉分叉及内侧的髂内静脉和骶前静脉丛（图 1-8-2-4，图 1-8-2-5）。

切开髂外动脉血管鞘（图 1-8-2-6），将输尿管牵向对侧，用超声刀仔细分离，游离髂外动脉和髂总动脉前面和外侧的淋巴脂肪组织（图 1-8-2-7）。在

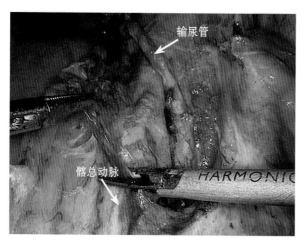

图 1-8-2-4　切开髂总动脉血管鞘至髂总动脉分叉处

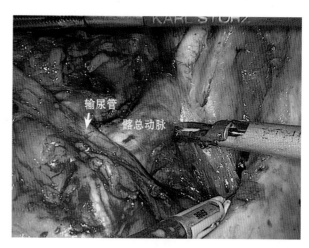

图 1-8-2-7　将输尿管牵向对侧,游离髂总血管旁的淋巴脂肪组织

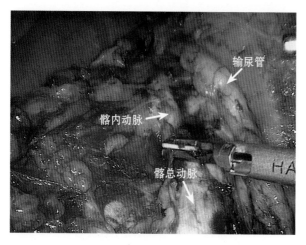

图 1-8-2-5　显露髂总动脉分叉及内侧的髂内静脉和骶前静脉丛

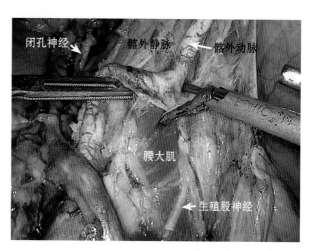

图 1-8-2-8　游离髂外动脉外侧淋巴脂肪组织

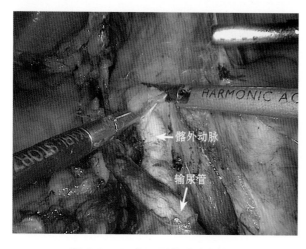

图 1-8-2-6　切开髂外动脉血管鞘

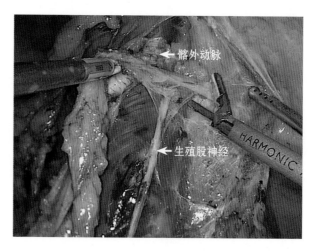

图 1-8-2-9　游离和保留生殖股神经

髂外动脉的内下方游离髂外动脉外侧淋巴脂肪组织(图 1-8-2-8),游离和保留生殖股神经(图 1-8-2-9),髂总血管及髂外动脉外侧淋巴脂肪组织清扫完

毕(图 1-8-2-10)。将脂肪组织向骨盆深处游离直至骨盆内侧壁。切开髂内动脉血管鞘,游离髂内动脉主干及脐动脉和膀胱上动脉(图 1-8-2-11,

图 1-8-2-12),清扫髂内动脉周围淋巴脂肪组织。切开髂外静脉血管鞘(图 1-8-2-13),沿骨盆内侧壁向内侧及中线方向钝性锐性结合仔细分离髂外静脉内侧的淋巴结和脂肪组织(图 1-8-2-14),并向其

后方及远端分离到耻骨支,可自然显露闭孔神经,及闭孔动脉、静脉,清扫闭孔窝的淋巴脂肪组织(图 1-8-2-15)。牵开髂外动脉,显露清扫完毕的右侧盆腔Ⅰ级淋巴结组,即髂总动脉分叉水平以下、

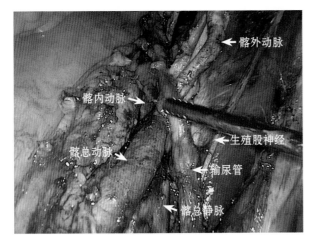

图 1-8-2-10 髂总血管及髂外动脉外侧淋巴脂肪组织清扫完毕

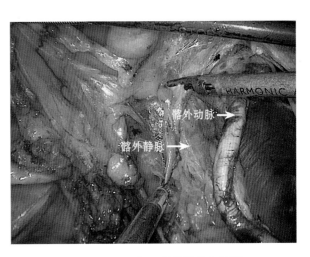

图 1-8-2-13 切开髂外静脉血管鞘

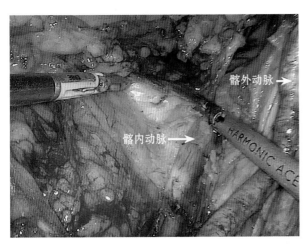

图 1-8-2-11 切开髂内动脉血管鞘

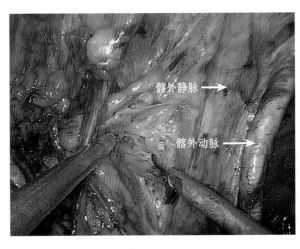

图 1-8-2-14 游离髂外静脉内侧淋巴脂肪组织

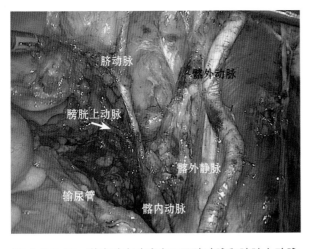

图 1-8-2-12 游离髂内动脉主干及脐动脉和膀胱上动脉

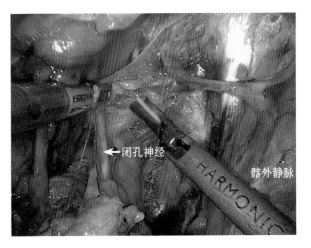

图 1-8-2-15 清扫闭孔窝的淋巴脂肪组织

真骨盆内的区域淋巴结,包括髂外、闭孔和髂内淋巴结组(图1-8-2-16)。

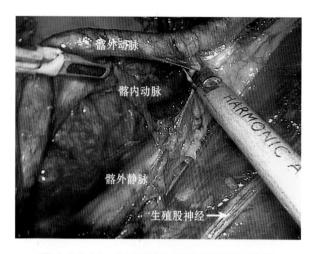

图 1-8-2-16　右侧盆腔Ⅰ级淋巴结组清扫完毕

游离髂总动脉分叉和髂总静脉分叉处的淋巴脂肪组织(图1-8-2-17),牵开髂总静脉,游离髂总静脉和髂内静脉后方的淋巴脂肪组织(图1-8-2-18)。至此,髂总血管后方淋巴脂肪组织清扫完毕(图1-8-2-19)。推开结肠,继续沿右髂总动脉向上游离至主动脉分叉处,显露腹主动脉分叉和双侧髂总动脉,清除右髂总动脉周围及分叉下方的淋巴组织(图1-8-2-20)。显露骶棘,游离骶前静脉丛浅面淋巴脂肪组织(图1-8-2-21)。因骶前静脉丛静脉壁菲薄且无静脉瓣,静脉壁易撕裂造成难以控制的出血,应注意仔细操作,尽量避免棘手的骶前静脉丛撕裂出血。髂内静脉及骶前静脉丛浅面淋巴脂肪组织清扫完毕,完成右侧盆腔Ⅱ级淋巴结组清扫,即髂总动脉分叉以上至腹主动脉分叉水平的区域淋巴结,包括髂总和骶前淋巴结组(图1-8-2-22)。

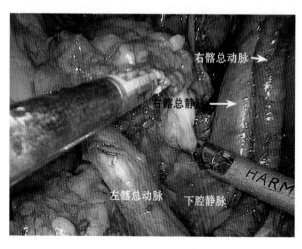

图 1-8-2-17　游离髂总静脉分叉处的淋巴脂肪组织

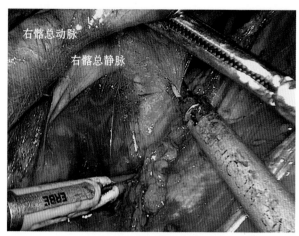

图 1-8-2-18　游离髂总静脉和髂内静脉后方的淋巴脂肪组织

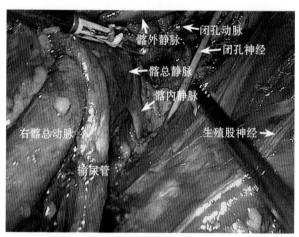

图 1-8-2-19　髂血管后方淋巴脂肪组织清扫完毕

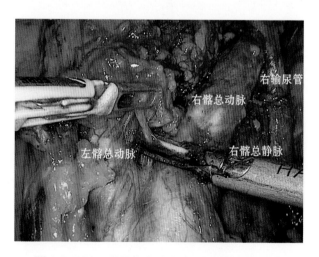

图 1-8-2-20　显露腹主动脉分叉和双侧髂总动脉

右侧盆腔扩大淋巴结清扫完毕(图1-8-2-23)。

在游离闭孔组淋巴结时要特别注意保护闭孔神经;游离膀胱外侧脂肪和淋巴组织时,应沿膀胱

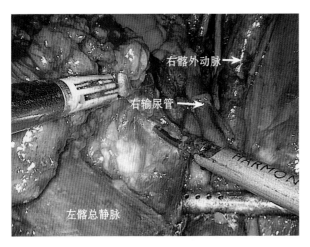

图 1-8-2-21　显露骶棘,游离骶前静脉丛浅面淋巴脂肪组织

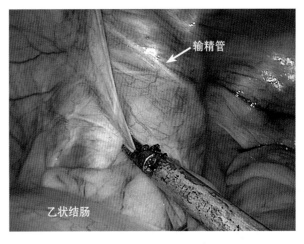

图 1-8-2-24　松解乙状结肠左侧粘连

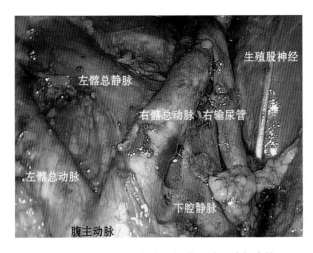

图 1-8-2-22　右侧盆腔Ⅱ级淋巴结组清扫完毕

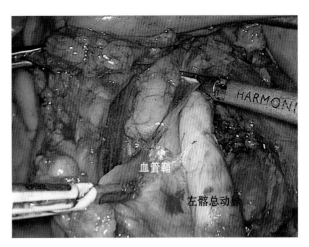

图 1-8-2-25　挑起乙状结肠,在乙状结肠后方切开左侧髂总动脉血管鞘

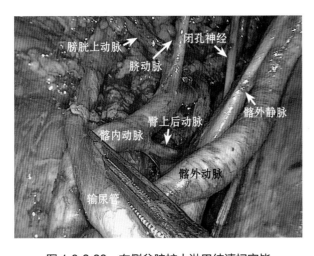

图 1-8-2-23　右侧盆腔扩大淋巴结清扫完毕

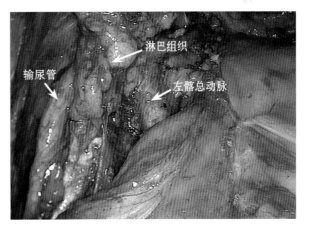

图 1-8-2-26　将乙状结肠推向右侧,继续游离左侧髂总血管旁淋巴脂肪组织

外侧的内侧脐韧带外缘游离,注意避免过于靠近膀胱,否则会引起出血并造成淋巴和脂肪组织游离困难,甚至膀胱损伤。

同法清扫左侧盆腔淋巴结。左侧因乙状结肠与盆壁常有粘连而阻挡视野,处理较右侧稍困难,

切开腹膜前宜先锐性松解粘连(图 1-8-2-24)。挑起乙状结肠,在乙状结肠后方切开左侧髂总动脉血管鞘(图 1-8-2-25),将乙状结肠推向右侧,继续游离左侧髂总血管旁淋巴脂肪组织(图 1-8-2-26)。

按照右侧清扫步骤和范围,完成左侧盆腔Ⅰ级和Ⅱ级淋巴结组清扫(图1-8-2-27)。待膀胱切除后,观察盆腔双侧淋巴结清扫情况(图1-8-2-28)。

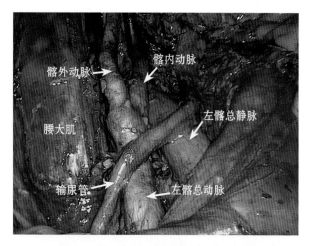

图1-8-2-27 左侧盆腔扩大淋巴结清扫完毕

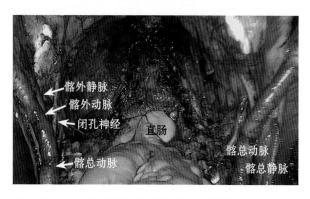

图1-8-2-28 膀胱切除后,观察盆腔双侧淋巴结清扫情况

六、术后处理

PLND作为肿瘤根治性切除术的一部分,与原发肿瘤术后处理一致,参见腹腔镜根治性前列腺切除术、根治性膀胱切除术和腹股沟淋巴结清扫术。

七、并发症及其防治

PLND术中并发症包括输尿管、大血管和闭孔神经损伤。术后并发症包括盆腔症状性的淋巴囊肿、淋巴水肿、肠梗阻、盆腔血肿、感染、下肢深静脉血栓形成和肺栓塞。

PLND术后最常见的并发症是盆腔淋巴囊肿。然而,大多数淋巴囊肿是亚临床型,并无临床症状,当发生盆腔压力升高或尿路刺激症状,或出现继发性感染和肠梗阻时,需做外科处理。有研究提示,腹膜外途径的RARP淋巴囊肿发生率高于

经腹腔途径RARP,建议在腹膜外途径手术结束后剪开腹膜,术后盆腔淋巴液渗出通过腹腔吸收,可减少淋巴囊肿发生率。

PLND手术操作范围在血管丰富的盆腔内,属于解剖性手术,操作中容易损伤血管出血;在辨认清楚解剖标志的前提下,小心分离,常能避免并发症的发生。一旦出血,可放入纱布条压迫止血,暴露出血点后再根据情况处理。术中闭孔神经损伤多为电灼伤,可导致单侧下肢内收障碍,一般3个月左右可恢复。

八、技术现状

1. 膀胱尿路上皮癌PLND清扫范围 盆腔淋巴结转移是膀胱尿路上皮癌最常见的转移方式,也是膀胱癌分期的主要指标。膀胱尿路上皮癌的PLND清扫应该涵盖的范围一直没有达成共识。

核素淋巴显影提示,低于20%的膀胱尿路上皮癌淋巴结转移到达髂总血管水平,低于5%的淋巴结转移到达腹主动脉分叉水平,即Ⅲ级淋巴结组发生转移的几率很低。Herr等认为,扩大PLND可以通过消除微转移病灶来提高肿瘤特异性生存率,却同时存在围术期并发症发生率高和住院费用增加等缺陷。扩大PLND 5年无进展生存率明显高于常规PLND,如果膀胱尿路上皮癌临床分期较晚,估计有髂总或骶前淋巴结转移,应将清扫范围扩大到腹主动脉分叉水平。

然而,扩大PLND除了延长手术时间、增加血管损伤风险外,还有损伤交感神经链导致自主神经功能损害和性功能障碍的风险。应严格掌握膀胱尿路上皮癌扩大清扫适应证,避免过度治疗。

2. 前列腺癌的PLND清扫范围 前列腺癌的PLND清扫范围争议亦较大,清理范围的表述也并不统一。AUA指南并没有建议合适的PLND清扫范围,而EAU和NCCN的指南则建议,如需获得准确的淋巴结转移评估结论,则清扫范围至少应包括髂内、闭孔和髂外淋巴结。

对于扩大PLND在前列腺癌中的地位,Stone和Heidenreich等人认为,淋巴结获得数量和淋巴结阳性率的升高与清扫范围正相关,获得淋巴结数量越多,则发现淋巴结转移的比率也更高,扩大PLND既增加了获得淋巴结数量,也提高了淋巴结转移检出率。Touijer、Eden和Van der Poel等人分别在开放手术、腹腔镜手术和机器人手术中证实了扩大PLND的价值,认为淋巴结切除数量是预

测前列腺癌盆腔淋巴结转移的独立危险因素。

国内对于前列腺癌的 PLND 清扫范围亦无定论,一般遵循以下共识:对于高危组前列腺癌(Gleason 2:Score≥8,PSA≥20ng/ml,临床分期 >T2b),建议行常规范围 PLND,而低危组前列腺癌则可行改良 PLND 或者等待观察。

3. 前列腺癌 PLND 是否有治疗意义 一般认为,前列腺癌 PLND 仅作为疾病分期和指导内分泌指导,并无治疗作用。

Miyake 和 Joslyn 等人认为,前列腺癌 PLND 不是一个简单的疾病分期工具,同时具有治疗作用,回顾性研究提示,扩大 PLND 估计可以增加15%~20% 的肿瘤特异生存率。2012 年 Ji 等人报道了首个前列腺癌扩大 PLND 的前瞻性随机对照研究,该研究包括连续 360 例患者,随机行扩大 PLND(包括髂内、闭孔和髂外淋巴结)或改良 PLND(包括闭孔及髂外淋巴结),平均随访 74 个月,结果显示扩大 PLND 组患者肿瘤特异性生存率显著高于改良 PLND 组。

4. PLND 获得淋巴结数目 PLND 获得淋巴结数目与清扫范围正相关。有综述指出,对于判断膀胱尿路上皮癌的生存率,至少需获得 10~14 个淋巴结。Leissner 等人甚至认为膀胱癌根治术中,淋巴清扫的数目超过 15 个的患者的生存率高于清扫数目少于 15 个的患者,建议需进行更大范围 PLND,以获得更满意的肿瘤特异生存率。

也有学者认为,PLND 获得淋巴结数目与膀胱尿路上皮癌预后无关。

5. 淋巴结密度 Stein 等人 2003 年分析了1054 例高级别浸润性膀胱尿路上皮癌,均行根治性膀胱切除术及双侧盆腔淋巴结清扫。该项长期随访队列研究结果提示,淋巴结密度(lymph node density,LND)与盆腔淋巴结清扫获得的淋巴结数量、原发肿瘤病理分级和辅助化疗为无进展生存率和总生存率的显著和独立的危险因素。

LND 概念提出后,后续研究证实了其预测肿瘤进展和影响膀胱尿路上皮癌肿瘤特异性生存率的价值。

6. 机器人辅助腹腔镜盆腔淋巴结清扫术的临床价值 机器人根治性前列腺切除术(robot-assisted radical prostatectomy,RARP)是泌尿外科开展最广泛、最成熟的机器人术式,RARP 的盆腔淋巴结清扫则更为准确和精细。RARP 的盆腔淋巴结清扫范围亦争议较大,得益于机器人手术的优势,目前扩大 PLND 的实施比率接近开放手术,高于腹腔镜手术。

多位作者比较了 RARP 盆腔淋巴结清扫术的方法、范围、淋巴结获取数量和效率。Katz 等人的研究结果表明,与开放术式和腹腔镜术式一样,经腹腔途径 RARP 盆腔淋巴结清扫的淋巴结获取数量大于腹膜外途径 RARP;RARP 扩大盆腔淋巴结清扫的淋巴结获得数量比改良 PLND 增加 46%,主要原因还是扩大了淋巴结清扫范围。Stein 等的研究表明,就淋巴结获取数量而言,耻骨后开放术式数量最高,腹腔镜手术次之,RARP 最低,即使是匹配了各组疾病特征后,此结论仍然成立,而三种术式的淋巴结阳性比率一致。

由于术者经验和淋巴结病理学评价的差异,难以开展 RARP 盆腔淋巴结清扫术的多中心前瞻对照临床研究。机器人辅助腹腔镜盆腔淋巴结清扫术的临床价值还需要更多的临床研究来证实。

第三节 腹腔镜腹股沟淋巴结清扫术

一、概述

腹股沟淋巴结清扫术用于下肢和会阴区恶性肿瘤的诊断和治疗。在泌尿外科,主要用于阴茎癌的病理分期和治疗。

阴茎癌是阴茎最常见的恶性肿瘤,高发于包皮过长或包茎患者。在我国随着卫生条件和健康意识的改善,发病率逐渐下降。阴茎癌 95% 以上是鳞癌,主要转移方式为淋巴转移,腹股沟淋巴结是最常见和最早出现的淋巴转移区域。腹股沟淋巴结是否转移,是阴茎癌最重要的判断预后因素,比原发肿瘤的病理学分期更重要。腹股沟淋巴结清扫术是阴茎癌外科治疗最重要的内容,而阴茎癌也是目前少数几种即使发生淋巴结转移也可通过淋巴结清扫术获得治愈的恶性肿瘤之一。

Yong 等人 1931 年首先将腹股沟淋巴结清扫术应用于阴茎癌的外科治疗以来,开放腹股沟淋巴结清扫术一直是一项困难的手术,切口相关并发症发生率为 42%~57%,包括切口感染、切口延迟愈合、切口皮肤坏死、切口皮下脂肪液化和淋巴漏、淋巴囊肿形成等,甚至有报道切口皮肤坏死感染腐蚀股动脉引起致死性出血者。

泌尿外科后腹腔镜技术的迅速发展和日趋成

熟,为降低腹股沟淋巴结清扫术切口相关并发症发生率提供了技术可能性。与腹膜后间隙一样,股三角间隙也是潜在组织间隙,可通过扩张潜在组织间隙、人工制备手术操作空间的方法来实现内镜手术。Tobias 等人 2007 年首先开展了内镜下腹股沟淋巴结清扫术,发现内镜下腹股沟淋巴结清扫术较开放手术淋巴结获取数目相似,而皮肤坏死等切口相关并发症却明显减少。Josephson 2009 年报道了首例机器人辅助内镜下腹股沟淋巴结清扫术。

为表述方便,本节称之为腹腔镜腹股沟淋巴结清扫术(femoraloscopic inguinal lymphadenectomy,FILD)。

二、应用解剖

腹股沟淋巴结包括分布位于左、右腹股沟部的浅组淋巴结和深组淋巴结,引流下肢,下腹壁、会阴部和外生殖器的淋巴。

Daseler 等人 1948 年将腹股沟淋巴结分为四个区域,其中浅色为浅组淋巴结,深色为深组淋巴结(图 1-8-3-1)。腹股沟浅组淋巴结沿腹股沟韧带下方、大隐静脉末端排列,腹股沟深组淋巴结在阔筋膜深面,股血管周围。

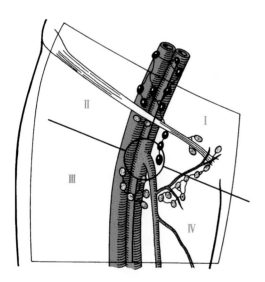

图 1-8-3-1　腹股沟淋巴结分区

腹股沟淋巴结清扫的解剖学中心是股三角,其界限包括:上界为腹股沟韧带;外界为缝匠肌内缘;内界为内收长肌(图 1-8-3-2)。股三角为阔筋膜所覆盖,在股三角内,从内向外分别是股静脉、股动脉和股神经。在腹股沟韧带下方,股动脉向上的分支是腹壁浅动脉,向外侧的分支是旋髂浅

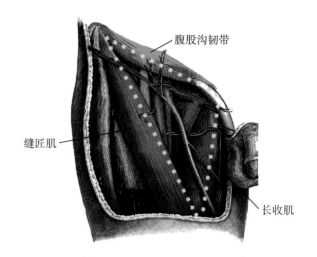

图 1-8-3-2　股三角解剖示意图

动脉,向内侧的分支是阴部外动脉。大隐静脉是股三角区域的核心,于卵圆孔处汇入股静脉,共有五条属支,分别是旋髂浅静脉、腹壁浅静脉、阴部外静脉、股内侧浅静脉和股外侧浅静脉。Cabanas 等人 1977 年在行阴茎背侧淋巴结造影时发现了阴茎癌最早发生转移的前哨淋巴结(sentinel lymphnode,SLN),位于阴部外静脉与大隐静脉交汇处内下方,是阴茎癌淋巴结转移的第一站。Cloquet 淋巴结位于腹股沟韧带下缘、股静脉内侧,其周有旋髂深静脉汇入股静脉。大隐静脉末端及其属支周围淋巴结是腹股沟淋巴结清扫的重要内容。

三、适应证和禁忌证

1. 适应证　包括:①阴茎病灶活检或手术病理证实阴茎癌;②影像学检查有或无腹股沟淋巴结肿大;③腹股沟前哨淋巴结活检有或无淋巴结转移。

2. 禁忌证　包括:①不能耐受手术和麻醉;②腹股沟区域和下肢上段既往感染、放疗和手术史等。

四、术前准备

术前应做好肿瘤分期诊断,行腹股沟淋巴结超声判断有否转移,必要时行 CT、MR 和 PET 检查评估转移情况;术前评估下肢深静脉功能。

术前口服抗生素,会阴部清洁备皮。

五、手术步骤

1. 手术体位　全麻成功后,患者仰卧位,双

下肢分开 30°,标记股三角,底边为腹股沟韧带,内侧边为长内收肌,外侧边为缝匠肌(图 1-8-3-3)。

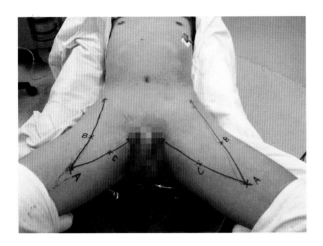

图 1-8-3-3　手术体位

2. 手术入路　第一个 10mm 套管置于 A 点(见图 1-8-3-3),为股三角顶角下方 3cm 的位置。在此位置切开皮肤,显露 Camper 筋膜和 Scarpa 筋膜(图 1-8-3-4),经切口用手指在 Scarpa 筋膜浅面钝性游离,将可视腹膜后腔扩张器经此空间插入,注入 600~800ml 气体,在零度内镜直视下可以看到以下解剖标记:大隐静脉、长内收肌外侧缘和缝匠肌内侧缘(图 1-8-3-5)。排空气体并拔出腹膜后腔扩张器气囊,置入 10mm 金属套管,建立股三角手术空间,保持手术操作空间内二氧化碳气体压力为 12~15mmHg。在零度内镜直视下,于 B 点和 C 点放置穿刺套管:在股三角外侧边中点外侧 2cm 放置套管(右侧,左侧为 12mm),在股三角内侧边中点外侧 2cm 放置套管(右侧,左侧为 5mm)(图 1-8-3-6)。

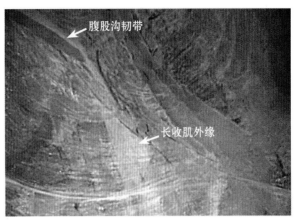

图 1-8-3-5　股三角解剖标志

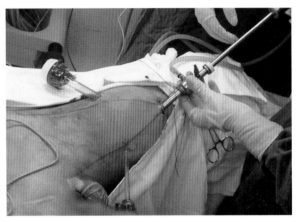

图 1-8-3-6　穿刺套管位置

3. 手术过程

(1) 寻找和游离大隐静脉:在股三角顶角区域,Camper 筋膜和 Scarpa 筋膜之间解剖出大隐静脉,两端用可吸收夹阻断后横断大隐静脉远端,提起大隐静脉及周围淋巴脂肪组织,向头侧游离(图 1-8-3-7)。

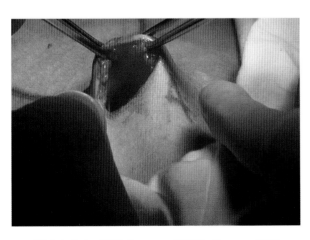

图 1-8-3-4　显露 Camper 筋膜和 Scarpa 筋膜

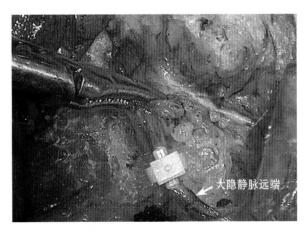

图 1-8-3-7　可吸收夹夹闭离断大隐静脉,向头侧游离

（2）腹股沟浅组淋巴结清扫：腹股沟浅组淋巴结分布于股三角内，前界面为 Scarpa 筋膜，后界面为 Lata 筋膜，上边界为腹股沟韧带（术中助手在体表用手触碰骨性标志髂前上嵴与同侧耻骨结节，帮助术者明确此韧带的内镜下位置），外侧边界为缝匠肌内侧缘，内侧边界为长内收肌外侧缘。

提起大隐静脉主干，用超声刀横断大隐静脉5 个属支（图 1-8-3-8）。大隐静脉属支离断后，沿大隐静脉主干向卵圆孔游离至大隐静脉末端，可见大隐静脉汇入股静脉（图 1-8-3-9）。可吸收夹距大隐静脉汇入股静脉 0.5cm 处双重结扎离断大隐静脉（图 1-8-3-10，图 1-8-3-11）。向上清扫腹股沟韧带周围淋巴结，直至陷窝韧带和腹股沟韧带下方（图 1-8-3-12）。腹股沟浅组淋巴结清扫完毕。

（3）腹股沟深组淋巴结清扫：卵圆孔处切开

Lata 筋膜（图 1-8-3-13），显露股管内血管和神经结构，可见股动脉、股静脉和股神经（图 1-8-3-14）。切除股血管周围的淋巴脂肪组织，腹股沟深组淋巴结清扫完毕（图 1-8-3-15），连同浅组淋巴结取出。

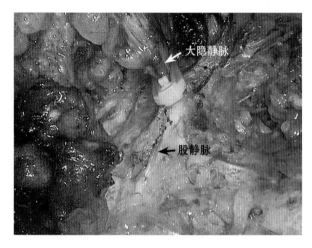

图 1-8-3-10　可吸收夹夹闭大隐静脉

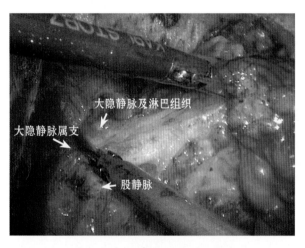

图 1-8-3-8　离断大隐静脉属支

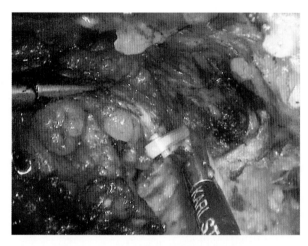

图 1-8-3-11　双重结扎离断大隐静脉

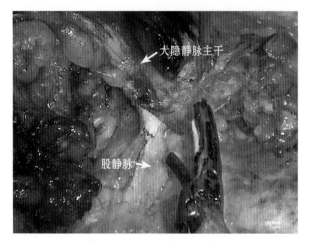

图 1-8-3-9　游离大隐静脉至汇入股静脉处

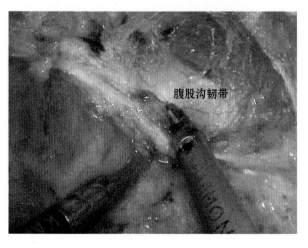

图 1-8-3-12　清扫陷窝韧带和腹股沟韧带处的淋巴脂肪组织

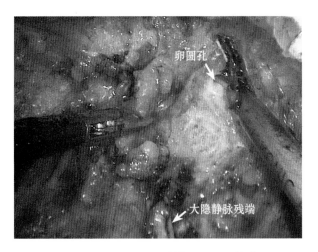

图 1-8-3-13　卵圆孔处切开 Lata 筋膜

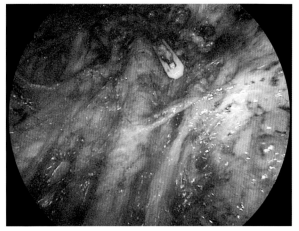

图 1-8-3-16　亚甲蓝实验检测淋巴漏

流管接负压吸引,创面弹力绷带加压包扎。

六、术后处理

术后观察负压引流和弹力绷带加压包扎创面,术后 1 周根据引流量可酌情拔除引流管。术后第一天可进流食,为减少淋巴漏可予低脂饮食,术后逐渐增加活动量,两周后活动可无限制。

术中清扫淋巴结行快速病理检查,如发现腹股沟淋巴结转移,一期行盆腔淋巴结清扫。

七、技术现状

1. FILD 的技术优势　文献报道 FILD 清扫范围有差异,但与开放手术比较具备两项技术优势:

(1) 简化了手术操作,减缓了手术学习曲线。

(2) 可减少常见切口相关并发症的发生。虽然 FILD 较开放手术皮肤坏死、感染的发病率减低,淋巴瘘的发生率却无明显改善。笔者小样本 FILD 病例淋巴瘘的发生率为 12%,低于开放手术,需扩大样本量进一步证实。

2. FILD 的手术时机选择　FILD 手术开展时间不长,其时机选择同开放手术。关于阴茎癌是否应该一期行腹股沟淋巴结清扫术争议较大。尽管腹股沟淋巴结清扫术是阴茎癌的治疗最重要的步骤,不仅可明确诊断,有证据表明还可改善预后,显著延长生存时间,但并发症发生率高的事实影响了临床应用。

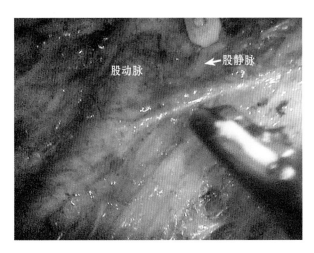

图 1-8-3-14　显露股管内血管和神经结构

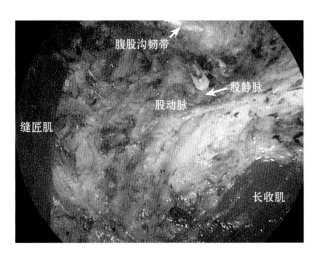

图 1-8-3-15　腹股沟深组淋巴结清扫完毕

(4) 亚甲蓝实验:经 12mm 套管插入直径 8F 顶端开口的硅胶管,喷入亚甲蓝溶液 10ml,亚甲蓝溶液蓝色背景下观察清扫创面有无乳糜样白色渗出(图 1-8-3-16)。双侧腹股沟区放置 Robinson 引

腹股沟淋巴结清扫术在高危阴茎癌治疗中的临床价值已得到共识。查体和影像学检查发现的腹股沟淋巴结肿大半数为会阴部感染所致,也不能作为一期行腹股沟淋巴结清扫术的依据。即使查体和影像学检查未发现腹股沟淋巴结肿大,仍

有 20% 隐匿性淋巴结转移的可能性。

争论的焦点在于对低危阴茎癌,例如 pT1 期的阴茎癌,是否需要一期行腹股沟淋巴结清扫术。近年来,大量研究包括等待观察、前哨淋巴结活检、隐匿性淋巴结转移特点和改良清扫范围以期减少并发症等,都希望在获得良好肿瘤预后的同时降低并发症发生率。Naumann 等人报道了对 pT1 期的阴茎癌病人实施腹股沟淋巴结清扫术,结果发现 44% 病例出现了淋巴结转移,建议对 pT1 期的阴茎癌一期行腹股沟淋巴结清扫术。

3. 腹股沟淋巴结清扫范围　根据清扫范围不同,腹股沟淋巴结清扫术分为根治清扫和改良性清扫。

Yong 等人 1931 年首先将腹股沟淋巴结清扫术应用于阴茎癌的外科治疗。Daseler 等人 1948 年将腹股沟淋巴结分为四个区域,并以此为基础提出了根治性腹股沟淋巴结清扫的标准范围,包括所有腹股沟浅组淋巴结和深组淋巴结群。该清扫范围术后并发症发生率较高。为减少并发症,Catalona 于 1988 年提出了改良腹股沟淋巴结清扫术,范围仅限于卵圆孔的内上方区域,不离断大隐静脉。虽然改良腹股沟淋巴结清扫术的围术期并发症发生率明显下降,但是其淋巴结清扫的肿瘤控制效果也随之下降,不能成为普遍接受的术式。

笔者认为,FILD 的开展可以在淋巴结清扫范围和围术期并发症发生率之间取得平衡,近几年国内外学者的临床研究证实了 FILD 相比较开放手术的安全性,可进一步提高阴茎癌的外科治疗效率。

4. 盆腔淋巴结清扫　对影像学检查发现淋巴结肿大应同期行盆腔淋巴结清扫术,对手术病理证实≥2 个阳性腹股沟淋巴结的患者,应同期或二期行盆腔淋巴结清扫术,清扫范围并无定论。Assimos 等人 1994 年首先报道了 3 例 UICC 三期的阴茎癌患者行腹腔镜盆腔淋巴结清扫术,清扫范围为标准盆腔淋巴结清扫,未出现并发症。

对没有腹股沟淋巴结转移证据的阴茎癌患者,并不需要预防性盆腔淋巴结清扫术。

5. 降低淋巴瘘发生率的措施　淋巴瘘的发生率在开放手术和内镜手术中无明显差异,原因有电刀、超声刀等热疗处理的淋巴管残端术后再通;术中开放的微小淋巴管残端未被及时发现,术后持续流出淋巴液。针对上述淋巴瘘原因,我们分别采取了两项技术。一是在使用超声刀横断大

隐静脉属支远端前,在内镜下使用丝线结扎大隐静脉属支远端。二是术野注入亚甲蓝溶液作为蓝色背景辨识淋巴管的残端,淋巴管残端流出的乳糜在亚甲蓝溶液的蓝色背景下呈现出白色点缀。

6. 内镜下腹股沟淋巴结清扫术的新技术　内镜下腹股沟淋巴结清扫术的新技术包括单孔腹腔镜腹股沟淋巴结清扫术和机器人辅助腹腔镜腹股沟淋巴结清扫术。

Tobias 等首次报道了单孔腹腔镜腹股沟淋巴结清扫术,结果显示单孔腹腔镜腹股沟淋巴结清扫术在手术时间、术中出血量、获得淋巴结数目、术后切口引流量等方面与常规腹腔镜腹股沟淋巴结清扫术相当,但单孔手术体表切口少,瘢痕少,切口相关并发症发生率更低,更易为病人和医生接受。但单孔手术病例数少,其肿瘤控制的长期效果也还需进一步研究证实。

Josphson 等人报道了首例机器人辅助腹腔镜双侧腹股沟淋巴结清扫术,与其他机器人术式一样,机器人辅助腹腔镜双侧腹股沟淋巴结清扫术也同样体现了三维放大视野和机械腕的精确稳定操作。

上述内镜下腹股沟淋巴结清扫术的新技术为腹股沟淋巴结清扫术式提供了更多的选择,但目前两者手术病例数较少,虽然具备一定的优势,但是其肿瘤控制的长期效果还需进一步研究证实。

参考文献

1. Basiri A, Ghaed MA, Simforoosh N, et al. Is modified retroperitoneal lymph node dissection alive for clinical stage I non-seminomatous germ cell testicular tumor? Urol J, 2013 Spring, 10(2):873-877

2. Steiner H, Zangerl F, Stöhr B, et al. Results of bilateral nerve sparing laparoscopic retroperitoneal lymph node dissection for testicular cancer. J Urol, 2008 Oct, 180(4): 1348-1352

3. Nicolai N, Miceli R, Artusi R, et al. A simple model for predicting nodal metastasis in patients with clinical stage I nonseminomatous germ cell testicular tumors undergoing retroperitoneal lymph node dissection only. J Urol, 2004, 171:172-176

4. Steiner H, Peschel R, Janetschek G, et al. Long-term results of laparoscopic retroperitoneal lymph node dissection: a single-center 10-year experience. Urology, 2004 Mar, 63(3): 550-555

5. Dudderidge T. Retroperitoneal lymph node dissection (RRLND)-open surgery's next challenger is ready to enter the ring. BJU Int, 2015 Jan, 115(1):3-4

6. Kunit T,Janetschek G. Laparoscopic and robotic postchemotherapy retroperitoneal lymph node dissection. Curr Opin Urol,2014 Mar,24(2):162-167

7. Aufderklamm S,Todenhöfer T,Hennenlotter J,et al. Bilateral laparoscopic postchemotherapy retroperitoneal lymph-node dissection in nonseminomatous germ cell tumors—a comparison to template dissection. J Endourol, 2013 Jul,27(7):856-861

8. Steiner H,Leonhartsberger N,Stoehr B,et al. Postchemotherapy laparoscopic retroperitoneal lymph node dissection for low-volume,stage Ⅱ,nonseminomatous germ cell tumor: first 100 patients. Eur Urol,2013 Jun,63(6):1013-1017

9. Herr HW. Extent of pelvic lymph node dissection during radical cystectomy:where and why! Eur Urol,2010,57: 212-213

10. Leissner J,Ghoneim MA,Abol-Enein H,et al. Extended radical lymphadenectomy in patients with urothelial bladder cancer:results of a prospective multicenter study. J Urol,2004 Jan,171(1):139-44

11. Ploussard G,Briganti A,de la Taille A,et al. Pelvic lymph node dissection during robot-assisted radical prostatectomy: efficacy,limitations,and complications-a systematic review of the literature. Eur Urol,2014 Jan,65(1):7-16

12. Brössner C,Pycha A,Toth A,et al. Does extended lymphadenectomy increase the morbidity of radical cystectomy? BJU Int,2004,93:64-66

13. Liss MA,Palazzi K,Stroup SP,et al. Outcomes and complications of pelvic lymph node dissection during robotic-assisted radical prostatectomy. World J Urol,2013 Jun,31 (3):481-488

14. Herr HW,Faulkner JR,Grossman HB,et al. Surgical factors influence bladder cancer outcomes:a cooperative group report. J Clin Oncol,2004,22:2781-2789

15. Eden CG,Zacharakis E,Bott S. The learning curve for laparoscopic extended pelvic lymphadenectomy for intermediate- and high-risk prostate cancer:implications for compliance with existing guidelines. BJU Int,2013 Aug,112(3):346-354

16. Yuh BE,Ruel NH,Mejia R,et al. Standardized comparison of robot-assisted limited and extended pelvic lymphadenectomy for prostate cancer. BJU Int,2013 Jul,112(1):81-88

17. Heidenreich A,Varga Z,Von Knobloch R. Extended pelvic lymphadenectomy in patients undergoing radical prostatectomy:high incidence of lymph node metastasis. J Urol,2002,167:1681-1686

18. Stein JP,Cai J,Groshen S,et al. Risk factors for patients with pelvic lymph node metastases following radical cystectomy with en bloc pelvic lymphadenectomy:concept of lymph node density. J Urol,2003,170:35-41

19. Katz DJ,Yee DS,Godoy G,et al. Lymph node dissection during robotic-assisted laparoscopic prostatectomy: comparison of lymph node yield and clinical outcomes when including common iliac nodes with standard template dissection. BJU Int,2010,106:391-396

20. Srinivas V,Morse MJ,Herr HW,et al. Penile cancer: relation of extent of nodal metastasis to survival. J Urol, 1987,137:880-882

21. FicarraV,Zattoni F,Artibani W,et al. Nomogram predictive of pathological inguinal lymph node involvement in patients with squamous cell carcinoma of the penis. J Urol,2006,175:1700-1704

22. Tobias-Machado M,Tavares A,Ornellas AA,et al. Video endoscopic inguinal lymphadenectomy:a new minimally invasive procedure for radical management of inguinal nodes in patients with penile squamous cell carcinoma. J Urol,2007,177:953-957

23. Tobias-Machado M,Tavares A,Silva MN,et al. Can video endoscopic inguinal lymphadenectomy achieve a lower morbidity than open lymph node dissection in penile cancer patients? J Endourol,2008,22:1687-1691

24. Josephson DY,Jacobsohn KM,Link BA,et al. Robotic-assisted endoscopic inguinal lymphadenectomy. Urology, 2009 Jan,73(1):167-170

25. Naumann CM,Alkatout I,Al-Najar A,et al. Lymph-node metastases in intermediate-risk squamous cell carcinoma of the penis. BJU Int,2008 Nov,102(9):1102-1106

26. Matin SF,Cormier JN,Ward JF,et al. Phase 1 prospective evaluation of the oncological adequacy of robotic assisted video-endoscopicinguinal lymphadenectomy in patients with penile carcinoma. BJU Int,2013 Jun,111(7):1068-1074

27. Assimos DG,Jarow JP. Role of laparoscopic pelvic lymph node dissection in the management of patients with penile cancer and inguinal adenopathy.J Endourol,1994 Oct, 8(5):365-369

28. Tobias-Machado M,Correa WF,Reis LO,et al. Single-site video endoscopic inguinal lymphadenectomy:initial report. J Endourol,2011 Apr,25(4):607-610

第九章　腹腔镜手术并发症

根据腹腔镜手术并发症的特点，大体可分为两类：一类是所有腹腔镜手术共有的并发症；另一类则与某一具体手术类型相关，称为特有并发症。根据致病原因，共有并发症还可分为：与通道相关的并发症、与 CO_2 气腹相关的并发症、与所使用的器械相关的并发症等。本章重点介绍腹腔镜手术共有并发症，特有并发症请参见各章节相关内容。

第一节　与制备气腹和放置套管相关的并发症

制备气腹和放置套管是腹腔镜手术的关键步骤之一。在此操作过程中，由于术者经验不足和不熟悉解剖结构等原因，可能造成血管和腹腔脏器等损伤，尤其是使用 Veress 气腹针技术制备气腹或放置第一个套管时更易发生。Veress 气腹针穿刺时危险因素包括患者体型偏瘦和既往有腹部手术史，以及术者操作经验不足、穿刺时应用暴力等。用 Hasson 技术建立气腹，采用直视下小切口入腹腔，可减少盲穿造成的损伤。但是应用该技术时，由于切口小、视野暴露有限，如切入过深或腹壁与腹内脏器粘连，亦可造成腹内血管或脏器受损。

一、血管损伤

血管损伤是腹腔镜泌尿外科最常见的并发症。血管损伤占腹腔镜泌尿外科并发症的 1.6%~4.7%，由套管放置和气腹针穿刺引起的大血管损伤发生率平均为 0.1%。通道相关性血管损伤包括腹腔内大血管损伤与腹壁血管损伤。腹腔内大血管损伤最常见的是腹主动脉、下腔静脉、髂静脉，其次为网膜血管、肠系膜血管亦可见。腹壁血管损伤最常见的是腹壁下血管。危险因素有病人体型过瘦或过胖、既往有腹部手术史、操作者经验不足等。

（一）预防

避免血管损伤的关键是认真地实施外科技术和关注解剖。

1. 外科技术　为减少通道相关性血管损伤，泌尿外科医生发明了诸多相关技术。

（1）Hassan 技术：开放的 Hassan 技术较 Veress 针技术，腹腔内大血管损伤的风险减少。

（2）使用 0° 内镜插入 12mm 可视套管技术（图 1-9-1-1）也是常用的一种减少通道相关性血管损伤的方法。这项技术将传统的第一个腹腔镜手术套管"盲插"改为"直视下插入"。切开皮肤后，在显示器监视下（图 1-9-1-2），逐层穿过腹壁各层进入腹腔（图 1-9-1-3）。

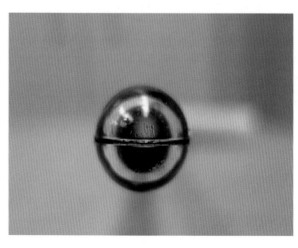

图 1-9-1-1　可视的 12mm 的强生腹腔镜套管

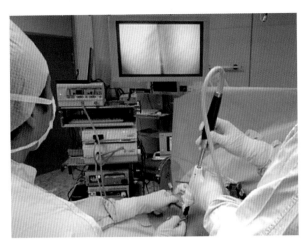

图 1-9-1-2　使用可视套管穿刺

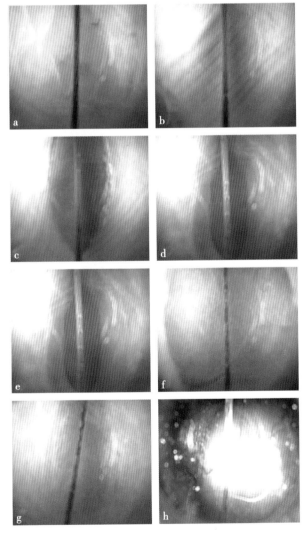

图 1-9-1-3　直视下穿过腹壁各层组织

（a. 皮下脂肪层；b. 筋膜层；c. 劈开的筋膜层；d. 肌肉纤维；e. 后筋膜层（可能存在）；f. 腹膜前脂肪层；g. 腹膜；h. 腹腔）

（3）腹壁下血管损伤是最常见的通道相关性小血管损伤。在放置第二个以后的套管时，经第一个套管插入腹腔镜，关闭手术室灯，使用"透照法"显示腹壁血管走行，指导套管置入，可减小腹壁下血管的损伤风险。

（4）使用 Veress 针穿刺时，要提起腹壁，增加腹壁与腹腔血管之间的距离，穿刺时忌用暴力，进行抽吸试验确认是否损伤血管。若抽吸出血液，提示 Veress 针已损伤血管，不建议此时立即拔出 Veress 针，因为 Veress 针便于损伤血管定位且可减少出血。

（5）放置第一个套管时，为增加腹壁与腹腔血管的距离，在穿刺前将气腹压增至 20mmHg。套管的皮肤切口要稍大于套管直径，把握穿刺力度，忌用暴力。

（6）在术中，静脉出血由于气腹的压迫常不易被术者觉察，因此手术结束前将气腹压降至 5mmHg 后详细检查术野出血情况应成为常规。

（7）建议在使用 Veress 针或第一个套管穿刺时，患者采用平卧位，以前列腺癌根治术为例，不建议一开始就采用 Trendelenburg 体位，因为该体位使腹壁与腹主动脉与髂血管的距离缩短，增加穿刺时血管损伤的风险。

2. 解剖

（1）对每一个具体病人的腹壁和腹膜外血管结构及解剖标记的不熟悉是造成通道相关血管损伤的又一主要原因。例如，腹壁下动脉的体表投影为腹股沟韧带中内 1/3 交界处与脐的连线（图 1-9-1-4），穿刺时要注意避开此线。腹壁下血管位于腹直肌鞘外侧缘，当套管自腹直肌鞘外侧缘插入向中线倾斜植入时仍有可能造成腹壁下血管的损伤。

（2）建立通道的医生还必须在术前了解每一个病人具体的解剖特点。例如，一个极度瘦小的病人，他的前腹壁的厚度可能只有 2cm，甚至更薄；而一个中等体重病人的前腹壁的平均厚度为 6cm。如果将低度瘦小的病人放置于低度的 Trendelenburg 体位，腹主动脉分叉处就会距离皮肤非常的近。在这些体型瘦小的病人，腹主动脉分叉处与脐部的头尾关系变化很大，这时脐部已经不能作为术者放置套管避免损伤髂血管的解剖标记。脐部与腹主动脉分义的位置关系为：体重指数越大，腹主动脉分叉体表投影向头侧越远离脐部。体型瘦小的病人脐部与腹主动脉分叉体表

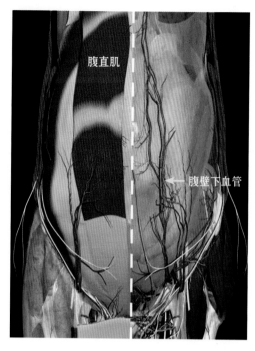

图 1-9-1-4 腹直肌鞘外缘与正中线之间的区域是腹壁血管及其分支途径的区域,套管穿刺时发生血管损伤

投影重叠。因此使用 Veress 针或第一个套管穿刺时,损伤腹主动脉、下腔静脉的风险更大;而为体型肥胖的病人穿刺时,髂血管损伤的风险更大,尤其是左侧髂血管。

(二)常见血管损伤的诊断与处理

(1) Veress 针血管损伤并 CO_2 灌注:诊断:突发的低血压,头部和上肢苍白,中心静脉压突然升高。处理:立即停止 CO_2 灌注,将患者放置于左侧卧位,并头低位,自中心静脉置管抽吸 CO_2。

(2) 腹壁血管损伤:诊断:从与 Veress 针连接的注射器见血,穿刺部位皮肤出血,皮下血肿,腹腔镜下套管周围滴血,腹膜外血肿。修补损伤腹壁血管的方法:腹壁血管损伤,由于局部缺乏能够压迫止血的组织平面,常不能自行止血,可试用双极电凝止血;或自套管放入一根气囊导尿管,气囊充气后向外牵拉压迫止血(图 1-9-1-5);或用 Stamey 或 Keith 针行腹腔内环形缝扎出血部位(图 1-9-1-6),腹内缝合线可以固定于腹壁上并于术后 1~2 周后拆除;其他方法包括直接切开切口、直视下结扎出血血管。一般来说,选择上述方法控制腹壁血管出血通常有效。

(3) 腹腔内大血管:诊断:从与 Veress 针连接的注射器抽吸出血液或拔出套管闭孔器后出血,腔镜下见局部血肿,动脉喷血。建议暂不拔除 Veress 针或套管,起到暂时止血与易化寻找出

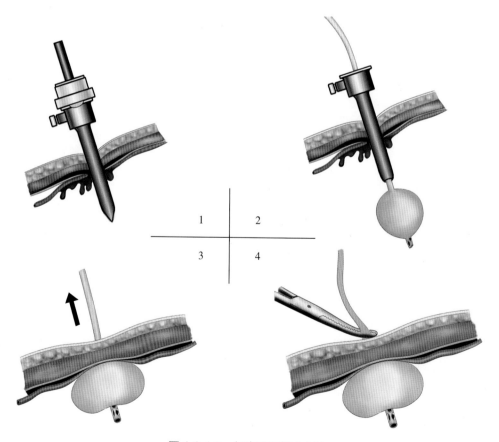

图 1-9-1-5 气囊导尿管止血法

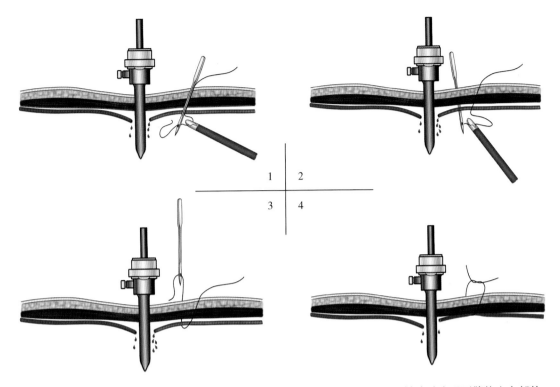

1 | 2

3 | 4

图 1-9-1-6 腹壁血管被损伤后,血管损伤的两端必须都结扎控制,Stamey 针腹腔内环形缝扎出血部位

血点的作用。当术者遭遇大血管损伤时首先要决定腹腔镜方式能否处理损伤,不然应果断开腹修补。下腔静脉的小分支或静脉常可应用腹腔镜修补。髂外动脉只能开腹修补。腹腔镜修补的优点是 CO_2 气腹压有压迫止血的作用,术中可以将 CO_2 气腹压调高至 20mmHg,减缓或终止出血静脉出血,使术野清晰便于血管修补。腹腔镜的缺点是腔镜用吸引器吸力较弱,难以应对汹涌出血,可将止血纱布投入腹腔起到吸收出血暴露术野的作用。腹主动脉、髂总血管、髂外血管、肠系膜上动脉损伤只能修补,需血管外科医生的台上会诊。在臀动脉近端的髂内动脉血管损伤,尽量修补,不选择结扎。具有并行血管侧支循环的血管可以结扎,例如肠系膜下动脉。髂外静脉修补术后,需给予患者 1 个月足量的抗凝治疗,以减少深静脉血栓的发生风险。术后查血管多普勒超声评价血管通畅情况。

二、脏器损伤

常见的腹腔脏器损伤为空腔脏器,其次为实质脏器。文献报道肠管损伤发生率为 0.03%~0.3%,闭合穿入气腹针所致损伤明显多于开放法。

(一) 通道建立相关性胃肠道损伤

胃肠道损伤占所有通道建立相关性损伤的 0.18%,腹腔镜肠道穿孔的发生率为 0.4%,小肠穿孔占多数,Veress 针和套管穿刺造成的肠道损伤占 42%。其中 70% 的病人术前有腹腔粘连或腹腔镜手术史。

预防:腹直肌旁或左右腹部外上象限是脐周或正中线周围有手术瘢痕病人进行 Veress 针穿刺建立气腹的备选区域。Veress 针穿刺点或第一个套管穿刺点距原手术瘢痕至少 8cm。或者选择腹膜外途径进行手术。

Hasson 技术在 1971 年被发展成为一种安全的获得腹腔入口的方法,可减少腹腔内脏器的损伤风险。由于 Hasson 技术皮肤切口较大,腹壁血管损伤、血肿、漏气、伤口感染较 Veress 针技术发生率高。Hasson 技术多被用于既往有手术史或腹腔有粘连风险的病人。由于肥胖不宜使用 Veress 针技术的病人,亦较适合 Hasson 技术。

既往有腹腔镜手术史者,可视套管技术亦可用于此类病人(见上节)。

肠道损伤的发现:使用 Veress 针 45° 角穿刺进入腹壁后,穿刺针顶端安置一含 5ml 生理盐水的注射器,首先抽吸注射器,若抽吸出液体则证明存在肠道损伤。若抽吸出的液体较少或腔镜下探查发现肠道损伤不严重,溢出的消化道液体较少,可采取保守疗法。若抽吸出的液体较多或腔镜下探查发现肠道损伤严重,则必须进行修补,采取腹腔镜或开放手术的方式。约有一半的肠道损伤在24小时内没有被发现。术中未被发现的肠管损伤,术后可能会出现从轻到重的以下症状:低热、白细胞升高、肠梗阻腹痛、高热。若诊断有疑问,CT或肠道造影检查对诊断有帮助。

处理:发生肠道损伤,应考虑以下处理原则:①注意有无肠管对穿伤,并按开放手术的原则进行处理。②对小的穿孔或撕裂伤,首先考虑腹腔镜镜下修补;小于1.5cm的胃肠壁损伤,可采用荷包或双层丝线缝合。③如损伤严重,应中转开放手术,对于广泛的肠管损伤需要切除。④单纯肠管破裂,且患者已行肠道准备,术者有比较熟练的腹腔镜重建技术,可行镜下缝合修补。⑤请普外科医生会诊,协助处理。⑥静脉应用抗生素。

(二) 其他空腔脏器损害

Veress针或套管穿刺引起的膀胱和胃的穿孔损伤极少见,术前经尿道放置Foley尿管、留置胃管等措施可以有效地避免膀胱和胃的损伤。

诊断:抽吸Veress针,发现注射器内有气体、尿液或有气味的液体提示胃或膀胱的损伤。

处理:立即拔出Veress针,选择新的位置重新穿刺或使用Hasson技术建立气腹。经腹腔镜探查膀胱或胃的损伤程度,大部分情况下不需修补,即使无需修补,在手术结束前仍需再次检查破损处。

(三) 实质脏器损害

套管穿刺所致的表浅的脾破裂,表现为顽固创面渗血,使用缝合、止血凝胶等方法止血常无效。氩气刀在工作时可以在刀头前端形成强大的氩气气流,它冲开创面的渗血暴露创面,如此便利了高温氩气气流充分接触创面,起到止血的作用。氩气这一工作原理是其他电凝装置无法比拟的,因此氩气对于肝脾表浅裂伤所致的顽固创面渗血尤其有效(图1-9-1-7,图1-9-1-8)。在氩气刀止血

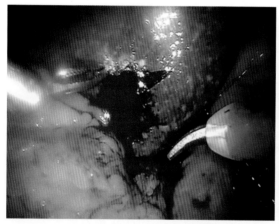
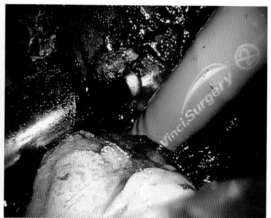

图1-9-1-7　左图:套管穿刺所致脾脏裂伤;右图:氩气刀烧灼封闭出血创面

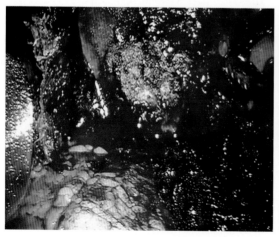
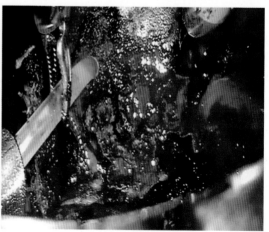

图1-9-1-8　左图:脾脏裂伤创面止血;右图:脾脏裂伤创面被喷以止血凝胶

后,创面喷以止血凝胶,将气腹压降至5mmHg,观察创面5分钟。

如遇到氩气刀、强力止血凝胶无法控制的脾破裂,则只能行脾切除术。肝破裂,必须请肝胆外科医生台上会诊予以处理,以判断出血、胆漏等并发症的严重性及实施肝脏缝合止血技术。

三、腹腔外充气

腹腔外充气(图1-9-1-9)与气腹针放置不当有关,发生率为1%~3.5%。大部分情况下腹膜外充气引起的皮下气肿是局限的,少部分严重者可扩散至颈部,二氧化碳吸收甚至影响氧饱和度。腹膜外充气增加了皮肤与腹膜之间的距离,会增加穿刺放置套管的难度,减少手术的操作空间。

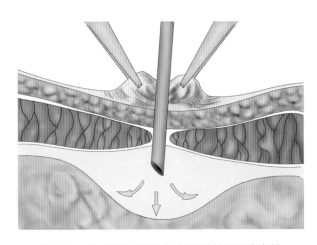

图1-9-1-9　腹腔外充气与气腹针放置不当有关

预防:用Veress气腹针穿刺时,刺入角度不能过于倾斜,穿透腹壁筋膜和腹膜时多能感到两次"突破感"。在充气之前要做确认试验明确气腹针是否进入腹腔,如果气腹针未穿透腹膜,则悬滴试验无法进行,且经气腹针注入生理盐水后能部分回抽。开通气腹机后,在全麻充分的情况下,Veress针接通气腹机后,在Veress针位置正确的情况下,初始充气时气腹机提示气腹压应小于5mmHg,进气速度应大于1L/min。若初始充气时气腹压大于5mmHg,进气速度小于1L/min,则提示Veress针位置不正确。

处理:可在内镜监视下,剪开腹膜,直视下插入套管;或必要时采用Hasson技术建立气腹。

四、腹膜、膈肌或胸膜损伤

腹膜、膈肌及胸膜损伤多发生于术中分离阶段,在穿刺建立通道阶段较为少见。后腹腔镜手术时,在腋后线肋缘下穿刺套管时,对第12肋定位不准确,穿刺位置过于靠上,可导致膈肌及胸膜损伤,更多见于肥胖患者。而腹膜损伤常发生在制备腹膜后腔时,手指扩张撕裂腹膜或腋前线套管位置过于靠前而误入腹腔。

腹腔镜手术常采用全麻辅助呼吸,因此膈肌或胸膜损伤时,气胸表现常不明显而易被忽略。腹膜损伤是后腹腔镜手术特有的并发症,一旦发生,气体经腹膜裂孔进入腹腔,腹内压力上升,使腹内脏器受压后移,术中常发现后腹腔间隙变得狭小,致手术操作困难(图1-9-1-10,图1-9-1-11)。

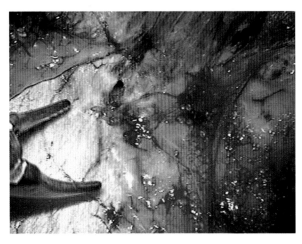

图1-9-1-10　腹膜破裂

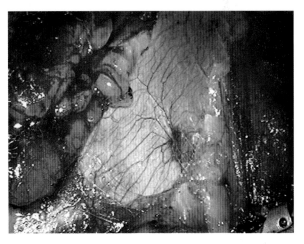

图1-9-1-11　腹内气体致腹内压力升高,腹膜张力增加,镜下呈蓝色

放置套管时应对体表标志准确定位,最好直视下放置套管;进镜后仔细检查穿刺点,并密切观察血氧饱和度以及呼吸音变化。如发生膈肌或胸膜破裂,给予缝合修补,必要时放置胸腔闭式

引流。

对于腹膜损伤,常见的处理有:①如裂孔较小,可用吸引器吸出腹内气体,再予以缝合或以钛夹、Hem-o-Lok 夹闭(图 1-9-1-12,图 1-9-1-13);②如缝合或夹闭法效果欠佳,可在腹壁上另置入一个 5mm 套管排气,降低腹内压力;③扩大腹膜裂口,将后腹腔途径转为经腹腔途径进行手术。

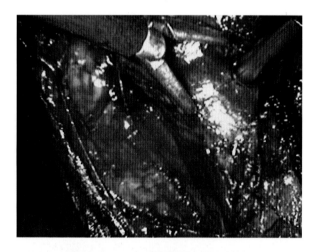

图 1-9-1-12　吸引器吸出腹内气体

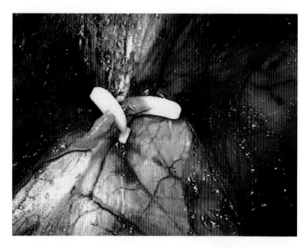

图 1-9-1-13　Hem-o-Lok 夹闭裂口

五、术后切口疝

术后切口疝包括套管切口疝和切口疝。

(一) 套管切口疝

套管位置发生疝的比率为 0.77%~3%。86.3% 的套管切口疝发生于 10mm 以上的套管切口缺损,8mm 套管切口缺损发生的疝占总发生率的 10.9%,5mm 套管切口缺损发生的疝占总发生率的 2.7%。5mm 套管切口缺损发生疝的概率为 0.056%。

预防:多大的套管切口筋膜缺损需要关闭以避免切口疝的发生,这个问题是被长期争论的问题。10mm 及以上的套管切口筋膜缺损关闭与不关闭,术后发生切口疝的发生率有明显差异。随着机器人手术的增多,不断有 8mm 套管切口疝发生的报道,传统的 8mm 套管切口筋膜缺损没必要关闭的观念正在改变。脐周套管切口发生疝的概率较他处高。

诊断与处理:套管切口疝的症状:术后早期胃肠功能不恢复,套管皮肤切口周围腹痛,小肠梗阻;一部分患者是没有症状的。套管切口疝的常见疝内容物为小肠,最严重的并发症为肠梗阻、嵌顿坏死。影像学检查可辅助诊断(图 1-9-1-14)。套管切口疝的示意图见图 1-9-1-15。

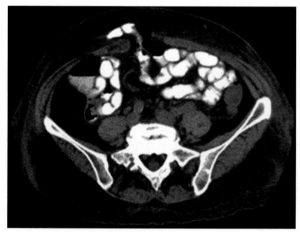

图 1-9-1-14　套管切口疝的 CT 影像

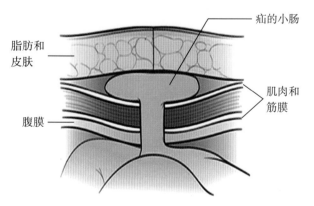

图 1-9-1-15　套管切口疝的示意图

(二) 切口疝

切口疝在外科术后总的发病率为 5%~15%。病人自身因素也是对切口疝发生起决定性作用的,它们包括之前的手术史、肾功能不全、术后肺部感染、年龄超过 50 岁、转移癌、肥胖、营养不良、糖尿病、使用皮质醇类激素、伴随的伤口感染等。切口疝常发生于下腹部及脐部,而上腹部及腰部因有发达的肌肉保护,切口易于闭合,很少发生。腹腔镜泌尿外科最常见的腹外疝发生于手助式腹腔镜肾根治术、腹腔镜肾根治术、腹腔镜肾输尿管全场切除术的手术切口处。经文献回顾,腹正中取肾切口较其他取肾切口发生切口疝的风险减少。

预防:手术结束排出腹腔(或后腹腔)内的气体时,应防止腹腔内大网膜、肠管、腹膜后脂肪等组织进入切口内。关闭切口时,要缝到深部的筋膜层。

诊断:因疝内容物不同可有不同的临床表现,多数患者表现为切口处不适、局部疼痛,甚至腹痛、腹胀等肠梗阻的征象。查体可触及皮下包块,不易还纳。腹部 X 线透视、B 超检查或 CT 扫描可明确诊断。

处理:对于切口长、缝合张力大的病例,可应用无张力补片修补腹壁缺损(图 1-9-1-16)。

部分切口较小、缝合张力大的病例,可应用腹腔镜下无张力补片修补腹壁缺损(图 1-9-1-17 到图 1-9-1-19)。

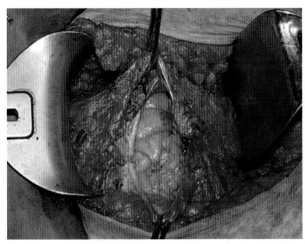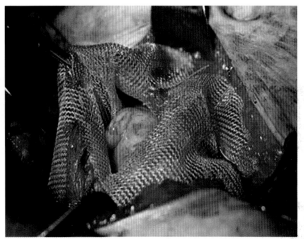

图 1-9-1-16 左图:开放手术解剖出疝颈;右图:无张力补片,腹腔侧与皮下层涂层不同

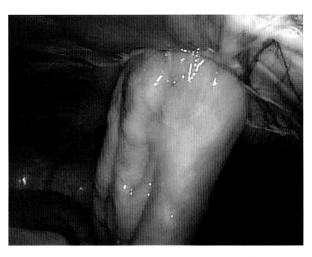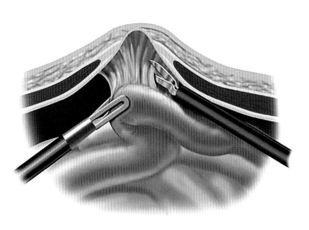

图 1-9-1-17 左图示腹腔镜下切口疝;右图示腔镜下解剖游离切口疝粘连

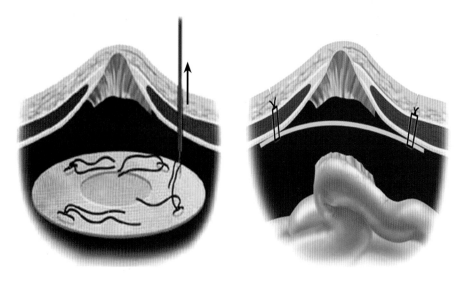

图 1-9-1-18　腹腔镜下无张力补片修补腹壁缺损的技术原理示意图

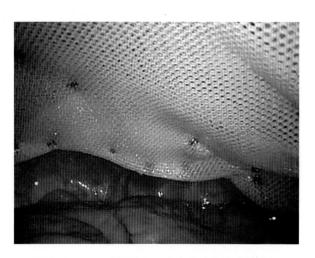

图 1-9-1-19　腹腔镜下无张力补片修补腹壁缺损

第二节　与 CO_2 气腹相关的并发症

腹腔镜手术时,需持续注入 CO_2 并维持一定的压力。与 CO_2 气腹相关并发症发生率约为 2%~3.5%,一般不会产生严重后果,主要表现为以下类型。

一、皮下气肿

1. 发生的主要原因　①套管处皮肤切口缝合过紧,而深部筋膜未缝合;②气腹针位于腹膜外间隙(即腹膜外充气),过早开启气腹机充气;③手术时间过长;④气腹压力过高。

2. 临床表现　轻度者表现为套管周围皮肤肿胀,按压时有捻发感或握雪感;重度者皮肤肿胀更

明显,范围大,沿胸腹壁上下蔓延,上达颈部、头面部,下达会阴及下肢(男性可出现阴囊气肿),可导致高碳酸血症、酸中毒,甚至出现心肺功能障碍。

3. 防治措施　①确保气腹针位置正确,进入腹腔后再充气,避免在腹膜外间隙注入 CO_2。充入少量气体却很快达到高压力或腹部膨胀不均匀、叩诊鼓音不明显应高度怀疑气腹针位于腹膜外,如发现上述异常,应立即停止充气,重新穿刺气腹针。②气腹针在进入腹腔后,固定穿刺针,防止外移,并应观察气腹机流量变化。③缝合固定套管时,应同时缝合肌层和筋膜。④尽量缩短手术时间,尤其是老年人腹壁松弛,气体容易外溢。⑤心肺功能正常者,轻度皮下气肿多不需要处理;重度的皮下气肿,需给予过度换气,呼吸机加压给氧,降低气腹压力(10mmHg 以下),必要时暂时中止手术。

二、高碳酸血症

1. 发生原因　①气腹压力过高致膈肌活动受限,肺顺应性下降,同时静脉回流受阻,心输出量下降,最终导致通气/血流比例失调;②手术时间过长,致 CO_2 吸收量增加;③严重而广泛的皮下气肿、气胸产生 CO_2 潴留。过量的 CO_2 负荷对于健康患者仅引起轻度的动脉血 CO_2 分压升高。特别是对某些心肺功能稍差的患者,更容易出现高碳酸血症和酸中毒。

2. 术中检测血氧饱和度和动脉血气分析,可早期发现。

3. 防治措施　①严格把握腹腔镜手术的适

应证,对心肺功能较差的患者,手术时应慎重;②尽量缩短手术时间,对手术时间超过 4 小时者,术中动态检测血气分析结果,必要时暂时中断气腹,排出 CO_2;③气腹压力不可过高,10~15mmHg 即可;④一旦发现高碳酸血症,应给予过度换气、吸入高浓度氧以及静脉输注 5% 碳酸氢钠等。

三、气胸、纵隔气肿和心包积气

1. 发病原因　①膈肌存在先天性薄弱或缺损区,手术时高压气体沿主动脉周边和食管裂孔处,向上进入纵隔和胸腔;②术中发生膈肌或胸膜损伤,气体进入胸腔;③重度皮下气肿沿颈部筋膜间隙蔓延进入纵隔。

2. 临床表现和诊断　术中出现以下情况,应考虑气胸、纵隔气肿或心包积气的存在:①不明原因的血氧饱和度下降;②气道阻力增加,潮气量下降;③无法解释的血流动力学改变;④出现心包填塞征象,应高度怀疑心包积气的可能。如出现上述情况,应迅速检查患者,进行肺部听诊常发现患肺呼吸音减弱或消失。必要时术中拍 X 线片协助诊断。

3. 防治措施　①气腹压力不可过高,一般在 10~15mmHg;②术中一旦发现气胸,立即中止注气,解除气腹,必要时行闭式引流,待情况好转后,重新手术;③如发生在手术即将结束时,且患者生命体征平稳,可继续尽快完成手术;④张力性气胸应立即行闭式引流术;⑤套管位置尽量不超过肋缘。

四、气体栓塞

CO_2 气体栓塞尽管极其少见,但后果严重。气栓对机体的影响取决于气栓的大小和气体进入静脉的速度,如为小气泡且速度较慢,则会被肺血管截留并清除;大的气栓且速度较快,则会导致静脉回流障碍,心输出量下降,甚至导致循环衰竭。气体主要栓塞肺动脉,有时亦会栓塞冠状动脉、脑动脉。

1. 可能的发病原因　①气腹针直接穿刺进入腹腔或腹膜后的大血管,大量气体迅速进入血液,形成气栓;②术中损伤较大静脉(如肾静脉、下腔静脉等),高压气体经静脉裂口进入血液循环,导致气体栓塞;③有人提出高压的气体可弥散进入血液,重新聚合形成气泡导致气体栓塞,但目前尚未形成定论。

2. 临床表现及诊断　气体栓塞的诊断比较困难,术中常由麻醉师最先发现,表现为终末潮气 CO_2 压力急剧升高、血氧饱和度突然下降,随后终末潮气 CO_2 压力显著下降。血压下降、中心静脉

压升高、肺动脉压升高、心音异常等。抽血时可见血内存在泡沫,提示气体栓塞。应用心前区超声多普勒以及经食管超声多普勒检查,可辅助诊断。

3. 防治措施　①充气前应确认气腹针未穿入血管;术中如发生静脉破裂,应迅速夹闭裂口,并及时修补或予以结扎。②术中检测中心静脉压、肺动脉压有助于早期诊断。③一旦发生气体栓塞,应立即中止气腹,取头低左侧卧位,并以纯氧进行通气。④出现神经症状和体征的患者,可给予高压氧治疗,发生呼吸、心搏骤停时立即行心肺脑复苏。

五、肩部疼痛

术后肩痛为腹腔镜手术常见并发症之一,发生率约为 35%~40%,一般症状较轻且通常为自限性。支配膈肌和肩部皮肤的神经同位于 C3 水平,CO_2 刺激膈肌后引起肩部反射性疼痛,人工气腹产生的张力牵拉膈肌纤维亦会造成术后肩部疼痛。多发生在术后 1~2 天,3~5 天后可自行消失。

为避免肩痛的发生,手术结束前充分抽吸出腹腔内的 CO_2,可采用轻度头低脚高位,将气体从下腹部的套管排出,同时尽量排出膈下气体。

术后肩部疼痛不适多为自限性,一般不需要特殊处理;个别症状严重者可给予口服镇痛药物。对某些症状不典型或口服镇痛药物不能缓解疼痛者,则需考虑其他可引起类似症状的疾病,如心肌梗死或肺栓塞等。

六、心律失常

最常见的是室上性心动过速和室性早搏,发生机制目前尚不明确,可能与术中 CO_2 蓄积以及随着时间延长,迷走神经兴奋性增加,产生心肌抑制、房室传导阻滞和异位心律;也可能与患者术前有心功能不全,则术中更易发生心律失常。

术中严密检测,一旦发生心律失常,应中止注气并解除气腹,暂停手术,严重者需请心内科医生协助治疗。

七、深静脉血栓

术后深静脉血栓和肺栓塞的确切发病率很难确定,估计为 0.2%~1.5%。患者体位以及气腹等因素均不利于静脉回流,导致外周静脉血液淤滞,尤其对存在深静脉血栓形成的易感因素者。应采取积极的预防措施,如使用弹力袜和术后早期肢体活动等。

第三节　与腹腔镜器械相关的并发症

腹腔镜手术更多的依赖特制的器械,在体腔内完成各种操作。在使用这些器械时,如操作不当或器械故障均可发生并发症。

一、电外科器械的热电效应致脏器损伤

了解电外科器械损伤的机制对于避免此类并发症很重要。电外科器械损伤主要是器械接触到邻近肠管、实质脏器等造成的误伤,少数则由电流辐射所致;电流辐射产生的可因局部绝缘层失效、直接的耦合作用或电容耦合作用所致。直接耦合作用发生在通电的器械,碰到不绝缘的器械,后者再对肠管等造成损伤。电容耦合作用则很难预防:绝缘性能完好的工作电极接通电源后,其产生的辐射电流进入邻近的导电媒介(例如小肠),就会发生电容耦合效应导致肠管烧灼伤。当工作电极接通电源后,暴露在体腔内尽管不使用,仍将产生一开放"电路",同样产生容积电流效应。

电外科器械所致肠道损伤多在术后出现症状时才被发现,多在术后 3~7 天出现腹痛、恶心、低热以及白细胞升高。病人不排气可能是肠道损伤的早期征象,胃肠道出血则为非典型表现,肠穿孔的症状依赖于凝固坏死的严重性,可表现为腹膜炎症状。

防治措施:所有操作应在直视下进行,避免电外科器械对正常组织所致误伤;熟悉掌握电外科器械,注意导热面与绝缘面的区分,将绝缘面靠近正常组织,导热面远离正常组织。在应用电外科器械操作时,应紧靠靶组织切割、电凝,尽量减少电流辐射或耦合效应所致邻近组织的损伤。一旦发现或怀疑肠管损伤,应立即修补。即使肠管未穿孔,但如肠壁明显呈灰白色,亦应将浆肌层予以缝合修补以防术后发生延迟性穿孔。

二、结扎血管的相应器械使用不当或故障所致损伤

腹腔镜下作脏器切除时,常需用各种止血夹或血管吻合钉等处理血管。常用的有钛夹、Hem-o-Lok 以及各种直线切割吻合器等,各种器械有不同的特点。

早期多使用金属夹,如钛夹,但是钛夹结扎欠牢靠,在处理较粗的静脉(如肾静脉)时,由于静脉壁薄,有时会发生脱落现象。近来多数作者推荐使用 Hem-o-Lok,是由不可吸收的多聚合物材料制成,具有血管接触面防滑设计,远端带有锁扣样结构,夹闭牢靠,不易脱落,例如在肾切除处理肾蒂血管时,尤其适用于处理肾动脉。直线切割器在处理较粗的静脉时,优势明显,特别是肾蒂宽大,与周围粘连较重,动静脉难以截然分开时,直线切割吻合器则是最好的选择,但价格较贵。

手术中,如选择的器械不合适、使用不当或器械发生故障,均可造成血管结扎不完全,导致大出血。Hsi 回顾性分析了 2172 例肾脏切除术使用钛夹、Hem-o-Lok 以及直线切割吻合器处理肾蒂的经验,共出现 352 例相关并发症;钛夹相关并发症多由施夹器卡壳、钛夹不能闭合或闭合错位引起;Hem-o-Lok 相关并发症多由结扎夹滑脱或锁扣不能闭合引起,有时由于操作不当导致夹闭血管后 Hem-o-Lok 钳与 Hem-o-Lok 不能完全脱离,牵拉过程中撕裂血管;直线切割吻合器相关并发症主要由钉线变形或锁扣异常引起。

防治措施:①术者应熟悉器械原理及其适用范围;②各种血管夹均有不同的型号,应根据具体情况选择;③处理较粗血管时,例如肾蒂血管,应尽量使用 Hem-o-Lok 或直线切割器;④各种血管夹及施夹器在使用前应仔细检查,排除故障;⑤Hem-o-Lok 钳夹闭血管后要原位张开不要牵拉,再退出体外。

第四节　腹腔镜术中与体位相关的并发症

在气腹基础上,为使术野暴露更加充分和方便操作,腹腔镜手术常要求一些较特殊的体位,如特伦德伦伯格卧位(Trendelenburg)+ 截石位及侧卧位等。因腹内容的重力关系和血液流体静压的变化,可引起呼吸和循环等系统生理功能有相应改变,不正确的摆放体位也会造成及周围神经的损伤。正常情况下,通过自身调节机制加以适应或纠正,影响并不明显。但在麻醉状态下,机体自身调节能力削弱,加之气腹的影响,体位所致的呼吸和循环系统改变可转而明显,若不加注意,最终可致 CO_2 蓄积、低血压及心动过速等并发症。因此,要求手术医师及麻醉医师对其潜在危害性及相关并发症,应有充分的认识。

一、术中体位

(一)特伦德伦伯格卧位 + 截石位

特伦德伦伯格卧位又称屈氏位。患者平卧于手术台上,将臀部的下缘与手术台的中、末 1/3 交界处的可折部对齐,以便需要时安置截石位。待麻醉诱导及建立气腹后,使手术台向头侧倾斜 10°~30°,呈头低足高状态,腹内容物可自行移至上腹部,盆腔空虚,脏器如膀胱等活动度增大,有利于术野显露与操作,通常适用于泌尿外科腹腔镜手术与诊断性操作。该体位在麻醉状态下可明显影响通气功能,导致 CO_2 蓄积,以及酸碱代谢紊乱;但有助于下肢静脉血液回流,对循环的干扰较小。若同时将患者置于截石位,无疑会减弱其对下肢血液的引流作用。

(二)侧卧位

麻醉前先将病人腰肋部对准肾桥,待麻醉后将病人侧卧,下侧髂嵴置于手术台可折部之上。下侧手臂放于 90° 支臂架的下层,腋下加铺腋垫,腋窝与床前沿相齐。上侧手臂放在铺有支臂垫的支臂架的上层并固定。下腹部(耻骨联合上)、骶尾部由骨盆固定架加海绵垫固定,注意勿压迫阴茎,避免金属部分接触皮肤。上腿伸直,下腿屈曲,两腿膝关节间置海绵垫,约束带固定。在麻醉状态下,改变病人的体位,因地心引力(重力)的作用可导致呼吸和循环等生理功能的相应改变,如心动过速、低血压、缺氧、二氧化碳蓄积等。摆放体位时必须与麻醉医师协作,避免颈、胸受压,注意维持充分的循环,促进静脉回流,防止血栓形成,避免外周血管和血液回流受阻。

二、体位对呼吸与循环的影响

(一)呼吸

特伦德伦伯格卧位对呼吸的影响主要取决于上移的腹内容物对肺通气的影响程度。患者在麻醉状态下,腹内容物因地心引力的作用,可使膈肌上升,活动受限,肺底部肺段受压,胸腔纵轴缩短,容积减少,肺活量及功能残气量降低,呼吸系统顺应性下降,气道阻力增大,从而影响患者通气功能。而且可与气腹所致的通气功能降低相重叠。若同时肺循环有明显变化,则可致通气 / 灌流比例失调,最终引起体内 CO_2 蓄积,且可继发循环系统功能改变,如低血压和心动过速等,尤其在患者行自主呼吸时。

正常情况下,机体可通过自我调节机制适应或纠正因体位改变引起的呼吸系统变化。

Barnas 等人将 7 名健康清醒志愿人员置于特伦德伦伯格卧位(头低足高 30°),测定食管压(反映胸内压)、气道压力及气流量变化,并据此推算出呼吸系统、胸壁和肺阻抗。结果各项指标与水平仰卧时的对照值比较,差异均无统计学意义。在麻醉状态下,Drummond 和 Martin 观察了头低足高位 15° 仰卧位对 9 例心肺功能正常患者胃内压及呼吸系统顺应性影响。与水平仰卧时的基础值比较,胃内压上升;胸壁顺应性虽有轻度下降,但比较无显著性差异,肺及呼吸系统总顺应性也无明显改变。作者认为因腹内脏器位移引起的胃内压升高,可使膈肌上升,但因同时应用肌松剂,横纹肌松弛,由此所致的呼吸系统顺应性增高,可以抵消腹内脏器位移所带来的影响。但多数研究报道认为,麻醉状态下患者自调能力削弱,特伦德伦伯格卧位可明显影响患者通气功能,且可与气腹所致的呼吸影响相重叠。Hirvonen 等人选择了 20 例心肺功能正常施行腹腔镜子宫切除术患者,麻醉后将患者置于特伦德伦伯格卧位(25°~30°),呼吸系统总顺应性降低 20%,分钟通气量需增大 19% 才能使呼气末 CO_2 分压(PetCO$_2$)维持在卧位水平。腹内充入 1.7~2.1kPa 的 CO_2 气体后,呼吸系统总顺应性继续下降,仅及麻醉后水平仰卧时的一半,通气量进一步增大,气道压上升,肺活量及功能残气量减少,$PaCO_2$ 及混合静脉血 CO_2 分压($PvCO_2$)升高。解除气腹后,由特伦德伦伯格卧位改为水平卧位,上述各项指标恢复至基础水平。Drummond 和 Martin 也注意到压力为 0.8~1.0kDa 的 N_2O 气腹,虽不影响置于特伦德伦伯格卧位下患者的肺顺应性,但可引起胸壁及呼吸系统总顺应性明显降低,潮气量减少 12%。上述研究均说明在影响通气功能方面,该体位与气腹有重叠作用。由此可以推测原有呼吸系统疾患及肥胖等病人,在麻醉及气腹状态下,特伦德伦伯格卧位无疑能明显影响通气功能,使肺泡通气量减少,PaO_2 下降,$PaCO_2$ 上升,并引起酸碱平衡紊乱。此外,有些手术医师术中习惯将部分器械随手置于患者胸部,由此所致的机械干涉也可加重体位对通气的影响。

特伦德伦伯格卧位对肺循环的影响,也是导致体内 CO_2 蓄积的一个因素。肺循环具有低阻特性,其阻力仅为体循环的 10%。体位改变,因血液重力作用可致循环血容量重新分布,肺内血量可因此而发生变化。由水平卧位改为头低足高斜坡位时,下肢静脉血液回流增多,肺血容量增加,压力上升，当肺静脉压高于肺泡压时，即可影响患者肺通气，肺活量降低 10%~20%。且可在流体静压作用下，使肺血主要分布在较低垂的上肺，通气 / 灌流比例失调，而不利于气体交换。对于心肺功能低下的病人来说，有可能诱发急性肺水肿和左心衰竭。

所幸，腹腔镜手术术中采用的特伦德伦伯格卧位，一般对呼吸影响较轻微，心肺功能正常患者可通过自调机制予以纠正或适应，不至于产生大的影响；但对原有心肺疾患及肥胖等代偿能力较差的患者，则有可能引起严重的 CO_2 蓄积。因此，对其潜在的危害性应有足够重视，加强呼吸监测，及时调整通气量。

（二）循环

术中体位改变对循环系统功能的影响，主要与血液重新分布而改变回心血量有关。正常情况下，血液分布可按组织器官代谢需要而通过心肌收缩力、血管及骨骼肌张力变化等自身调节机制不断加以调整。但在麻醉状下，尤其是麻醉程度较深时，机体代偿能力明显削弱，在此期间改变体位，可因血液流体静压的变化，而在很大程度上影响循环系统内的血液分布。动脉系统内血液因明显受心输出量及血管阻力的影响，常可掩盖体位改变时流体静压的作用；但在静脉系统，受心输出量及血管阻力的影响小，管壁薄弱，体位改变对流体静压的影响则较突出。一般来说，心脏平面以下的静脉容量大于心脏平面以上者，因此，体位对循环系统影响主要取决于心脏平面以下的静脉血容量变化，尤其是下肢，其贮血能力可达 600ml。

多数研究认为，特伦德伦伯格卧位虽可引起中心静脉压轻度上升，但与水平卧位时的基础值比较无显著性差异。而反向特伦德伦伯格卧位（头高足低），则可因地心引力对血液的引流作用，使血液淤积在下肢。加以腹内容物下移对下腔静脉的压迫，妨碍下肢静脉血回流，在增加静脉血栓形成机会的同时，又导致回心血量减少，中心静脉压与右房压明显降低，心率增快，心输出量及心脏指数不变或稍降，平均动脉压变化不定。

三、与体位有关的并发症

（一）CO_2 蓄积

置于特伦德伦伯格卧位的患者，可因上移的腹内容物机械压迫等作用，影响肺胸顺应性，而引起肺通气量不足，CO_2 蓄积。表现为 $PaCO_2$ 或 $Pet CO_2$ 进行性升高；原有心肺疾患或肥胖等患者，更易出现。

术中机械通气者，一般通过增大通气量可以纠正；而自主呼吸无法代偿者，则应考虑辅助呼吸或将患者放置于水平卧位，否则 CO_2 蓄积将更趋严重，并出现呼吸性酸中毒或继发性循环系统改变。

（二）血压下降和心动过速

在麻醉状态下，机体自我调节能力降低，血液容易淤积在身体低垂部位。下肢潜在的贮血容量可达 600ml，由平卧位改为反向特伦德伦伯格卧位时，有效循环血量降低，从而可引起血压下降，心率代偿性增快。心肺功能不全等代偿能力较差患者，则易出现顽固性低血压，故该类患者术中宜尽量采用水平卧位。临床上突然改变体位或搬动病人，而导致血压骤降，甚至心跳呼吸骤停的病例已有报道。一旦肱动脉收缩压较基础值低 20%~25% 时，先加快输液速度：若不能纠正，可静注作用较温和的升压药物，如麻黄碱等，否则改取平卧位。

（三）反流

有些作者注意到特伦德伦伯格卧位可引起胃内压上升；但胃内容物反流与否，取决于贲门括约肌基础功能状态。Tournadre 等人将测定 pH 值的玻璃电极置入麻醉状态下的猪食管，从水平卧位改为头低足高 15° 仰卧时，观察到有 18% 的动物有反流，但作者注意到反流的动物在平卧时括约肌的屏闭压即明显低于该组其他动物，提示该括约肌的基础功能状态与反流有密切关系。正常情况下，其张力可据胃内压的高低作出适应性调整。麻醉状态下，自调能力削弱，如果患者代偿能力低下，或存在术前未严格禁食或饱胃等情况，胃内容物反流机会无疑增加。术前置入胃管并抽空其内容物，可预防这种并发症。一旦发生，立即将患者改置平卧位，头偏向一侧，吸出反流物；如有误吸者则应作相应处理。

（四）气管导管位移

患者由水平卧位改为特伦德伦伯格卧位或其反向位时，因腹内容物重力缘故，可导致膈肌位置改变，使胸腔纵轴长度发生变化，而引起气管导管过深或滑脱，故体位改变后有必要重新确认导管位置。

（五）周围神经麻痹或损伤

侧卧位时全麻病人运动感觉和保护性反射消失，长时间固定于一种体位，可使颈部、四肢由于受压或过度牵拉、旋转而发生神经麻痹或损伤。侧卧时桡神经被压在肱骨与托手板之间，下侧肩胛上神经受压，因此应在腋窝处、托手板、肩胛部垫海绵垫，并保持高度一致，防止神经受压或运动。双臂外展应小于 90°，防止过度外展引起臂丛神经的损伤。注意避免约束带迫使股骨头移向髋臼，阻塞营养动脉，而造成上侧股骨关节无菌性坏死。约束带下要有薄海绵垫，固定妥当，避免捆绑过紧，以能放入一指为宜。切不可在病人膝部做环形固定，否则将造成腓总神经的损伤。

截石位是泌尿科手术中常用的一种体位，该体位易压迫下肢引起医源性损伤。麻醉状态下的手术患者，由于部分或全部知觉丧失，肌肉松弛无力，保护性反射作用减弱或消失，已基本失去了正常的调节能力，截石位摆置不当可引起下肢静脉血栓形成、腓总神经损伤及小腿筋膜高压综合征、骶神经损伤、臂丛神经损伤等。20世纪90年代以前，截石位的摆置是将托腿板支托患者大腿，托腿板关节端置于腘窝处，双上肢外展位，腓总神经沿股二头肌内侧缘向下斜行，绕过腓骨小头后过腘窝。此处基本没有皮下组织，上述体位很容易损伤腓总神经。20世纪90年代以后，经过临床经验的总结，将托腿板从支托大腿改成支托小腿，避开对腘窝的压迫，减少托板压迫腓总神经，上肢仍取外展位。截石位时，由于膝部约束带过紧，手术时间长，手术助手、洗手护士有时压迫患者膝部，可引起足麻木。脚架的高度不适当及腘窝部未受妥善保护，则更易导致腘窝神经血管损伤。如脚架偏高，就会导致小腿和躯干两端的重力相互牵拉而加重腿部受压，同时会增加腘窝神经血管的张力。如角度过大会导致膝部偏向脚架一侧边缘而受压，可导致腘神经血管损伤。供应小腿血液的腘动脉及收集小腿血液的静脉在腘窝深处中线附近下降，传统截石位其着力点正好压迫腘窝，加之小腿自然下垂后血流方向的改变，严重影响下肢静脉的回流，使局部血管内压力升高，长时间可造成血管内膜损伤，是深静脉血栓形成的主要原因，尤其是血液黏滞性较高的患者发生率更高。改良后的体位，着力点在小腿肌肉丰厚处，静脉受压解除。由于小腿保持水平位，故静脉回流通畅，既避免了深静脉血栓形成，又防止了小腿筋膜室因压力过高而造成的筋膜室综合征。腓总神经沿股二头肌内侧缘向下斜行，绕过腓骨小头后方出腘窝，此处距皮肤最浅，传统摆放托板极易压迫此处，由于麻醉后肌肉松弛失去自身保护能力，再加之术者不当挤压或衬垫过硬很易损伤腓总神经。经改良摆放后的体位，托板完全避开了腓总神经，预防了并发症的发生。由于传统摆放的种种弊端是造成患者术后下肢疼痛、麻木及功能障碍的主要原

因，经临床应用观察，合理地安置手术体位，并在病情许可的情况下对肢体进行按摩。在预防术后并发症方面取得良好效果。

参考文献

1. Siqueira TM，Kuo Rl，Gardner TA，et al. Major complication in 213 laparoscopic nephrectomies：the Indianapolis experience. J Urol，2002，168：1361
2. Hashizume M，Sugimachi K. Needle and trocar injury during laparoscopic surgery in Japan. Surg Endosc，1997，11：1198-1201
3. Molloy D，Kaloo PD，Cooper M，et al. Laparoscopic entry：a literature review and analysis of techniques and complications of primary port entry. Aust N Z J Obstet Gynaecol，2002，42：246-255
4. Minervini A，Davenport K，Pefanis G，et al. Prospective study comparing the bladeless optical access trocar versus Hasson open trocar for the establishment of pneumoperitoneum in laparoscopic renal procedures. Arch Ital Urol Androl，2008，80(3)95-98
5. Nezhat F，Brill AI，Nezhat CH，et al. Laparoscopic appraisal of the anatomic relationship of the umbilicus to the aortic bifurcation. J Am Assoc Gynecol Laparosc，1998，5：135-140
6. Ahmad G，Duffy JM，Phillips K，et al. Laparoscopic entry techniques. Cochrane Database Syst Rev，2008，16(2)：CD006583.
7. Van der Voort M，Heijnsdijk EA，Gouma DJ. Bowel injury as a complication of l aparoscopy. Br J Surg，2004，91：1253
8. Munro MG. Laparoscopic access：complications，technologies，and techniques. Curr Opin Obstet Gynecol，2002，14(4)：365-374
9. Nezhat C，Nezhat F，Seidman DS，et al. Incisional hernias after operative laparoscopy. J Laparoendosc Adv Surg Tech A，1997，7：111-115
10. Seamon LG，Backes F，Resnick K，et al. Robotic trocar site small bowel evisceration after gynecologic cancer surgery. Obstet Gynecol，2008，112(2)：462-464
11. Nassar AH，Ashkar KA，Rashed AA，et al. Laparoscopic cholecystectomy and the umbilicus. Br J Surg，1997，84：630-633
12. Irvin TT，Stoddard CJ，Greaney MG，et al. Abdominal wound healing：a prospective clinical study. Br Med J，1977，2：351-352
13. Mayol J，Garcia-Aguilar J，Ortiz-Oshiro E，et al. Risks of the minimal access approach for laparoscopic surgery：multivariate analysis of morbidity related to umbilical trocar insertion. World J Surg，1997，21：529-533
14. Tisdale BE，Kapoor A，Hussain A，et al. Intact specimen extraction in laparoscopic nephrectomy procedures：Pfannenstiel versus expanded port site incisions. Urology，2007，69(2)：241-244

15. Camargo AH, Rubenstein JN, Ershoff BD, et al. The effect of kidney morcellation on operative time, incision complications, and postoperative analgesia after laparoscopic nephrectomy. Int Braz J Urol, 2006, 32(2):273

16. Singh R, Omiccioli A, Hegge S, et al. Does the extraction site location in laparoscopic colorectal surgery have an impact on incisional hernia rates? Surg Endosc, 2008, 22(12):2596-2600

17. Harkki-Siren P, Sjoberg J, Kurki T. Major complications of laparoscopy: a follow-up Finnish study. Obstetrics and gynecology, 1999, 94:94-98

18. Hulka JF, Levy BS, Parker WH, et al. Laparoscopic-assisted vaginal hysterectomy: American Association of Gynecologic Laparoscopists' 1995 membership survey. The Journal of the American Association of Gynecologic Laparoscopists, 1997, 4:167-171

19. Corson SL, Chandler JG, Way LW. Survey of laparoscopic entry injuries provoking litigation. The Journal of the American Association of Gynecologic Laparoscopists, 2001, 8:341-347

20. Sharp HT, Dodson MK, Draper ML, et al. Complications associated with optical-access laparoscopic trocars. Obstetrics and gynecology, 2002, 99:553-555

21. Thomas MA, Rha KH, Ong AM, et al. Optical access trocar injuries in urological laparoscopic surgery. The Journal of urology, 2003, 170:61-63

22. Siqueira TM, Jr, Kuo RL, Gardner TA, et al. Major complications in 213 laparoscopic nephrectomy cases: the Indianapolis experience. The Journal of urology, 2002, 168:1361-1365

23. Nezhat F, Brill AI, Nezhat CH, et al. Laparoscopic appraisal of the anatomic relationship of the umbilicus to the aortic bifurcation. The Journal of the American Association of Gynecologic Laparoscopists, 1998, 5:135-140

24. Leron E, Piura B, Ohana E, et al. Delayed recognition of major vascular injury during laparoscopy. European journal of obstetrics, gynecology, and reproductive biology, 1998, 79:91-93

25. Saber AA, Meslemani AM, Davis R, et al. Safety zones for anterior abdominal wall entry during laparoscopy: a CT scan mapping of epigastric vessels. Annals of surgery, 2004, 239:182-185

26. Philips PA, Amaral JF. Abdominal access complications in laparoscopic surgery. Journal of the American College of Surgeons, 2001, 192:525-536

27. Schafer M, Lauper M, Krahenbuhl L. Trocar and Veress needle injuries during laparoscopy. Surgical endoscopy, 2001, 15:275-280

28. Munro MG. Laparoscopic access: complications, technologies, and techniques. Current opinion in obstetrics & gynecology, 2002, 14:365-374

29. Shalhav AL, Barret E, Lifshitz DA, et al. Transperitoneal laparoscopic renal surgery using blunt 12-mm trocar without fascial closure. Journal of endourology/Endourological Society, 2002, 16:43-46

30. Birch DW, Park A, Shuhaibar H. Acute thermal injury to the canine jejunal free flap: electrocautery versus ultrasonic dissection. The American surgeon, 1999, 65:334-337

31. Shen-Gunther J, Mannel RS, Walker JL, et al. Laparoscopic paraaortic lymphadenectomy using laparosonic coagulating shears. The Journal of the American Association of Gynecologic Laparoscopists, 1998, 5:47-50

32. Simforoosh N, Aminsharifi A, Zand S, et al. How to improve the safety of polymer clips for vascular control during laparoscopic donor nephrectomy. Journal of endourology/Endourological Society, 2007, 21:1319-1322

33. Ponsky L, Cherullo E, Moinzadeh A, et al. The Hem-o-Lok clip is safe for laparoscopic nephrectomy: a multi-institutional review. Urology, 2008, 71:593-596

34. Casale P, Pomara G, Simone M, et al. Hem-o-Lok clips to control both the artery and the vein during laparoscopic nephrectomy: personal experience and review of the literature. Journal of endourology/Endourological Society, 2007, 21:915-918

35. Sundaram CP, Bargman V, Bernie JE. Methods of vascular control during laparoscopic donor nephrectomy. Journal of endourology / Endourological Society, 2006, 20:467-469

36. Hetet JF, Rigaud J, Renaudin K, et al. [Retrospective study of laparoscopic retroperitoneal radical nephrectomy]. Prog Urol, 2005, 15:10-17

37. Meng MV, Freise CE, Kang SM, et al. Techniques to optimize vascular control during laparoscopic donor nephrectomy. Urology, 2003, 61:93-97

38. Kouba E, Smith AM, Derksen JE, et al. Efficacy and safety of en bloc ligation of renal hilum during laparoscopic nephrectomy. Urology, 2007, 69:226-229

39. Izaki H, Fukumori T, Takahashi M, et al. Clinical research of renal vein control using Hem-o-Lok clips in laparoscopic nephrectomy. Int J Urol, 2006, 13:1147-1149

40. Hsi RS, Saint-Elie DT, Zimmerman GJ, et al. Mechanisms of hemostatic failure during laparoscopic nephrectomy: review of Food and Drug Administration database. Urology, 2007, 70:888-892

41. Chan D, Bishoff JT, Ratner L, et al. Endovascular gastrointestinal stapler device malfunction during laparoscopic nephrectomy: early recognition and management. The Journal of urology, 2000, 164:319-321

42. 张旭, 朱庆国, 马鑫, 等. 超声刀在后腹腔镜肾上腺部分切除术中的应用. 江苏医药杂志, 2002, 28:403-404

43. 张旭, 王少刚. CO_2 气腹对生理功能的影响. 临床泌尿外科杂志, 2004, 19:129-131

44. 万里, 张传汉, 张旭, 等. 泌尿外科腹腔镜手术对全麻患者呼吸及循环的影响. 中华实验外科杂志, 2002, 19:479

45. 张旭. 泌尿外科手术学. 北京: 人民卫生出版社, 2008

第二部分
泌尿外科机器人手术

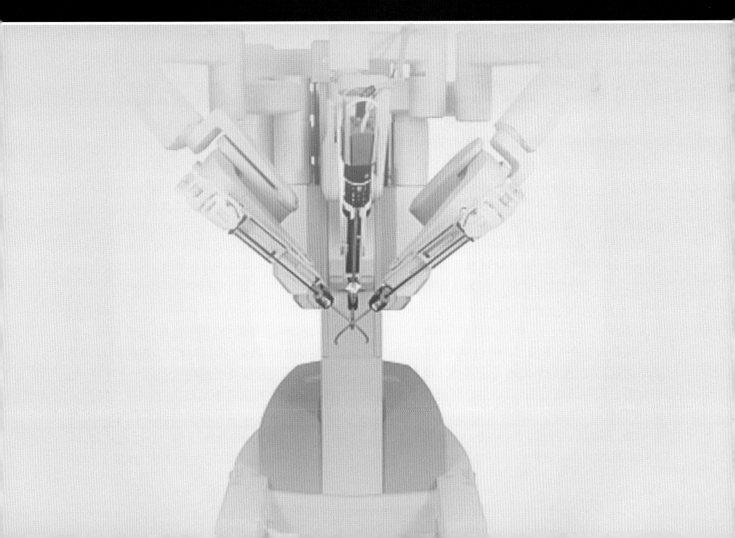

第一章　泌尿外科机器人手术发展历史

引　言

传统的外科治疗是通过开放手术来完成的，腹腔镜和机器人手术通过器械的技术革新使手术微创化，是对传统外科学的进一步发展。腹腔镜应用于外科手术，使切口缩小达到了极限，通过视频辅助，使手术的操作部位有理想的显露。但是，在关注其优点的同时，传统腹腔镜也存在着诸多不利之处，如镜头的不稳定性；视野是二维的，没有立体感；直器械自由度小；不符合术者人体工程学标准等。机器人手术系统在外科手术的临床应用，则使手术的微创化程度进一步加深，克服了传统腹腔镜的不足，使微创手术能更加完美。

虽然目前对于机器人手术相关疗效的评价仍然存在质疑，但是终究会有结果。同样，泌尿外科现在也存在诸多颇有争议的问题，有些问题早在引进普通腹腔镜手术技术时就有了。但是，我们应该看到，诸如胆囊切除术，通过腹腔镜手术技术的广泛应用，改变了原有的护理标准，而这个过程也必将会出现在泌尿外科机器人手术技术的应用中。所有的新技术的应用都会随着时间而变化，未来的技术进步也会使我们现在的标准发生改变。

机器人技术的发展直接推动外科手术模式产生革命性的变化，同时其本身也在经历不断改良进化的过程。回顾过去，历史会让我们看得更长远；把握现在，现实会让我们更加清醒和深刻；展望未来，机器人相关智能医疗技术将成为未来手术技术发展的必然趋势。

微创外科手术机器人的发展历程

机器人（Robot）是 20 世纪才出现的新名词，发展历史并不算长。1920 年，捷克剧作家 Capek 在他的《罗萨姆万能机器人公司（R.U.R）》剧本中，第一次提出了机器人（Robot）这个词。Robot 是从古代斯拉夫语 robota 一词演变而来的。robota 原本是强制劳动、作苦力的意思，Capek 在 20 世纪工业革命后技术和生产快速发展的背景下，根据它造出具有"奴隶机器"含义的新词"robot"。它反映着人类希望制造出像人一样会思考，有劳动能力的机器代替自己工作的愿望。但在当时，机器人一词也仅仅具有科幻意义，并不具备现实意义，真正使机器人成为现实是 20 世纪中期工业机器人出现以后。

机器人一词虽出现得较晚，然而这一概念在人类的想象中却早已出现。西周时期，我国的能工巧匠偃师就研制出了能歌善舞的伶人，这是我国最早记载的具有机器人概念的文字资料。春秋后期，我国著名的木匠鲁班在机械方面也是一位发明家，据《墨经》记载，他曾制造过一只木鸟，能在空中飞行"三日而不下"，体现了我国劳动人民的聪明才智。1800 年前的东汉时代，著名科学家张衡不仅发明了地动仪、计里鼓车，而且发明了指南车，这些发明都是具有机器人构想的装置。三国时期，蜀国丞相诸葛亮成功地制造了木牛流马，用其运送粮草，并用其中的机关"牛舌头"巧胜司马懿，被后人传为佳话。木牛流马虽已失传，但其明显具有机器人的功能和结构。总而言之，机器人的概念和梦想，代表了人类重塑自身、了解自身、突破自身的一种强烈愿望。

机器人现在虽然已被广泛应用于各个领域,且越来越受到人们的重视,而机器人这一名词却还没有一个统一、严格、准确的定义。不同国家、不同研究领域的学者给出的定义不尽相同,虽然定义的基本原则大体一致,但仍有较大区别。关于"医疗机器人"的定义和应用范围,仍在讨论和制定中。

20世纪80年代,为解决手术中精密定位与辅助操作的难题,创新性利用工业机器人的成熟技术应用在脑部手术的定位中。而将机器人应用于腔内泌尿外科的最早尝试始于1989年,由伦敦皇家学院机械工程系研究组研发了名为 PROBOT 的机器人系统。该系统是一个半自动化机器人系统,用于经尿道前列腺电切术,术中执行精确的、重复性的、受控制的操作,但是由于上市批准问题,并没有商业化。法国里昂 Edouard Herriot 医院泌尿移植科的 Albert Gelet 于1993年研制了高强度聚焦超声消融装置治疗前列腺癌。该装置利用预先创建的前列腺三维模型,通过一个可引导机器人直肠内探头的电脑系统计划并监测全部治疗过程。意大利研究组于1995年开发了 SR 8438 Sankyo Scara 机器人系统。由于整合了超声监测功能,该系统可以在经会阴前列腺穿刺活检操作中帮助进行精确定位,同时用四个摄像机记录患者的位置和身体形态,这是泌尿外科首个遥控机器人程序。

随着时代的发展,以微创手术为代表的先进手术方式对安全性和灵活性提出了更高的要求,因此通过与远程信息和智能化工程技术相结合,针对微创外科手术机器人的系统研究与应用得以迅速发展起来。

纵观微创外科手术机器人的研究和临床应用发展历程,可以分为两种类别的手术机器人:

1. 持镜机器人　1994年美国 Computer Motion 公司研制了第一台协助微创手术的内镜自动定位系统,即持镜机器人(AESOP、伊索)应用于临床,采用串联结构,可以模仿人手臂的功能,并通过语音命令自动调节手术视野,提供比人手控制更精确、更一致的镜头运动,为手术医生提供直接、稳定的手术视野,可完全取代扶镜助手的工作(图2-1-0-1)。

2. 操作机器人　1998年第一代操作机器人(ZEUS、宙斯)面世,该系统采用主从手遥操作技术,但由于系统的局限性,后来被 Intuitive 公司所收购(图2-1-0-2)。

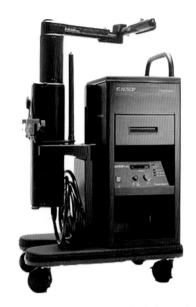

图 2-1-0-1　AESOP、伊索(1994)

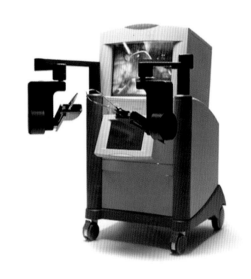

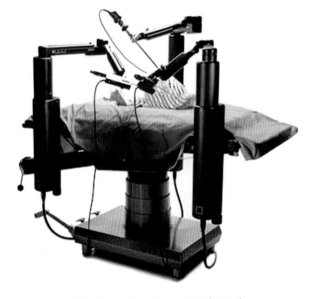

图 2-1-0-2　ZEUS、宙斯(1998)

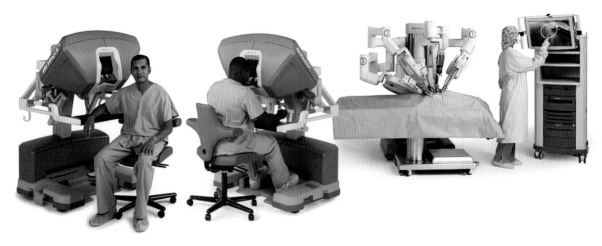

图 2-1-0-3 da Vinci Si System、达芬奇 Si 系统(2010)

2000 年第二代操作机器人(da Vinci Surgical System、达芬奇)研制成功并于当年 7 月经美国 FDA 批准成为允许在临床使用的第一个合法的商品化手术机器人。早期第一代的 da Vinci 手术系统为 3 臂,其后更新为第二代的 da Vinci S 手术系统包括 4 个机械臂;第三代的 da Vinci Si 手术系统则为双控制台、高清三维视觉,整体更加小巧和高效(图 2-1-0-3);其后单独增加了一套单孔腔镜手术机器人系统(Single-Site 系统);2014 年 4 月第四代 da Vinci Xi 手术系统创新性应用了吊杆式安装与移动平台,可以满足手术微器械到达各个方向的手术区域,同时安置便捷快速(图 2-1-0-4)。手术机械臂较前更小、更薄,能够达到更大的手术覆盖范围,适应更多的鞘管穿刺位置。而且还增

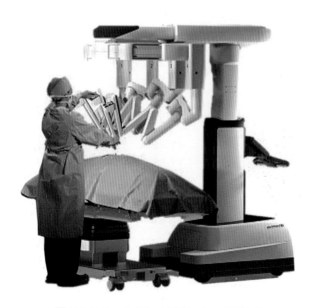

图 2-1-0-4 da Vinci Xi System(2014)

加了一键开启系统功能,且支持实时语音辅助控制,帮助每次使用系统时的快速,准确的设置。其采用了基于解剖的激光定位系统辅助设备安置和器械连接,以保证最佳的配置和手术方案顺利进行,并使机器人手术系统融入现代手术室的标准护理管理信息系统。视觉系统应用最新的晶透3D 高清摄像系统,且融入荧光显像采集系统,能够提供实时的血管等灌流组织器官的可视化图像(图 2-1-0-5)。

泌尿外科其他类型手术机器人:目前的机器人手术系统虽然突破了传统腹腔镜技术发展的一些限制,极大地拓展了腔镜手术的适应证,提高了手术的精确度和可操作性,但其仍处于发展成长期,随着手术机器人系统进一步向小型化、无创化、智能化、经济实用的方向发展,使传统腔镜技术得以传承,使微创外科技术得以在泌尿外科获得更好的发展。

单孔腹腔镜手术机器人系统:单孔腹腔镜技术是目前开展并增长最快的微创手术方式,是腹腔镜手术理念的又一次更新。但是传统单孔腹腔镜手术,由于视野从过去的立体改为平行,需要克服器械打架、操作自由度不佳、术者对距离和深度的判断困难及术野显露差等难题,对手术医生腹腔镜操作技术要求非常高,显著延长了学习曲线。新一代 da Vinci® Single-Site 单孔手术机器人系统辅助开展单孔腹腔镜手术,其主要采用的是 8.5mm 的预弯型微器械,更换微器械较困难,依旧存在"筷子效应",手术适应证较窄,尚未充分发挥机器人技术的优势,并未在临床广泛开展(图 2-1-0-6)。

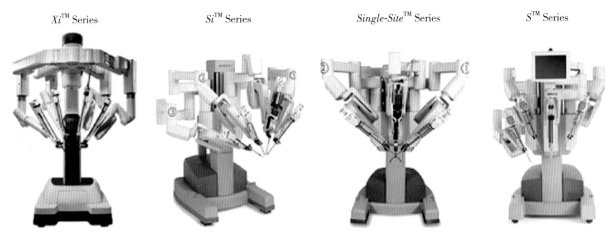

图 2-1-0-5 da Vinci 机器人手术系统

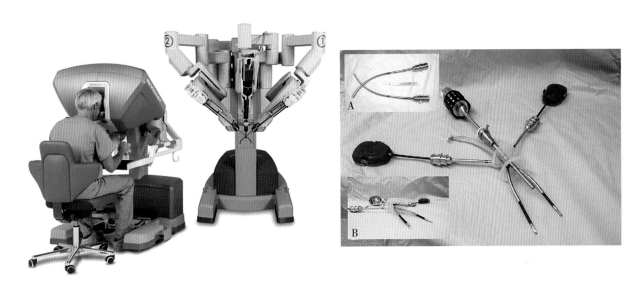

图 2-1-0-6 da Vinci® Single-Site 单孔手术机器人系统

世界上一些主要发达国家,如美国、德国、日本等已经开展下一代微创腹腔镜手术机器人技术,即"单孔腹腔镜手术机器人技术"的研究。该技术利用单个孔道,单一杆件作为操作平台,研发出前端具有多个蛇形柔性臂的微型手术器械操作系统,其中较为成熟的是 Oleynikov 等人将经自然腔道手术与机器人技术相结合,利用纤维支持通道,创新性研发出灵巧、微型的腔内手术机器人。虽然目前在机器人单孔微创手术技术方面取得了一定进展,但是仍然存在很多难以克服的技术问题,目前尚处临床前研究阶段。

磁共振图像引导微创诊疗机器人系统: 微创的诊疗常需借助图像引导进行精确定位,磁共振成像(MRI)引导下的微创手术是 20 世纪 80 年代开始应用于临床的影像诊断新技术。它与 X 射线、CT 相比具有无电磁辐射伤害,能多方位、多平面、多参数地成像,具有优良的软组织分辨能力,对于组织的早期病变具有很强的检测能力。2007 年 Johns Hopkins 泌尿外科机器人实验室针对前列腺的穿刺诊疗设计了一种全新的气动 MRI 图像导航机器人(MrBot)(图 2-1-0-7)。该设备全部由塑料、陶瓷和橡胶组成,无金属材质和电流,并以空气驱动安全地为医生远程控制提供动力,使其准确而平稳的运动(运动精度达到 50μm),且在 MRI 期间不需要停止工作,能够完成组织穿刺活检或其他治疗。其可用于 3T 高场磁共振环境中,具有良好的 MRI 兼容性,结合机器人的精确控制,比医生的徒手操作更平稳、更准确。目前该设备已获得 FDA 批准应用于临床。

输尿管软镜辅助手术机器人系统: 针对输尿

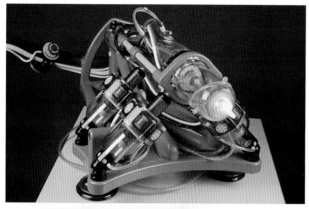

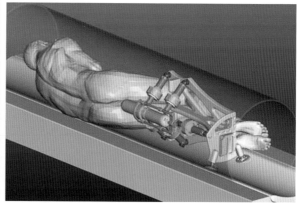

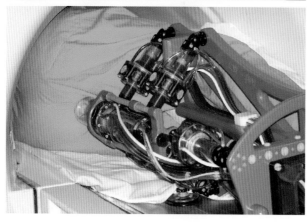

图 2-1-0-7　MrBot：The first fully-actuated MRI robot

管软镜及软镜下激光碎石的操作较难掌握的问题,已开始探讨并设计开发输尿管软镜手术辅助机器人系统。2008 年美国泌尿外科医生 Desai 等报道在猪动物模型中进行了机器人辅助输尿管软镜的实验(图 2-1-0-8)。应用该技术可增加输尿管软镜手术操作范围、精度和稳定性,极大地提高了软镜下激光碎石的可操作性,并缓解医生的劳动强度。2013 年土耳其的 ELMED 公司推出一款输尿管肾盂软镜辅助机器人系统(Robot Assisted Flexible Ureterorenoscopy),称为"ROBOFLEX AVICENNA",已应用于临床(图 2-1-0-9)。

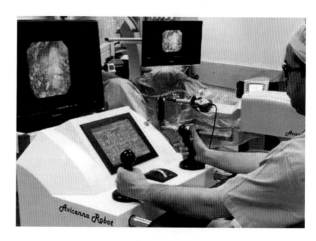

图 2-1-0-9　ROBOFLEX AVICENNA

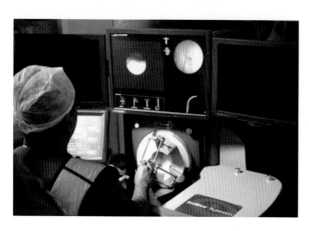

图 2-1-0-8　机器人辅助输尿管软镜动物实验

经皮肾脏穿刺辅助机器人手术系统:1997年,Johns Hopkins 发明了"PAKY"(经皮肾脏穿刺)机器人系统。PAKY 系统由一个机械手和双平面透视集成图像的探头组成。该系统是一套有效的定位和引导系统,其穿刺针头被固定在机械臂最后一个关节的中部,而不是传统的固定针头的最远端,增强了针头的稳定性和抗折性。其后改进为"PAKY-RCM"系统,增加和改进了相关机械臂的自由度及穿刺推进系统。该 PAKY-RCM 系统在 X 线引导情况下,穿刺目标肾盏的命中率

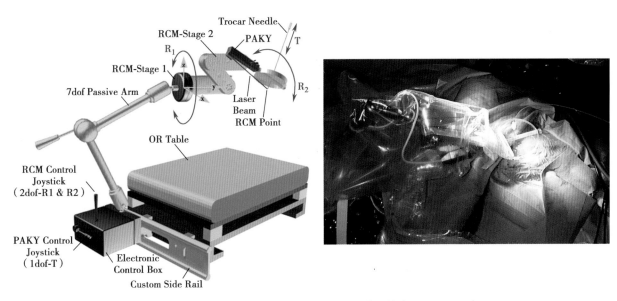

图 2-1-0-10　经皮肾脏穿刺辅助机器人手术系统（PAKY-RCM）

达到 87%，可以有效地减少医生在 X 线下的暴露（图 2-1-0-10）。

微型外科手术机器人系统：机器人技术的微型化也是目前手术设备研发的主题。手术机器人的小型化较原有庞大复杂的手术系统具有较多优势，如更容易操控，适用的环境也更多。华盛顿大学研究小组开发出一款较小的手术机器人系统（RAVEN® 系统），其可固定在患者身上并进行远程控制（图 2-1-0-11）。

机器人虚拟仿真模拟培训系统：临床中，由于手术机器人系统复杂昂贵，很少有机会应用系统进行训练，那么不经过培训而直接应用机器人进行手术的风险非常高。随着机器人手术训练系统

的开发，其所提供的机器人手术模拟器能够三维实景重现手术过程，精准训练各种操作技术，降低培训成本，从而得到对受训者手术技术的客观评价。机器人手术虚拟仿真模拟培训系统可以指导机器人手术中所涉及的各种过程，在时间段上包括术前、术中和术后，在实施的目的上包括手术计划制订、手术排练、术中引导和术后康复等。

da Vinci 手术机器人系统目前新开发了配套的训练模拟器（da Vinci® Skills Simulator），其利用真实的手术机器人系统的医生操控台背插结合虚拟电子模拟箱，实现手术规划及手术操作技术的培训（图 2-1-0-12）。另有 Mimic's dV-Trainer™ 系统提供单独的小型培训模拟器，而不需要借助真

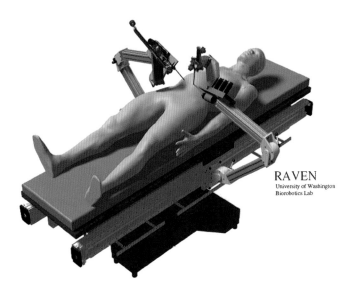

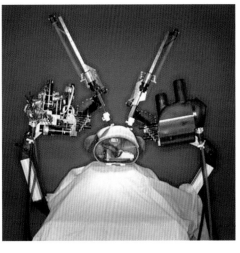

图 2-1-0-11　RAVEN（University of Washington Biorobotics Lab）

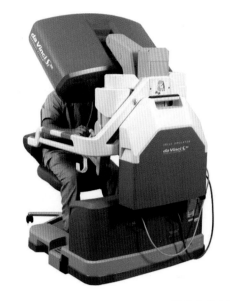
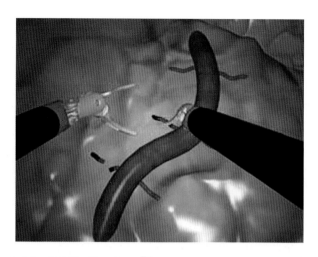

图 2-1-0-12　da Vinci Skills Simulator™

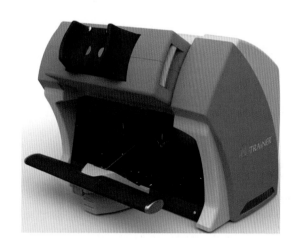
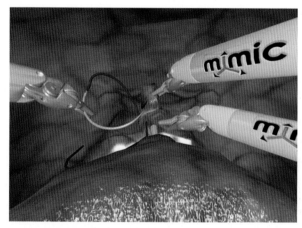

图 2-1-0-13　Mimic's dV-Trainer™

正的机器人手术系统设备即可完成训练,缩短手术学习曲线,具有较高的性价比(图 2-1-0-13)。

机器人辅助腹腔镜手术在泌尿外科的临床应用:机器人外科手术最先用于胸心外科,然后才应用在泌尿外科。最初的应用是艰难的,诸多的问题摆在研究者与临床手术医师面前,如患者的接受程度、手术医生的学习曲线、医疗主体的责任归属等,故在胸心外科的应用荆棘满布。但其在泌尿外科的临床广泛应用,反而造就了目前 da Vinci 手术系统在全球的普及,从而促进了手术机器人系统在外科手术领域的研究和发展。

据统计,截至 2013 年底,全球共安装 da Vinci 手术机器人系统共 3000 余台套,北美地区最多,已成功完成从前列腺切除到心脏外科等各种手术超过 80 余万例。中国大陆已装机 20 余台套,共

有百余名医生具有 da Vinci 手术机器人系统操作资格。自 2007 年 10 月解放军总医院泌尿外科成功实施了我国大陆泌尿外科首例"da Vinci S"机器人前列腺癌根治性切除手术后,全国各机器人手术小组已成功完成共 2000 余例各类机器人泌尿外科手术,这标志着我国大陆在微创泌尿外科领域的尖端技术已达国际先进水平。

展　望

1. 手术机器人的智能化　机器人技术是智能技术,智能性是机器人的核心,这也是机器人之所以能够称之为"人"的主要原因。同时智能性也是机器人技术的难点,尽管目前人工智能技术已经获得了较大的突破,但相对于人的智能而言,

机器人还十分笨拙、聪明度很低，尚需改进。微创外科手术机器人目前仅为外科医生手的延伸，智能化程度较低。随着各领域技术发展的整合集成，未来的微创外科手术机器人可能会具有人机交互功能，危险动作预警、思维控制操作等功能。

2. 手术机器人的触觉感知化　触觉是医生获取组织及疾病信息的一种仅次于视觉的重要知觉形式，是机器人实现与手术部位直接作用的必需媒介。与视觉不同，触觉本身有很强的敏感能力可直接感知靶病灶及术野周围组织等多种性质特征，因此触觉不仅仅只是视觉的一种补充。Okamura 等研发出可视化触觉系统，该系统在手术缝合打结期间通过显示器向外科医生发送所观察到的触觉信息。彩色显示条位于机器手前端的图像旁，红色表明过大的力量（如缝合线可能会被拉断），而绿色及黄色表示恰当适度的拉线力量。目前现有的微创外科手术机器人系统均未实现触觉反馈，需要外科医生、工程师和神经科学家通力合作，创造出新的主动触觉反馈系统以解决触觉反馈缺失的问题。

3. 手术机器人的远程操作　主从操作机器人技术的快速发展及网络和通信技术的进步使得远程手术成为可能。远程外科（telesurgery）是涉及多学科领域的综合性尖端医疗技术，其可使患者与经验丰富的外科医生之间建立全新的联系，节约医生和患者大量的时间和金钱，加强医生间的技术交流和学习，并实现医疗资源的均衡分布。远程手术在军事、航天及空间探索方面具有更为重要的意义，可以开展全球范围的手术，不受地理位置和距离的限制，可在伤后黄金救治时间内完成手术，提高救治水平和成功率。但目前该技术受阻于网络时间延迟和高清图像传输等困难，且成本高，功能有限，存在发展的瓶颈，期待机器人技术能够获得突破，进一步提升其功效。

4. 手术机器人的图像导航　传统的外科手术对于组织的识别、病灶的范围和血管的走行等完全依赖医生的临床经验。目前可以通过计算机辅助导航技术与机器人外科手术系统的结合，利用术前或术中的影像检查所获空间信息，辅助医生完成对病灶部位的诊断和手术导航。如应用术中血管超声图像与手术实时图像的整合以利于缝扎止血和减少出血；应用 MR/CT 影像的整合实现精细切割以减低切缘阳性率，得到更好的肿瘤控制率；还可以直观显示手术中的实时组织影像，为

精确手术治疗提供可靠的技术支持。此外还可以利用所获组织和器官的空间信息，通过三维重建与显示，进行靶病灶的标记和手术径路规划，从而避开重要的血管和神经，最大限度地减少了对患者的创伤，达到真正的微创（图 2-1-0-14，图 2-1-0-15）。

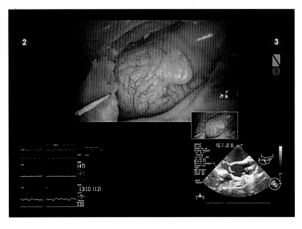

图 2-1-0-14　术中实时超声监测

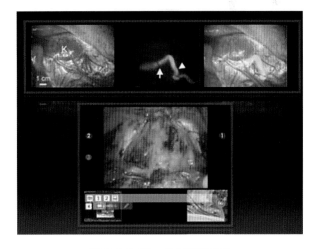

图 2-1-0-15　术中影像引导

结　　语

机器人技术的外科应用毋庸置疑地对传统手术操作进行了革新，并在将来会成为主流。虽然进口机器人手术系统的昂贵价格限制了其在国内的广泛开展，但从卫生经济学角度来看，机器人手术的微创和术后较快恢复，能够让患者早日投入工作，创造财富；并通过更为优秀的组织结构重建或更高的肿瘤控制率，降低患者术后的复发风险，延缓或消除进一步手术或放化疗的必需，从而减低后续的医疗支出。由此看来，随着科技的进步以及具有我国自主知识产权的机器人手术系统的出

现,会让更多的患者享受到这一先进的医疗技术。

机器人手术是传统外科及腹腔镜为代表的微创外科技术的进一步发展和挑战,它标志着人类将要跨进一个崭新的医学新时代,必将开创一个机器人微创外科手术的新世纪。

参 考 文 献

1. 张旭,丁强.机器人技术的沿革与展望.微创泌尿外科杂志,2013,2(04):225-226

2. 崔亮,高江平.微创外科手术机器人现状与发展趋势.机器人技术与应用,2011,4:6-10

3. 高江平,崔亮.机器人辅助腹腔镜手术在泌尿外科的临床应用.军医进修学院学报,2010,31(06):521-522+525

4. 陈光富,王希友,张旭.达芬奇手术机器人系统在泌尿外科的临床应用及其评价.微创泌尿外科杂志,2013,4:227-231

5. 嵇武,李宁,黎介寿.我国机器人手术开展的现状与前景展望.腹腔镜外科杂志,2011,16(02):85-88

6. 高江平,崔亮.机器人辅助腹腔镜前列腺癌根治术.临床外科杂志,2008,16(02):100-102

7. Delaney CP,Senagore AJ,Ponsky L. Robot-assisted surgery and health care costs. N Engl J Med,2010,363(22):2175

8. Bloom KJ,Weinstein RS. Expert systems:robot physicians of the future. Hum Pathol,1985,16(11):1082-1084

9. 高江平,徐阿祥,董隽,等.机器人辅助腹腔镜下根治性前列腺切除术16例报告.中华泌尿外科杂志,2009,30(7):472-475

10. 徐阿祥,周秀彬,高江平,等.机器人辅助腹腔镜保留肾单位肾部分切除术(附6例报告).临床泌尿外科杂志,2009,24(7):504-507

11. 朱捷,高江平,徐阿祥,等.机器人辅助腹腔镜根治性膀胱切除体外尿流改道术.中华外科杂志,2009,47(16):1242-1244

12. 丛冰,王岩,周玉虹,等.机器人辅助腹腔镜行根治性前列腺切除术的护理.解放军护理杂志,2010,27(17):1307-1309

13. 崔亮,徐阿祥,董隽,等.机器人辅助腹腔镜与后腹腔镜下肾血管平滑肌脂肪瘤剜除术的比较.中华腔镜外科杂志(电子版),2013,6(2):5-9

14. Desai MM,Grover R,Aron M,et al. Robotic flexible ureteroscopy for renal calculi:initial clinical experience. J Urol,2011,186(2):563-568

15. Buckingham RA,Buckingham RO. Robots in operating theatres.BMJ,1995 Dec 2,311(7018):1479-1482

16. Swain P,Austin R,Bally K,et al. Development and testing of a tethered,independent camera for NOTES and single-site laparoscopic procedures. Surg Endosc,2010,24(8):2013-21

17. Autorino R,Cadeddu JA,Desai MM,et al. Laparoendoscopic Single-site and Natural Orifice Transluminal Endoscopic Surgery in Urology:A Critical Analysis of the Literature. Eur Urol,2011,59(1):26-45

18. Lehman AC,Wood NA,Farritor S,et al. Dexterous miniature robot for advanced minimally invasive surgery. Surg Endosc,2011,25(1):119-23

19. Blake Hannaford PD,Jacob RPD. Raven Surgical Robot:Overview,2007

20. Okamura AM. Haptic feedback in robot-assisted minimally invasive surgery. Curr Opin Urol,2009,19(1):102-107

21. der Meijden OA v,Schijven MP. The value of haptic feedback in conventional and robot-assisted minimal invasive surgery and virtual reality training:a current review. Surg Endosc,2009,23(6):1180-1190

22. Sutherland GR,Latour I,Greer AD,et al. An image-guided magnetic resonance-compatible surgical robot. Neurosurgery,2008,62(2):286-292;discussion 292-293

23. Han M,Kim C,Mozer P,et al. Tandem-robot assisted laparoscopic radical prostatectomy to improve the neurovascular bundle visualization:a feasibility study. Urology,2011,77(2):502-506

24. Miller K,Chinzei K. New UWA robot--possible application to robotic surgery. Biomed Sci Instrum,2000,36:135-140

25. Davies BL,Hibberd RD,Coptcoat MJ,et al. A surgeon robot prostatectomy:a laboratory evaluation. J Med Eng Technol,1989,13(6):273-277

26. Seixas-Mikelus SA,Kesavadas T,Srimathveeravalli G,et al. Face validation of a novel robotic surgical simulator. Urology,2010,76(2):357-360

27. Lerner MA,Ayalew M,Peine WJ,Sundaram CP. Does training on a virtual reality robotic simulator improve performance on the da Vinci surgical system. J Endourol,2010,24(3):467-472

28. Sparkes A,Aubrey W,Byrne E,et al. Towards Robot Scientists for autonomous scientific discovery. Autom Exp,2010,2:1

29. Harris SJ,Arambula-Cosio F,Mei Q,et al.The Probot:an active robot for prostate resection. Proc Inst Mech Eng H,1997,211(4):317-325

30. Cadeddu JA,Bzostek A,Schreiner S,et al. A robotic system for percutaneous renal access.J Urol,1997 Oct,158(4):1589-1593

31. Su LM,Stoianovici D,Jarrett TW,et al. Robotic percutaneous access to the kidney:comparison with standard manual access. J Endourol,2002 Sep,16(7):471-475

32. DY Song DP,M Muntener PM,Vigaru B. MRI-compatible pneumatic robot(MRBot)for prostate brachytherapy:Preclinical evaluation of feasibility and accuracy. Brachytherapy,2008,7(2):177-178

33. Saglam R,Tokatli Z,Kabakci AS,Koruk E. CAN WE USE THE TURKISH ROBOT "ROBOFLEX AVICENNA" FOR THE COMBINATION TREATMENT OF KIDNEY STONES IN SUPINE POSITION. Journal of Endourology,2012,(26):A451

第二章　机器人手术器械介绍和入路建立

第一节　达芬奇手术系统

一、机械原理

达芬奇机器人系统基于"切身实景式接触"的理念,具体基于以下三个原理:①机器人主仆软件系统使术者实现了远程精准操控腹腔镜器械,减轻了术者的体力疲劳。术者操控内镜和其余三个机械臂,减少了助手的人力,同时避免了术者和助手之间配合不佳给手术效果所带来的负面效果。②术中三维立体视觉为术者完成精细操作提供了前提,尤其是复杂和重建手术。③正在不断改进的触觉和力反馈系统将使手术操作越来越安全。

二、系统构成

达芬奇机器人系统由三大部分构成,如图2-2-1-1所示,自左向右依次为外科操控台、外科车、视频影像系统。

1. 外科操控台　外科操控台(图 2-2-1-2)的一个重要组成部分是三维立体视觉器,它由红外线感受器控制,当术者的头部伸入操控台后术中图像自动开启。手术中,术者的手指伸入自由活动度的手指操控器中。手指和手腕的动作被系统转换为电子信号。这些电子信号经计算机系统处理转换为腹腔镜下手术野的手术器械运动(图2-2-1-3)。操控踏板可以调节操控台的高度和内镜的移动(图 2-2-1-4)。操控台上还有电凝装置的操控踏板及1 号机械臂与3 号机械臂转换使用开关(图2-2-1-5)。

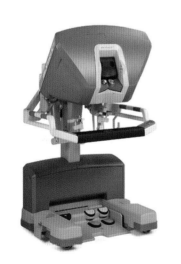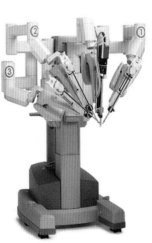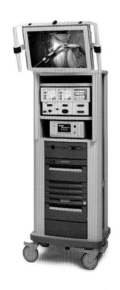

图2-2-1-1　达芬奇机器人系统

医生操控系统

A. 医生操控系统外罩
B. 目视区：
  B1. 扬声器
  B2. 红外感应器
  B3. 头枕
  B4. 立体目镜
C. 操作手柄
D. 右侧面板
E. 触摸面板
F. 臂枕
G. 左侧面板
H. 线缆钩
I. 手柄
J. 推车扶手
K. 脚踏板

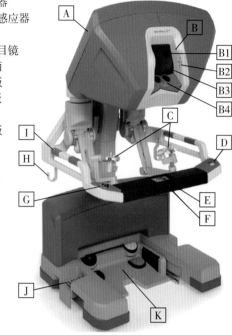

图 2-2-1-2　操控台配置示意图

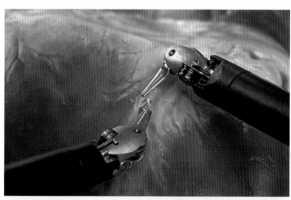

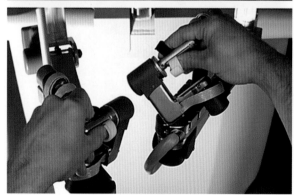

图 2-2-1-3　左图示术者的手指伸入手指操控器中进行手术操作，三维立体视觉器呈现术野场景；右图示实时的术野及手术器械运动

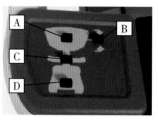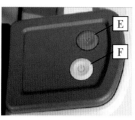

左侧面板　　　　　　　　　　右侧面板
A. 立体目镜高度调整键　　　E. 紧急停止按钮
B. 立体目镜倾斜度调整键　　F. 电源按钮
C. 臂枕高度调整键
D. 脚踏板深度调整键

图 2-2-1-4　左图为操控台操控板的配置示意图，右图为操控台的调节

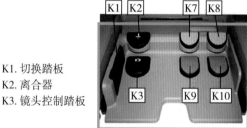

K1. 切换踏板
K2. 离合器
K3. 镜头控制踏板

4 踏板型：
K7. 次要电刀踏板(目前未分配)
K8. 次要单极或超声刀踏板(单极电切 / 超声刀 最小)
K9. 主要双极或 PK 刀踏板
K10. 主要单极或超声刀踏板(单极电凝 / 超声刀 最大)

图 2-2-1-5　操控台脚踏操控板的配置示意图

达芬奇机器人系统操控台上的操作面板简单快捷，术者在使用达芬奇机器人系统手术时，采取坐位，减少了体力消耗。

目前达芬奇机器人系统共有四代产品。1999年，达芬奇 2000 问世；2006 年，达芬奇 S(改进型)系统问世；2007 年，达芬奇 S(改进型)HD(高清)系统问世；2009 年，达芬奇 Si(完整改进型)HD(高清)系统问世。达芬奇 Si HD 机器人系统具有双操作台(图 2-2-1-6)，同一时间内只有一个操作台用于手术操作，另一台用于培训者的观摩学习。此设计便于培训者在手术实景中向术者学习，达到缩短学习曲线的目的。

模拟培训系统：是一套用于机器人外科医生机器人手术技能培训的软件系统(图 2-2-1-7)。

2. 视频影像系统(图 2-2-1-8)　达芬奇机器人系统是真正的为操作者提供双通道信号的三维立体手术野图像的系统。它的视频车由一对视频

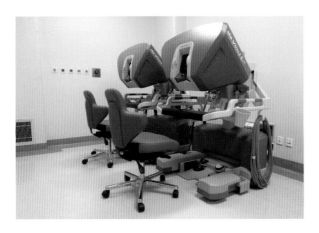

图 2-2-1-6　达芬奇 Si HD 机器人系统的双操作台配置

成像系统
A. 触摸显示屏
B. 设备放置架
C. 扶手
D. 光源
E. CCU
F. 镜头存放抽屉
G. 核心处理器
H. 线缆钩
　　存储系统和镜头电缆
I. 气罐绑带

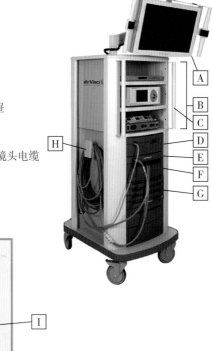

图 2-2-1-9　0° 与 30° 双目内镜

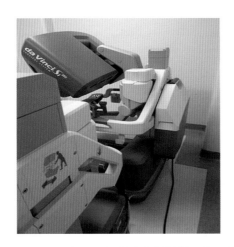

图 2-2-1-7　左图:机器人操作台背侧外挂设备是达芬奇 Si HD 机器人系统的模拟训练系统的硬件部分;右图:此套模拟训练系统配备强大的软件系统,内含多种机器人手术操作技能培训的程序

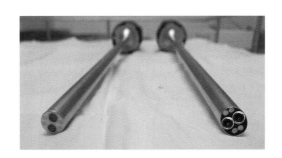

图 2-2-1-10　内镜功能键的示意图

较传统腹腔镜手术减少了由于术者和持镜者配合不默契给手术带来的负面效应(图 2-2-1-10)。

3. 外科车(图 2-2-1-11)　外科车由 3 个(达芬奇 S 系列)或 4 个(达芬奇 Si 系列)机械臂构成,术中被放置于病人手术床侧方。机械臂末端关节有七个自由度和 2 度的轴向旋转,它们通过适配器连接特制的达芬奇机器人手术器械。面对外科车中间的机械臂是握持腔镜镜头的,右侧为 1 号臂,左侧为 2 号臂,3 号臂可根据需要放置于 1、2 号臂的一侧,在手术中术者可以通过操控车上的机械臂转换键,完成停止同侧 1 或 2 号机械臂工作,3 号机械臂取而代之进行手术操作。3 号臂连接的手术器械常为专业抓钳,术中扮演着传统腹腔镜手术中助手的角色。

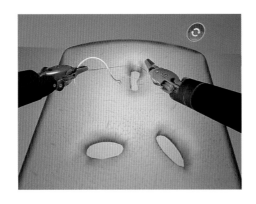

图 2-2-1-8　视频影像系统

摄像控制器、一对光源和左右眼视频信号同步器构成。它的内镜摄像头含有两个镜头(图 2-2-1-9)。这两个镜头分别采集到左右两个图像,在左右眼视频信号同步器作用下整合出一个三维立体图像。外科车中间的机械臂是用于连接把持内镜摄像头的,术者通过操控台自由操控摄像头的运动,

镜头系统
A. 镜头
　　A1. 镜头光缆和导光索
　　A2. 光源灯泡开 / 关键
　　A3. 对焦键
　　A4. 功能键
B. 双目内窥镜

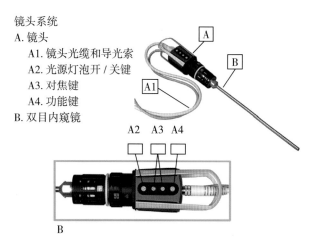

图 2-2-1-11　镜头功能键的示意图

床旁机械臂系统
A. 器械臂
B. 镜头臂
C. 底座
D. 转换开关
E. 启动控制阀开关
F. 电池状态
G. 电源按钮（独立模式）
H. 套管安装指示
I. 控制阀

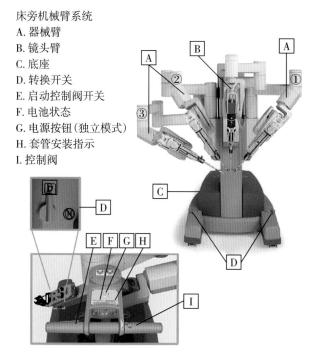

图 2-2-1-12　床旁机器臂系统

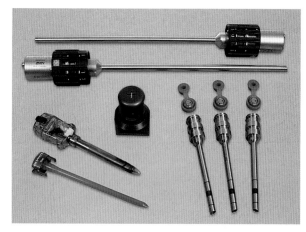

图 2-2-2-1　专用的达芬奇机器人系统套管

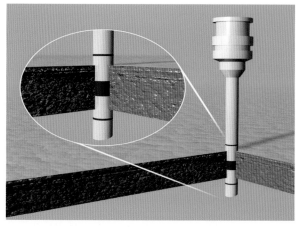

图 2-2-2-2　达芬奇机器人系统套管的腹壁插入深度

达芬奇机器人系统与传统腹腔镜手术系统的工作原理相似，但杠杆力矩有差异（图 2-2-2-3，图 2-2-2-4）。

2. 无菌机械臂袖套套装（图 2-2-2-5）　一次性使用的无菌机械臂袖套套装，它上面有适配器，它是机器臂与手术器械连动的"桥梁"。

第二节　机器人手术常用器械

1. 专用工作通道　达芬奇机器人系统除了内镜摄像头通道使用通用的 10mm 或 12mm 直径的工作通道外，其余各操作通道使用其专用的金属 8MM 工作通道（图 2-2-2-1）。

专用的达芬奇机器人系统套管腹腔端标有"两细一粗"的标记横线（图 2-2-2-2），插入腹壁深度较传统腹腔镜浅，这是由它们的工作原理决定的。

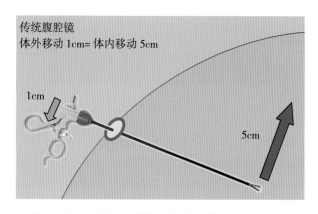

传统腹腔镜
体外移动 1cm= 体内移动 5cm

1cm

5cm

图 2-2-2-3　传统腹腔镜手术操作臂杠杆力矩示意图

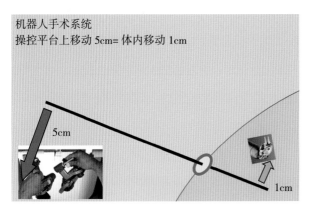

机器人手术系统
操控平台上移动5cm=体内移动1cm

5cm

1cm

图2-2-2-4　机器人系统操作臂杠杆力矩示意图

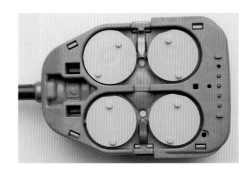

图2-2-2-7　手术器械近端四个滑轮构成的与适配器相连的碟盘

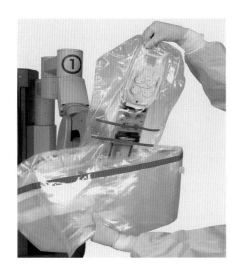

图2-2-2-5　无菌机械臂袖套套装及适配器

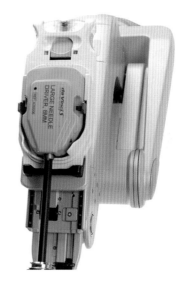

图2-2-2-8　机械臂与手术器械之间的连接"桥梁",适配器

3. 手术器械　每一把手术器械均由三部分组成:碟盘、轴杆、腕关节(图2-2-2-6)。器械碟盘(图2-2-2-7)与无菌机械臂袖套套装上的适配器连接(图2-2-2-8),适配器与机械臂末端腕关节滑轮组连接,基于上述这两个连接,工作状态下机械

臂滑轮组的运动转换为手术器械末端腕关节的运动,达到主仆机器人系统远程操控的目的。

达芬奇机器人系统的手术器械的寿命是10次,每次开机时机器人软件系统会自动提示手术器械的寿命,过期的手术器械不能再次利用,这一特性是为了保证每次达芬奇机器人手术操作的精准性。

4. 泌尿外科常用机器人手术器械的腕端形态特征及功能　泌尿外科常用的手术器械,如图2-2-2-9,图2-2-2-10所示。从左向右依次为单极弯剪、马里兰双极钳、有孔双极钳、专业抓钳、大持针器、超大持针器。图2-2-2-11所示为单极弯剪(monopolar curved scissors),用于切割与锐性解剖;图2-2-2-12所示为马里兰双极钳(maryland forceps bipolar),用于电凝与钝性解剖,用于解剖时较有孔双极钳精细但组织损伤较后者大;图2-2-2-13所示为有孔双极钳(fenesteated bipolar forceps),用

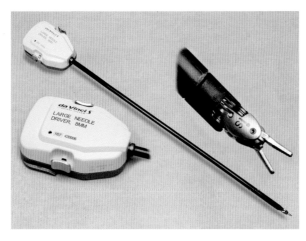

图2-2-2-6　手术器械均由三部分组成

于电凝与钝性解剖;图 2-2-2-14 所示为专业抓钳(prograsp forceps),用于抓持牵引组织,特别是坚韧不宜抓持的组织如前列腺组织;图 2-2-2-15 所示为大持针器(large needle driver),用于持针持线,较少用于缝合操作;图 2-2-2-16 所示为超大持针器(mega needle driver),用于持针持线,用于缝合操作。

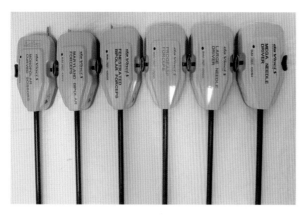

图 2-2-2-9　泌尿外科常用的手术器械

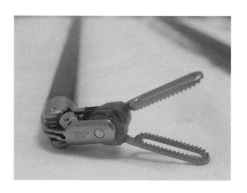

图 2-2-2-13　有孔双极钳

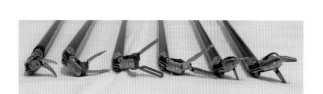

图 2-2-2-10　泌尿外科常用的手术器械

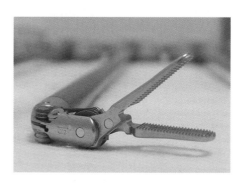

图 2-2-2-14　专业抓钳

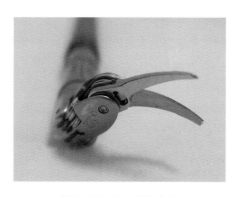

图 2-2-2-11　单极弯剪

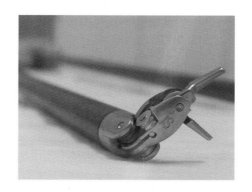

图 2-2-2-15　大持针器

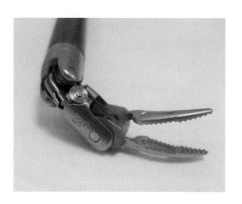

图 2-2-2-12　马里兰双极钳

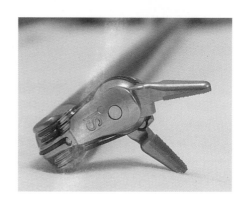

图 2-2-2-16　超大持针器

5. 单孔机器人手术也是达芬奇机器人系统发展的一个方向,美国食品与药品监督管理局目前许可其应用于胆囊切除,2013 年 11 月中国人民解放军总医院泌尿外科开始应用达芬奇机器人系统开展单孔肾囊肿去顶术。图 2-2-2-17 所示为达芬奇机器人系统的单孔通道;图 2-2-2-18 所示为单孔手术所需工作套管;图 2-2-2-19 所示为单孔手术所需操作器械。达芬奇机器人系统的单孔技术采用"X"形左右机械臂对向操作的原理(图 2-2-2-20),器械安装后的体外状态如图 2-2-2-21 所示。

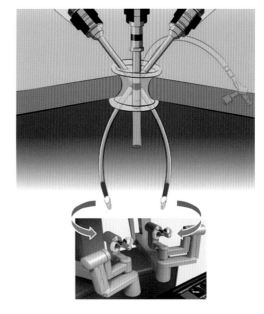

图 2-2-2-20　达芬奇单孔机器人手术的工作原理

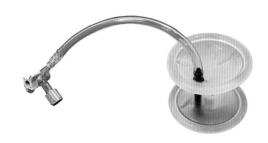

图 2-2-2-17　达芬奇单孔机器人手术通道

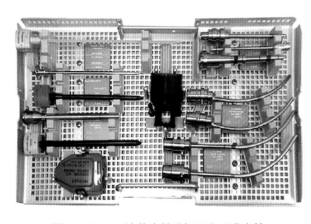

图 2-2-2-18　达芬奇单孔机器人手术套管

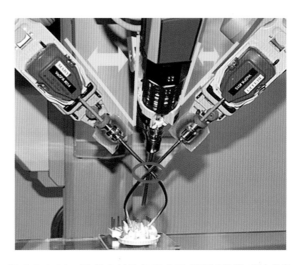

图 2-2-2-21　达芬奇单孔机器人手术器械连接后的体外状态

第三节　泌尿外科机器人手术入路的建立

一、经腹腔入路的肾上腺和上尿路机器人手术入路的建立

经腹腔入路的机器人肾上腺和上尿路手术主要有肾上腺肿瘤切除术、根治性肾切除术、肾部分切除术和肾盂成形术和活体供肾切除术等。上述

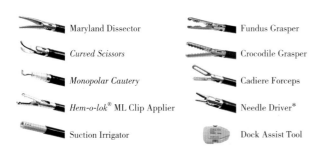

Maryland Dissector	Fundus Grasper
Curved Scissors	Crocodile Grasper
Monopolar Cautery	Cadiere Forceps
Hem-o-lok® ML Clip Applier	Needle Driver*
Suction Irrigator	Dock Assist Tool

图 2-2-2-19　达分奇单孔机器人手术器械

手术中患者的体位、穿刺套管的分布和机器人系统的对接基本相似。

患者体位：全身麻醉后，留置经鼻胃管及导尿管，将患者转至 60°~70° 的侧卧位，以专用泡沫塑形垫固定躯干，头颈部用枕垫垫起维持自然状态，腋窝用橡胶垫防止臂丛神经损伤。上肢手臂肘部略弯曲，手臂板向头部展开约 100°~110°，所有骨骼着力点均被保护。升高腰桥，使腰部及腹部适当展开，于骨盆股骨大转子水平和胸部乳头上方水平用宽胶带将患者与手术床可靠固定（图 2-2-3-1）。

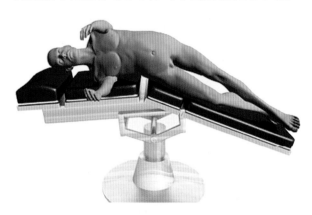

图 2-2-3-1　上尿路体位示意图

建立气腹：选择经脐置入气腹针通常最安全，因为所有筋膜层在脐部汇合成单层筋膜。于脐内边缘以尖刀横行切开一个长为 3mm 皮肤切口，用两把巾钳于切口两侧提起脐周皮肤，拇指和示指持 Veress 针以垂直于皮肤方向穿破筋膜进入腹膜腔，此时内芯钝针自动弹出并会有明显突破感。将气腹管与 Veress 针连接，初始以低流量进 CO_2 气体，保持腹腔压力为 12~14mmHg，进气过程中观察气腹机流量和气腹压的变化，并叩诊肝区或脾区。如果气腹机压力报警，提示患者肌肉松弛不充分或 Veress 针被大网膜或肠壁堵塞，可向外稍拔出气腹针并重新调整其位置。对于有腹腔感染或腹腔手术史的患者，可以采用小切口剖腹术（Hassan 方法）逐层切开进入腹腔建立气腹。

穿刺套管分布：机器人上尿路手术依据机器人镜头通道穿刺套管所在位置不同，可分为经侧面入路、经脐部入路和经脐旁入路等。根据我们的经验，推荐采用经脐旁入路的方法（图 2-2-3-2）：建立气腹后，于脐头侧两横指处腹直肌旁线处纵行切开 10mm 切口，随后插入 12mm 套管，作为机器人镜头臂通道。然后拔出 Veress 针，将气腹管与镜头臂套管接头连接。置入镜头，直视下放置

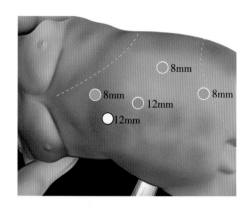

图 2-2-3-2　上尿路手术套管分布

其他套管。头侧的 8mm 套管置于锁骨中线肋缘下方两横指，距离镜头套管 8~10cm（一掌宽）。尾侧的 8mm 套管放置于腋前线附近，同样距离镜头套管 8~10cm（一掌宽），具体位置要使形成的以镜头通道为顶点的等腰三角形顶角在 90°~110° 之间。头侧和尾侧的 8mm 套管作为主要的机器人操作臂通道。另外根据术者的习惯，可以选择在靠近耻骨的腹直肌侧缘，距离上述尾侧 8mm 套管在腹直肌侧缘的投影 8~10cm 处再放置一个 8mm 套管，作为机器人 3 号操作臂的通道。于脐正中稍下方放置 12mm 套管作为助手通道。对于右侧手术而言，常另需要在剑突下放置一个 5mm 套管用于术中牵拉肝脏。

机器人系统的对接：以镜头通道与 1、2 号操作臂通道中点的连线为轴，机器人沿此轴由患者背侧靠近，机器臂跨过患者背侧与相应的穿刺通道进行对接。首先对接机器人镜头臂与镜头套管，根据其相对位置，前后微调机器人设备使镜头臂上的三角形指示标位于蓝色带内。然后对接其余三个操作臂到相应的穿刺套管（图 2-2-3-3）。对

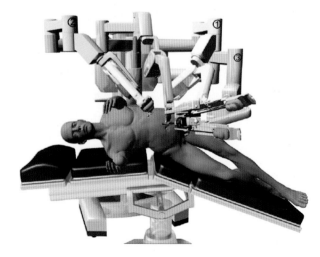

图 2-2-3-3　上尿路手术机器人及操作臂的位置

接完毕后可以适当将各臂向外牵拉使腹壁外凸，扩大手术视野，获得足够穿刺套管之间的空间，减少机器臂相互碰撞的机会。当各机器臂对接完成后，应再次检查确保没有对身体其他部位造成压迫。之后安装30°镜头，1号臂放置单极弯剪，2号臂放置双极Maryland钳，3号臂放置Prograsp抓钳，然后在镜头直视下将各器械插入腹腔。在手术操作过程中根据需要2、3号臂的器械可以对调。

二、经腹腔途径的下尿路机器人手术入路的建立

经腹腔入路的机器人下尿路手术主要有根治性前列腺切除术、根治性膀胱切除术及盆腔淋巴清扫术、精囊肿瘤手术以及输尿管再植手术等。上述手术中患者的体位、穿刺套管的分布和机器人系统的对接基本相似。

患者体位：全身麻醉后，留置经鼻胃管，下肢弹力袜预防深静脉血栓。按半截石位用Allen脚蹬固定下肢，以利于机器人设备进入会阴区。然后消毒、铺单。插入14F尿管，用10ml生理盐水充盈气囊。

建立气腹：经脐置入气腹针通常最安全，因为所有筋膜层在脐部汇合成单层筋膜。于脐内边缘以尖刀横行切开一个长为3mm皮肤切口，用两把巾钳于切口两侧提起脐周皮肤，拇指和示指持Veress针以垂直于皮肤方向穿破筋膜进入腹膜腔，此时内芯钝针自动弹出并会有明显突破感。将气腹管与Veress针连接，初始以低流量进CO_2气体，保持腹腔压力为12~14mmHg，进气过程中观察气腹机流量和气腹压的变化，并叩诊肝区或脾区。如果气腹机压力报警，提示患者肌肉松弛不充分或Veress针被大网膜或肠壁堵塞，可向外稍拔出气腹针并重新调整其位置。

穿刺套管分布：建立气腹后，于脐正中上方两横指处纵行切开10mm切口，随后插入12mm套管，作为机器人镜头臂通道。然后拔出Veress针，将气腹管与镜头臂套管连接。置入镜头，直视下放置其他套管。两个8mm套管分别置于平脐水平线两侧距脐8~10cm（一掌宽）位置，其中左侧为机器人2号操作臂通道，右侧为机器人1号操作臂通道。第3个8mm操作臂通道放在右侧操作臂通道外侧8~10cm处。于左侧2号操作臂外上方8~10cm处，镜头臂通道水平放置12mm套管作为助手通道（图2-2-3-4），视情况可于镜头臂通道

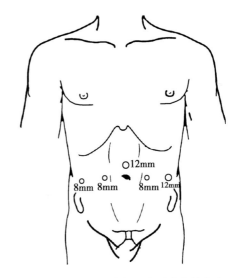

图2-2-3-4 下尿路机器人手术套管分布

外侧和左机械臂通道的上方再放置一个5mm套管作为第2个助手通道。

机器人系统的对接：患者取35°~45°的Trendelenburg体位，机器人以脐正中线为轴向患者分开的两腿间移动。首先对接机器人镜头臂与镜头套管，根据其相对位置，前后微调机器人设备使镜头臂上的三角形指示标位于蓝色条带中央，这样镜头与镜头臂在一条线时所呈现的就是正中的视野。然后对接其余三个操作臂到相应的穿刺套管（图2-2-3-5和图2-2-3-6）。对接完毕后可以适当将各臂向外牵拉使腹壁外凸，扩大手术视野，获得足够穿刺套管之间的空间，减少机器臂相互碰撞的机会。当各机器臂对接完成后，应再次

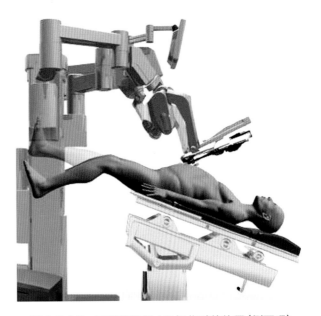

图2-2-3-5 下尿路机器人及操作臂的位置（侧面观）

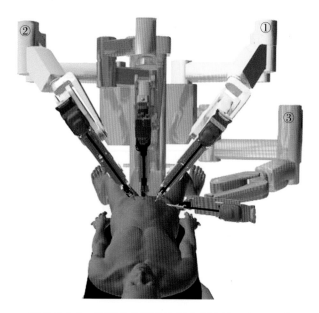

图 2-2-3-6 下尿路机器人及操作臂的位置(正面观)

检查确保没有对身体其他部位造成压迫。之后安装镜头,1 号臂放置单极弯剪,2 号臂放置双极 Maryland 钳,3 号臂放置 Prograsp 抓钳,在镜头直视下将各器械插入腹腔,助手位于患者左侧。

三、经后腹腔途径的上尿路机器人手术入路的建立

患者体位:气管插管全身静脉复合麻醉。麻醉成功后留置导尿管。患者取完全健侧卧位,升高腰桥。双臂于置臂板上固定。

制备气腹和放置套管:以右侧后腹腔机器人肾部分切手术为例,于腋中线髂嵴上 2cm 作一 2~3cm 横行切口为镜头通道,大弯钳扩开腰背筋膜,手指推开脂肪,置入自制扩张器,充气 800ml 左右扩张腹膜外空间。肋缘与髂嵴连线中点线与腋后线交点处为机器人操作臂 2 臂(2 臂)位置,切开 8mm 横行切口,在手指引导下置入。于镜头孔置入 12mm 套管,并缝合皮肤固定。连接气腹机待气腹压升至 14mmHg 后,机器人 30° 镜头直视下于 2 臂套管置入吸引器,钝性推开腹膜,机器 2 臂水平,腋前线外 1~2cm 处为机器人操作臂 1 臂(1 臂)套管位置。1 臂套管与镜头套管连线中点下 6~8cm 处直视下置入 12mm 套管作为一助的辅助通道(图 2-2-3-7)。两机器人操作臂与镜头通道之间成角应大于 90°。

机器人系统的对接:机器人从患者头侧,身体长轴方向垂直进入,首先对接机器人镜头臂与镜头套管,根据其相对位置,前后微调机器人设备使

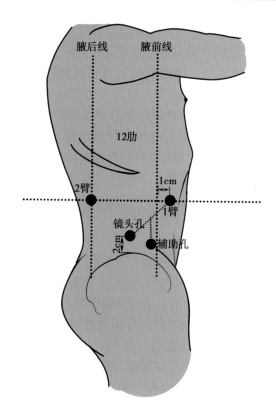

图 2-2-3-7 上尿路后腹腔镜机器人手术套管分布

镜头臂上的三角形指示标位于蓝色条带中央,这样镜头与镜头臂在一条线时所呈现的就是正中的视野。然后对接其余两个操作臂到相应的穿刺套管(图 2-2-3-8)。之后安装镜头,1 号臂放置单极弯剪,2 号臂放置双极 Maryland 钳,在镜头直视下将各器械插入腹腔,助手位于患者腹侧。

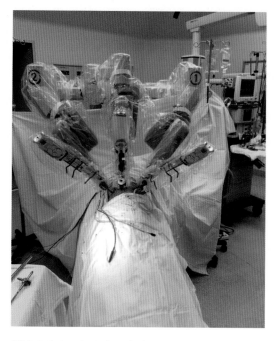

图 2-2-3-8 上尿路后腹腔镜机器人及操作臂位置

四、经腹膜外途径的机器人根治性前列腺手术入路的建立

经腹膜外入路的机器人下尿路手术主要用于根治性前列腺切除术。

患者体位：和经腹腔途径的下尿路机器人手术相同，但头低的角度稍小（图 2-2-3-9）。全身麻醉后，留置经鼻胃管，下肢弹力袜预防深静脉血栓。按半截石位用 Allen 脚蹬固定下肢，以利于机器人设备进入会阴区。然后消毒、铺单。插入 14F 尿管，用 10ml 生理盐水充盈气囊。

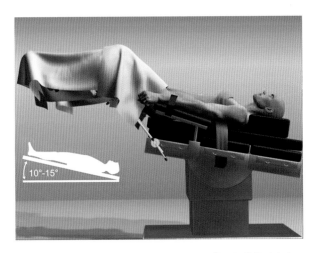

图 2-2-3-9　下尿路机器人手术体位（经腹膜外途径）

制备腹膜外空间和放置套管：脐下正中线处纵行切开皮肤 5cm，拉钩充分暴露切口，电刀深入分离皮下脂肪组织直至腹直肌前鞘。使用尖刀横行划开腹直肌前鞘 2cm，在腹直肌和后鞘之间用手指扩张腹膜外空间。置入自制扩张器，充气 1200~1500ml 气体扩张腹膜外空间。在脐下 2cm，左右侧均距离肚脐 8cm 处分别划开皮肤置入 8cm 机器人专用套管用作 1、2 号机械臂。在脐下切口处置入 12cm 镜头套管，分别缝合腹直肌前鞘和皮肤，充入 CO_2 气体扩张腹膜外空间。在镜头直视下分别从左右侧 8cm 套管置入吸引气管钝性分离侧腹壁处后鞘组织，在确保腹膜完整的情况下在脐下 2cm 处距离 1、2 号机械臂 8cm 处切口皮肤，左侧置入 12cm 套管用作辅助孔，右侧置入 8cm 套管用作机器人 3 号机械臂（图 2-2-3-10）。

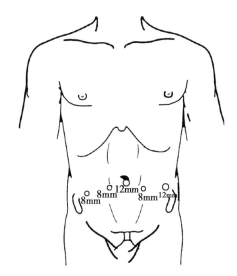

图 2-2-3-10　下尿路机器人手术套管分布（经腹膜外途径）

参 考 文 献

1. Rogers CG, Ghani KR, Kumar RK, et al. Robotic partial nephrectomy with cold ischemia and on-clamp tumor extraction：Recapitulating the open approach . Eur Urol, 2013, 63(3)：573-578
2. 郑涛, 马鑫, 张旭, 等 . 机器人辅助与经腹膜外途径腹腔镜下根治性前列腺切除术的近期疗效比较, 中华泌尿外科杂志, 2014, 35(11)：864-868
3. 张旭, 王保军, 马鑫, 等 . 机器人辅助腹腔镜下根治性肾切除联合下腔静脉瘤栓取除术的临床研究 . 中华泌尿外科杂志, 2015, 36：321-324
4. Vipul R.Patel. Robotic Urologic Surgery. Springer 2007
5. Ashok K. Hemal. Robotics in Genitourinary Surgery. Springer 2011

第三章 机器人肾上腺手术

一、概述

腹腔镜肾上腺切除术已经成为治疗小体积良性肾上腺肿瘤的首选术式,并且应用范围不断扩宽,对经验丰富者,嗜铬细胞瘤、巨大肾上腺肿瘤、恶性肾上腺肿瘤和肾上腺转移癌都可以在腹腔镜下完成,且其安全、可靠,微创优势明显。随着机器人设备在国内外广泛应用,机器人肾上腺手术亦被证明是肾上腺肿瘤可选治疗方法之一,其治疗效果与腹腔镜手术相当。机器人手术的优势主要表现在:立体三维视野、视频放大优势、人体工程学以及机械腕的活动范围等。目前报道机器人与腹腔镜手术效果相似,并认为其在腔内缝合以及各种重建手术中的优势明显。机器人手术,术者舒适性强,学习曲线短,因此应用范围及前景广阔。笔者所在单位目前已完成泌尿外科机器人手术 1500 例,范围覆盖了几乎所有泌尿外科腔内器官,尤其适合泌尿外科下尿路手术、肾部分切除术和肾盂成形等重建手术。但是,由于经腹腔途径的机器人肾上腺手术要显露肾上腺,必须牵开或游离其前面覆盖的肝脏、脾脏、胰腺等脏器,相对而言手术步骤多、难度较大,并且易损伤上述脏器,风险较高,并发症较多,学习曲线较长。特别是对于小体积肾上腺肿瘤而言,暴露相对困难。根据笔者的经验,对于巨大肾上腺肿瘤或者解剖关系复杂的肾上腺肿瘤,机器人手术可能有其独特的优势。

二、适应证与禁忌证

适应证与禁忌证同腹腔镜肾上腺切除术。
由于机器人操作系统更加灵活和容易掌握,因此对于巨大、复杂肾上腺肿瘤具有更多的优势,其适应证在经验丰富者可以适当放宽。

三、围术期处理

同腹腔镜肾上腺手术。

四、手术步骤

1. 麻醉和体位、气腹的建立、穿刺套管的分布以及机器人操作系统的对接请参见本书第二部分第二章第三节"泌尿外科机器人手术入路的建立"。

2. 机器人左侧肾上腺手术

(1) 切开侧腹膜:离断大网膜与侧腹壁存在的粘连(图 2-3-0-1),若无粘连或降结肠不影响左肾上腺区的显露,此步骤可省略。在 Toldt's 线和降结肠之间(偏结肠侧)切开侧腹膜(图 2-3-0-2),锐性分离 Gerota 筋膜前层和结肠融合筋膜之间的间隙,此间隙为相对无血管平面,将降结肠向内侧移动。切开侧腹膜的范围:下至髂窝(图 2-3-0-3),上至脾下缘(图 2-3-0-4)。注意:向上一般不沿结肠脾曲切开脾结肠韧带,而是沿肾脏轮廓在肾脏前外方切开膈结肠韧带表面的腹膜,继续向上弯向外侧,切开脾肾韧带表面腹膜,继续向上切开腹膜至膈下。

(2) 显露肾上腺肿瘤:切断脾结肠韧带(图 2-3-0-5),使结肠在重力作用下进一步向腹侧下垂。左侧肾上腺或者肿瘤大多位于胰尾后方。钝性和锐性相结合的方法游离并向腹侧牵开胰尾(图 2-3-0-6),进一步分离 Gerota 筋膜前层和结肠融合筋膜之间的间隙,直至透过 Gerota 筋膜可见金黄色的左肾上腺或肿瘤(图 2-3-0-7)。如脾脏显

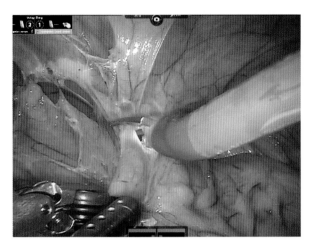

图 2-3-0-1　离断大网膜与侧腹壁存在的粘连

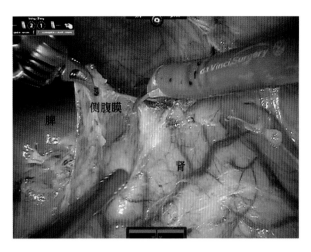

图 2-3-0-4　向上切开侧腹膜,至脾下缘

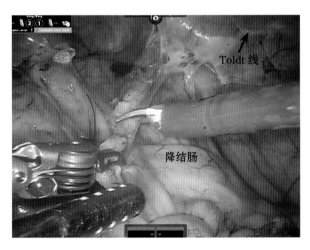

图 2-3-0-2　在 Toldt 线和降结肠之间,近结肠侧切开侧腹膜

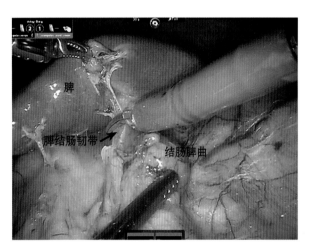

图 2-3-0-5　切断脾结肠韧带

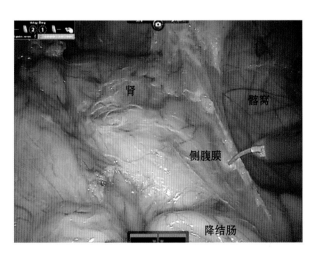

图 2-3-0-3　向下切开侧腹膜,至髂窝

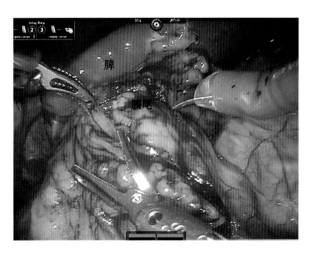

图 2-3-0-6　向腹侧牵开胰尾

露不满意,可由助手向上轻轻牵拉脾脏,暴露并打开脾肾连接。将脾脏向内侧和上方游离。切开肾上腺肿瘤表面的 Gerota 筋膜(图 2-3-0-8),显露肾上腺的腹侧面(图 2-3-0-9)。

(3) 显露和离断肾上腺中央静脉:在左肾上腺肿瘤的下方可找到左肾静脉(腔镜下呈淡蓝色),

打开左肾静脉鞘,显露左肾静脉(图 2-3-0-10)。在左肾静脉与左肾上腺肿瘤之间仔细游离,显露出左肾上腺中央静脉(图 2-3-0-11),确认其汇入左肾静脉后,两枚 Hem-o-Lok 夹双重夹闭肾上腺中央静脉近心端,一枚 Hem-o-Lok 夹闭其远心端,离断肾上腺中央静脉(图 2-3-0-12)。

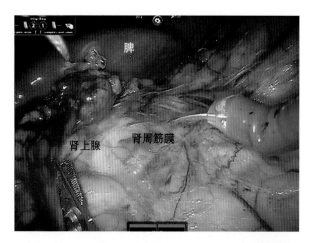

图 2-3-0-7　透过 Gerota 筋膜可见金黄色肾上腺肿瘤

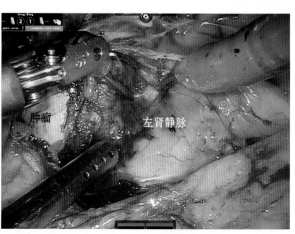

图 2-3-0-10　显露左肾静脉

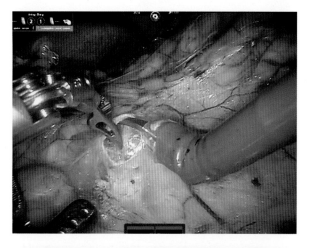

图 2-3-0-8　切开肾上腺表面的 Gerota 筋膜

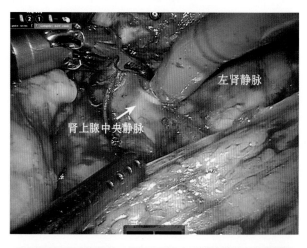

图 2-3-0-11　显露左上腺中央静脉,确认其汇入左肾静脉

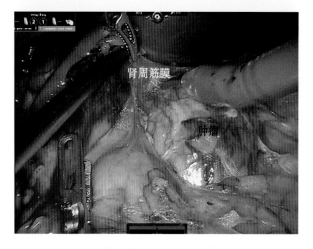

图 2-3-0-9　游离并显露左肾上腺肿瘤的腹侧面

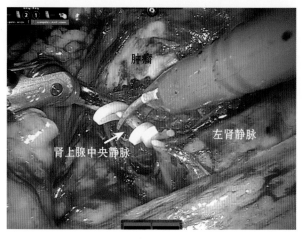

图 2-3-0-12　离断左肾上腺中央静脉

（4）控制肾上腺中央静脉后，继续游离肾上腺肿瘤，肿瘤表面的血管可以用双极电凝后离断或Hem-o-Lok夹闭离断（图2-3-0-13）。一般先在脾下缘游离肿瘤的上缘，将其与脾脏分离。

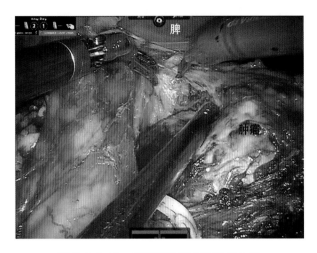

图2-3-0-13 继续游离肾上腺肿瘤上缘

（5）沿着腰大肌表面，分离肾上腺肿瘤的背侧面（图2-3-0-14）。继续打开覆盖于肾上极的Gerota筋膜，在此层面内游离肾上腺肿瘤的下缘（图2-3-0-15），最后将肾上腺肿瘤完全游离。用Hem-o-Lok在肾上腺肿瘤和正常肾上腺之间夹闭正常肾上腺，离断并切除肾上腺肿瘤（图2-3-0-16）。

（6）降低气腹压力，检查有无出血点，仔细止血。

（7）将肾上腺肿瘤装入标本袋，经适当延长的套管切口取出。

（8）根据情况，留置或不留置引流管，闭合皮肤切口。

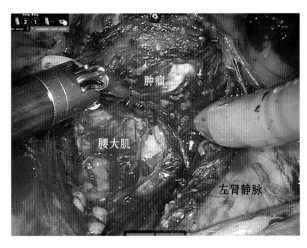

图2-3-0-14 沿腰大肌表面，游离肾上腺肿瘤的背侧面

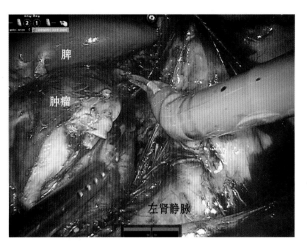

图2-3-0-15 在肾上极处，游离肾上腺肿瘤的下缘

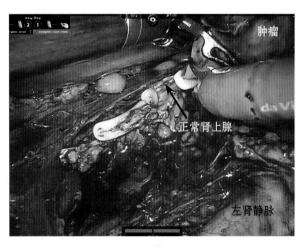

图2-3-0-16 切除肾上腺肿瘤，Hem-o-Lok夹闭正常肾上腺

3. 机器人右侧肾上腺手术

（1）麻醉和体位，气腹的建立，穿刺套管的分布以及机器人操作系统的对接请参见本书第二部分第二章第三节"泌尿外科机器人手术入路的建立"。

（2）切开镰状韧带，向头侧牵起肝脏。切开镰状韧带（图2-3-0-17），由助手经剑突下辅助操作套管，置入扇形牵开器牵开肝脏，或用带自锁装置的持针器钳夹侧腹膜将肝右叶托起，向头侧牵起肝脏（图2-3-0-18）。

（3）切开侧腹膜，显露右肾上腺区。离断大网膜与侧腹壁存在的粘连，若升结肠和十二指肠不影响右肾上腺区的显露，此步骤可省略。在Toldt's线和升结肠之间（偏结肠侧）切开侧腹膜（图2-3-0-19），锐性分离Gerota筋膜前层和结肠融合筋膜之间的间隙，此间隙为相对无血管平面，将升结肠和十二指肠向内侧移动。切开侧腹膜的

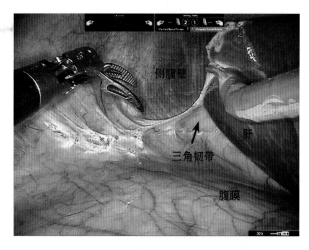

图 2-3-0-17 切开镰状韧带后,向头侧牵起肝脏

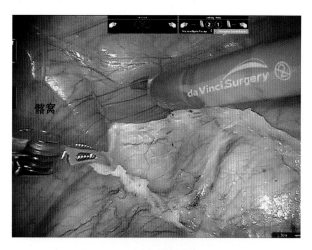

图 2-3-0-20 切开侧腹膜下至髂窝

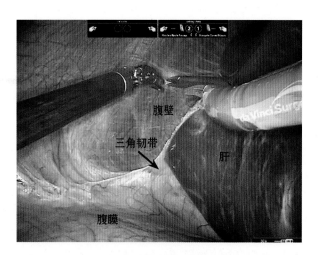

图 2-3-0-18 向头侧牵起肝脏

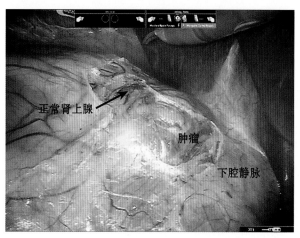

图 2-3-0-21 切开侧腹膜上至肝下缘,下腔静脉的外侧

（4）显露右肾上腺肿瘤。肝脏下缘找到并显露右肾静脉及其汇入的下腔静脉(腔镜下呈淡蓝色)。右侧肾上腺肿瘤多位于右肾静脉与下腔静脉夹角的外上象限内(图 2-3-0-22)。锐性切开肿瘤表面的筋膜及脂肪组织,显露肾上腺肿瘤的腹侧面(图 2-3-0-23)。

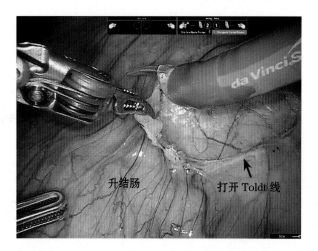

图 2-3-0-19 在 Toldt 线和升结肠之间(偏结肠侧)切开侧腹膜

范围:下至髂窝(图 2-3-0-20),上至肝下缘,下腔静脉的外侧(图 2-3-0-21),体型偏瘦的患者,透过 Gerota 筋膜前层可见肾上腺或肿瘤,确认肾上腺手术区域。

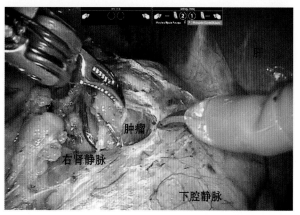

图 2-3-0-22 右肾上腺肿瘤与右肾静脉及下腔静脉的关系

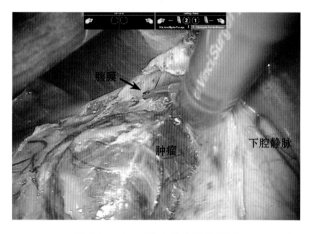

图 2-3-0-23 游离肿瘤的腹侧面

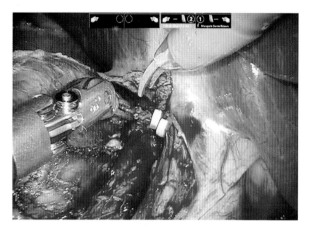

图 2-3-0-26 离断右肾上腺中央静脉

（5）显露肾上腺中央静脉。沿着下腔静脉壁与肾上腺之间充分游离（图 2-3-0-24），离断肿瘤的滋养血管，直至显露右肾上腺中央静脉（图 2-3-0-25），可见其垂直汇入下腔静脉。两枚 Hem-o-Lok 夹双重夹闭肾上腺中央静脉近心端，一枚 Hem-o-Lok 夹闭其远心端（可选），离断肾上腺中央静脉（图 2-3-0-26）。

（6）随着肾上腺内侧缘被游离后，沿着腰大肌表面继续游离，将肾上腺背侧侧缘充分游离（图 2-3-0-27）。接着，在右肾上极处将肾上腺肿瘤的下缘，使之与肾上极分离（图 2-3-0-28）。提起肿瘤底部，逐渐向上游离，在肿瘤和正常肾上腺之间切割，正常肾上腺侧，以 Hem-o-Lok 夹闭，减少出血，完整切下肿瘤（图 2-3-0-29）。

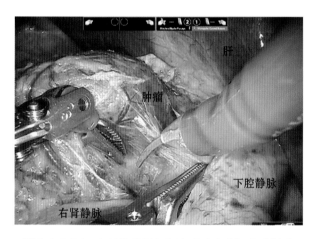

图 2-3-0-24 在腔静脉壁与肾上腺肿瘤之间充分游离

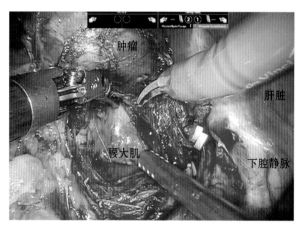

图 2-3-0-27 沿腰大肌表面，游离肾上腺的背侧面

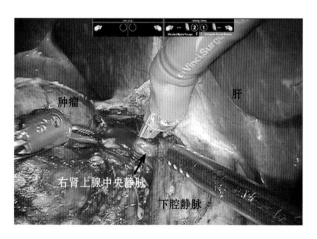

图 2-3-0-25 显露右侧肾上腺中央静脉

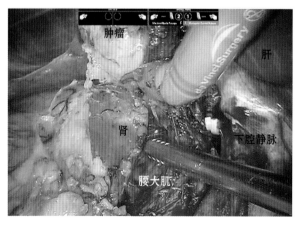

图 2-3-0-28 在肾上极处，游离肾上腺肿瘤的下缘

223

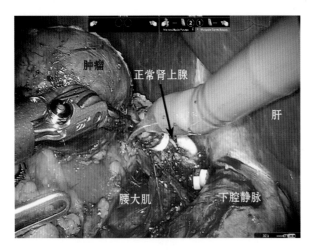

图 2-3-0-29 切除肿瘤，正常肾上腺侧，以 Hem-o-Lok 夹闭

（7）降低气腹压力，检查有无出血点，将肾上腺装入标本袋中经适当延长的套管切口取出。留置引流管，完成手术。

五、注意事项

1. 套管及机械臂安放，尽量让有腹腔镜经验，且接受过机器人培训的助手来放置机器人手术的套管和完成机械臂的安放，以缩短手术时间。

2. 机械臂套管放置时，尽量离镜头孔 >8cm。右侧肾上腺手术时，辅助孔套管，尽量离镜头孔和机械臂套管远一些，避免它们之间相互打架。如果放置辅助孔套管，尽量把它放置在两个机械臂套管之间。

3. 右侧肾上腺中央静脉的撕裂是转开放手术的常见原因。因此，行机器人右侧肾上腺手术时，注意小心仔细地游离和显露肾上腺中央静脉，术前备好持针器和血管缝线，以备不时之需。

4. 显露左肾静脉后，即可快速显露和游离左肾上腺中央静脉。左肾上腺中央静脉瘦长，易被离断。右肾上腺中央静脉易被显露，但因其宽短，离断时有一定困难。控制肾上腺中央静脉是肾上腺手术的关键步骤，可降低在游离肾上腺过程中发生的损伤。

5. 前面总结的后腹腔镜解剖学肾上腺切除术的三个分离层面，亦对机器人肾上腺手术有指导意义，解剖层次的理解对于手术的快速完成有指导意义。

六、术后处理

同腹腔镜肾上腺手术，具体参见第三章第二

节的相应部分。机器人肾上腺手术术前多留置有胃管，常规可在术后第一天内拔除。

七、并发症及其防治

机器人肾上腺手术的并发症，与经腹途径腹腔镜肾上腺手术的并发症类似。术中、术后出血和血管损伤是常见的并发症。

八、技术现状

1. 手术适应证不断扩大 第一例机器人肾上腺切除术是由 Horgan 和 Vanuno 于 2001 年报道的。经过十数年的发展，其安全性和可行性得到确认。随着手术例数的增多和经验的积累，机器人肾上腺手术已在国内外得到广泛应用。相对于传统腹腔镜，机器人肾上腺手术具有一定的优势。首先，机械臂自动消除颤抖，操作精准，易于行肾上腺部分切除术；操作精细，对瘤体刺激较小，行嗜铬细胞瘤切除术更加安全；其次，对肥胖患者、巨大肾上腺肿瘤和肾上腺外嗜铬细胞瘤等特殊病例，和需要行保留肾上腺的病例，其精准的操作和三维视野提供了传统腹腔镜手术无法比拟的优势；第三，机械臂操作灵活，在处理血管损伤等并发症时减少了转开放手术的机会。此外，机器人操作系统的学习曲线比传统腹腔镜明显缩短，有利于教学。

就目前而言，腹腔镜技术在我国仍然是治疗肾上腺肿瘤的标准术式，考虑到其特有的优势，机器人肾上腺手术是未来发展的主要方向。

2. 手术途径的选择 机器人肾上腺手术时，可选经腹腔途径，亦可选经腹膜后途径。早期多选择经腹途径行机器人肾上腺手术，原因在于：经腹途径空间较大，可以更好地避开机械臂之间相互打架。但经腹途径手术时，游离肾上腺必须游离周围比邻脏器，如肝脏、脾脏、胰腺等，故不利于小于 1.5cm 以下肾上腺肿瘤的暴露。因此，经腹途径机器人肾上腺手术多选择大于 1.5cm 的肾上腺肿瘤。随着机器人设备的改进和腹膜后途径机器人手术的发展，现在已有部分腹膜后途径机器人肾上腺手术的相关报道。我们在大量后腹腔镜肾上腺手术的基础上，亦开展了腹膜后途径机器人肾上腺手术，熟悉的入路和镜下解剖，使肾上腺肿瘤的显露（图 2-3-0-30）和肾上腺中央静脉的游离和结扎（图 2-3-0-31）进展顺利。

我们的经验显示：腹膜后途径机器人肾上腺手术，不但能处理大于 5cm 肾上腺肿瘤，处理 2~3cm

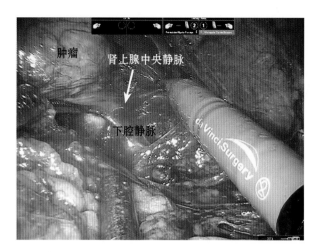

图2-3-0-30 在腹膜后途径机器人右肾上腺手术中,游离肾上腺肿瘤

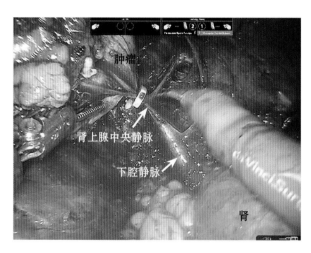

图2-3-0-31 在腹膜后途径机器人右肾上腺手术中,结扎肾上腺中央静脉

的肾上腺肿瘤一样有优势。但由于空间的限制,处理大于10cm的肾上腺肿瘤仍然有一定的困难。

3. 腹腔镜与机器人肾上腺切除术的对比研究

(1) Bruhn AM 等人的研究发现,选择合适的患者,机器人肾上腺手术与腹腔镜肾上腺手术能给患者提供相似的结果,机器人手术可提高更加精细的操作和良好的视觉效果。

(2) You JY 等人对比了同一术者的机器人肾上腺手术和腹腔镜肾上腺手术,结果提示:机器人肾上腺手术是肾上腺外科疾病的理想选择,是除传统经腹腹腔镜肾上腺手术之外,安全有效的可选手术之一。

(3) Brandao LF 等人进行了一项包括 600 例肾上腺微创手术(277 例机器人肾上腺手术和 323 例腹腔镜肾上腺手术)的 meta 分析,结果表明机器人肾上腺手术的手术时间和转开放手术的发生率与腹

腔镜肾上腺手术相似。但是,机器人肾上腺手术具有住院时间短、出血少、术后并发症发生率低等优点。

参考文献

1. 邱剑光.腹腔镜肾上腺手术应用解剖与手术入路.中华腔镜泌尿外科杂志(电子版),2009,3:162-167

2. Young JA,Chapman WH,Kim VB,et al. Robotic-assisted adrenalectomy for adrenal incidentaloma:case and review of the technique. Surg Laparosc Endosc Percutan Tech,2002,12:126-130

3. Kumar R,Hemal AK,Menon M. Robotic renal and adrenal surgery:present and future. BJU international,2005,96:244-249

4. Winter JM,Talamini MA,Stanfield CL,et al. Thirty robotic adrenalectomies:a single institution's experience. Surg Endosc,2006,20:119-124

5. Rogers CG,Blatt AM,Miles GE,et al. Concurrent robotic partial adrenalectomy and extra-adrenal pheochromocytoma resection in a pediatric patient with von Hippel-Lindau disease. J Endourol,2008,22:1501-1503

6. 沈周俊,王先进,许天源.机器人辅助腹腔镜肾上腺手术的应用现状.临床泌尿外科杂志.2015;30:381-384.

7. 沈周俊,夏磊磊,何威,等.机器人辅助腹腔镜下肾上腺复杂肿瘤手术(附光盘).现代泌尿外科杂志,2014,19:71-74

8. Park JS,Lee KY,Kim JK,et al. The first laparoscopic resection of extra-adrenal pheochromocytoma using the da Vinci robotic system. J Laparoendosc Adv Surg Tech A,2009,19:63-65

9. Bruhn AM,Hyams ES,Stifelman MD. Laparoscopic and robotic assisted adrenal surgery. Minerva Urol Nefrol,2010,62:305-318

10. Galvani C,Gorodner MV,Joseph Espat N. Robotic-assisted resection of adrenal aldosteronoma. Ann Surg Oncol,2011,18:479-481

11. Agcaoglu O,Aliyev S,Karabulut K,et al. Robotic versus laparoscopic resection of large adrenal tumors. Ann Surg Oncol,2012,19:2288-2294

12. You JY,Lee HY,Son GS,et al. Comparison of robotic adrenalectomy with traditional laparoscopic adrenalectomy with a lateral transperitoneal approach:a single-surgeon experience. Int J Med Robot,2013,9:345-350

13. Brandao LF,Autorino R,Zargar H,et al. Robot-assisted Laparoscopic Adrenalectomy:Step-by-Step Technique and Comparative Outcomes. Eur Urol,2014,66:898-905

14. Brandao LF,Autorino R,Laydner H,et al. Robotic versus laparoscopic adrenalectomy:a systematic review and meta-analysis. Eur Urol,2014,65:1154-1161

15. Crisan N,Neiculescu C,Matei DV,et al. Robotic retroperitoneal approach-a new technique for the upper urinary tract and adrenal gland. Int J Med Robot,2013,9:492-496

第四章 机器人肾脏和输尿管手术

第一节 机器人根治性肾切除术

一、概述

肾癌是泌尿系统常见肿瘤,占成人恶性肿瘤的 2%~3%,占成人肾脏恶性肿瘤的 80%~90%。我国肾癌发病率呈逐年上升趋势,在 2008 年已经成为我国男性恶性肿瘤发病率第 10 位的肿瘤。肾癌手术治疗主要包括保留肾单位手术及根治性肾脏切除术,虽然保留肾单位手术比例呈逐年升高趋势,但仍有相当一部分肾癌患者需行肾脏根治性切除术,其中包括肿瘤体积过大或部分中心型肿瘤无法行保留肾单位手术等。Clayman 等人于 1991 年首次报道了腹腔镜肾脏根治性切除术,此后腹腔镜技术迅速得到普及,腹腔镜根治性肾脏切除术已成为治疗局限性肾癌的金标准(cT1-2 期不适合行保留肾单位手术肾癌)。而机器人时代的到来,为肾癌手术治疗提供了一种新的选择,机器人手术是一项新兴的微创外科技术,是微创外科发展史上的一个里程碑。相比传统的腹腔镜技术,机器人辅助系统具备高清晰度的手术视野、10~15 倍的放大率、符合人视觉习惯的三维成像装置、7 个活动自由度的机械手等优势。2000 年 Klingler 报道了首例机器人肾脏根治性切除术,此后相关报道也显示它是一种安全、有效、可靠的治疗手段,为肾癌微创治疗提供了一种新的治疗选择。

二、适应证和禁忌证

同后腹腔镜根治性肾切除术,详细请参阅第一部分第四章第五节。

三、手术步骤

1. 麻醉和体位,气腹的建立,穿刺套管的分布以及机器人操作系统的对接请参见本书第二部分第二章第三节"泌尿外科机器人手术入路的建立"。

2. 手术过程

(1)游离升(降)结肠和肝脏(脾脏):右侧手术时,升结肠外侧打开侧腹膜(图 2-4-1-1),下至髂窝水平,将结肠推开远离肾下极(图 2-4-1-2),上至结肠肝曲;离断肝结肠韧带,必要时离断部分肝三角韧带和部分冠状韧带,用带自锁装置的持针器将肝脏抬起(图 2-4-1-3);在肾周筋膜前层和结肠融合筋膜之间的少血管间隙平面游离,使升结肠和结肠肝曲依靠重力作用移向腹部中线;锐性分离下腔静脉和十二指肠降部融合筋膜之间的解剖间隙,将十二指肠推向内侧(图 2-4-1-4)。通过这些游离,可充分显示肾脏和下腔静脉(图 2-4-1-5)。

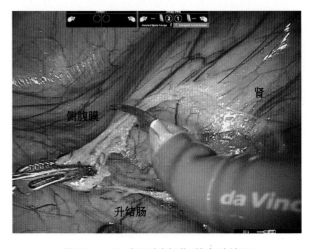

图 2-4-1-1 打开侧腹膜,游离升结肠

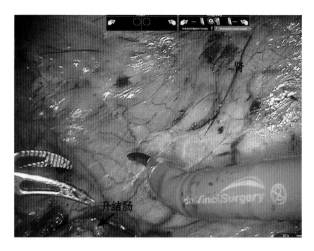

图 2-4-1-2 将升结肠推开,远离肾下极

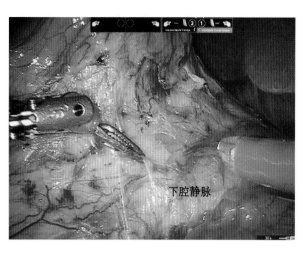

图 2-4-1-5 显露右侧肾脏

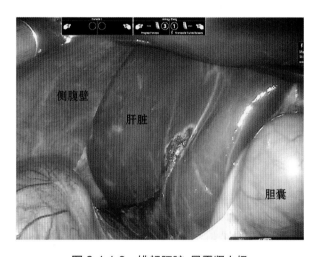

图 2-4-1-3 挑起肝脏,暴露肾上极

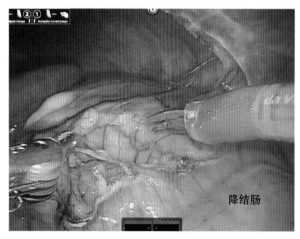

图 2-4-1-6 打开侧腹膜,游离降结肠

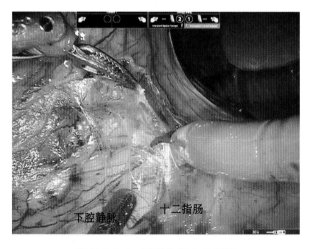

图 2-4-1-4 游离推开十二指肠

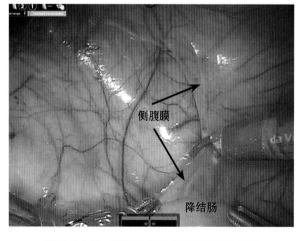

图 2-4-1-7 侧腹膜打开范围下至髂窝水平

左侧手术时,沿 Toldt 线和降结肠肠管外侧缘之间打开侧腹膜(图 2-4-1-6),下至髂窝水平(图 2-4-1-7),上至脾脏外上缘(图 2-4-1-8)。离断脾肾韧带和脾结肠韧带可使脾脏后坠,更好显露

肾上极。在肾周筋膜前层和结肠融合筋膜之间的少血管间隙平面游离,将结肠推向内侧,使降结肠和胰尾和脾脏依靠重力作用移向腹部中线,显露肾脏(图 2-4-1-9)。

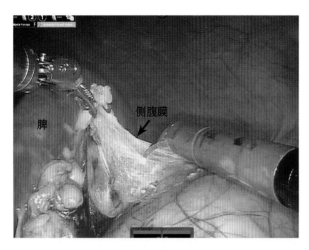

图 2-4-1-8　侧腹膜打开范围上至脾脏外上缘

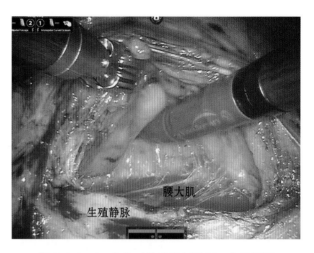

图 2-4-1-11　在生殖静脉外侧找到腰大肌平面

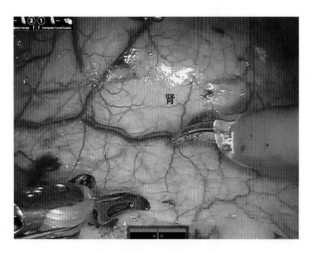

图 2-4-1-9　显露左侧肾脏

（2）找到腰大肌平面：右侧手术时，在下腔静脉外缘向内侧分离，即可找到腰大肌平面，沿这个平面的疏松无血管层面进一步扩展（图 2-4-1-10）；左侧手术时，在生殖静脉外侧向内侧分离，即可找到腰大肌平面，同样可沿腰大肌平面并向周围扩展（图 2-4-1-11）。

（3）游离处理肾血管：用三臂的抓钳将肾脏上提，保持肾门处一定的张力（图 2-4-1-12）。右侧手术时，打开下腔静脉的血管鞘，沿下腔静脉向肾门处游离可以很快找到右肾静脉（图 2-4-1-13），用双极钳电凝肾门处的淋巴管，用电剪切断，肾动脉通常位于肾静脉后方，将右肾脏动脉完全游离（图 2-4-1-14）。助手用 Hem-o-Lok 夹闭（近心端 2 个、远心端 1 个）后切断右肾动脉（图 2-4-1-15），同法处理右肾静脉（图 2-4-1-16，图 2-4-1-17）。有时会有小的异位动脉，同法处理（图 2-4-1-18）。左侧手术时，沿生殖静脉往上游离，可直接找到左肾静脉（图 2-4-1-19），同法处理。

（4）处理肾上极，保留肾上腺：继续游离肾上极及肾上腺内侧，右侧沿下腔静脉向上游离，左侧沿腹主动脉外侧向上游离。在肾上腺外侧缘游离肾上极，周围脂肪组织中有肾上腺滋养血管，可用双极电凝后剪断，或用 Hem-o-Lok 夹闭后离断，保留肾上腺（图 2-4-1-20）。如肿瘤位于肾上极，或术前影像学检查明确肿瘤已侵犯肾上腺，应同时切除肾上腺。

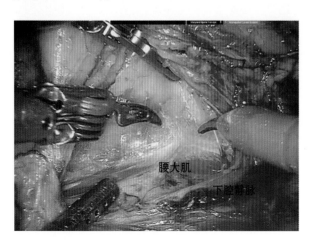

图 2-4-1-10　下腔静脉外侧找到腰大肌平面

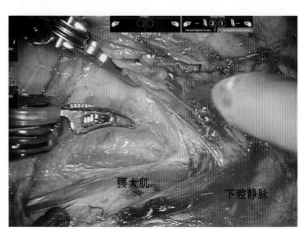

图 2-4-1-12　三臂上提肾脏，保持肾门一定张力

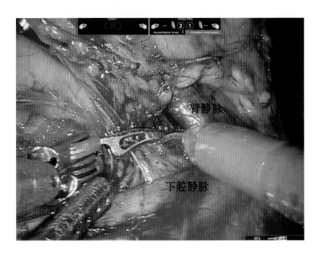

图 2-4-1-13　显露右肾静脉

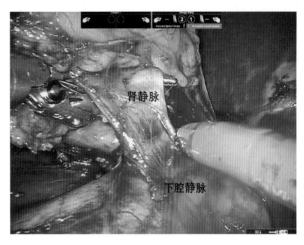

图 2-4-1-16　充分游离出右肾静脉

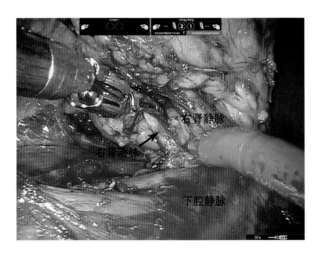

图 2-4-1-14　游离出右肾动脉

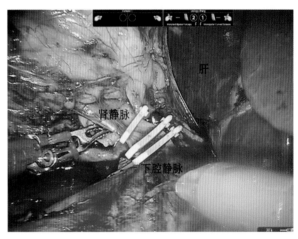

图 2-4-1-17　用 Hem-o-Lok 夹闭右肾静脉

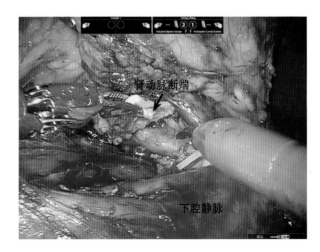

图 2-4-1-15　Hem-o-Lok 夹闭右肾动脉后离断

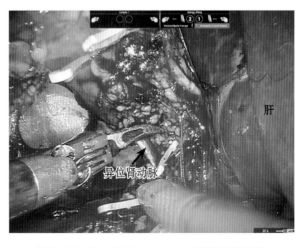

图 2-4-1-18　用 Hem-o-Lok 夹闭异位肾动脉

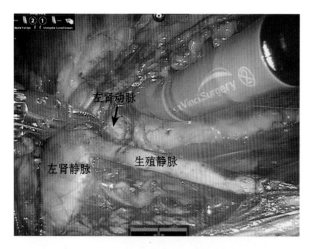

图 2-4-1-19　左侧沿生殖静脉可找到左肾静脉

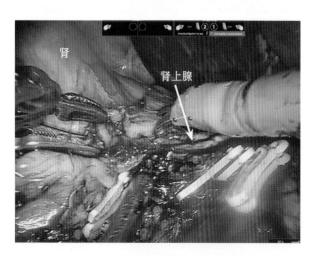

图 2-4-1-20　游离肾上极并保留肾上腺

(5) 离断输尿管,游离肾下极和肾脏背侧:在肾下极找到输尿管,Hem-o-Lok 夹闭输尿管后切断(图 2-4-1-21)。然后可以抬起肾下极,在肾周筋膜外钝性与锐性相结合游离肾脏背侧(图 2-4-1-22),一直到肝下,完整切除肾脏。

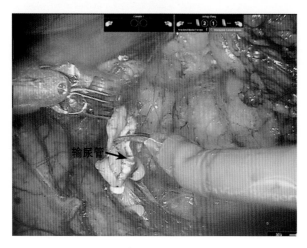

图 2-4-1-21　Hem-o-Lok 夹闭输尿管并离断

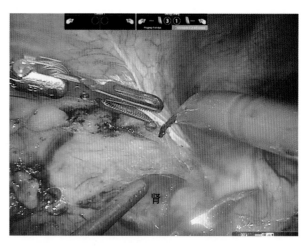

图 2-4-1-22　游离肾脏背侧

(6) 取出肾脏:降低气腹压力,仔细检查创面止血。将肾脏置入自制标本袋内,根据肾脏大小,取下腹正中合适切口,将肾脏标本完整取出。留置引流管,缝合各切口。

四、技术现状

1. 机器人辅助腹腔镜手术优势　机器人手术除具有微创手术特点外,尚具备腹腔镜手术不具备的优势,包括手术稳定性高、操作更加精细化、可节约人力成本。另外机器人手术具备智能性特点,可实现手术远程遥控。

2. 机器人手术不足之处　机器人机械臂无触觉及张力反馈,手术费用昂贵,操作系统尚不够完善,机器人手术系统体积庞大,术前安装时间较长等。

3. 可行性及安全性　机器人辅助腹腔镜手术对于肾脏根治性切除术不具备膀胱、前列腺等盆腔手术优势,其在肾脏根治性切除术中应用较少,缺乏大宗病例报道及随访。目前局限性肾癌(cT1-2 期不适合行肾部分切除术的肾癌)首选腹腔镜肾脏根治性切除术,而机器人辅助腹腔镜肾脏根治性切除术可作为一种补充治疗手段,现有资料显示机器人辅助腹腔镜肾脏根治性切除术安全、可靠。目前制约机器人肾脏根治术广泛开展主要瓶颈是其高昂的费用,将来如能大幅度降低机器人手术费用,肾脏根治术又会增加一种选择方式。

4. 手术途径选择　目前机器人辅助腹腔镜肾脏根治性切除术主要采用经腹腔途径,它具有视野清晰、解剖关系清楚、操作空间大等优势,具体手术方法步骤与经腹腔途径腹腔镜肾脏根治术基本相同。开展机器人肾脏根治性切除术初期应首选经腹腔途径,手术步骤直观清楚易于上手,手术的安全性及成功率都有保障。经过一段时间经验积累,熟悉了机器人手术操作特点后,如具备后腹腔镜肾脏手术经验,经后腹腔途径同样可以完成机器肾脏根治性切除术。

5. 处理肾动静脉 机器人肾脏根治性切除术关键点是肾动静脉处理。处理肾动静脉前应保持视野清晰,应将升结肠(右)或降结肠(左)彻底推向内侧,以避免肠道在视野内干扰手术操作,如直接寻找肾血管存在困难,可先在肾下极内侧寻找输尿管,此处输尿管应位于生殖腺静脉后方,生殖腺静脉与腹主动脉或下腔静脉平行走行,左侧汇入左肾静脉,右侧汇入下腔静脉,在肾下极内下方很容易发现生殖腺静脉,生殖腺静脉后方即可发现输尿管,左手用双极钳挑起输尿管,沿输尿管内侧向肾门处游离即可发现肾静脉,打开肾静脉表面脂肪组织,肾动脉通常位于肾静脉后上方,左手继续以双极钳挑起肾脏,使肾动静脉保持一定张力,在肾静脉后上方游离出肾动脉,术前影像学检查应明确是单支还是双支肾动脉,处理顺序为先结扎切断肾动脉,再处理肾静脉,在结扎肾静脉前务必先结扎切断所有肾动脉。

6. 同腹腔镜技术相比机器人辅助根治性肾切除术的优势 机器人的三臂可以向上牵拉肾脏,充分暴露肾门血管,有助于肾门血管的解剖游离,可以更精准地结扎肾蒂血管;机器人专用手术器械具有多个活动度,对常规腹腔镜器械难以处理的部位,可以更精准、轻松地进行游离、缝合等操作;通过开展机器人辅助根治性肾切除术,可以训练医生的机器人操作技能,使其机器人手术经验更丰富,为下一步开展复杂的泌尿系手术做好准备,进而缩短学习曲线。

7. 目前肾部分切除术指征有逐渐放宽趋势,7cm 以上肾肿瘤也有做肾部分切除报道。随着机器人肾部分切除术在复杂病例应用的增多(包括7cm 以上肾肿瘤),其中部分病人会因并发症、术中操作过于困难、热缺血时间过长等转为肾脏根治性切除,因此机器人肾脏根治术数量也有进一步增加可能。

8. 机器人手术在肾癌伴下腔静脉癌栓中的应用 肾癌伴下腔静脉癌栓手术极具挑战性,目前治疗肾癌伴下腔静脉癌栓多采用开放手术,也有少数作者开展了腹腔镜手术治疗肾癌伴下腔静

脉癌栓,但报道例数并不多,且大多数作者采用腹腔镜切除肾脏,而下腔静脉取栓仍用开放手术或手助下完成。也有作者完全采用腹腔镜完成手术,但仅局限于腔静脉癌较短情况。2011 年 Abaza 首次报道了 5 例机器人右肾根治性切除术合并下腔静脉癌栓取出术,其中也包括较长的下腔静脉癌栓。作者详细描述了复杂癌栓取出术中阻断下腔静脉及左肾静脉的方法,手术结果令人满意,证明机器人右肾根治性切除并下腔静脉癌栓取出术安全可行。由于完全腹腔镜下完成下腔静脉癌栓切取术技术难度极高,机器人手术在这一领域具有极其广阔的应用前景。尽管机器人开展此类手术安全可行,但开展之前,应做好相应技术储备并具备娴熟的机器人手术技术及技巧,同时做好紧急情况发生时处理预案。

9. 展望 目前认为,机器人根治性肾切除术治疗局限性肾癌是一种可行、安全、有效的手段,但与标准腹腔镜肾脏根治性切除术相比,机器人肾脏根治性切除术并不具备明显优势,未来机器人肾脏根治性切除术可能主要应用于一些目前仍以开放手术为主的复杂肾脏根治术,如肾癌伴下腔静脉癌栓的治疗。

第二节 机器人肾部分切除术

一、概述

经过 20 年的实践,腹腔镜保留肾单位手术达到了与开放手术同等的远期肿瘤控制效果,且创伤程度明显降低。

机器人手术的出现,以其更为灵活、精确、稳定和三维视野的优势,为肾脏功能保留和重建提供了新的工具。Gettman 等人 2004 年首先报道了机器人辅助腹腔镜肾部分切除术(robot partial nephrectomy,RPN)以来,国内外多个中心陆续开展 RPN,在选择手术适应证、手术入路选择、减少热缺血时间、保护肾脏功能和肿瘤特异生存率等方面进行了深入研究。

Rogers 和 Gong 等人报道了 RPN 应用于肾门肿瘤、双侧肾肿瘤、多发肿瘤、内生性肿瘤和孤立肾肿瘤等,肿瘤控制短期随访结果与腹腔镜保留肾单位手术类似,而热缺血时间、术中估计出血量、手术时间和术后住院时间等围术期参数则优于腹腔镜手术。目前认为,具有三维立体放大手

术视野、更灵活的多自由度机械腕、能消除术者颤抖的机械臂系统和第三机械臂辅助功能等明显优势的RPN更适合于复杂肾肿瘤的保留肾单位手术。

得益于机器人手术的操作便利性,有开放手术经验的术者和有腹腔镜手术经验的术者其机器人手术学习曲线一致。无论是开放手术还是腹腔镜手术中积累的解剖学知识和手术经验,都能在机器人手术中得到重现。Haber等人报告的多中心分析研究显示,腹腔镜保留肾单位手术对术者的腹腔镜技巧和熟练程度要求较高,而机器人手术则降低了保留肾单位手术难度,缩短了保留肾单位手术学习曲线,认为RPN是腹腔镜手术的替代选择。

在保留肾单位手术的多个指南中,开放手术仍然是金标准。RPN开展时间较短、近期肿瘤控制效果确切,在热缺血时间、肾功能保护、肾脏保留成功率和手术时间等方面显示了令人鼓舞的优势,仍需前瞻性临床研究将RPN与金标准进行比较,证实RPN远期肿瘤控制效果。

二、适应证和禁忌证

1. 适应证　RPN的适应证遵从开放手术和腹腔镜手术,分为绝对适应证、相对适应证和可选择适应证(详见第一部分第四章第八节后腹腔镜肾部分切除术)。在临床实践中,凭借机器人手术优势,适应证在不断探索和扩大。其中肿瘤直径并不作为绝对参考因素,根据RENAL评分等评估体系的综合评价,RPN逐步应用于T2期肿瘤、完全内生性肿瘤、肾门肿瘤、解剖学或功能性孤立肾肿瘤和多发肿瘤等相对复杂病例。

2. 禁忌证　RPN的绝对禁忌证包括局部或远处转移、伴有肾静脉血栓和瘤栓等。相对禁忌证包括同侧肾脏手术史以及潜在出血倾向者等。

三、术前准备

RPN术前实验室检查和影像学检查及常规术前准备见第一部分第四章第八节后腹腔镜肾部分切除术。

四、手术步骤

(一) 经腹腔途径RPN

(1) 麻醉和体位、气腹的建立、穿刺套管的分布以及机器人操作系统的对接请参见本书第二部分第二章第三节泌尿外科机器人手术入路的建立。

2. 手术过程

(1) 辨认腹腔内解剖标志,松解术野内腹腔内粘连(图2-4-2-1)。沿结肠旁沟切开侧腹膜,将升结肠推向对侧(图2-4-2-2),切开肝结肠韧带(图2-4-2-3),辅助孔置入扇形拉钩,将肝脏下缘牵开,显露术野(图2-4-2-4)。

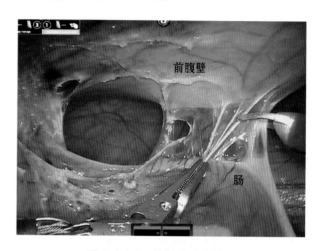

图2-4-2-1　松解腹腔内粘连

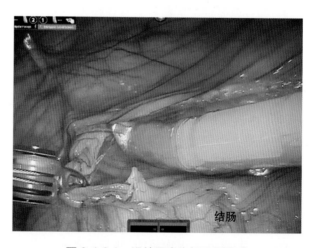

图2-4-2-2　沿结肠旁沟切开侧腹膜

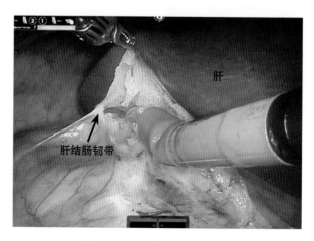

图2-4-2-3　游离肝结肠韧带

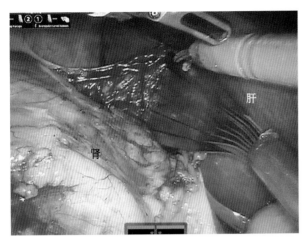

图 2-4-2-4　扇形拉钩牵开肝脏

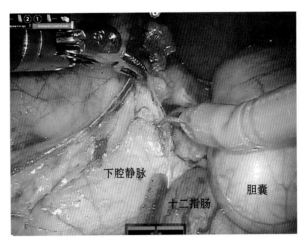

图 2-4-2-7　纵向切开下腔静脉鞘

（2）显露十二指肠和下腔静脉。将结肠牵向中线，显露出结肠后方的十二指肠（图 2-4-2-5），小心地游离十二指肠推向中线，显露出十二指肠后方的下腔静脉（图 2-4-2-6），纵向切开下腔静脉鞘（图 2-4-2-7）。

（3）游离肾动脉和肾静脉。用三臂的抓钳将肾脏向上方提起，从下腔静脉右侧切开肾周筋膜，游离肾周脂肪至腰大肌（图 2-4-2-8）；在腰大肌前方分离肾动脉后方的脂肪组织和血管鞘（图 2-4-2-9），在肾静脉后方游离肾动脉腹侧，直至

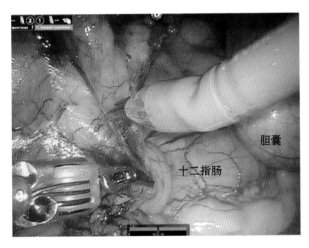

图 2-4-2-5　推开结肠，显露十二指肠

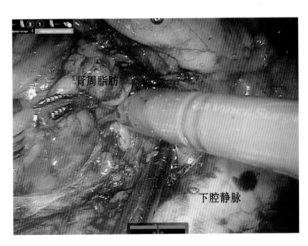

图 2-4-2-8　游离肾周脂肪至腰大肌

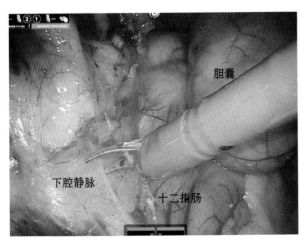

图 2-4-2-6　推开十二指肠，显露下腔静脉

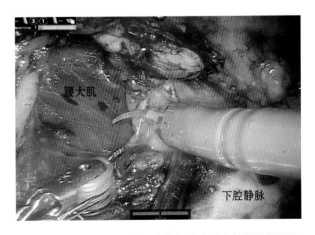

图 2-4-2-9　在腰大肌前方分离肾动脉后方的脂肪组织和血管鞘

动脉长度适于阻断(图2-4-2-10)。在肾静脉上方下腔静脉右侧切开肾周筋膜,寻找有无多支肾动脉(图2-4-2-11)。

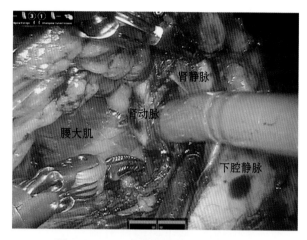

图2-4-2-10 在肾静脉后方游离肾动脉

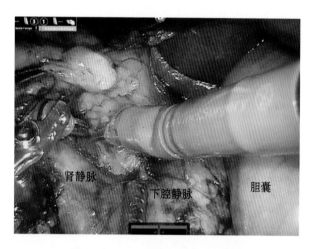

图2-4-2-11 寻找有无多支肾动脉

(4)寻找肾肿瘤。切开肾周筋膜(图2-4-2-12),游离肿瘤周围脂肪组织(图2-4-2-13)。

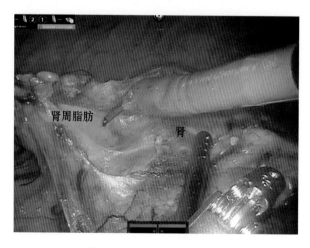

图2-4-2-12 切开肾周筋膜

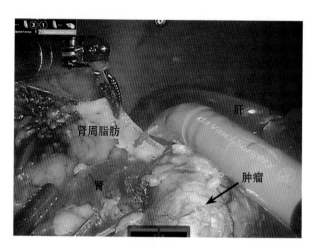

图2-4-2-13 游离肿瘤周围脂肪组织

(5)阻断肾动脉。三臂抓钳提起肾门,用Bulldog血管夹阻断动脉(图2-4-2-14)。

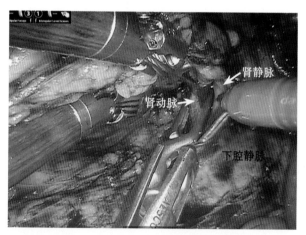

图2-4-2-14 Bulldog血管夹阻断动脉

(6)切除肿瘤。提起瘤冠脂肪组织,沿肿瘤旁开0.5cm切割肾实质(图2-4-2-15),钝性和锐性分离结合,游离肿瘤基底部,吸引器牵拉肾床并清理创面渗出(图2-4-2-16),将肿瘤及周围少许正常肾组织一起完整切除(图2-4-2-17)。

(7)缝合肾脏创面,修复肾脏缺损。将一臂的单极剪刀和二臂的双极电凝均更换为持针器,用1-0 Quill线(带倒刺的可吸收缝合线)连续缝合创面。提前在线尾固定1枚Hem-o-Lok夹。分层缝合,先缝合肾髓质(图2-4-2-18),肾髓质连续缝合完毕后,最后一针从肾髓质穿出肾包膜,拉紧缝线,用Hem-o-Lok固定(图2-4-2-19);第二层连续缝合肾皮质全层,关闭肾脏创面(图2-4-2-20),最后一针用Hem-o-Lok固定(图2-4-2-21)。

(8)移除血管阻断夹(图2-4-2-22),恢复肾脏

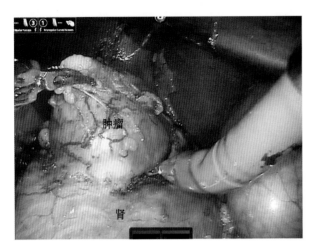

图 2-4-2-15 从肿瘤周围正常肾脏开始切割

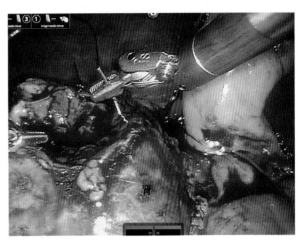

图 2-4-2-18 缝合肾髓质

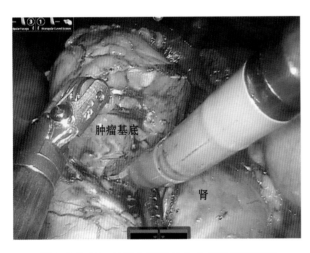

图 2-4-2-16 钝性和锐性结合分离肿瘤基底部

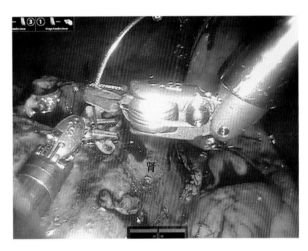

图 2-4-2-19 最后一针从肾髓质穿出肾包膜

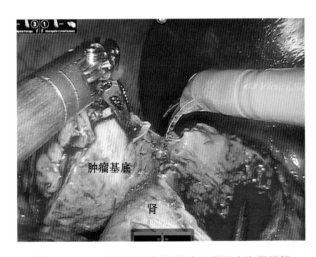

图 2-4-2-17 整块完整切除肿瘤及周围少许肾组织

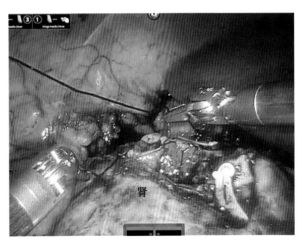

图 2-4-2-20 连续缝合肾皮质全层，关闭肾脏创面

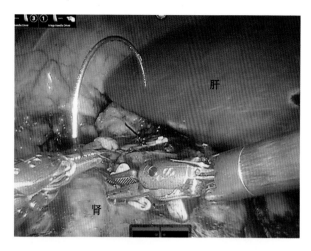

图 2-4-2-21　最后一针用 Hem-o-Lok 固定

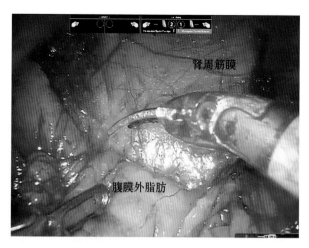

图 2-4-2-23　清理腹膜后脂肪

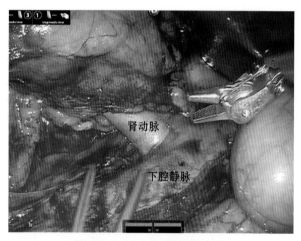

图 2-4-2-22　移除血管阻断夹

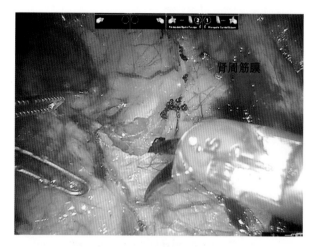

图 2-4-2-24　纵行剪开肾周筋膜

血供。降低气腹压力至 3~5mmHg,检查确认肾脏创面无活动性出血,用标本袋将标本取出,留置橡胶引流管一根,关闭皮肤切口。

（二）腹腔后途径 RPN

1. 麻醉和体位、气腹的建立、穿刺套管的分布以及机器人操作系统的对接请参见本书第二部分第二章第三节泌尿外科机器人手术入路的建立。

2. 手术过程（以右侧后腹腔机器人肾部分切手术为例）

（1）整理腹膜后手术操作空间。清理腹膜后脂肪,辨认腰肌、腹膜反折和肾周筋膜等解剖标志（图 2-4-2-23）。

（2）显露肾脏和肿瘤。辨认腹膜反折,在腹膜反折的内侧纵行剪开肾周筋膜和肾周脂肪囊（图 2-4-2-24,图 2-4-2-25）,沿肾实质表面钝性和锐性结合分离肾实质与肾周脂肪之间的间隙,进一步游离肾脏（图 2-4-2-26）,显露肿瘤和周围肾实质（图 2-4-2-27）。

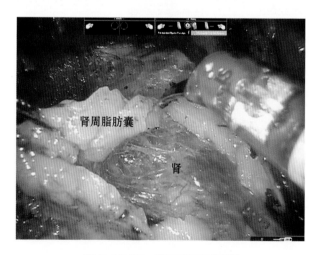

图 2-4-2-25　切开肾周脂肪囊

（3）阻断肾动脉,切除肿瘤。切开肾周脂肪,于腰肌前间隙找到肾动脉（图 2-4-2-28）,腹膜后入路定位和寻找肾动脉的方法详见第一部分第四章。用 Bulldog 腔内无损伤血管阻断夹阻断肾动

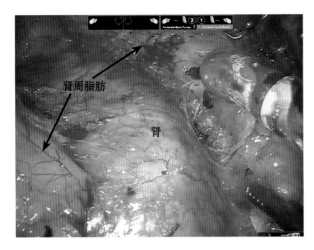

图 2-4-2-26　进一步游离肾脏

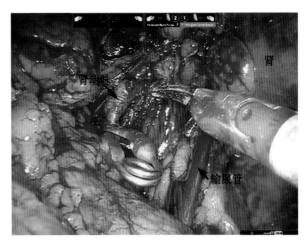

图 2-4-2-29　阻断肾动脉

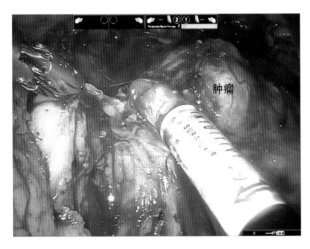

图 2-4-2-27　显露肿瘤和周围肾实质

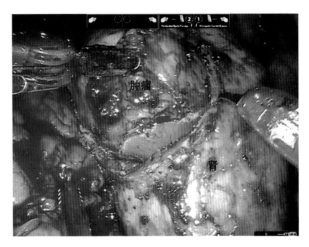

图 2-4-2-30　切割肾实质

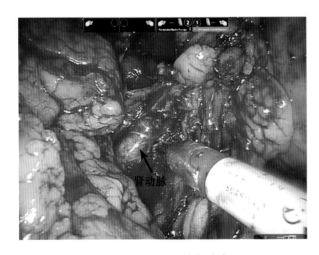

图 2-4-2-28　寻找肾动脉

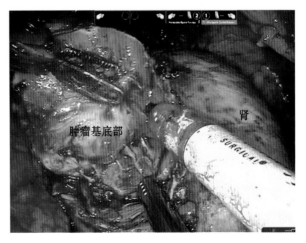

图 2-4-2-31　游离肿瘤基底部

脉(图 2-4-2-29);提起瘤冠脂肪组织,沿肿瘤旁开0.5cm 切割肾实质(图 2-4-2-30),钝性和锐性分离结合,游离肿瘤基底部,吸引器牵拉肾床并清理创面渗出(图 2-4-2-31),完整切除肿瘤及周围少许肾实质(图 2-4-2-32)。

(4) 缝合肾脏创面,修复肾脏缺损。和经腹腔途径机器人肾部分切除所用的缝合方法一样,将第一臂的单极剪刀和第二臂的双极电凝更换为持针器,用 1-0 Quill 线连续缝合创面。提前在线尾固定 1 枚 Hem-o-Lok 夹。分层缝合,先连续缝合肾

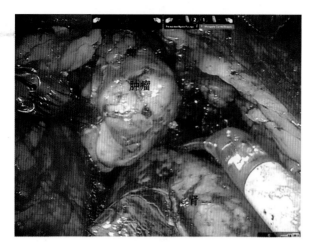

图 2-4-2-32 完整切除肿瘤及周围少许肾实质

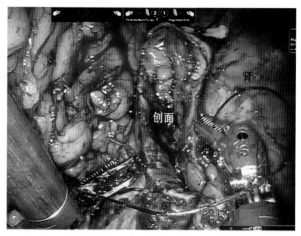

图 2-4-2-35 连续缝合肾皮质全层,关闭肾脏创面

髓质,肾髓质缝合完毕后,收紧缝线(图 2-4-2-33),最后一针从肾髓质穿出肾包膜,拉紧缝线,用 Hem-o-Lok 固定(图 2-4-2-34);第二层连续缝合肾皮质全层,关闭肾脏创面(图 2-4-2-35),最后一针用 Hem-o-Lok 固定(图 2-4-2-36)。

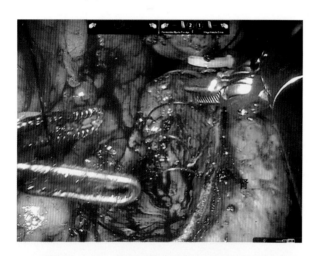

图 2-4-2-33 第一层缝合最后一针穿出肾实质

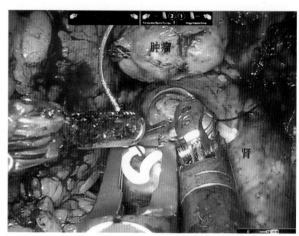

图 2-4-2-36 最后一针用 Hem-o-Lok 固定

(5)移除血管阻断夹(图 2-4-2-37),恢复肾脏血供。降低气腹压力至 3~5mmHg,检查确认肾脏创面无活动性出血,用标本袋将标本取出,留置橡胶引流管一根,关闭皮肤切口。

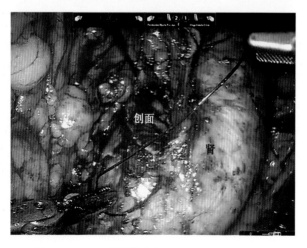

图 2-4-2-34 连续缝合肾髓质,最后再收紧缝线

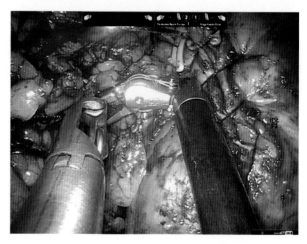

图 2-4-2-37 移除血管阻断夹,恢复肾脏血供

五、注意事项

1. 经腹腔入路 RPN 阻断肾动脉的位置　腹膜后入路寻找及阻断肾动脉的方法见第一部分第四章第八节后腹腔镜肾部分切除术。经腹腔入路 RPN 阻断右肾动脉的方法则相对复杂。

（1）沿腰大肌和右肾静脉之间寻找和阻断肾动脉。切开下腔静脉血管鞘后游离和显露右肾静脉，在下腔静脉外侧切开肾周筋膜和肾周脂肪，直至腰大肌，沿腰大肌表面游离至肾蒂后方（图 2-4-2-9），在右肾静脉和腰大肌之间寻找右肾动脉（图 2-4-2-10）。

该方法适用于大多数无变异的单支右肾动脉，阻断位置靠近肾门。若右肾动脉为多支变异或在下腔静脉深面就已分支，则无法有效阻断。

（2）下腔静脉左侧寻找和阻断右肾动脉。切开下腔静脉血管鞘后（图 2-4-2-38），推开结肠和十二指肠（图 2-4-2-39，图 2-4-2-40），在下腔静脉

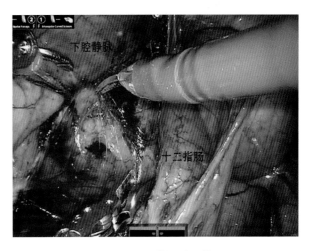

图 2-4-2-40　推开十二指肠

左侧游离左肾静脉（图 2-4-2-41），牵开左肾静脉后，于其深面切开右肾动脉血管鞘（图 2-4-2-42），游离右肾动脉，从腹主动脉表面寻找多支变异或较早分支的右肾动脉的起始部（图 2-4-2-43），阻断两支右肾动脉（图 2-4-2-44）。

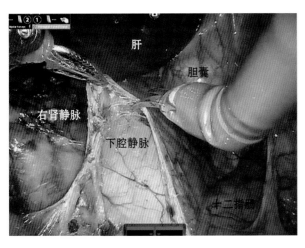

图 2-4-2-38　切开下腔静脉血管鞘

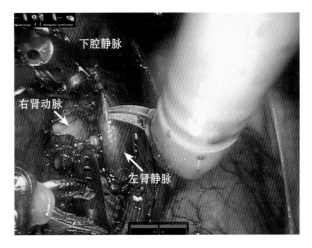

图 2-4-2-41　在下腔静脉左侧游离左肾静脉

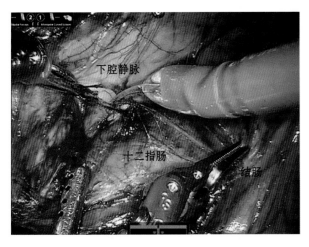

图 2-4-2-39　推开结肠

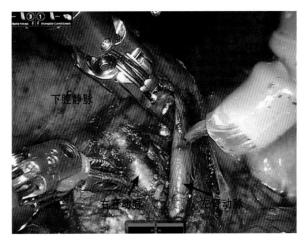

图 2-4-2-42　切开右肾动脉血管鞘

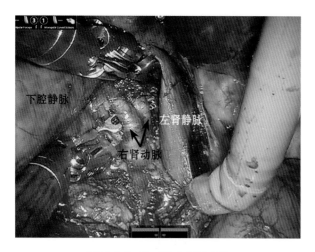

图 2-4-2-43 游离右肾动脉

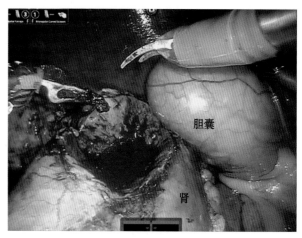

图 2-4-2-45 肾脏创面静脉渗血

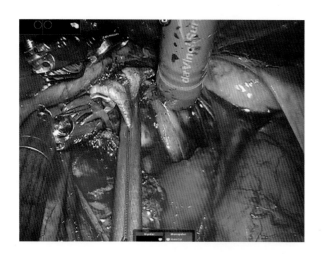

图 2-4-2-44 阻断两支右肾动脉

该方法适用于所有的右肾动脉阻断,但因操作相对复杂,损伤血管和十二指肠的风险增高,故用于一般方法不能有效阻断肾动脉的多支变异右肾动脉或在下腔静脉深面就已分支的右肾动脉。

2. 经腹腔入路 RPN 肾蒂阻断方式 肾蒂阻断方式分为仅阻断肾动脉和肾动脉肾静脉同时阻断。在开展经腹腔途径 RPN 的早期阶段,我们仅阻断肾动脉,发现术中切除肿瘤基底部时,肾脏创面静脉性渗血明显增多,影响术野清晰(图 2-4-2-45)。术中观察到下腔静脉和肾静脉等大静脉较后腹腔镜手术时明显充盈,静脉血液压力增高导致肾脏创面渗出增多。同时阻断肾动脉和肾静脉后,肾脏创面渗血明显减少。

腹膜后途径 RPN 则与后腹腔镜保留肾单位手术一样,仅阻断肾动脉也可获得清晰术野,不需要阻断肾静脉。

3. RPN 手术入路 与腹腔镜手术一样,RPN 同样存在经腹腔手术和腹膜后手术的选择。我们

最初 200 例 RPN 均为经腹腔入路,对腹侧肿瘤、肾门前唇肿瘤和一部分复杂肿瘤有明显优势,尤其是第三臂的应用,提高了手术操作的精确和便利。

但是,对于肾脏背侧肿瘤,尤其是上极背侧肿瘤,经腹腔入路 RPN 的处理极为困难。后来我们采用腹膜后入路 RPN,对背侧肿瘤、肾门后唇肿瘤的处理较为易行和安全。自 2014 年以来,我们已完成后腹腔机器人手术近百例,与经腹腔途径的机器人肾部分切除术相比,由于在我国后腹腔镜技术比较成熟,泌尿外科医生对于后腹腔解剖结构熟悉清晰,肾动脉更易寻找,且单极剪刀剪切效率较超声刀及普通腔镜剪刀高,机械腕缝合创面的高效准确,后腹腔机器人手术及肾脏热缺血时间较经腹腔途径和传统腹腔镜时间明显缩短。由于不进入腹腔,对于肠道功能影响小,术后恢复快,住院时间较经腹腔手术短。在肿瘤的完整切除率方面与经腹腔途径无差异。这与国外学者研究和报道的结论基本一致。我们初步的经验体会:

(1)普遍认为后腹腔机器人手术由于机器人摆放位置和机器臂位置较近,可能会影响术中操作,或者出现机器臂"打架"的情况,我们通过对机器人位置和套管位置的改进,能够有效地避免可能影响手术操作的因素。国外对于机器人摆放位置多数报道为病人头部与置臂架之间的位置,根据病人肿瘤位置同侧摆放于手术床的左上方或右上方。我们的经验是,病人完全健侧卧位后,在病人身体长轴的延长上线推入机器人,使机器臂展开的横轴与病人身体长轴垂直。以镜头孔为中心,机器 1 臂与 2 臂对称,能够有效地使机器臂的活动范围最大化。同时,机器人从病人头侧正向进入,可以给麻醉医师留出必要的操作空间,不会

遮挡麻醉医师观察病人气管插管及输液操作。护士器械操作台可置于手术床脚侧或两侧，以方便配合一助为主。

（2）穿刺套管的位置，我们对国外报道的穿刺位置进行验证和改进，发现首先置入镜头孔与背侧套管，然后在直视下通过背侧套管置入吸引器钝性推开腹侧的腹膜，直视下置入腹侧套管和辅助套管，能够有效地避免腹膜的损伤，保证腹膜后空间。我们发现，镜头孔位于髂嵴上 2cm 在开始操作时可获得更大的视野，同时避免在肾上极操作，镜头孔下压时受髂嵴的影响无法活动的情况。腹侧和背侧的套管位于肋缘与髂嵴中点平面，能够有足够的操作范围处理任意位置的肾脏肿瘤。需要注意的是，镜头孔与两操作孔之间必须大于 90°，一般以 100°~120° 为宜，如病人为瘦高体型，可适当上移镜头孔位置，保证镜头孔与两操作孔之间的角度。辅助孔的位置国外报道通常在腹侧套管的正下方或下外侧 6~8cm 处，我们发现，辅助套管在正下方会受到腹侧机器臂较大干扰，位于下外侧可能增加腹膜损伤的风险。因此，我们将辅助套管置于镜头孔与腹侧套管连线的中点延长线 6~8cm 处，既避开了机器臂的影响，又可避免损伤腹膜。辅助孔的位置可根据一助的习惯和病人体型在此区域内进行适当调整（图 2-4-2-46）。

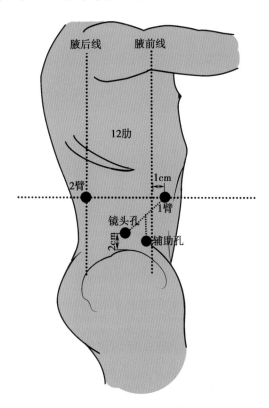

图 2-4-2-46　套管位置

（3）后腹腔空间制备至关重要，应在直视下充分游离推开腹膜后置入套管（图 2-4-2-47），如见腹膜破损，可用 Hem-o-Lok 夹夹闭破口，视情况于肋缘下置入 5mm 套管于腹腔内，放出腹腔内气体，并注意有无腹腔脏器的合并损伤。

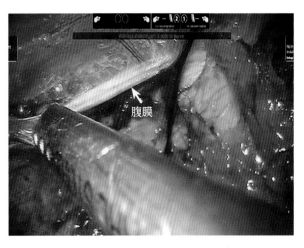

图 2-4-2-47　钝性推开腹膜

（4）后腹腔机器人手术对一助要求较高，助手应熟悉后腹腔解剖，要避开机器臂对助手的影响，适应手术视野的方向，术中如果遇到比如腹膜破口、出血、阻断不全等情况需要助手冷静熟练配合术者解决。

（5）后腹腔镜机器人肾部分切除术在国外的报道中，普遍认为适用于肾脏背侧中极的肿瘤。我们根据以前丰富的后腹腔镜肾部分切除术的经验和手术验证发现，后腹腔机器人手术可以对肾脏背侧任意位置的肿瘤进行操作，对于背侧上极的肿瘤在操作时可用 0° 与 30° 镜换用的方式获得更好的视野；也可以进行腹侧肿瘤的处理。

（6）对于肾门血管变异复杂，肾门处的肿瘤，应仔细权衡手术方式，选择合适的手术入路。由于腹膜后空间较小，腹膜后入路 RPN 不能使用第三臂，与经腹腔入路 RPN 相比，手术操作略显不便。目前我们采取的策略是：一般根据肿瘤的位置采用相应的入路，复杂肿瘤则倾向于采用经腹腔入路，借助第三臂的帮助完成复杂的重建。后腹腔机器人目前在国内外仍处于初期探索和发展阶段，对于中国泌尿外科医生来说，后腹腔解剖结构的熟悉可以较经腹腔手术进一步缩短手术时间和肾脏热缺血时间。但后腹腔机器人对于空间位置摆放及助手要求较高，在机器人保留肾单位手术开展初期,应严格选择适应证、肾脏肿瘤位置和病人体型条件进行开展。在完成学习曲线之后,后腹腔机器人的优势将得到更大的体现。

4. 肾脏游离程度　腹腔镜保留肾单位手术要求将肾脏完全游离,对于特殊位置的肿瘤,例如肾窦内肿瘤,还要将肾脏上下极颠倒,以便完成肿瘤切除和创面缝合。

对于RPN,无论是经腹腔入路还是腹膜后入路,都不需要过大范围的肾脏游离。因为机械腕的多自由度活动特性,使得肿瘤切除时不需过多搬动肾脏,而机械腕几乎无死角的缝合,更不需要搬动肾脏来配合进针角度。RPN肾脏游离程度减少,既降低了游离过程中肾脏损伤的风险,又减少了术后卧床时间,较腹腔镜手术优势明显。

5. 特殊类型肿瘤的处理

(1) 肾门肿瘤:肾门肿瘤因邻近肾蒂的大血管和肾窦内的集合系统(图2-4-2-48),肿瘤切除和肾脏创面缝合极为困难:肿瘤切除时可能伤及血管及集合系统,而肾脏创面修复时既要保证创面缝合可靠,避免围术期创面出血尿漏,又要避免缝扎大血管和集合系统,以免引起肾脏缺血和集合系统尿液引流障碍。

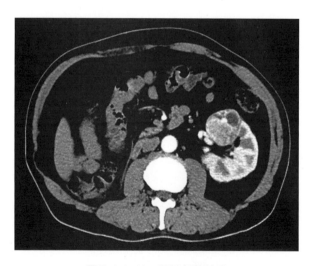

图2-4-2-48　肾门部位肿瘤

其中又以肾门前唇肿瘤的处理最为棘手,因其邻近位于肾蒂腹侧的肾静脉和肾盂,经常被肾静脉的属支和肾盏所包绕,且常规的肾脏创面对合缝合的肾脏缺损修复方式将挤压夹闭血管和肾盏,造成严重的肾功能丧失。

针对肾门肿瘤的特点,我们设计了一种新的

肿瘤切除和肾脏创面缝合方法:

1) 肾门前唇肿瘤切除方法:阻断肾门后,先沿肿瘤下缘切开(图2-4-2-49),在肾门下方剪开肾实质,挑起肿瘤下缘(图2-4-2-50),游离肿瘤基底部,可见肾窦脂肪(图2-4-2-51),此层面即为游离深度的界限;在肾窦脂肪浅面继续游离肿瘤基底部,挑起肿瘤,即可显露肿瘤深面的肾静脉一级属支和二级属支(图2-4-2-52);在肾静脉及其属支表面继续游离肿瘤基底部(图2-4-2-53),直至肾窦边缘肾髓质(图2-4-2-54),然后完整切除肿瘤及少许肾实质,肾脏创面内可见保留完好的肾静脉及其属支(图2-4-2-55)。

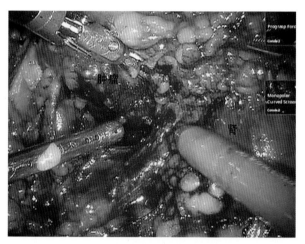

图2-4-2-49　沿肿瘤下缘切开

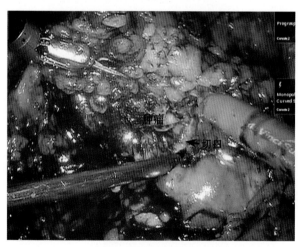

图2-4-2-50　在肾门下方剪开肾实质,挑起肿瘤下缘

2) 连续锁边缝合肾门部肾脏创面:用1-0 Quill线连续全层缝合创面,提前在线尾固定1枚Hem-o-Lok夹。从肾门部肾脏创面的肾窦侧进针,从肾皮质出针(图2-4-2-56),连续全层缝合至肾门

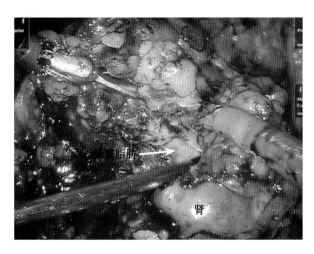

图 2-4-2-51 游离肿瘤基底部,可见肾窦脂肪

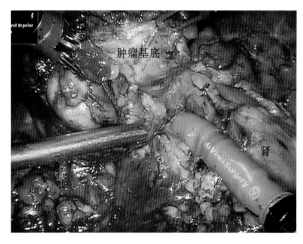

图 2-4-2-54 游离肾窦边缘肾实质

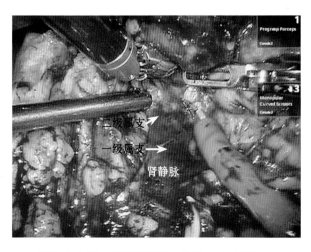

图 2-4-2-52 显露肾静脉一级属支和二级属支

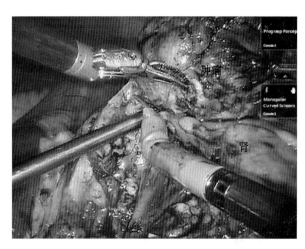

图 2-4-2-55 完整切除肿瘤及少许肾实质

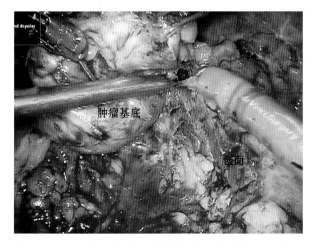

图 2-4-2-53 在肾静脉及其属支表面继续游离肿瘤基底部

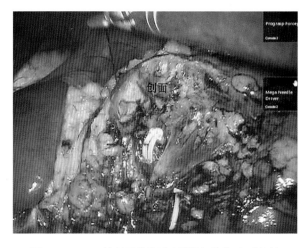

图 2-4-2-56 从创面的肾窦侧进针,从肾皮质出针

部肾脏创面闭合(图 2-4-2-57),5-0 无损伤血管缝线修补肾静脉主干小破损(图 2-4-2-58);解除肾动脉阻断后,见肾静脉及属支充盈良好,术野少许渗血(图 2-4-2-59);将止血纱布叠成卷状压在肾实质创缘上,可吸收线将止血纱布卷缝合填压在肾脏创面上(图 2-4-2-60),喷洒生物蛋白胶(图 2-4-2-61),检查肾脏创面有无活动出血(图 2-4-2-62)。这种连续全层缝合方法既关闭了肾脏创面,又避开了肾盂和肾静脉及其属支;临床随访结果显示,既降低了围术期肾脏出血和漏尿,又较好地保护了肾脏功能。

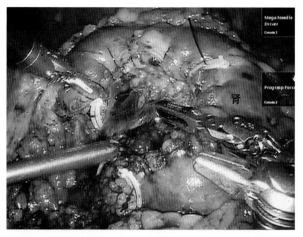

图 2-4-2-59 解除肾动脉阻断后,肾静脉及属支充盈良好

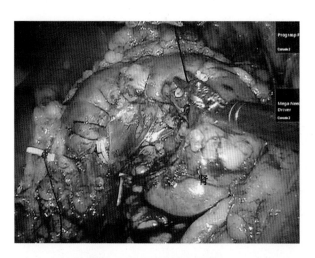

图 2-4-2-57 连续全层缝合

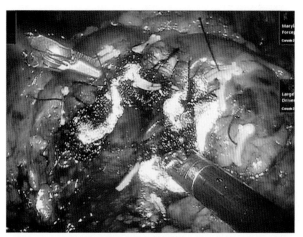

图 2-4-2-60 将卷状止血纱布缝合填压在肾脏创面上

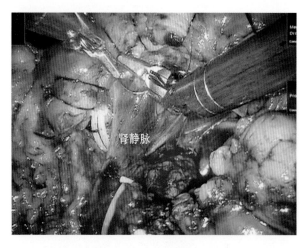

图 2-4-2-58 修补肾静脉主干小破损

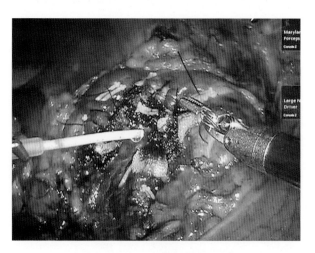

图 2-4-2-61 喷洒生物蛋白胶

(2) 完全内生性肿瘤 根据 RENAL Score 的定义,肿瘤完全在肾轮廓以内(图 2-4-2-63)为完全内生性肿瘤(completely endophytic renal tumors),RENAL Score 为 3。

Komninos 等人报道了随访中位数 48 个月的回顾性研究,包括 45 例完全内生性肿瘤和 64 例

外生性肿瘤(50% 以上的瘤体在肾脏轮廓以外)和 116 例居中性肿瘤(肿瘤凸出于肾脏轮廓,但小于 50%),结果显示,与其他两组相比,完全内生性肿瘤 RENAL Score 评分明显增加,术后第一天估计

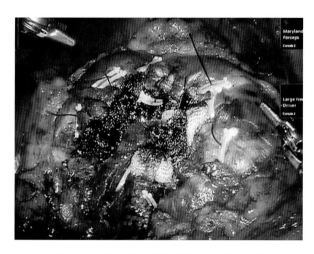

图 2-4-2-62　检查肾脏创面有无活动出血

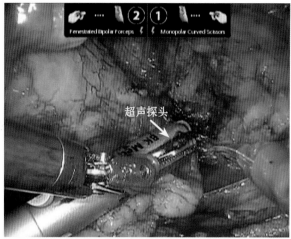

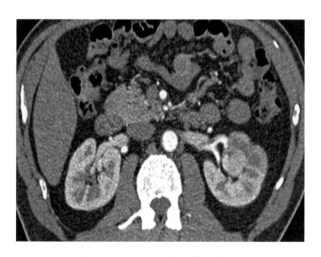

图 2-4-2-63　完全内生性肿瘤

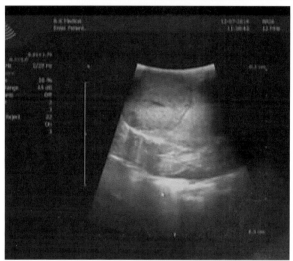

图 2-4-2-64　术中腔内超声定位肿瘤

肾小球滤过率呈下降趋势,而切缘阳性率呈上升趋势。Autorino 和 Rogers 等人也通过较小样本的回顾性研究得出了类似的结论。

完全内生性肿瘤的挑战主要来自:

1)肿瘤完全在肾脏轮廓以内,肾脏表面不能发现肿瘤,需依赖术中腔内超声来帮助肿瘤定位(图 2-4-2-64)。

2)位于肾窦内的肿瘤常被肾动脉分支和肾静脉属支等大血管和肾盂肾盏等集合系统包绕,在重要的管道系统间隙内操作,既增加肿瘤切缘阳性率,又明显增加血管和集合系统损伤风险。

3)完全内生性肿瘤切除后的肿瘤床与外生性肿瘤完全不同,创面不规则,且创面底部为血管和集合系统等重要结构,在缝合肾脏缺损时,常需先修补血管和集合系统损伤,然后再采用避开管道系统的缝合方法来闭合肾脏创面。故完全内生性肿瘤的肾脏创面闭合环节耗时长、切缘阳性率较高、围术期出血风险较高且术后肾功能

恢复较慢。

具体手术过程见后文"肾脏低温技术在 RPN 的应用"。

(3)其他复杂性肿瘤:其他复杂性肿瘤包括 T2 期肿瘤、解剖性或功能性孤立肾肿瘤(图 2-4-2-65)和双侧多发肿瘤等(图 2-4-2-66)。

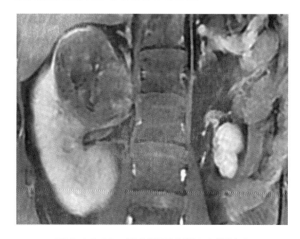

图 2-4-2-65　解剖性孤立肾 T2 期肿瘤

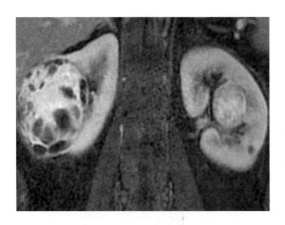

图 2-4-2-66　双侧肿瘤

此类复杂肿瘤即使开放手术处理亦极为困难，而 RPN 具备三维放大视野、7 个自由度的小巧灵活的机械腕等开放手术不具备的优点，尽管文献报道和我们单位开展病例数不多，且存在热缺血时间均超过 30 分钟，术后住院期间肾功能恢复较慢等关键问题。随着手术经验和技术的进一步积累，RPN 可能在这一挑战性的高难度领域显示出优势。

六、术后处理

术后处理同后腹腔镜肾部分切除术。

七、并发症及其防治

与开放手术和腹腔镜手术相比，RPN 开展时间较短，仅 10 年历史，其并发症的发生率和风险均缺乏有力的临床证据。然而，十年来的报道显示 RPN 的并发症与腹腔镜手术类似。

Rogers 等人分析了 12 位术者 495 例 RPN 手术的 46 例次术后并发症，并发症发生率为 9.3%，包括 15 例术后创面出血（3%），11 例尿漏（2.2%），6 例胃肠道并发症（1.2%，包括肠梗阻、艰难梭菌性肠炎等），12 例（2.4%）其他系统并发症（肺栓塞、充血性心力衰竭和心肌梗死），1 例为术后脓肿形成，二次手术切除患肾，1 例血小板功能障碍患者术后腹腔出血，二次手术探查发现为肝包膜下血肿迟发破裂出血。

RPN 并发症的防治与后腹腔镜手术类似，详见第一部分第四章第八节后腹腔镜肾部分切除术。

八、技术现状

1. RPN 学习曲线特点　有研究通过分析 RAPN 学习曲线发现，无论有无开放手术或腹腔镜手术经验，RAPN 学习曲线均较为平坦，可能是机器人手术的 finger-control 操作模式更符合人体工程力学原理。与腹腔镜保留肾单位手术学习曲线相比较，RAPN 学习曲线具有易于模仿和重复的特点。对外科医生而言，与转变到腹腔镜手术相比，从开放性手术过渡到 RAPN 手术更容易。

然而，在临床实践中，RPN 学习曲线亦存在相对于腹腔镜手术的潜在缺点。术者需适应新的机器人手术操作环境；因牵引、吸引、施夹和止血材料的使用都靠助手完成，易形成对助手的依赖。

2. RPN 手术适应证　RPN 开展只有十年历史，在开展数量最多的外生性 T1 期肿瘤方面，RPN 在热缺血时间、估计术中失血量、手术时间、切缘阳性率、住院期间肾功能恢复和术后住院时间等围术期参数以及肿瘤相关生存率等方面均等同或优于腹腔镜保留肾单位手术，被认为是首选的微创保留肾单位术式。

在复杂肿瘤保留肾单位领域，情况则相对复杂。多个中心报道了 RPN 在复杂肾肿瘤保留肾单位手术中的优势。White 等人报道了 164 例肾部分切除术，其中 67 例 RENAL Score≥7 的患者行 RPN，结果显示 RPN 在热缺血时间、术者估计失血量和术后并发症发生率等方面优势明显，认为是复杂肾肿瘤的安全可行方案。

但也有作者报道了 RPN 应用于肾门肿瘤、双侧肾肿瘤、多发肿瘤、内生性肿瘤和孤立肾肿瘤等复杂肿瘤保留肾单位手术，其切缘阳性率高于腹腔镜手术，术后住院期间肾功能恢复则迟于腹腔镜手术。虽然研究中的腹腔镜手术对照组其肿瘤复杂程度远低于 RPN 组，研究结论欠可靠，但是其研究结果描述的 RPN 组肿瘤复杂性和临床结果的不确定性，提示 RPN 在该领域的推广还需更多的时间。

总之，RPN 还处于探索阶段，凭借机器人手术优势，其手术适应证呈不断扩大的趋势，但仍需大样本临床研究和前瞻性临床研究进一步证实 RPN 的安全性和可靠性。

3. 肾脏低温技术在 RPN 的应用　阻断肾蒂时，热缺血时间一般要求控制在 30 分钟以内。研究证实热缺血时间超过 30 分钟，肾功能恢复就要数周之久；超过 60 分钟，就会导致不可逆的肾损害。急性肾小管坏死是保留肾单位手术术后第二位常见的并发症,发生率约为 6.3%。因此如果预计术中热缺血时间可能超过 30 分钟,应当采用低温技术。

（1）目前报道的肾脏低温技术有三种:

1）冰屑低温技术:2003 年 Gill 等人通过 12mm 套管放置一枚袋子将肾脏包裹起来,向袋子中注入冰块,模仿开放手术的方式使肾脏降温,实施了 12 例腹腔镜下冷缺血肾脏部分切除术。其中 6 例为内生性肿瘤,7 例患者有保留肾单位手术的绝对适应证。5 例患者术中监测了肾脏温度,测得最低温在 5~19℃。该技术仿照开放手术的方法,低温效果确切;缺点是所需空间较大,只能在经腹腔途径手术时进行;抬起肾脏时,肾脏中心温度上升,影响低温效果。

2）逆行插管低温技术:2002 年 Landman 等人首先在猪活体实验中经输尿管逆行插管到肾盂,阻断肾门后,以外鞘为流入道,猪尾导管为流出道向肾盂中注入冰盐水,获得了肾皮质和髓质分别为 27.3℃和 21.0℃的低温。他们随后将这一技术用于 1 例开放肾部分切除术的患者,术中测得皮质温度 24℃,髓质温度 21℃,从而提出该低温技术可应用于复杂的肾肿瘤手术。

该技术可实现肾脏低温,但降温效果有限,肾脏髓质和皮质温差比较大。

3）经肾动脉低温灌注技术:2004 年 Janetschek 等人报道了经肾动脉灌注 4℃林格液以获取低温的方法,术前通过患者的股动脉穿刺在肾动脉放置双腔球囊导管,术中球囊充盈阻断肾动脉血流,经内腔加压灌注 4℃林格液,在冷缺血环境下完成 15 例腹腔镜肾部分切除术。

（2）我们在 Janetschek 的技术上做了改进,将肾脏低温技术应用于 RPN,主要技术特点包括:

1）球囊导管阻断肾动脉,术中腔内超声实时监测肾动脉阻断情况。

2）在生殖静脉和肾上腺中央静脉之间阻断肾静脉,开放生殖静脉作为低温灌注液流出道,避免了大量低温灌注液进入大循环所致中心温度明显降低。

3）经导管持续灌注 4℃林格液来实现肾脏低温。

（3）主要技术内容（图 2-4-2-67 经肾动脉低温灌注技术示意图）

1）内生性肿瘤位置见图 2-4-2-63。手术当天,患者先到介入放射科放置双腔球囊肾动脉导管,放置成功后,注入造影剂确认球囊充盈后肾动脉

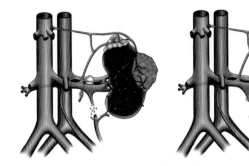

图 2-4-2-67　经肾动脉低温灌注技术示意图

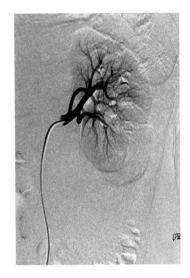

图 2-4-2-68　放置肾动脉球囊导管

阻断确切（图 2-4-2-68）。

2）患者送至手术室,按照 RPN 要求完成麻醉、体位、穿刺套管和机械臂摆放。

3）游离生殖静脉,靠近左肾静脉双重夹闭离断,准备为灌注液流出道（图 2-4-2-69,图 2-4-2-70）。

4）游离肾门,直视下观察动脉球囊位置,充盈球囊,阻断肾动脉（图 2-4-2-71）。

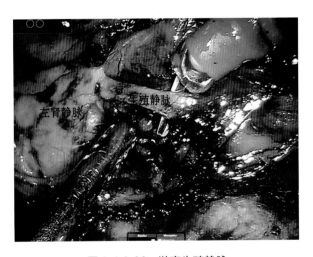

图 2-4-2-69　游离生殖静脉

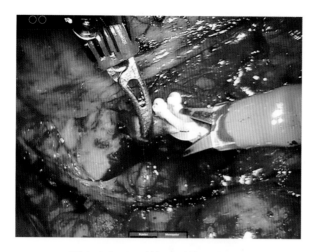

图 2-4-2-70　制备生殖静脉流出道

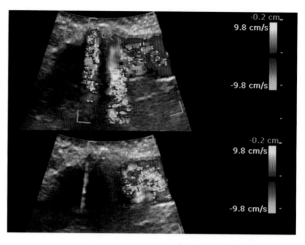

图 2-4-2-73　腔内彩色多普勒图像显示肾动脉阻断良好

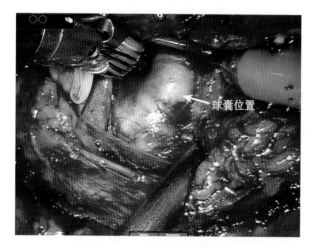

图 2-4-2-71　充盈球囊,阻断肾动脉

6）在生殖静脉和肾上腺中央静脉之间阻断肾静脉（图 2-4-2-74），开放生殖静脉作为灌注流出道（图 2-4-2-75）。

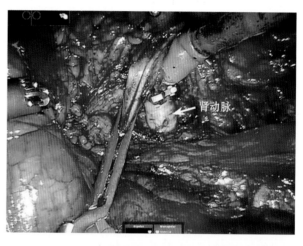

图 2-4-2-74　在生殖静脉和肾上腺中央静脉之间阻断肾静脉

5）腔内超声监测肾动脉阻断程度（图 2-4-2-72），腔内彩色多普勒图像显示肾动脉阻断良好（图 2-4-2-73）。

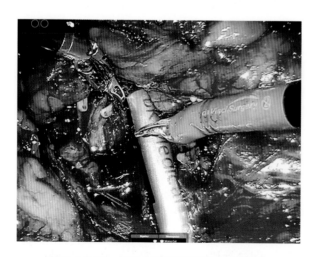

图 2-4-2-72　腔内超声监测肾动脉阻断程度

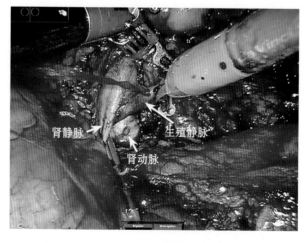

图 2-4-2-75　开放生殖静脉作为灌注流出道

7）游离和切除肾窦内肿瘤（图 2-4-2-76），可见术野渗出为清亮的灌注液。

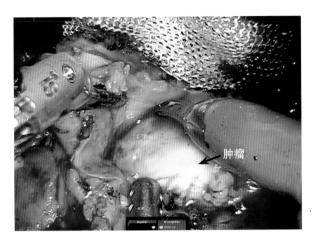

图 2-4-2-76 游离和切除肾窦内肿瘤

8）修补肾动脉分支损伤（图 2-4-2-77）和肾盂损伤（图 2-4-2-78），因肾动脉分支和肾盂流出液均为清亮的灌注液，术野清晰，修补过程组织结构清楚，修补准确。

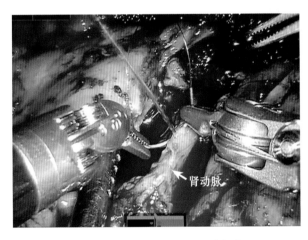

图 2-4-2-77 修补肾动脉分支损伤

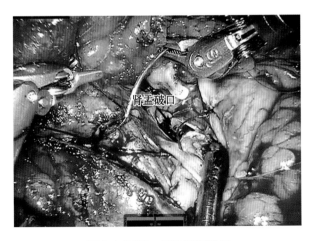

图 2-4-2-78 修补肾盂损伤

9）分层缝合修复肾脏缺损（图 2-4-2-79）。

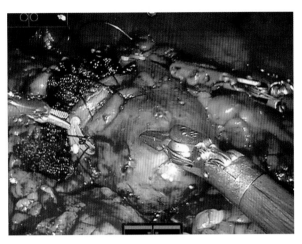

图 2-4-2-79 分层缝合修复肾脏缺损

（4）临床意义

1）经动脉低温灌注可以将热缺血变为冷缺血，可以有效地保护肾功能。Marberger 在肾切开取石术中系统地应用并研究了该方法，其研究结果显示，该技术降温速度是表面冰屑降温的 3 倍，该方法冷灌注时肾脏各部分温度具有均质性，动脉冷灌注组与传统的表面冰屑低温组的 GFR 分别为术前的 92.1% 和 70.8%，显示其效果优于传统的表面低温。

2）经肾动脉低温灌注，可以延长手术操作时限。术者可以比较从容地分离切除肿瘤和完成肾脏重建，对于复杂的肿瘤优势更加明显。

3）该方法可以为术者提供一个清晰无血的术野。在切除肿瘤过程中，灌注液经创面流出，有利于准确辨认血管，精确结扎，避免过多盲目的缝合对肾实质造成的损伤。

4）该方法的不足在于：

① 该方法过程较为复杂，需要介入科医生协助；

② 放置球囊导管有肾动脉栓塞的风险，病人搬运过程中球囊移动，可能导致阻断不全，术中出血；

③ 低温灌注液可能导致患者低体温，容量负荷过重、电解质紊乱。

5）我们认为此方法适用于复杂肾脏肿瘤患者，尤其是有肾部分切除绝对适应证的患者。我们 26 例肾动脉低温灌注 RPN 患者均未出现肾动脉栓塞，国外报道的肾动脉栓塞患者均有动脉的基础疾病（动脉瘤或肾动脉硬化）。我们 26 例手术患者,有 4 例患者出现了术中阻断不全,2 例是由于运送患者过程中球囊导管出现了移动,2 例是由于球囊充盈不够,1 例由于灌注用的管路打折经历了 7 分钟热缺血,故固定好灌注用的导管、使球囊充分膨胀和避免导管移动和打折,对于保证完全肾动脉阻断和顺利灌注至关重要。

对于左侧肾脏,开放生殖静脉作为流出道,右侧则采用先快速灌注少量灌注液使肾脏降温,再阻断肾静脉,切除肿瘤过程中让灌注液从创面流出,这样最大程度减少了冰的灌注液直接进入体循环。第一例患者术中由于采用了高钾的枸橼酸嘌呤溶液作为灌注液,术中出现高钾,后其他患者均改为林格液,未出现电解质紊乱。1 例右侧肿瘤病例,患者术后出现低体温和球结膜水肿可能是由于右肾静脉阻断不全,低温灌注液进入体循环所致。术后 1 例患者出现尿漏,该患者肿瘤是完全内生性肿瘤,距离集合系统和肾血管分支很近,术后即出现尿漏,充分肾周引流 1 月后,患者康复。2 例患者因肿瘤浸润生长、无明显肿瘤外科包膜,术中创面活检提示切缘阳性,改为肾根治性切除术。

第三节　机器人活体供肾切取术

一、概述

终末期肾病严重影响人体的身心健康,我国有 100 万以上终末期肾病患者,而其数量还在逐年增加,如何有效救治这些患者需要社会及医务工作者共同努力。终末期肾病替代治疗手段目前主要有两种,透析治疗或肾脏移植,其中肾脏移植是治疗终末期肾病的最佳方法,它可提高患者生活质量和生存率,但供体数量的缺乏极大限制了肾移植手术的开展。活体肾移植可以有效缓解肾源紧缺状况,相比尸体肾移植,活体肾移植优势明显,如术前等待时间短、灵活的手术日期(可以确保受者在最佳状态下接受手术)、冷缺血时间短、术后免疫抑制剂量低等,使得活体肾移植的人(肾)存活率均高于尸体肾移植。活体肾移植最大的缺点是供体在缺乏直接健康受益的情况下接受手术,因此如何减少供者创伤,保证供者安全显得尤为重要。

1995 年,Ratner 等人完成了首例腹腔镜活体供肾切取术,该术式在保证供肾质量基础上,具有手术切口小、术后疼痛轻及恢复快等优势,相比开放手术供者更易于接受,因此在肾移植领域得到迅速发展,90% 以上的移植中心都采用了这种技术。但腹腔镜手术也有其固有弱点,包括二维视野、器械体内活动受限使得缝合及打结困难、术者舒适性差。

美国 FDA 2000 年批准机器人技术应用于临床,此后机器人外科技术在临床应用越来越广泛。3D 视野、灵巧的动作、精确定位等技术优势结合术者的高舒适度,使机器人外科技术更适用于高精度复杂手术。2000 年 9 月,美国伊利诺伊大学附属医院完成了首例手助机器人辅助腹腔镜活体供肾切取术。相信随着机器人手术技巧的提高和术者经验积累,机器人手术在泌尿外科应用会更加广阔,本节将详细介绍机器人活体供肾切取术(左肾)。

二、手术步骤

1. 麻醉和体位,气腹的建立,穿刺套管的分布以及机器人操作系统的对接请参见本书第二部分第二章第三节泌尿外科机器人手术入路的建立。

2. 手术过程

(1) 游离降结肠和脾脏:沿 Toldt's 线和降结肠肠管外侧缘之间打开侧腹膜(图 2-4-3-1),下至髂窝水平,上至脾脏外上缘。离断脾肾韧带和脾结肠韧带可使脾脏后坠,更好显露肾上极(图 2-4-3-2)。在肾周筋膜前层和结肠融合筋膜之间的少血管间隙平面游离,将结肠推向内侧,使降结肠和胰尾和脾脏依靠重力作用移向腹部中线,显露肾脏。

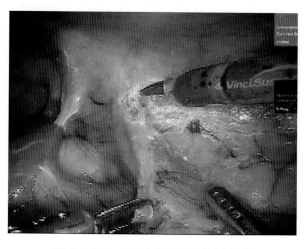

图 2-4-3-1　打开左侧结肠旁沟侧腹膜

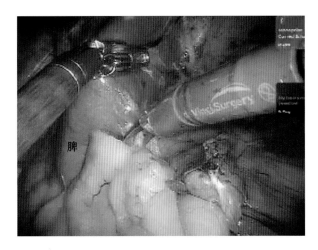

图 2-4-3-2 打开脾结肠韧带

（2）游离肾血管：在腰大肌内侧寻找输尿管，一般可先见到生殖血管（图 2-4-3-3），输尿管一般位于生殖血管深面，向外侧挑起输尿管，游离其内侧组织直至肾蒂下方。首先游离肾静脉前面（图 2-4-3-4），尽量向内侧游离肾静脉以使肾静脉长

度适合肾脏移植，解剖分离出肾上腺中央静脉和生殖腺静脉，结扎切断上述两支静脉（图 2-4-3-5 至图 2-4-3-8），切断生殖腺静脉后即可显露腰静脉，结扎并切断腰静脉。肾动脉一般位于肾静脉后面，将肾动脉游离至腹主动脉起始处（图 2-4-3-9）。

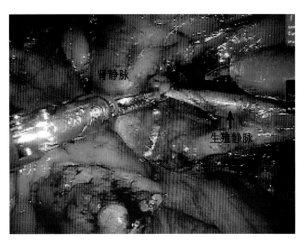

图 2-4-3-5 游离左生殖静脉

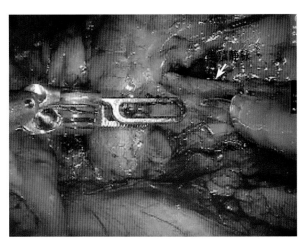

图 2-4-3-3 游离左侧生殖静脉及肾静脉

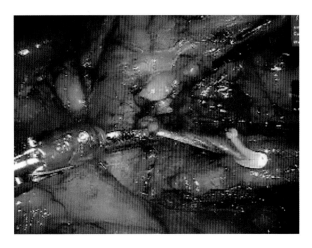

图 2-4-3-6 结扎生殖静脉

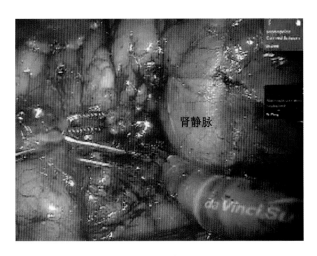

图 2-4-3-4 游离左肾静脉

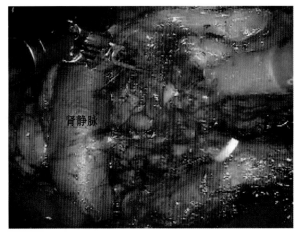

图 2-4-3-7 切断生殖静脉

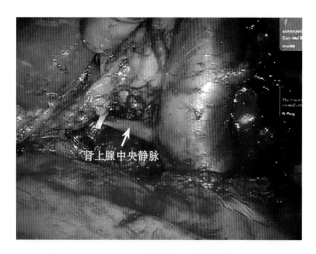

图 2-4-3-8 结扎肾上腺中央静脉

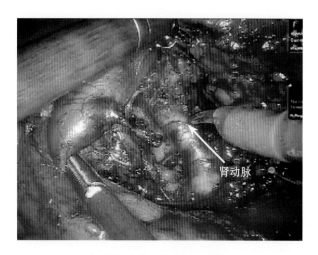

图 2-4-3-9 游离左肾动脉

（3）游离输尿管：游离输尿管时，注意保留输尿管血供及周围组织，以防术后出现输尿管并发症（图 2-4-3-10）。

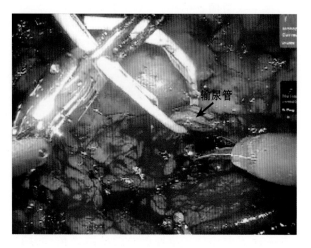

图 2-4-3-10 游离输尿管

（4）游离肾上极：平肾门水平在肾脏腹侧面打开肾脂肪囊（图 2-4-3-11），沿肾包膜向上方游离肾脏，将肾上极与肾上腺分开，游离肾上极时应注意避免损伤肾上极迷走动脉，术前 CT 或 MRI 血管成像有助于术中操作。

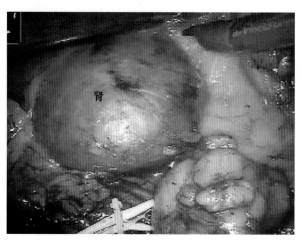

图 2-4-3-11 脂肪囊内游离肾脏

（5）游离肾脏侧面及后面：继续游离肾脏侧面及后面，当游离肾脏后面逐渐向肾门靠近时，术者一定要清楚肾血管准确位置，以免损伤肾血管及其分支。由于此时肾脏游离度增大，应注意避免肾脏发生扭转。将肾脏彻底游离，仅保留肾动、静脉，输尿管（图 2-4-3-12）。

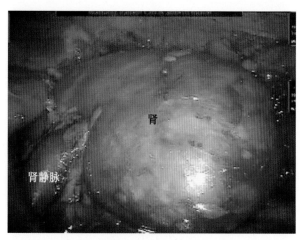

图 2-4-3-12 肾脏完全游离，仅保留动、静脉，输尿管

（6）准备取出肾脏切口：耻骨弓上做 7cm 左右切口，逐层切开，左手进入腹腔后握住肾脏，以左手腕部堵住切口以防气体泄漏，在手助下完成最后步骤。

（7）处理输尿管：另一组手术人员将冰水、肾脏灌注液准备就绪，在髂血管水平剪刀切断输尿管，远端输尿管以Hem-o-Lok夹结扎（图2-4-3-13）。

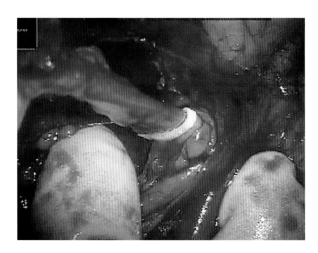

图2-4-3-13　手助结扎输尿管

（8）处理肾血管：用Hem-o-Lok夹在肾动脉起始部双重夹闭肾动脉，在两个血管夹远端离断肾动脉，两枚血管夹均保留在肾动脉残端之上，肾脏一侧肾动脉无血管夹而保持开放状态，同法处理肾静脉（图2-4-3-14至图2-4-3-16）。

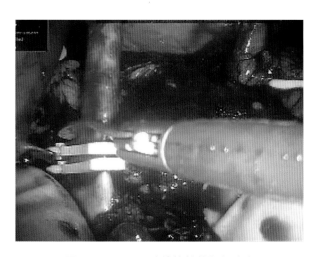

图2-4-3-14　手助结扎并剪断肾动脉

（9）取出肾脏：左手直接从腹腔内取出肾脏，将肾脏立即放入冰水混合盐水中，即刻进行灌注，至肾静脉流出液体呈无色即可。去除肾静脉各属支血管夹，双重丝线结扎肾静脉各属支。

三、技术现状

机器人活体供肾切取术技术完全可行，手术安全可靠，可采用完全机器人活体供肾切取，也可

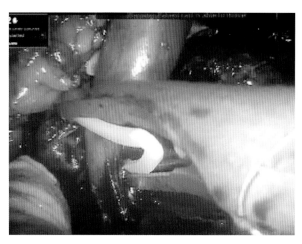

图2-4-3-15　结扎肾静脉

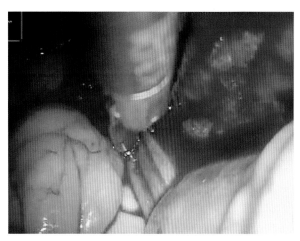

图2-4-3-16　剪断肾静脉

以在手辅助下完成。与传统腹腔镜相比，机器人技术使主刀医生第一次离开了手术台，坐到控制台前通过操纵器械臂来完成手术，大大增加术者的舒适度，降低了手术强度；10~15倍的放大率可以将手术野清晰地展现在术者眼前，可以更加充分地游离肾脏及血管；3D高清成像系统完全符合人类视觉习惯，使术者可以轻松达到手眼一致；机器人专用手术器械具有前、后、左、右、旋前、旋后和环转7个活动自由度，如人手一般灵活，体积又远远小于人手，且能够自动消除人手的震颤，稳定性更好，可以在有限的空间内对靶器官进行精细操作。有研究显示，机器人活体供肾切取术对于BMI超标的供者和具有多支动脉的供者更具优势。当然任何技术都不是完美的，制约机器人活体供肾切取主要障碍包括：机器人设备昂贵，体积庞大需要专用的手术室和专业团队维护，前期投入较大；需要助手通过辅助套管配合主刀医生，需要时间来培养团队的默契；专用的手术器械都有

使用次数限制,使单次手术费用高。

第四节 机器人离断肾盂成形术

一、概述

腹腔镜离断肾盂成形术经过20年的发展,许多研究已经证实,和开放肾盂成形手术相比,在保证手术成功率的前提下,腹腔镜手术具有明显的微创优势,术后镇痛需求更小,恢复更快,美容效果更好;并且和其他腔内切开治疗UPJO的微创技术相比,腹腔镜手术的成功率更高。

但是腹腔镜肾盂成形术普及的并不广泛,这主要是因为该手术对术者腔内重建技术如缝合打结等操作要求很高,不太熟练的术者完成手术的时间往往较长。目前大家认为要能熟练高质量完成这个手术,所需要的学习曲线比较长。

机器人手术系统拥有三维高清视野,可提供给术者精细的局部解剖;拥有7个自由度纤细的腔内腕器械,在做缝合等重建动作时,持针器可灵活地从各个角度进出针,极大地提高了缝合的质量。因此这种手术系统较早就被用于完成肾盂成形这种对裁剪缝合要求很高的重建手术中,使术者在精细游离缝合肾盂输尿管时,可以得心应手,大大降低了学习曲线。有一项动物研究显示,即使是经验不丰富的术者使用机器人系统也可完成高质量的肾盂成形手术。

1999年,Sung报道了首例机器人辅助腹腔镜肾盂成形术。2002年,Gettman报道了第一组9例用达芬奇手术系统完成的离断肾盂成形术,手术平均耗时138分钟,平均吻合耗时62分钟,平均出血量少于50ml。5例术前逆行留置双J管,其余4例术中用传统的腹腔镜设备顺行放置双J管。他们的研究证实机器人肾盂成形术是安全可行的。随后他们又进行了机器人肾盂成形术和传统腹腔镜肾盂成形术之间的比较,两组病人均在术前留置逆行双J管。机器人手术组的平均手术时间和平均缝合时间均少于腹腔镜组。出血量和平均住院时间则相仿。两组在三个月时的随访结果均满意。另外不少学者也开展了机器人肾盂成形术,不过大部分也是杂交手术,用标准腹腔镜器械来游离结肠,显露肾盂输尿管,用机器人操作器械来完成裁剪缝合,这些报道的手术成功率也达到94%。

2003年,Bentas报道了11例完全的机器人肾盂成形术,和先前的杂交手术不同,这组病人所有的手术过程包括游离肾盂缝合放置双J管等均在机器人操作下完成,一年的随访结果显示手术成功率达到100%。2008年,Mufarrij报道了一个多中心6年的机器人肾盂成形手术结果,平均手术时间217分钟,手术成功率96%。2012年,Sivaraman报道了168例机器人肾盂成形术,平均手术时间135分钟,手术成功率98%。从大多数报道看,机器人肾盂成形术的学习曲线比较短,经过10例左右的操作,手术时间就会明显缩短。

适应证和禁忌证以及术前准备同腹腔镜离断肾盂成形术章节的相关部分。

二、手术步骤

1. 麻醉和体位,气腹的建立,穿刺套管的分布以及机器人操作系统的对接请参见本书第二部分第二章第三节泌尿外科机器人手术入路的建立。

2. 手术过程

(1)辨认腹腔内解剖标志,松解术野内腹腔内粘连;沿结肠旁沟外打开侧腹膜,离断肝(脾)结肠韧带,将升(降)结肠翻向内下,充分显露肾脏中下极(图2-4-4-1)。

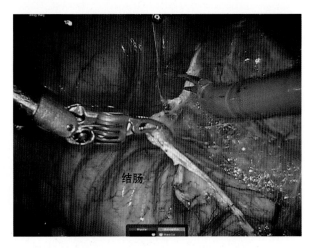

结肠

图2-4-4-1 沿结肠旁沟外打开侧腹膜

(2)肾盂一般呈扩张状态,打开肾周筋膜和肾盂表面的组织,显露肾盂(图2-4-4-2),将肾盂充分游离(图2-4-4-3),并沿肾盂向下游离出上段输尿管(图2-4-4-4)。游离时注意保护输尿管血运,不宜将输尿管游离过长。有时由于继发感染、留置双J管等影响,肾盂和输尿管周围会比较粘连。

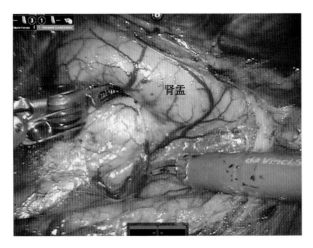

图 2-4-4-2　扩张的肾盂

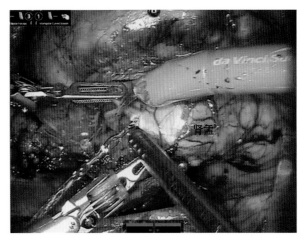

图 2-4-4-5　放出肾盂积水

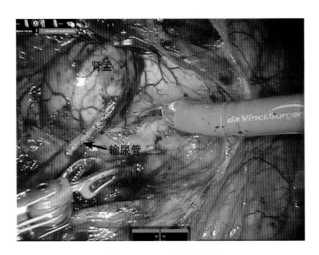

图 2-4-4-3　游离肾盂

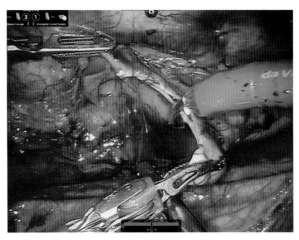

图 2-4-4-6　裁剪肾盂

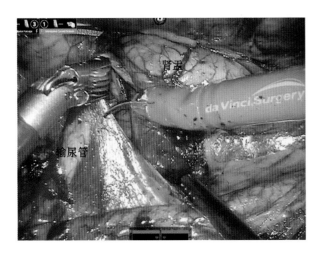

图 2-4-4-4　游离输尿管上段

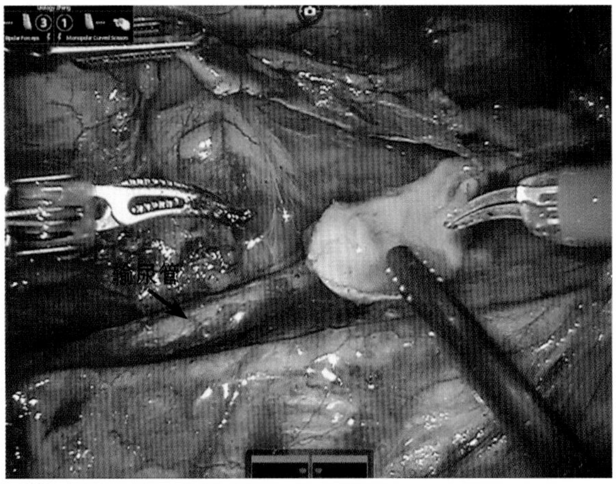

图 2-4-4-7　保留肾盂最内侧部分不离断

（3）观察肾盂输尿管连接部病变位置和程度。先在肾盂外侧低位做个小切口，将积水吸出（图 2-4-4-5）。根据减压后肾盂的形态，自外下向内上弧形裁剪肾盂（图 2-4-4-6），保持最内侧暂不离断（图 2-4-4-7），向下劈开输尿管超过狭窄部位 2cm 左右（图 2-4-4-8）。

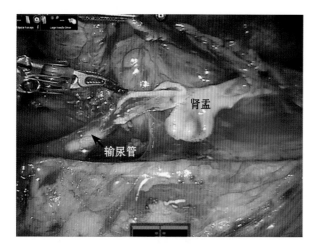

图 2-4-4-8 纵行劈开输尿管外侧壁

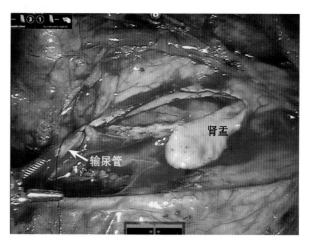

图 2-4-4-11 第一针缝合打结结束

（4）4-0 可吸收线将肾盂瓣的最低位和劈开的输尿管的最低位缝合。缝针先自外向内穿过肾盂瓣下角（图 2-4-4-9），再自内向外穿过输尿管劈开处最低位（图 2-4-4-10），然后打结完成第一针定位缝合（图 2-4-4-11）。

（5）完成肾盂壁的裁剪（图 2-4-4-12），完成输尿管的裁剪（图 2-4-4-13）。

（6）连续缝合吻合口后壁。将缝针从吻合口外侧经背侧绕到内侧（图 2-4-4-14），缝针自外向内先缝合吻合口输尿管后壁（图 2-4-4-15），再缝

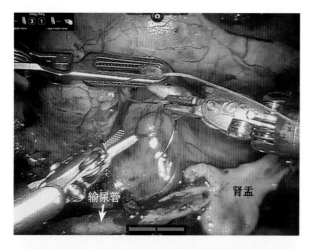

图 2-4-4-9 缝针自外向内穿过肾盂瓣下角最低位

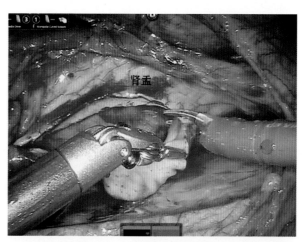

图 2-4-4-12 完成肾盂壁的裁剪

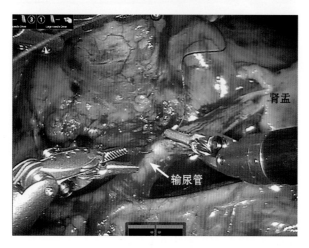

图 2-4-4-10 缝针自内向外缝合输尿管劈开处最低位

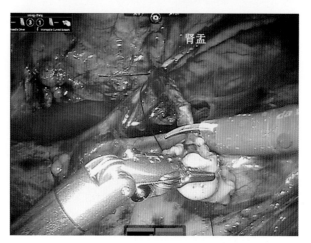

图 2-4-4-13 完成输尿管的裁剪

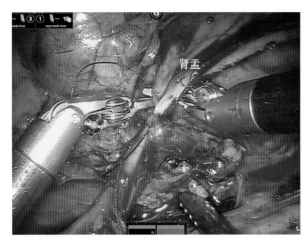

图 2-4-4-14　将缝针自外侧经吻合口背侧移至内侧

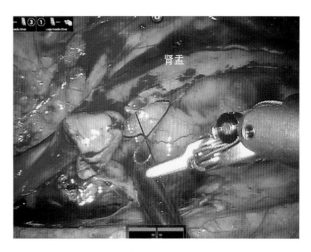

图 2-4-4-17　连续缝合两针可锁边一次

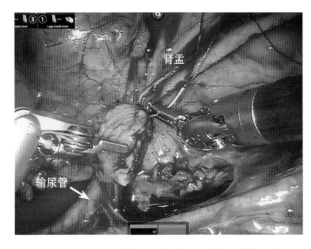

图 2-4-4-15　缝针自外向内先缝合输尿管后壁

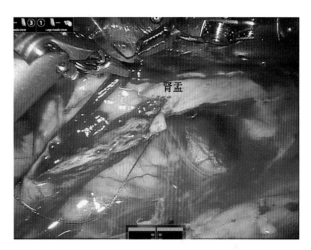

图 2-4-4-18　吻合口后壁缝合完毕

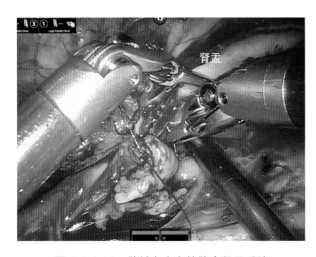

图 2-4-4-16　缝针自内向外缝合肾盂后壁

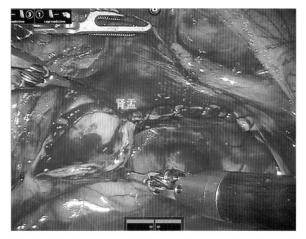

图 2-4-4-19　连续缝合肾盂开口多余部分

合吻合口肾盂后壁(图 2-4-4-16),每连续缝合两针可锁边一次(图 2-4-4-17),直至后壁缝合完成(图 2-4-4-18)。

(7) 连续缝合肾盂开口剩余部分(图 2-4-4-19)。

(8) 经吻合口放置 6F 双 J 管(图 2-4-4-20),建议用双开口的双 J 管,内置软头导丝引导。确认位置后,打开先前夹闭的导尿管。

(9) 吻合口前壁间断缝合(图 2-4-4-21),检查

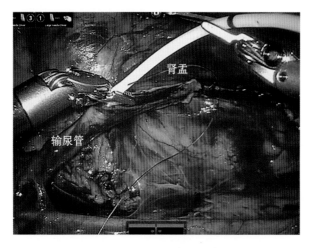

图 2-4-4-20　经吻合口留置双 J 管

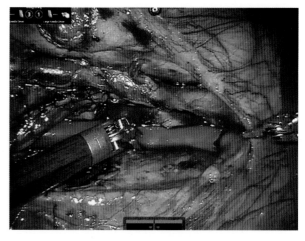

图 2-4-4-23　留置引流管

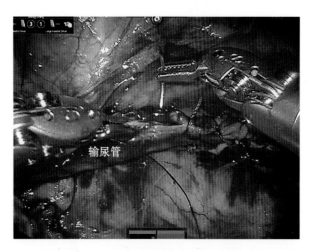

图 2-4-4-21　间断缝合吻合口前壁

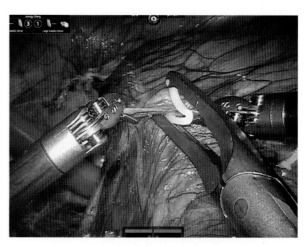

图 2-4-4-24　关闭侧腹膜

吻合口（图 2-4-4-22）。

（10）吻合口旁留置引流管（图 2-4-4-23），用 Hem-o-Lok 关闭侧腹膜（图 2-4-4-24），此为可选步骤。

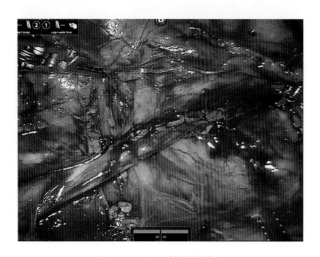

图 2-4-4-22　检查吻合口

三、术后处理

常规使用抗生素预防感染。保持引流管引流通畅。腹腔引流管留置 3~4 天，一般在无明显引流液体 2 天后拔出。导尿管一般保留 1 周。双 J 管留置 6~8 周后经膀胱镜取出。

四、注意事项

1. 肾盂和输尿管的游离。肾盂要游离的比较充分，可以减轻吻合口的张力，上段输尿管的游离要尽可能少，尽量减少机器人操作器械对输尿管直接的钳夹，保护好输尿管血供。

2. 肾盂裁剪完成和输尿管劈开后，不要急于离断输尿管，在吻合肾盂瓣和输尿管瓣后壁时，要去除的肾盂组织可以作为钳夹的部位，这样避免对输尿管的直接刺激，减少对血运的影响。

3. 吻合口后壁和多余肾盂瓣的缝合我们推

荐连续缝合,减少尿瘘的风险,吻合口前壁仍以间断缝合为宜。

4. 双 J 管尽量在术中顺行放置,术前留置双 J 管可能造成肾盂输尿管连接部及上段输尿管周围的水肿和炎症反应。这种炎症反应会造成组织脆弱,也增加术后吻合口瘘的风险。另外术前留置双 J 管,肾盂处于空虚状态,不利于术中肾盂的识别和游离。

5. 我们常规使用三臂安装无损伤抓钳来辅助暴露,良好的暴露和稳定的牵拉可以使缝合更顺畅。

第五节 机器人输尿管再植术

一、概述

下段输尿管梗阻,如果位置较高,会引起吻合口张力大,影响预后。通常可使用松解对侧膀胱蒂、腰肌悬吊、尽量游离输尿管、肾下降等方式以达到无张力吻合。1960 年,Zimmerman 首次在输尿管再植术中采用了膀胱腰肌悬吊术,Harrow 随后改进了此技术,加入了黏膜下隧道以抗反流。膀胱腰肌悬吊术在恢复尿路连续性方面有极大优势,对侧输尿管损伤的几率很小。与肠代输尿管术相比,尿路感染和电解质紊乱的发生率明显下降。

对开放、腹腔镜还是机器人等术式的选择,取决于患者和设备的情况,更重要的是手术者的经验。由于对腹腔镜和机器人输尿管再植的文献较少,目前还无法确定哪种术式预后更好或并发症更少。机器人手术在提供视野深度和利于缝合方面更有优势。

2003 年 1 月 Olsen 等人在动物模型上首次完成了机器人辅助腹腔镜经膀胱的 Cohen 输尿管再植术。此后于 2003 年 10 月 Yohannes 等人报道了第一例人体的机器人辅助腹腔镜输尿管再植术。Uberoi 在 2007 年第一报道了在机器人辅助腹腔镜输尿管再植术中采用腰肌悬吊技术。Schimpf 等人在 2008 年报道了机器人辅助的 Boari flap 手术。Hemal 等人在 2009 年报道了机器人辅助的巨输尿管再植术。

二、适应证和禁忌证

1. 适应证

(1) 各种原因所致的盆腔以下的输尿管狭窄或闭锁性梗阻(狭窄或梗阻段 <3cm):先天性输尿管下段狭窄,非医源性创伤性狭窄,医源性创伤性狭窄(多由妇产科盆腔手术或内镜手术等引起),炎症性或结核性狭窄。

(2) 输尿管异位开口(移位输尿管引流的肾功能良好时),输尿管阴道瘘,或靠近输尿管膀胱连接部的膀胱阴道瘘和输尿管子宫内膜移位症。

(3) 输尿管囊肿和部分梗阻性巨输尿管患者。

(4) 保守治疗或内镜治疗失败后的输尿管下段结石。

(5) Ⅳ度、Ⅴ度膀胱输尿管反流,肾盂积水严重,输尿管迂曲扩张的小儿患者;青春期后的Ⅰ度、Ⅱ度、Ⅲ度膀胱输尿管反流患者,合并反复发作的泌尿系感染。

2. 禁忌证 输尿管下端肿瘤或膀胱肿瘤引起的输尿管膀胱连接部梗阻为该技术的禁忌证;神经源性膀胱功能障碍和泌尿系感染术前必须给予相应治疗;盆腔化疗等引起的膀胱容量过小也为相对的禁忌证。

三、术前准备

实验室检查包括血尿常规、肝肾功能、电解质、血糖、出凝血功能等,合并感染者需做细菌培养和药物敏感试验。影像学检查包括腹部 B 超、胸部 X 线片,术前行 IVU 或逆行肾盂造影了解狭窄段位置和程度。行腹部或盆腔 CT 或 MRI 排除外压性病变。有盆腔手术史或化疗史的患者,术前膀胱镜检查可了解膀胱容量大小。膀胱输尿管反流患者,术前还可行尿流动力学检查。

术前晚清洁灌肠。预防性使用抗生素。

四、手术步骤

1. 麻醉和体位,气腹的建立,穿刺套管的分布以及机器人操作系统的对接请参见本书第二部分第二章第三节泌尿外科机器人手术入路的建立。

2. 手术过程

(1) 游离输尿管:于髂外动脉搏动处打开侧腹膜,找到跨过髂外动脉的输尿管(图 2-4-5-1),沿输尿管尽可能向下游离直至输尿管膀胱交界部。在有生育要求的女性,需在子宫圆韧带和膀胱侧壁之间打开腹膜(图 2-4-5-2),再沿输尿管游离到近膀胱壁处,充分显露输尿管狭窄处(图 2-4-5-3),靠近膀胱壁处用 Hem-o-Lok 夹闭输尿管后离断(图 2-4-5-4)。

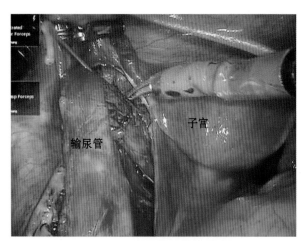

图 2-4-5-1 充分游离输尿管

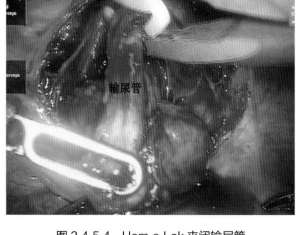

图 2-4-5-4 Hem-o-Lok 夹闭输尿管

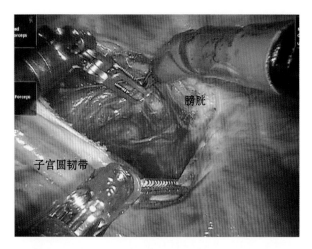

图 2-4-5-2 子宫圆韧带和膀胱侧壁之间打开腹膜

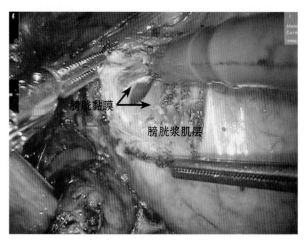

图 2-4-5-5 膀胱侧后壁做约 2cm 开口

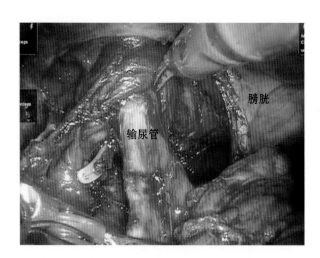

图 2-4-5-3 近膀胱壁显露输尿管狭窄处

（2）切开膀胱壁：术中用 200ml 生理盐水充盈膀胱。于膀胱侧后壁作约 2cm 切口，切开膀胱全层（图 2-4-5-5）。

（3）输尿管膀胱再植（拖入法）：距输尿管末端

1~1.5cm 的 6 点钟位置的浆肌层与膀胱切口六点钟位置的全层用可吸收线缝合固定（图 2-4-5-6），放入双 J 管，然后同法固定 12 点位置（图 2-4-5-7），将输尿管拖入膀胱，调整位置。然后在这两针之间分别加缝 2 针（图 2-4-5-8）。吻合完毕行膀胱注水实验，检查有无渗漏。

（4）膀胱腰肌悬吊（必要时）：充分游离膀胱两侧壁和顶壁，保证膀胱外上角拉直前血管上方无明显张力；在髂血管的外上方，使用 2-0 Vicryl 线或倒刺线将膀胱浆肌层与腰肌肌腱进行 3~5 针的固定（图 2-4-5-9）。然后再按照黏膜下隧道或拖入法行输尿管膀胱再植（图 2-4-5-10）。固定膀胱时注意缝线不要进入膀胱黏膜层，并保护好生殖股神经。在收线时助手可使用肠钳向上牵拉膀胱。注意肌肉缝的不要太多，打结也不必太紧，以免术后出现隐痛，下肢活动受限，组织坏死而造成缝线脱落。

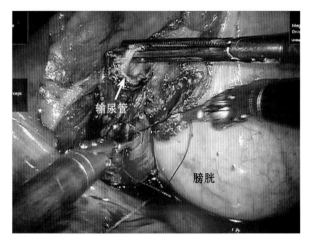

图 2-4-5-6　6 点钟输尿管和膀胱缝合

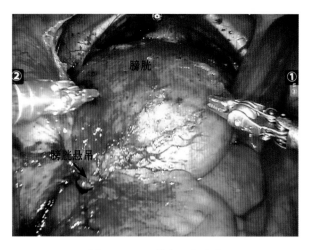

图 2-4-5-9　游离固定膀胱

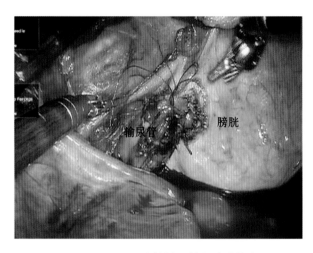

图 2-4-5-7　12 点钟输尿管和膀胱缝合

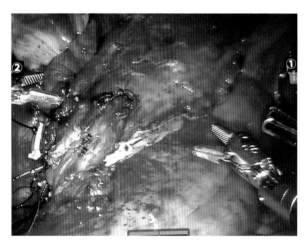

图 2-4-5-10　完成输尿管再植

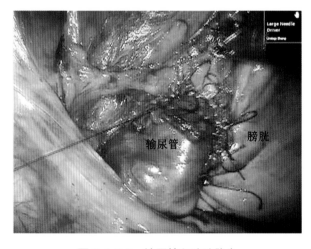

图 2-4-5-8　输尿管和膀胱缝合

五、术后处理

常规使用抗生素。术后 3~4 天拔除引流管，术后 1 周拔除导尿管。术后 4 周左右膀胱镜下拔除双 J 管。术后 3 个月、6 个月复查 B 超和 IVU。

六、并发症及其防治

腹腔镜及机器人输尿管手术后的并发症通常腹部及全身症状较轻，因此及时发现病情变化极为重要。腹部 CT 平扫可在早期发现渗血、肠道损伤、漏尿或尿性囊肿及输尿管梗阻。

1. 支架管移位　支架管移位可引起患者腰部疼痛不适，继而导致肾盂梗阻或漏尿。及时处理支架移位可迅速缓解患者症状。此时可考虑行腹部平片以了解支架管位置。通过基本的腔内操作即可调整支架管位置。通过肾脏超声也可发现肾盂内血块形成或梗阻。

2. 出血　虽然术中大出血是输尿管手术中少见的并发症，但是输尿管与髂血管关系密切，在术中随时应该注意保护，通常不需要将血管鞘打开。手术处理严重腹膜后纤维化引起的输尿管继

261

发性梗阻时应尤为慎重,特别右侧输尿管通常与下腔静脉粘连严重。术中出血通常可以被及时发现和处理,必要时可增加气腹压,改为手助或开放手术。

3. 漏尿　如术中吻合距离较长,术后短期出现少量漏尿较为常见,在此情况下进行术野充分引流,保持尿管通畅,漏尿通常在5天内逐渐减少。

术后怀疑出现漏尿时,首先须确定尿管、术野引流管及双J管的位置及通畅情况。如果引流量持续较大,则需查引流液的肌酐浓度。CT增强扫描可发现漏尿和尿性囊肿,检查引流管位置。如已形成尿性囊肿,则需重新放置引流,保持尿管通畅使尿路保持低压状态。术后早期出现的持续漏尿,有时也需调整引流管位置,使引流管不影响吻合口愈合。拔除尿管的时间应晚于拔除引流管。

漏尿通常与吻合口张力大有关,无张力吻合在整个尿道重建中都至关重要。由于腹腔镜和机器人手术中缺乏力反馈,吻合口的张力大小大部分是通过视觉来判断的。强行吻合会引起术后继发梗阻、漏尿,导致二次手术率增加。

七、技术现状

自2001年Gill等报道腹腔镜经膀胱输尿管再植术(Cohen技术)以来,目前出现了不少改进的腹腔镜下输尿管膀胱再植技术,常用方法包括经膀胱途径再植法(Politano-Leadbetter技术)、输尿管膀胱吻合及黏膜下隧道法(Lich-Gregoir技术)膀胱瓣法(Boari技术)、腹腔镜腰大肌悬吊法(Psoas Hitch技术)等。在输尿管长度足够时,输尿管再植术是一个较为简单、术后并发症较少的机器人辅助手术。但是当吻合口出现张力时,要根据患者的情况和手术者的经验,采用其他措施。腰肌悬吊法(Psoas Hitch技术)是并发症相对较少,优先推荐的一种解决方案。其他详细的术中注意事项及技术现状,参照"腹腔镜输尿管再植"部分。

第六节　机器人下腔静脉瘤栓取除术

一、概述

肾癌伴下腔静脉瘤栓属于肾癌手术中的高难病例,即使选择开放手术,同样面临大出血、血栓

脱落带来的致死性并发症等风险,根治性肾切除联合下腔静脉瘤栓取除术是治疗肾癌伴下腔静脉瘤栓的有效方法,且手术方法的改进使该类手术变得相对安全。但传统的开放性根治性肾切除联合下腔静脉瘤栓取除术切口长,创伤大,恢复慢。随着腹腔镜及机器人技术的成熟发展和该类手术技巧的提高,腹腔镜下根治性肾切除联合下腔静脉瘤栓取除术的报道明显增加。但腹腔镜肾根治性切除联合下腔静脉瘤栓取除术仍是高难度、最具有挑战性的手术之一。

机器人腹腔镜手术具有3D仿真、视野更清晰、7个自由度的机械臂使缝合等精细操作更加简单易行等优势,为拓展该类复杂手术的应用范围提供了技术保障。我们从2013年开始开展该类机器人手术,下面分别详细描述右肾癌伴下腔静脉瘤栓取除术和左肾癌伴下腔静脉瘤栓取除术的技术要点和异同点。

二、适应证与禁忌证

1. 适应证

(1) Mayo Clinic下腔静脉瘤栓分级方法中的Ⅰ级瘤栓(瘤栓侵入下腔静脉内,顶端距肾静脉开口处≤2cm)。

(2) Ⅱ级瘤栓(瘤栓位于肝静脉水平以下的下腔静脉内,瘤栓顶端距肾静脉开口处>2cm)。

2. 禁忌证

(1) 心肺等脏器功能障碍,难以耐受手术者。

(2) 有明显出血倾向而且难以纠正者。

(3) Ⅲ级瘤栓目前尚为机器人手术的相对禁忌证。

机器人体外循环下处理Ⅲ级瘤栓是未来探索的方向。

三、围术期处理

一般术前准备:同经腹途径机器人手术,包括备皮、禁食水、胃肠道准备及预防性使用抗生素等。

特殊术前准备:

1. 低分子肝素抗凝(可选)　降低肺栓塞的风险。

2. 术前患肾动脉栓塞(推荐)　术前栓塞有助于减少术中渗血,有助于腔静脉、肾静脉的暴露和癌栓取出。

3. 临时下腔静脉滤器(不推荐)　导致对侧肾

静脉及肝静脉血栓形成的风险;术中影响手术暴露。

4. 术前复查下腔静脉彩超(Ⅱ～Ⅳ级瘤栓推荐)明确待术期间,癌栓有无进展。

四、手术步骤

(一)麻醉和体位

气管插管全身麻醉。术前留置胃管和导尿管。采取左侧60°~70°侧卧位,升高腰桥,双侧手臂软垫固定可靠。麻醉中除了常规的呼吸、心电监测外,均需行颈内静脉及桡动脉穿刺监测中心静脉压及桡动脉压,建立多条输液通道以利于及时用药和输液。右肾癌伴下腔静脉瘤栓患者,此体位即可完成下腔静脉瘤栓取除术和右肾根治性切除术。左肾癌伴下腔静脉瘤栓患者,此体位完成下腔静脉瘤栓取除术后,转换成右侧60°~70°侧卧位,再行机器人辅助腹腔镜左肾根治性切除术。

(二)右肾癌伴下腔静脉瘤栓取除术

1. 麻醉和体位,气腹的建立,穿刺套管的分布以及机器人操作系统的对接请参见本书第二部分第二章第三节泌尿外科机器人手术入路的建立。稍有不同的是辅助孔较多,如图2-4-6-1所示,于腹正中线上的剑突下、第1机械臂孔与镜头孔之间、镜头孔与第3机械臂孔之间分别置入一个12mm一次性套管(共3个辅助套管),用于撑开肝脏和置入吸引器、结扎夹、直线切割器等辅助器械使用。1号臂放置单极弯剪,2号臂放置双极Maryland钳,3号臂放置Prograsp抓钳。然后在镜头直视下将各器械置入腹腔。在手术操作过程中根据需要2、3号臂的器械可以对调(图2-4-6-2)。

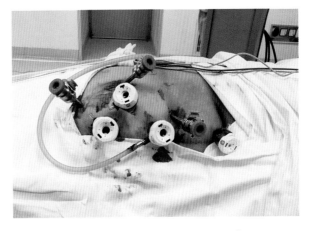

图2-4-6-2　套管位置(手术实景)

2. 显露下腔静脉、左肾静脉和右肾静脉。切开肝结肠韧带及肝肾韧带和肝脏的镰状韧带(图2-4-6-3,图2-4-6-4),用带自锁装置的持针器钳夹侧腹壁,向上牵开肝脏(图2-4-6-5),充分暴露右侧肾区。切开侧腹膜,使升结肠向内侧下垂,进入

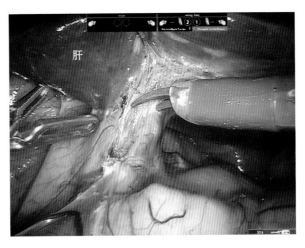

图2-4-6-3　切开肝结肠韧带

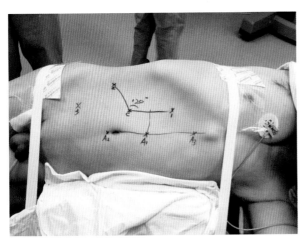

图2-4-6-1　手术体位和套管分布

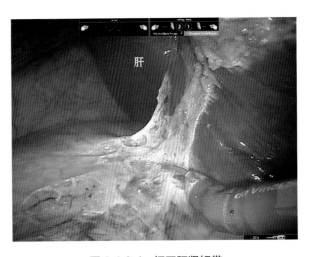

图2-4-6-4　切开肝肾韧带

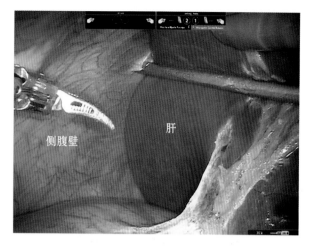

图 2-4-6-5 向上牵开肝脏

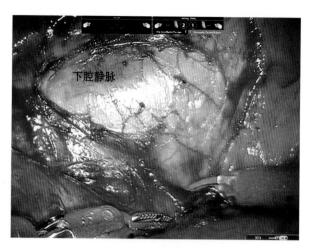

图 2-4-6-8 显露下腔静脉

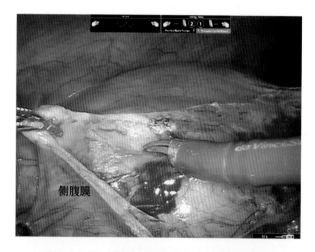

图 2-4-6-6 切开侧腹膜,进入右侧腹膜后肾区

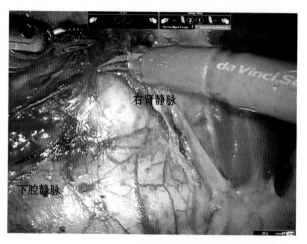

图 2-4-6-9 显露右肾静脉

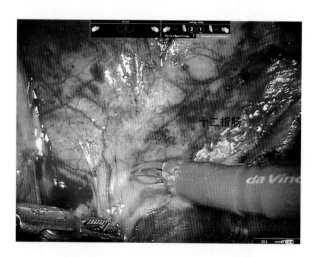

图 2-4-6-7 向内分离和牵开十二指肠

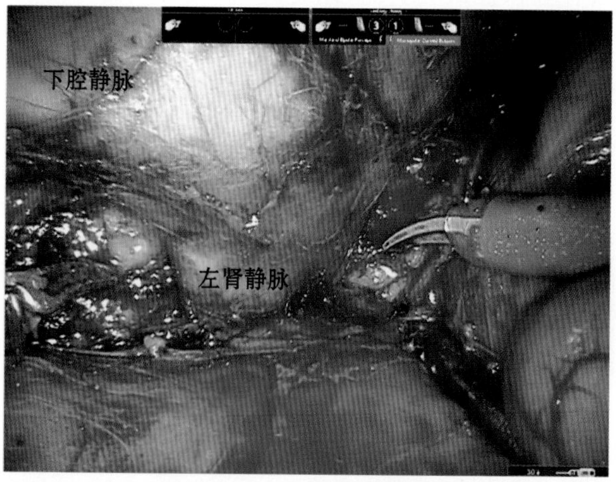

图 2-4-6-10 显露左肾静脉

右侧腹膜后(图 2-4-6-6)。打开肾周筋膜前层,向内分离和牵开十二指肠(图 2-4-6-7),显露下腔静脉(图 2-4-6-8)。打开下腔静脉血管鞘,进一步游离出右肾静脉(图 2-4-6-9)和左肾静脉(图 2-4-6-10)。

3. 充分游离瘤栓所在部位的下腔静脉、左肾静脉及部分腰静脉。先游离下腔静脉的腹侧,Ⅱ级瘤栓病例需游离结扎离断肝短静脉(图 2-4-6-11),甚至右侧肾上腺中央静脉,以保证橡皮血管束带能安全地在瘤栓的上下端阻断下腔静脉。接着充分游离左肾静脉(图2-4-6-12)。然后再游离下腔静脉的背侧,并游离和离断所属腰静脉(图2-4-6-13)。充分显露下腔静脉、左肾静脉和右肾静脉(图2-4-6-14)。

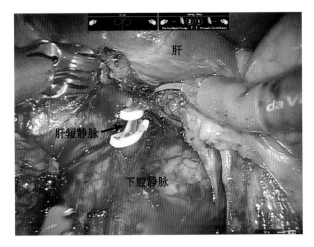

图 2-4-6-11　游离和离断肝短静脉

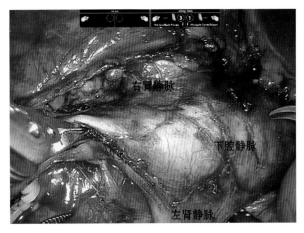

图 2-4-6-14　充分显露下腔静脉、左肾静脉和右肾静脉

4. 依次阻断下腔静脉远心端、左肾静脉和下腔静脉近心端。首先在下腔静脉远心端、左肾静脉和下腔静脉近心端分别留置橡皮血管束带(图2-4-6-15到图2-4-6-17),橡皮血管束带需双重绕过血管。然后收紧橡皮血管束带,依次阻断下腔静脉远心端、左肾静脉和下腔静脉近心端(图2-4-6-18)。

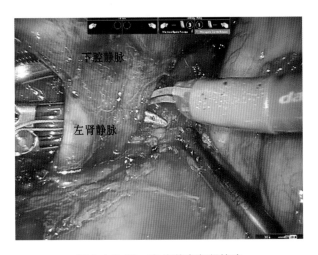

图 2-4-6-12　充分游离左肾静脉

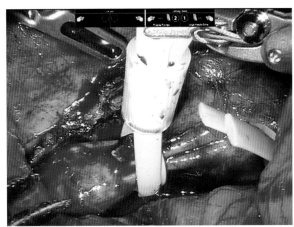

图 2-4-6-15　下腔静脉远心端留置橡皮血管束带

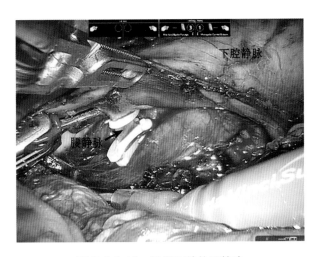

图 2-4-6-13　显露和结扎腰静脉

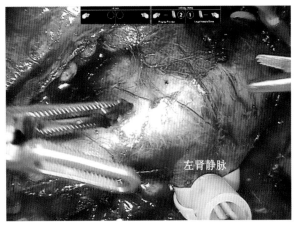

图 2-4-6-16　左肾静脉留置橡皮血管束带

265

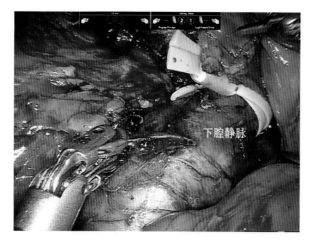

图 2-4-6-17　下腔静脉的近心端留置橡皮血管束带

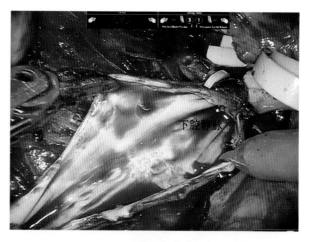

图 2-4-6-20　完整切除瘤栓和部分下腔静脉壁

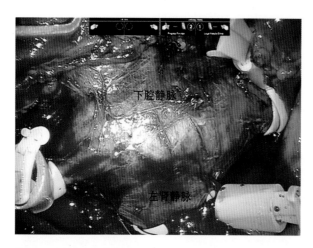

图 2-4-6-18　依次阻断下腔静脉远心端、左肾静脉和下腔静脉近心端

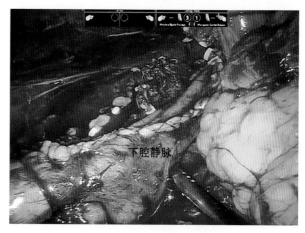

图 2-4-6-21　缝合下腔静脉

　　5. 切开下腔静脉,完整取出瘤栓(图 2-4-6-19,图 2-4-6-20),5-0 血管缝线连续缝合下腔静脉(图 2-4-6-21)。注意:完全缝合下腔静脉前,肝素生理盐水冲洗下腔静脉管腔,避免血块残留和附壁血栓的形成。

　　6. 依次松开下腔静脉近心端、左肾静脉和下腔静脉远心端的阻断。检查血管有无渗血。

　　7. 行右肾根治性切除术。上述体位下,游离出右肾动脉后,Hem-o-Lok 夹闭后离断(图 2-4-6-22),用标本袋将瘤栓包裹在肾脏上,避免瘤栓腹腔内种植。按肾癌根治术的方法完整游离右肾及肾上腺。

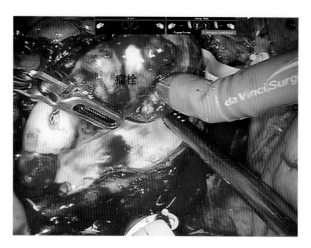

图 2-4-6-19　游离切除瘤栓

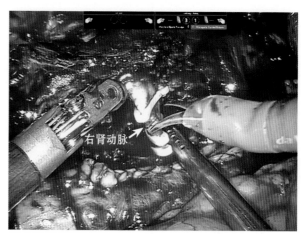

图 2-4-6-22　Hem-o-Lok 结扎右肾动脉后离断

值得说明的是,推荐在术前 1~2 小时先行右肾动脉栓塞术。未行肾动脉栓塞,可在主动脉和下腔静脉之间游离右肾动脉,用 Hem-o-Lok 将其结扎,然后再游离和阻断下腔静脉、左肾静脉和右肾静脉。

8. 最后将瘤栓及肾脏一并置入标本袋,并经延长的皮肤切口取出。也可使用直线切割器离断右肾静脉,取除瘤栓,并置入标本袋。再切除右肾,将下腔静脉瘤栓和肾脏分别取出。

9. 检查无活动出血后,留置引流管,缝合各个皮肤切口。

(三) 左肾癌伴下腔静脉瘤栓取除术

1. 套管及机械臂安放。左肾癌伴下腔静脉瘤栓取除术前 1~2 小时,须先行左肾动脉栓塞术。体位及套管放置与右肾癌下腔静脉瘤栓取除术相同。

2. 显露下腔静脉。切开肝结肠韧带及肝肾韧带(图 2-4-6-23),向上牵开肝脏(图 2-4-6-24)。切开侧腹膜,下至髂窝,上至结肠肝曲,使升结肠向腹部中线下垂(图 2-4-6-25)。打开肾周筋膜(图 2-4-6-26),显露下腔静脉并将十二指肠球部向内向下分开(图 2-4-6-27)。

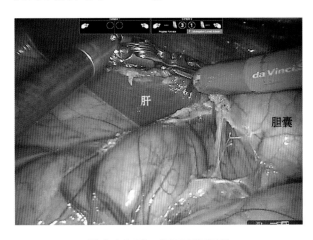

图 2-4-6-23　切开肝肾韧带

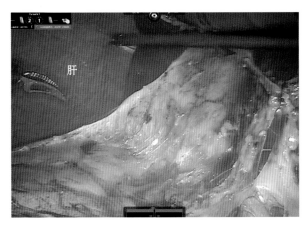

图 2-4-6-24　向头侧牵起肝脏

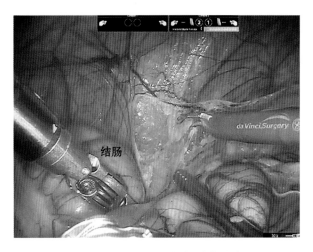

图 2-4-6-25　打开侧腹膜,游离升结肠

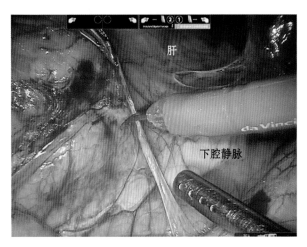

图 2-4-6-26　切开肾周筋膜

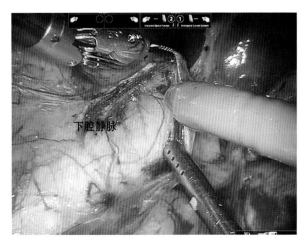

图 2-4-6-27　显露下腔静脉

3. 游离右肾静脉和左肾静脉。沿下腔静脉游离出右肾静脉(图 2-4-6-28),游离出左肾静脉(图 2-4-6-29),用 45mm 的血管用直线切割吻合器靠近下腔静脉左侧缘将左肾静脉离断(图 2-4-6-30,图 2-4-6-31)。

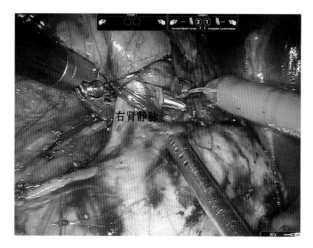

图 2-4-6-28　游离右肾静脉

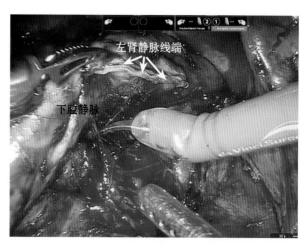

图 2-4-6-31　左肾静脉已被离断

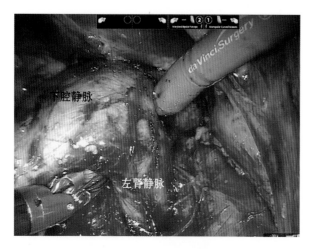

图 2-4-6-29　游离左肾静脉

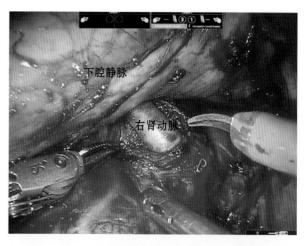

图 2-4-6-32　下腔静脉的左侧,游离出右肾动脉

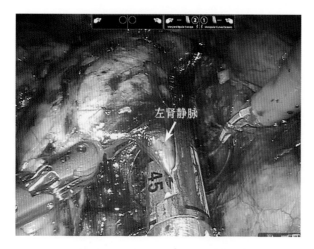

图 2-4-6-30　直线切割器准备离断左肾静脉

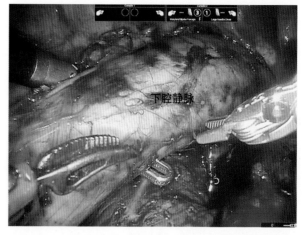

图 2-4-6-33　充分游离瘤栓所在部位下腔静脉的远心端

4. 游离右肾动脉和瘤栓所在部位下腔静脉的近心端和远心端。在下腔静脉和腹主动脉之间,游离出右肾动脉(图 2-4-6-32)。充分游离瘤栓所在部位下腔静脉的远心端(图 2-4-6-33),并留置橡皮血管束带但暂不收紧(图 2-4-6-34);同法游离瘤栓所在部位下腔静脉的近心端并留置橡皮血管束带(图 2-4-6-35)。游离下腔静脉的腹侧时,Ⅱ级瘤栓病例常需游离并离断肝短静脉,甚至右侧肾上腺中央静脉,以保证能在安全部位留置橡皮血管束带(图 2-4-6-36);游离下腔静脉背侧时,常需游

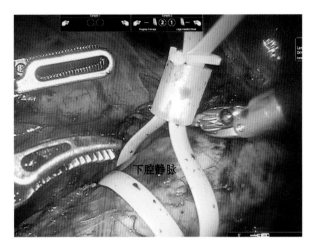

图 2-4-6-34　留置橡皮血管束带

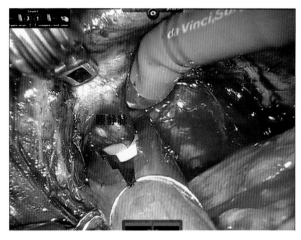

图 2-4-6-37　离断腰静脉

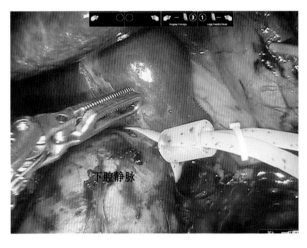

图 2-4-6-35　在瘤栓所在部位下腔静脉的近心端留置橡皮血管束带

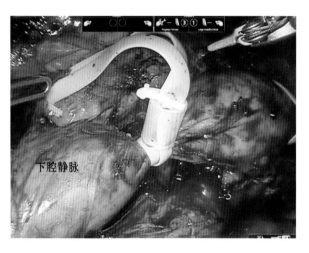

图 2-4-6-38　收紧橡皮血管束带阻断下腔静脉的远心端

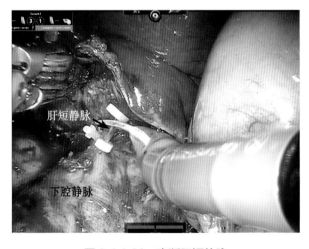

图 2-4-6-36　离断肝短静脉

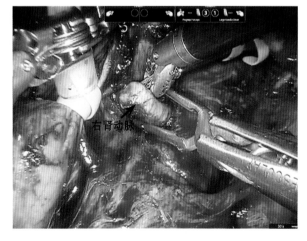

图 2-4-6-39　"Bulldog"血管夹阻断右肾动脉

离和离断腰静脉等属支（图 2-4-6-37）。

5. 依次阻断下腔静脉远心端、右肾动脉、右肾静脉和下腔静脉近心端。收紧橡皮血管束带并用 Hem-o-Lok 固定，阻断下腔静脉远心端

（图 2-4-6-38），"Bulldog"无损伤血管阻断夹阻断右肾动脉（图 2-4-6-39），"Bulldog"无损伤血管阻断夹阻断右肾静脉（图 2-4-6-40），收紧橡皮血管束带阻断下腔静脉近心端（图 2-4-6-41）。

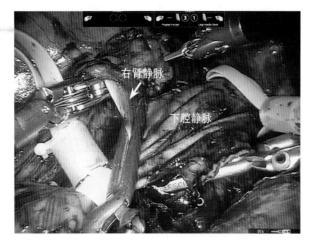

图 2-4-6-40 "Bulldog"血管夹阻断右肾静脉

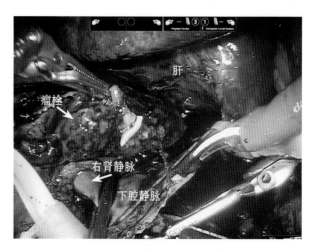

图 2-4-6-43 完整切除下腔静脉瘤栓后

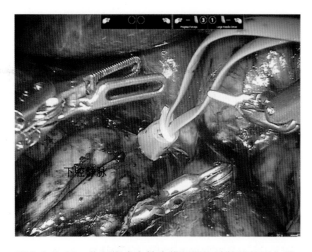

图 2-4-6-41 收紧橡皮血管束带阻断下腔静脉的近心端

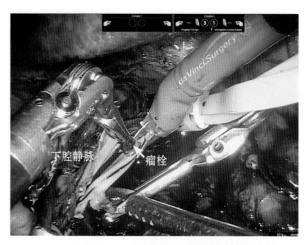

图 2-4-6-44 切除散在侵犯静脉壁的瘤栓

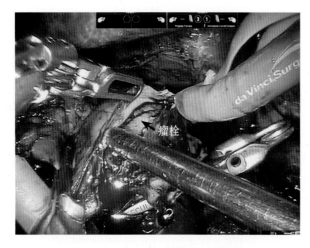

图 2-4-6-42 切开下腔静脉,显露瘤栓

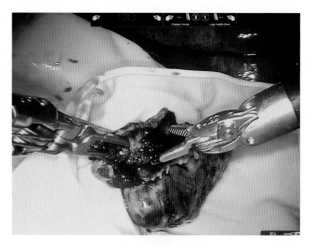

图 2-4-6-45 将瘤栓装入标本袋

6. 切开下腔静脉,完整取出瘤栓。切除瘤栓时,注意要把汇入下腔静脉处的左肾静脉壁(直线切割器封闭残端)一并切除(图 2-4-6-42,图 2-4-6-43)。有些瘤栓局部侵犯下腔静脉壁,可以连同部分静脉壁一起切除(图 2-4-6-44)。

7. 将瘤栓装入标本袋(图 2-4-6-45)。袋口用 Hem-o-Lok 封闭,避免瘤栓腹腔种植。

8. 缝合下腔静脉。5-0 血管缝线连续缝合下腔静脉(图 2-4-6-46),完全缝合下腔静脉前,肝素生理盐水冲洗下腔静脉管腔,避免血块残留及附壁血栓形成。

9. 依次松开下腔静脉近心端、右肾静脉、右肾动脉和下腔静脉远心端的阻断。检查血管无渗漏血后,剪掉阻断下腔静脉的橡皮血管束带,并取出体外(图 2-4-6-47 到图 2-4-6-50)。

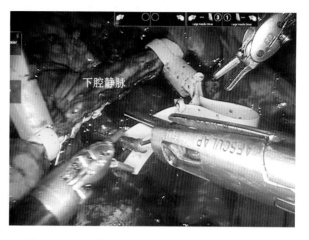

图 2-4-6-49　松开阻断右肾动脉的 Bulldog 血管夹

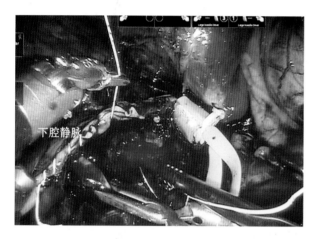

图 2-4-6-46　连续缝合下腔静脉

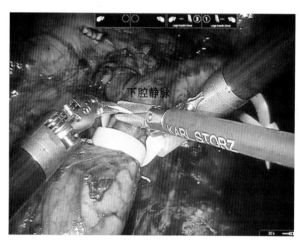

图 2-4-6-50　松开下腔静脉远心端的橡皮血管束带

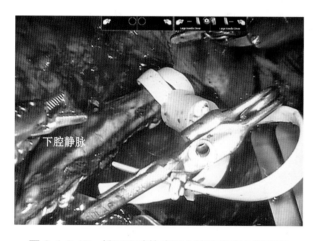

图 2-4-6-47　松开下腔静脉近心端的橡皮血管束带

10. 缝合完毕恢复血流的下腔静脉外观(图 2-4-6-51),降低气腹压力,检查缝合处无出血。留置引流管,缝合各皮肤切口。

11. 转换体位,行机器人左肾根治性切除术。转换成右侧 60°~70° 侧卧位,升高腰桥。重新按

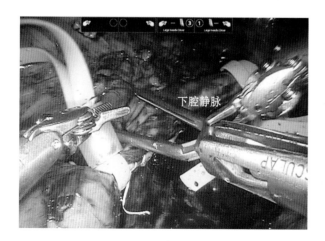

图 2-4-6-48　松开阻断右肾静脉的 Bulldog 血管夹

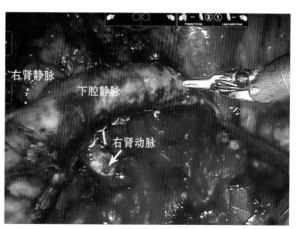

图 2-4-6-51　缝合完毕恢复血流的下腔静脉外观

机器人左肾根治性切除术放置套管和连接机械臂。游离出左肾动脉后，Hem-o-Lok 离断左肾动脉，再进一步游离左肾静脉，直至看到离断封闭的静脉残端。按肾癌根治术的方法完整游离左肾及肾上腺。

五、并发症及其防治

1. 瘤栓脱离　较少见，一旦发生，可致肺栓塞或心肌梗死，为致命性并发症。

2. 血管损伤及出血　该手术要使血管骨骼化，操作中容易损伤血管。多见于下腔静脉和肾静脉的游离过程中，特别是下腔静脉属支，如腰静脉的分离和结扎过程中（图 2-4-6-52）。在辨认清楚解剖标志的前提下，小心分离，常能避免并发症的发生。一旦出血，可置入纱布条压迫止血，并升高气腹压力，再次暴露出血点后，采用末端带 Hem-o-Lok 夹的可吸收线连续缝合，修复血管壁破损（图 2-4-6-53）以止血。另外，出血可见于使用橡皮条环绕下腔静脉的上端或下端时，该部位的下腔静脉壁上带有 Hem-o-Lok 夹（多为结扎腰静脉等属支时使用），被橡皮血管束带扯脱落所致（图 2-4-6-54）。若橡皮条通过的下腔静脉壁上带有 Hem-o-Lok 夹，且结扎不牢靠时，可预防性地再次缝合该部位（图 2-4-6-55）。如无娴熟的机器人腹腔镜下缝合技术或出血严重难以腔镜下控制，则应当机立断中转开放手术。

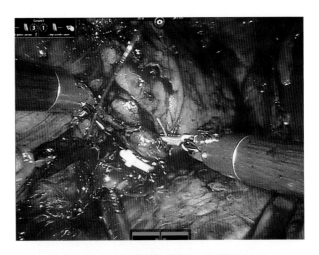

图 2-4-6-53　连续缝合修补下腔静脉破损处

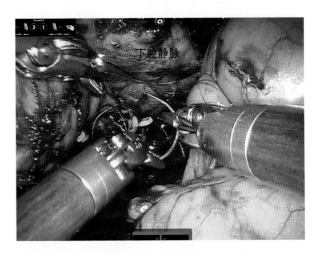

图 2-4-6-54　橡皮血管束带撕脱部分下腔静脉壁，该处带有 Hem-o-Lok 夹

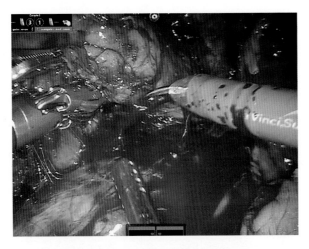

图 2-4-6-52　下腔静脉的属支撕裂出血

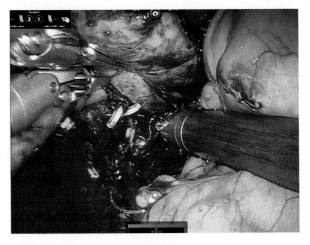

图 2-4-6-55　预防性缝合，避免出血

3. 脏器损伤　较少见，包括肝脏、肾脏、脾脏、胰腺和肠道损伤。熟悉解剖、术中小心分离是最好的预防办法。如若发生损伤，应按照相关脏器损伤的处理原则进行处理。

4. 切口感染　若术后切口感染，按感染性伤口及时换药，必要时放置引流条，充分引流渗出液，保持伤口清洁干燥。若出现发热，则及时使用敏感性抗生素。发生皮下急性蜂窝织炎时，可增加红外线照射等物理治疗。

5. 腹膜炎　少见。多见于原有腹腔内感染病变的患者,术后引流不畅,具备血肿形成会加重感染。使用抗生素的同时,需充分引流,必要时行腹腔内灌洗。

6. 肺炎　多见于有肺部基础疾病的患者。此类患者术前评估中应重视肺功能和血气分析的检查,并和麻醉医师及时沟通。术中应严密监测气道压、动脉血气和血流动力学的变化,并尽量缩短手术时间。术后教会患者正确咳痰和翻身叩背的方法,鼓励早期下床活动。一旦发生肺部感染,及时请呼吸科会诊,并按相关原则治疗,避免感染的延迟不愈和呼吸衰竭的发生。

7. 其他并发症　如术后肾功能不全、淋巴漏和下肢深静脉血栓等。

六、技术现状

2002 年 Fergany 首次报道了肾癌伴下腔静脉瘤栓的腹腔镜动物模型。同年,Sundaram 报道了采用沙丁钳和手助腹腔镜的方式切除较短下腔静脉瘤栓的方法。该方法不全在腔镜下完成,适应证窄,可重复性差。2006 年,Romero 报道了首例完全腔镜下的下腔静脉瘤栓取出术,但取出的 Ⅱ 级瘤栓仍较短,仅长 3cm,采用沙丁钳钳夹包括瘤栓在内的部分腔静脉壁完成手术,下腔静脉没有被环形游离和阻断。近年报道的完全腔镜下的腔静脉瘤栓取出术,选择的病例多为 Ⅰ 级或短的 Ⅱ 级腔静脉瘤栓,术中采用腔镜下沙丁钳将瘤栓推回患肾静脉,或钳夹包括瘤栓在内的部分腔静脉壁完成手术,并未阻断下腔静脉。Ⅱ 级或 Ⅲ 级腔静脉瘤栓多是通过手助腹腔镜或腹腔镜辅助开放瘤栓取除术来完成的,当然也有完全腔镜下完成的个案报道。对于 Ⅱ 级腔静脉瘤栓,右侧患者可以选择经腹腔途径或经腹膜后途径完成腹腔镜手术,但左侧患者一般只能选择经腹腔途径完成腹腔镜手术。

Abaza 于 2011 年首次报道了机器人辅助腹腔镜肾根治性切除加腔静脉瘤栓取除术。但 Abaza 报道的 5 例中,只有 2 例在机器人下环形游离和阻断了下腔静脉。目前文献中只有 9 例机器人辅助腹腔镜腔静脉癌栓取除术的报道,还没有作者详细描述左侧肾癌伴 Ⅱ 级下腔静脉瘤栓机器人手术的详细步骤,及左侧肾癌伴下腔静脉瘤栓和右肾癌伴下腔静脉瘤栓机器人手术的区别。本章节

内容对我们使用的技术进行了详细的描述,供大家参考。就目前而言,该类手术仍处于探索阶段,真正普及还有一定的难度,考虑到其特有的优势,机器人下腔静脉瘤栓取除术将是未来发展的主要方向。

参 考 文 献

1. Klingler DW, Hemstreet GP, Balaji KC. Feasibility of robotic radical nephrectomy-initial results of single-institution pilot study. Urology, 2005, 65: 1086-1089

2. Rogers C, Laungani R, Krane LS, et al. Robotic nephrectomy for the treatment of benign and malignant disease. BJU Int, 2008, 102: 1660-1665

3. 孙博,董隽,祖强,等. 单中心机器人辅助腹腔镜根治性肾切除术 52 例临床分析. 微创泌尿外科杂志, 2014, 3 (6): 321-324

4. Dogra PN, Abrol N, Singh P, et al. Outcomes following robotic radical nephrectomy: A single-center experience. UrolInt, 2012, 89: 78-82

5. Clayman RV, Kavoussi LR, Soper NJ, et al. Laparoscopic nephrectomy. N Engl J Med, 1991, 324: 1370-1371

6. Kates M, Ball MW, Patel HD, et al. The financial impact of robotic technology for partial and radical nephrectomy. J Endourol, 2015 Mar, 29 (3): 317-322. doi: 10.1089/end.2014.0559. Epub 2014 Oct 10

7. Asimakopoulos AD, Miano R, Annino F, et al. Robotic radical nephrectomy for renal cell carcinoma: a systematic review. BMC Urol, 2014 Sep 18; 14: 75. doi: 10.1186/1471-2490-14-75

8. Jain S, Gautam G. Robotics in urologic oncology. J Minim Access Surg, 2015 Jan-Mar; 11 (1): 40-4. doi: 10.4103/0972-9941.147687

9. Khene ZE, Peyronnet B, Mathieu R, et al. Analysis of the impact of adherent perirenal fat on peri-operative outcomes of robotic partial nephrectomy. World J Urol, 2015 Feb 11. [Epub ahead of print]

10. Kaul S, Menon M. Robotics in laparoscopic urology. Minim Invasive Ther Allied Technol, 2005, 14: 62-70

11. Murphy D, Challacombe B, Olsburgh J, et al. Ablative and reconstructive robotic-assisted laparoscopic renal surgery. Int J ClinPract, 2008, 62: 1703-1708

12. Nazemi T, Galich A, Sterrett S, et al. Radical nephrectomy performed by open, laparoscopy with or without hand-assistance or robotic methods by the same surgeon produces comparable perioperative results. Int Braz J Urol, 2006, 32: 15-22

13. Ball MW, Gorin MA, Jayram G, et al. Robot-assisted radical nephrectomy with inferior vena cava tumor thrombectomy: technique and initial outcomes. Can J Urol, 2015 Feb, 22 (1): 7666-7670

14. 张旭．泌尿外科腹腔镜手术学．北京：人民卫生出版社，2008

15. 黄健，李逊．微创泌尿外科学．武汉：湖北科学技术出版社，2005

16. 马潞林．泌尿外科微创手术学．北京：人民卫生出版社，2013

17. Gettman MT，Blute ML，Chow GK，et al．Robotic-assisted laparoscopic partial nephrectomy：technique and initial clinical experience with DaVinci robotic system.Urology，2004 Nov，64（5）：914-918

18. Hillyer SP，Bhayani SB，Allaf ME，et al． Robotic partial nephrectomy for solitary kidney：a multi-institutional analysis.Urology，2013 Jan，81（1）：93-97

19. Gong Y，Du C，Josephson DY，et al．Four-arm robotic partial nephrectomy for complex renal cell carcinoma．World J Urol，2010 Feb，28（1）：111-115

20. Craig G. Rogers，Amar Singh，Adam M，et al． Robotic partial nephrectomy for complex renal tumors：surgical technique．Eur Urol，2008，Mar53（3）：514-521

21. Landman J，Rehman J，Sundaram CP，et al．Renal hypothermia achieved by retrograde intracavitary saline perfusion［J］．Journal of Endourology，2002，16（7）：445-449

22. Gill IS，Abreu SC，Desai MM，et al．Laparoscopic ice slush renal hypothermia for partial nephrectomy：The initial experience．Journal of Urology，2003，170（1）：52-56

23. Janetschek G，Abdelmaksoud A，Bagheri F，et al．Laparoscopic partial nephrectomy in cold ischemia：Renal artery perfusion．Journal of Urology，2004，171（1）：68-71

24. Rogers CG，Ghani KR，Kumar RK，et al．Robotic partial nephrectomy with cold ischemia and on-clamp tumor extraction：Recapitulating the open approach．Eur Urol，2013，63（3）：573-578

25. Benway BM，Bhayani SB．Surgical outcomes of robot-assisted partial nephrectomy.BJU Int，2011 Sep，108（6 Pt 2）：955-961

26. Borghesi M，Brunocilla E，Schiavina R，et al．Robotic partial nephrectomy：a promising treatment option for T1b and complex renal tumors？Eur J Surg Oncol，2013 Oct，39（10）：1167

27. White MA，Haber GP，Autorino R，et al．Outcomes of robotic partial nephrectomy for renal masses with nephrometry score of≥7.Urology，2011 Apr，77（4）：809-813

28. Simone G，Gill IS，Mottrie A，et al．Indications，Techniques，Outcomes，and Limitations for Minimally Ischemic and Off-clamp PartialNephrectomy：A Systematic Review of the Literature.Eur Urol，2015 Apr 25

29. Petros FG，Angell JE，Abaza R．Outcomes of Robotic Nephrectomy Including Highest-complexity Cases：Largest Series to Date and Literature Review.Urology，2015 Apr，16（15）00214-9

30. Gorin MA，Ball MW，Pierorazio PM，et al．Outcomes and predictors of clinical T1 to pathological T3a tumor up-staging after robotic partialnephrectomy：a multi-institutional analysis．J Urol，2013 Nov，190（5）：1907-1911

31. Komninos C，Shin TY，Tuliao P，et al．Robotic partial nephrectomy for completely endophytic renal tumors：complications and functional and oncologic outcomes during a 4-year median period of follow-up．Urology，2014 Dec，84（6）：1367-1373

32. Levey AS，Danovitch G，Hou S．Living donor kidney transplantation in the United States-looking back，looking forward．Am J Kidney Dis，2011，58（3）：343-348

33. Horgan S，Vanuno D，Benedetti E．Early experience with robotically assisted laparoscopic donor nephrectomy．Surg Laparosc Endosc Percutan Tech，2002，12（1）：64-70

34. Ronney Abaza．Robotic Renal Surgery：Benign and Cancer Surgery for the Kidneys and Ureters．Springer-Verlag New York Inc，2013

35. Lechevallier E．Laparoscopic living-donor nephrectomy：is it really better？Eur Urol，2010，58（4）：510-511

36. 王伟，岳华．影响长期血液透析患者预后的相关因素研究进展．医学综述，2014，20（20）：3743-3745

37. Iype S，David S，Hilliard S，et al．When one becomes more：minimum renal artery length in laparoscopic live donor nephrectomy．Clin Transplant，2015 May 12．doi：10.1111/ctr.12560

38. Kerbl DC，McDougall EM，Clayman RV，et al．A history and evolution of laparoscopic nephrectomy：perspectives from the past and future directions in the surgical management of renal tumors．J Urol，2011，185（3）：1150-1154

39. Fonouni H，Mehrabi A，Golriz M，et al．Comparison of the laparoscopic versus open live donor nephrectomy：an overview of surgical complications and outcome．Langenbecks Arch Surg，2014 Jun，399（5）：543-551

40. Tong A，Ralph A，Chapman JR，et al．Public attitudes and beliefs about living kidney donation：focus group study．Transplantation，2014 May 27，97（10）：977-985

41. Lafranca JA，Hagen SM，Dols LF，et al．Systematic review and meta-analysis of the relation between body mass index and short-term donor outcome of laparoscopic donor nephrectomy．Kidney Int，2013 May，83（5）：931-939

42. Wilson CH1，Sanni A，Rix DA，et al．Laparoscopic versus open nephrectomy for live kidney donors．Cochrane Database Syst Rev，2011 Nov，9（11）：CD006124

43. Smith AD．Smith's textbook of endourology．3rd ed．Chichester：Wiley，2012

44. 张旭．泌尿外科腹腔镜手术学．北京：人民卫生出版社，2013

45. 黄健，孙颖浩．泌尿外科微创技术标准化教程．武汉：华中科技大学出版社，2012

46. 张旭，王保军，马鑫，等．机器人辅助腹腔镜下根治性

肾切除联合下腔静脉瘤栓取除术的临床研究. 中华泌尿外科杂志,2015,36:321-324

47. Pouliot F,Shuch B,LaRochelle JC,et al. Contemporary management of renal tumors with venous tumor thrombus. J Urol,2010,184:833-841

48. 韩志坚,殷长军,孟小鑫,等. 改良肝松解技术处理肾癌肝内下腔静脉瘤栓的临床研究[J]. 中华泌尿外科杂志,2012,33:492-494

49. 郑韶先,贺宗理. 晚期肾癌侵入腔静脉1例报告并文献复习. 临床泌尿外科杂志,1988,3:217

50. Fergany AF,Gill IS,Schweizer DK,et,al. Laparoscopic radical nephrectomy with level Ⅱ vena caval thrombectomy:survival porcine study. J Urol,2002,168:2629-2631

51. Sundaram CP,Rehman J,Landman J,et al. Hand assisted laparoscopic radical nephrectomy for renal cell carcinoma with inferior vena caval thrombus. J Urol,2002,168:176-179

52. Romero FR,Muntener M,Bagga HS,et al. Pure laparoscopic radical nephrectomy with level Ⅱ vena caval thrombectomy. Urology,2006,68:1112-1114

53. Martin GL,Castle EP,Martin AD,et al. Outcomes of laparoscopic radical nephrectomy in the setting of vena caval and renal vein thrombus:Seven-year experience. J Endourol,2008,22:1681-1685

54. Wang W,Xu J,Adams TS,et al. Pure retroperitoneal laparoscopic radical nephrectomy for left renal cell carcinoma with differential extensions of level I renal vein tumor thrombus. J Endourol,2014,28:312-317

55. Wang W,Wang L,Xu J,et al. Pure Retroperitoneal Laparoscopic Radical Nephrectomy for Right Renal Masses with Renal Vein and Inferior Vena Cava Thrombus. J Endourol,2014,28:819-824

56. Xu B,Zhao Q,Jin J,et al. Laparoscopic Versus Open Surgery for Renal Masses with Infrahepatic Tumor Thrombus:The Largest Series of Retroperitoneal Experience from China. J Endourol,2014,28:201-207

57. Kovac JR,Luke PP. Hand-assisted laparoscopic radical nephrectomy in the treatment of a renal cell carcinoma with a level Ⅱ vena cava thrombus. Int Braz J Urol,2010,36:327-331

58. Hoang AN,Vaporcyian AA,Matin SF. Laparoscopy-assisted radical nephrectomy with inferior vena caval thrombectomy for level Ⅱ to Ⅲ tumor thrombus:A single-institution experience and review of the literature. J Endourol,2010,24:1005-1112

59. Wang M,Ping H,Niu Y,et al. Pure Conventional Laparoscopic Radical Nephrectomy with Level Ⅱ Vena Cava Tumor Thrombectomy. Int Braz J Urol,2014,40:266-273

60. Abaza R. Initial Series of Robotic Radical Nephrectomy with Vena Caval Tumor Thrombectomy. Eur Urol,2011,59:652-656

61. Lee JY,Mucksavage P. Robotic radical nephrectomy with vena caval tumor thrombectomy:Experience of novice robotic surgeons. Korean J Urol,2012,53:879-882

62. 顾良友,马鑫,张旭,等. 肾癌伴下腔静脉瘤栓患者的治疗效果及预后分析. 中华泌尿外科杂志,2014,35:87-90

63. Sun Y,de Castro Abreu AL,Gill IS. Robotic inferior vena cava thrombus surgery:novel strategies. Curr Opin Urol,2014,24:140-147

第五章　机器人前列腺和精囊手术

第一节　机器人根治性前列腺切除术

一、概述

由于前列腺位于盆腔深处,LRP 在泌尿外科微创手术界一直是公认的最难的手术之一。2000年 da Vinci 机器人系统被美国 FDA 批准使用,同年 Binder 和 Kramer 首次报道了机器人辅助腹腔镜下前列腺切除术(robotic-assisted laparoscopic prostatectomy,RALP)。应用机器人手术系统,使一些高难度的手术操作变得比较简单,因而 RALP 成为目前全球范围应用最多的机器人手术。机器人技术经过十余年的发展,在前列腺癌高发的美国及欧洲大部分国家,RALP 正在取代 LRP 和 RRP 成为治疗局限性前列腺癌的金标准;大量文献报道认为,相比 LRP 和 RRP,RALP 能达到相同的治疗效果,术中出血更少,而且在术后控尿功能和勃起功能的恢复方面更有优势。

2007 年中国人民解放军总医院购入中国大陆第一台 da Vinci 机器人,同年完成了国内第一例 RALP;截至 2015 年 6 月底,已完成 RALP 500余台,是国内单中心完成 RALP 最多的单位。

二、前列腺的解剖

在前列腺的前部,盆内筋膜脏层沿前列腺侧前表面向前内走行,逐渐与前列腺筋膜前部相融合,前列腺筋膜、耻骨联合和两侧盆内筋膜壁层(即为肛提肌筋膜)围成耻骨后间隙,间隙内填充脂肪组织(图 2-5-1-1)。在前列腺的两侧,其筋膜

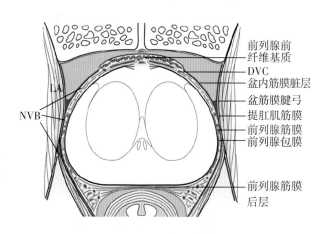

图 2-5-1-1　前列腺的筋膜示意图

由内向外依次为前列腺包膜、前列腺筋膜和盆内筋膜壁层,前列腺包膜和前列腺筋膜间存在丰富的前列腺静脉丛;前列腺包膜、静脉丛和前列腺筋膜三者在前列腺两侧相互融合形成前列腺纤维鞘,纤维鞘内侧缘与前列腺连接紧密,外侧缘与盆内筋膜壁层连接疏松。在前列腺的后外侧,Denonvilliers 筋膜由内向前外侧紧贴前列腺包膜走行并相互融合,直肠固有筋膜由内向后外侧走行,由前列腺包膜、直肠固有筋膜与盆内筋膜壁层三者构成神经血管束三角。

三、适应证和禁忌证

参见第一部分第六章第二节腹腔镜根治性前列腺切除术。

对术前有性功能、T1 或 T2 期、PSA≤10ng/ml 及 Gleason 评分≤7 的患者术中可采用筋膜间技术或筋膜内技术保留双侧神经血管束。筋膜间技术是最常采用的保留勃起神经的技术。其中临床分期为 cT1-cT2a 期以及 12 点前列腺穿刺活检≤3

点阳性的患者,可选择行筋膜内保留神经的前列腺癌根治术。对于不需要保留神经血管束的患者,可采用筋膜外技术(图2-5-1-2)。

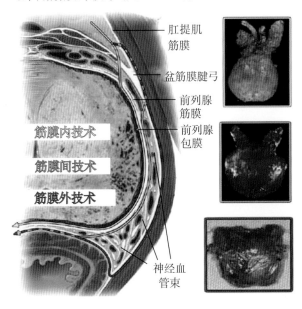

图2-5-1-2　筋膜内、筋膜间和筋膜外切除示意图

四、手术步骤

机器人根治性前列腺切除术可经腹腔途径和经腹膜外途径进行,现有的研究证明两者的效果是相似的,下面重点介绍最常用的经腹腔途径机器人根治性前列腺切除术。

1. 麻醉和体位,气腹的建立,穿刺套管的分布以及机器人操作系统的对接请参见本书第二部分第二章第三节泌尿外科机器人手术入路的建立。

2. 手术过程

(1) 进入耻骨后间隙,显露前列腺:使用0°腹腔镜观察,远离膀胱顶部,高位切开脐正中韧带处的腹膜,离断脐正中韧带(图2-5-1-3),离断两侧的

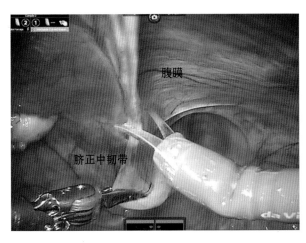

图2-5-1-3　高位切开脐正中韧带处的腹膜

旁正中韧带,沿腹壁和腹膜之间的白色疏松组织进入耻骨后间隙。腹膜切口向两侧扩大,延伸至腹股沟内环口处输精管的水平(图2-5-1-4)。前列腺表面附着较多的脂肪结缔组织(图2-5-1-5),用三臂的抓钳将膀胱向头侧牵拉保持一定张力,将前列腺表面的脂肪结缔组织锐性剔除,清晰显露耻骨前列腺韧带、盆内筋膜和前列腺(图2-5-1-6)。

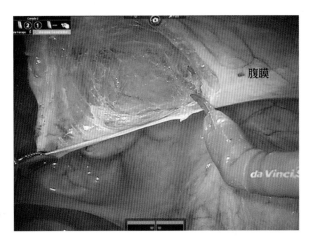

图2-5-1-4　腹膜切口向两侧延伸

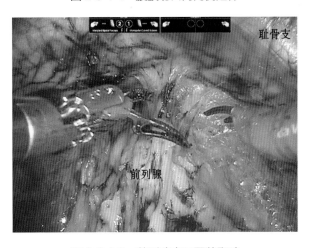

图2-5-1-5　前列腺表面覆盖脂肪

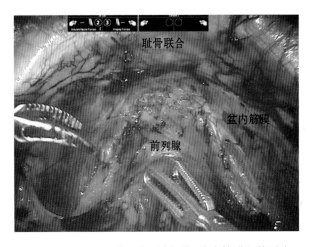

图2-5-1-6　显露耻骨前列腺韧带、盆内筋膜和前列腺

前列腺耻骨韧带之间的脂肪组织中有 DVC 的浅支走形,在去除脂肪时注意提前双极电凝封闭血管。

(2)控制背深静脉复合体:用三臂抓钳将前列腺腺体推向左侧,保持右侧盆内筋膜一定的张力,在盆内筋膜弓状韧带的外侧,靠近腺体的底部切开盆内筋膜,推开外侧的肛提肌(图 2-5-1-7),并向

腺体尖部方向扩展。靠近耻骨离断耻骨前列腺韧带(图 2-5-1-8)。同法处理左侧。充分显露前列腺尖部、尿道括约肌和背深静脉复合体(图 2-5-1-9)。用 2-0 号 Vicryl 缝线"8"字缝扎背深静脉复合体(图 2-5-1-10,图 2-5-1-11)。有时在盆内筋膜表面可见副阴部动脉走行,保护该动脉有助于保留术后的勃起功能(图 2-5-1-12)。

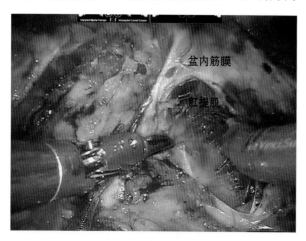

图 2-5-1-7　切开盆内筋膜,推开肛提肌

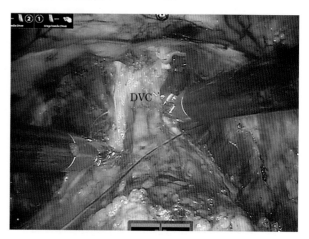

图 2-5-1-10　缝合背深静脉复合体

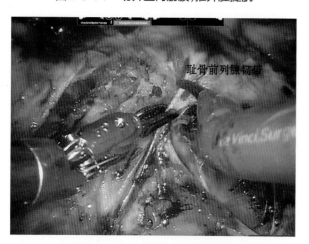

图 2-5-1-8　离断耻骨前列腺韧带

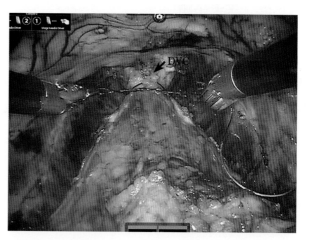

图 2-5-1-11　结扎背深静脉复合体

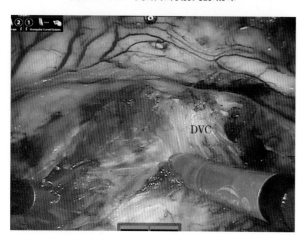

图 2-5-1-9　显露背深静脉复合体和尿道括约肌

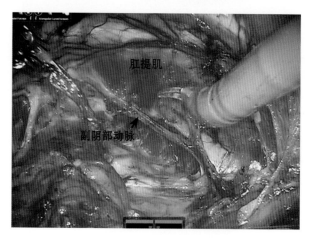

图 2-5-1-12　保留副阴部动脉

（3）分离膀胱颈：用3臂的抓钳向头侧牵拉膀胱，助手可轻轻牵拉尿管通过气囊的活动来判断膀胱颈的位置，术者使用机器人的两个操作臂相互碰触从而显露前列腺的轮廓也有助于术者判断前列腺膀胱连接部（图2-5-1-13）。用单极电剪刀由浅入深分离前列腺膀胱连接部（图2-5-1-14和

图2-5-1-15)，切开尿道前壁(图2-5-1-16)，继续离断尿道后壁(图2-5-1-17)。用三臂抓钳将导尿管上提，体外牵拉固定尿管，使腺体上提有助于后壁的分离(图2-5-1-18)。如有增生的前列腺中叶影响后壁的分离，可用3臂抓钳直接向上提起前列腺中叶来帮助显露，有助于确认膀胱颈后壁和三

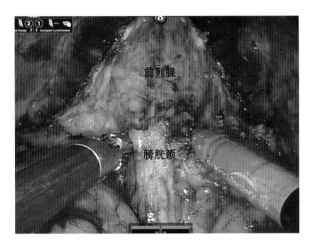

图 2-5-1-13 辨别前列腺膀胱颈连接部

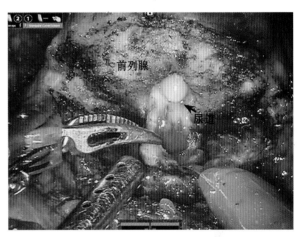

图 2-5-1-16 切开尿道前壁

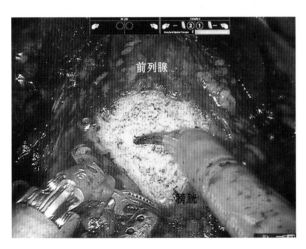

图 2-5-1-14 切开前列腺膀胱连接部

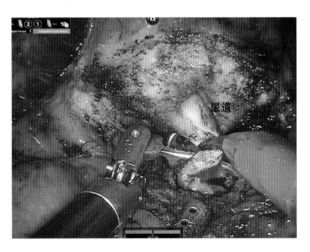

图 2-5-1-17 离断尿道后壁

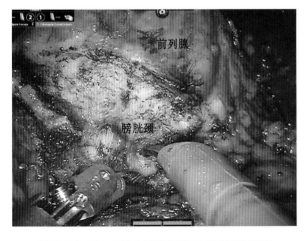

图 2-5-1-15 由浅入深分离前列腺膀胱连接部

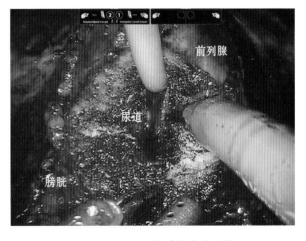

图 2-5-1-18 上提腺体有助显露

角区的位置。

（4）分离输精管和精囊：垂直向下切开膀胱后壁（图2-5-1-19），显露位于其下方的输精管和精囊腺（图2-5-1-20）。三臂抓钳抓起部分输精管，电凝与输精管伴行的小动脉后离断，游离离断输精管（图2-5-1-21）。用三臂抓钳抓住提起输精管断端，分离精囊，注意精囊角处的精囊动脉，可予以电凝后离断（图2-5-1-22）。

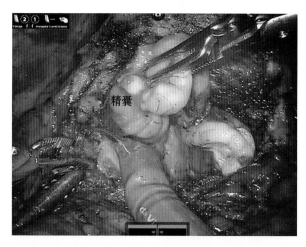

图2-5-1-22 分离精囊（左）

（5）分离前列腺的背面：筋膜间技术是最常用的保留勃起神经的技术。其在前列腺背面的分离层面在前列腺与Denonvilliers筋膜之间，两侧的分离层面在前列腺筋膜与盆侧筋膜之间。锐性切开Denonvilliers筋膜，显露直肠周围脂肪（图2-5-1-23）。虽然术前的穿刺活检可能会引起一些粘连以及肿瘤可能有所侵犯，在这一层面内的分离通常会很容易进行。采用钝性和锐性分离相结合，一直分离到前列腺尖部（见图2-5-1-24），仔细避免对尖部和两侧NVB的过度分离。直肠紧邻分离平面的背面，应避免过度的电灼。

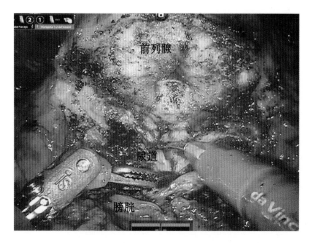

图2-5-1-19 切开膀胱颈后壁

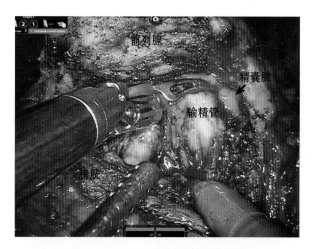

图2-5-1-20 显露输精管和精囊腺

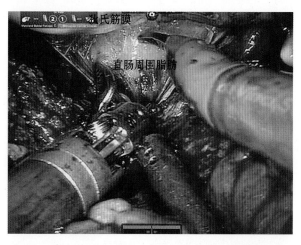

图2-5-1-23 切开Denonvilliers筋膜，显露直肠周围脂肪

筋膜内技术：不切开Denonvilliers筋膜，前列腺背面的分离层面在Denonvilliers筋膜与前列腺之间，两侧的分离层面在前列腺筋膜内（图2-5-1-25，图2-5-1-26），沿着前列腺包膜向前列腺尖部钝

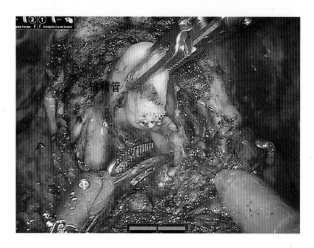

图2-5-1-21 离断输精管（右）

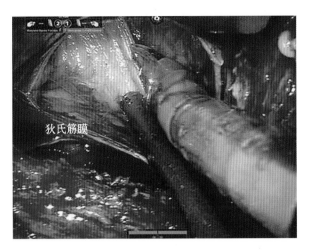

图 2-5-1-24 沿前列腺背面向尖部分离

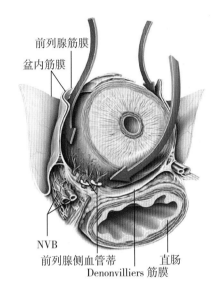

图 2-5-1-25 筋膜内技术分离层面示意图

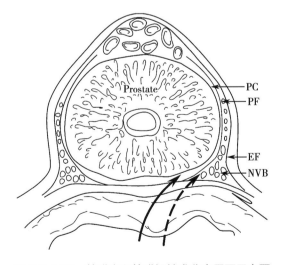

图 2-5-1-26 筋膜内和筋膜间技术分离层面示意图
（EF：盆内筋膜；NVB：神经血管束；PC：前列腺包膜；PF：前列腺筋膜；实线表示筋膜内手术时在前列腺包膜和前列腺筋膜之间分离的方向；虚线表示筋膜间手术时在前列腺筋膜与盆内筋膜之间分离的方向）

性分离，这种方法分离的前列腺的表面没有筋膜覆盖。

筋膜外技术：前列腺背面的分离在 Denonvilliers 筋膜后方的直肠周围脂肪内进行，两侧的切除范围包括盆侧筋膜并延伸到肛提肌筋膜。

（6）处理前列腺蒂并保留 NVB：在 NVB 的分离过程中，应该限制甚至避免使用热处理，这一观点已被广泛接受。同时，对于牵拉损伤，神经也十分脆弱和敏感；所以在盆腔内显露前列腺时应仔细避免过度牵拉。处理前列腺蒂时，电刀或双击电灼有传导热能损伤附近的神经组织的风险，最常用的方式是使用 Hem-o-Lok 夹处理前列腺蒂。

筋膜间技术采用 Hem-o-Lok 夹闭后切断前列腺蒂并分离 NVB（图 2-5-1-27 至图 2-5-1-29）。切断前列腺蒂之后，在 NVB 和前列腺之间残存的侧后方的组织可以用剪刀锐性切开，不需要电灼处理。在分离的过程中会有些出血，但通常很少需要缝合处理。

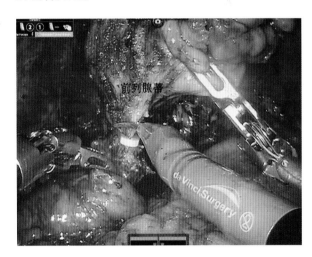

图 2-5-1-27 Hem-o-Lok 夹闭后切断前列腺蒂

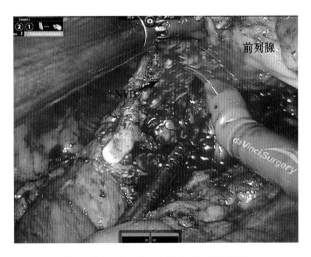

图 2-5-1-28 将 NVB 与前列腺分离

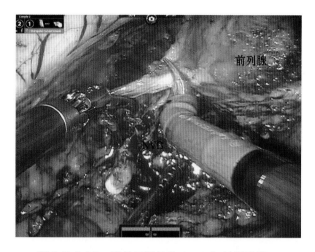

图 2-5-1-29 用剪刀锐性将 NVB 与前列腺剪开

筋膜内技术紧贴前列腺表面自前列腺背面向两侧分离(图 2-5-1-30),在 3 点和 9 点处切开前列腺筋膜(图 2-5-1-31),将神经血管束从前列腺完全游离,其余的手术过程与筋膜间技术相同。

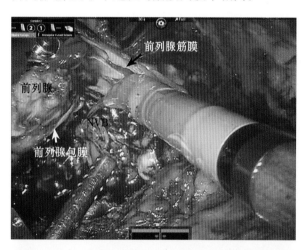

图 2-5-1-30 紧贴前列腺表面自前列腺背面向两侧分离 NVB

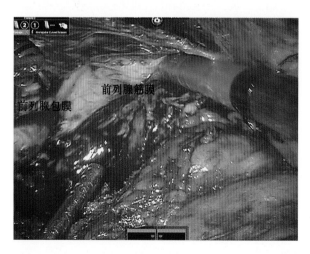

图 2-5-1-31 分离至 3 点及 9 点处,紧贴前列腺表面切开前列腺筋膜

(7) 分离尿道:前列腺仅与前方的尚未离断的背深静脉复合体及尿道相连。用三臂抓钳将腺体向头侧牵拉维持一定张力,在缝扎线的近端逐步切断背深静脉复合体(图 2-5-1-32),可见前列腺尖部和尿道,用剪刀锐性切断尿道(图 2-5-1-33)。移除手术标本,然后仔细检查术野有无出血(图 2-5-1-34,图 2-5-1-35)。将标本装入标本袋或先放置在盆腔,如随后行盆腔淋巴结清扫术,可与淋巴结一同放入标本袋。

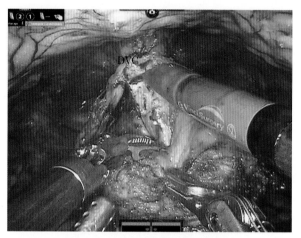

图 2-5-1-32 切断背深静脉复合体

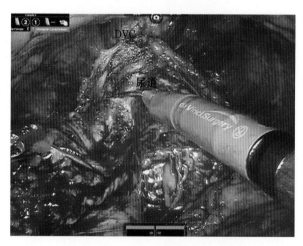

图 2-5-1-33 用剪刀锐性切断尿道

(8) 膀胱颈尿道吻合:观察三角区,仔细避免损伤输尿管口;用 2-0Monocryl(5/8 弧度 UR-6 圆针)吻合尿道与膀胱颈,该针大小比较合适,即使在狭窄的骨盆内旋转也很容易。一般自 3 点钟位置,逆时针连续缝合吻合口后壁,缝合半周后自尿道外口插入一 F18 双腔气囊尿管至膀胱内,继续缝合一周完成吻合(图 2-5-1-36)。由于 Monocryl 缝线的低摩擦特性,缝线可被顺利牵引,该线张力足够强,可以把尿道断端和膀胱颈牵拉在一起。在

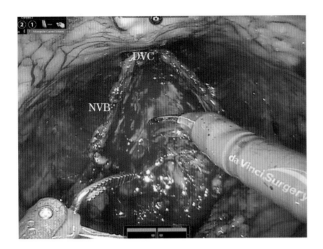

图 2-5-1-34　前列腺切除后盆底形态（筋膜间技术）

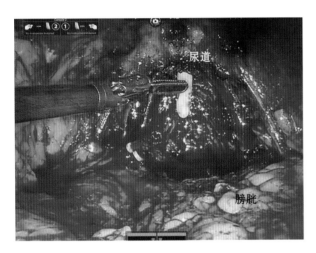

图 2-5-1-35　前列腺切除后盆底形态（筋膜内技术）

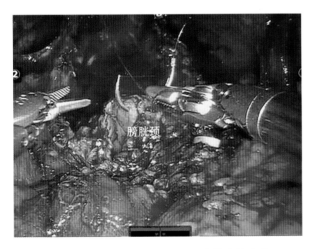

图 2-5-1-36　单针 Monocryl 缝线连续吻合

缝合8点钟位置之前，我们并不立即收紧膀胱颈与尿道之间的缝线；每根缝线共同承担吻合口的张力，这样可以避免膀胱或尿道撕裂。在缝合8点位置之后，我们逐针收紧缝线；采用锁边缝合9点钟位置，这样能以合适的张力固定吻合口后壁。

如果需要重建膀胱颈，可以采用后壁的"网拍样缝合"，侧边缝合或者在吻合完成后进行简单的前壁缝合（图2-5-1-37）。吻合完成后，行膀胱注水试验以明确没有吻合口漏水。

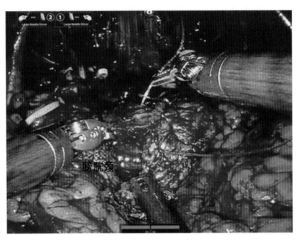

图 2-5-1-37　重建膀胱颈

一些学者倾向于在膀胱颈尿道吻合前连续或间断缝合尿道后方的浆膜层，有助于吻合口的解剖复位和术后控尿功能的恢复（图2-5-1-38）。肌层对肌层的膀胱颈尿道连续缝合是目前最常被采用的缝合方式。一些学者习惯采用倒刺缝线，它能防止组织松开保持组织靠拢。将两根倒刺缝线尾部打结缝合于膀胱颈6点处，两根针分别顺时针和逆时针缝合，在12点处汇合并打结固定（图2-5-1-39）。

（9）盆腔淋巴结清扫术：详见第二部分第七章第一节机器人扩大盆腔淋巴结清扫术。

（10）机器人移除和伤口缝合：通过辅助通道置入引流管，通过腔镜通道置入带有牵引绳的腹腔镜标本袋。拔出其余腹壁通道的穿刺套管，用

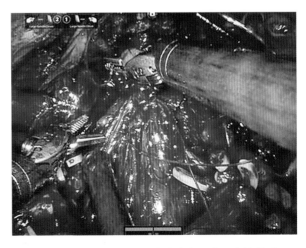

图 2-5-1-38　用倒刺缝线连续缝合尿道后方的浆膜层

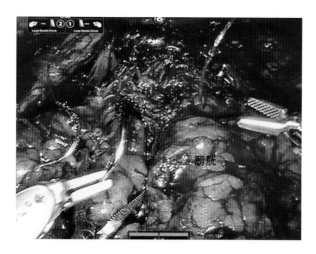

图 2-5-1-39　双针倒刺缝线连续吻合

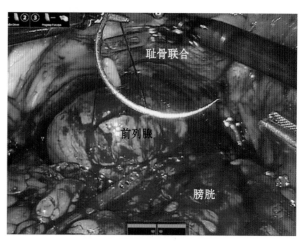

耻骨联合

前列腺

膀胱

图 2-5-1-40　悬吊前列腺中叶

腹腔镜检查前腹壁明确各穿刺孔没有活动出血。关闭气腹机,将机械臂从各套管移除,通过脐部切口取出标本并送病理检查。用可吸收缝线或丝线缝合脐部切口的筋膜以防止切口疝,手术的皮肤切口可以使用丝线或皮下可吸收缝线加以缝合。

五、术后处理、并发症及其防治

参见第一部分第五章腹腔镜根治性前列腺切除术。

六、特殊情况的处理策略

对于一些大腺体(>100g)的前列腺癌,盆腔内手术空间相对较小,前列腺尖部较难显露,腺体翻动及游离较为困难,手术难度因而增加。因为较大的腺体填满了盆腔,对分离和缝扎 DVC 造成困难,可在游离前列腺侧蒂后前列腺活动度相对增加后再加以缝扎。在分离两侧前列腺侧蒂时,较大的腺体造成显露困难,可用缝线将前列腺作"8"字缝合加以牵引和悬吊(图 2-5-1-40),有助于显露术野。较大的前列腺体时膀胱颈往往较宽大,而且腺体多凸向膀胱,在分离膀胱颈时,难以保留较小的膀胱颈口,而且可能损伤输尿管口,术中需仔细观察,必要时可插入输尿管导管以作标记;如膀胱颈口较大,需做"网拍样缝合"或"鱼嘴样缝合"加以重建(图 2-5-1-41,图 2-5-1-42)。

对于单纯中叶偏大的前列腺癌,处理膀胱颈时尽量贴近腺体分离,如膀胱颈口较大也需行重建。

对于经尿道前列腺电切术后的前列腺癌,前列腺周边会有不同程度的组织水肿和粘连,通常根治术与电切术后至少间隔3个月,此时组织粘

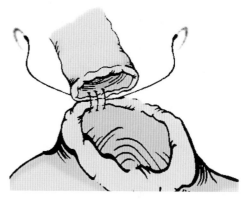

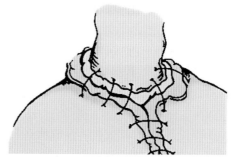

图 2-5-1-41　网拍样膀胱颈重建

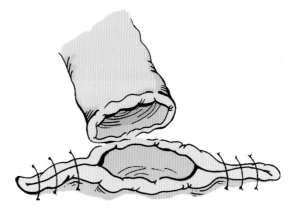

图 2-5-1-42　鱼嘴样膀胱颈重建

连水肿会有所减轻。电切术后膀胱颈与前列腺界限不清，而且分离的膀胱颈口通常偏大，需做重建。电切术后膀胱颈和三角区失去正常结构，分离膀胱颈及行膀胱颈尿道吻合时需注意观察两侧输尿管口以避免损伤。

七、技术现状

在保留性神经方面，当前的主要技术方式有筋膜间技术和筋膜内技术。筋膜间技术需缝扎控制背深静脉复合体，筋膜内技术不需要切开盆内筋膜、不离断耻骨前列腺韧带、不结扎背深静脉复合体。如前所述，筋膜内技术有着更为严格的适应证。2014 版《中国前列腺癌诊断治疗指南》中保留勃起神经的适应证是：对于术前有勃起功能的低危早期前列腺癌患者可尝试行保留神经手术。对于 T2a-T3a 期部分患者中可选择保留单侧神经。保留神经的 LRP 手术后存在局部复发风险，文献报道的切缘阳性率发生率为 5%~24%。最近的一项回顾性分析研究认为，切缘阳性率仅与患者病理分期相关，与保留 NVB 的方式无关。

我们的一项配对比较研究发现，在严格按照适应证的前提下，筋膜内保留神经的腹膜外腹腔镜前列腺癌根治术与筋膜间保留神经的腹膜外腹腔镜前列腺癌根治术比较，控尿功能恢复较快，勃起功能恢复较好，而手术效果、短期肿瘤学结果相似。对于临床分期为 cT1-cT2a、术前勃起功能正常的年轻前列腺癌患者，我们推荐优先使用筋膜内保留神经的前列腺癌根治术。我们认为在手术过程中，如发现一侧前列腺与周围组织粘连明显，有肿瘤突破包膜的风险时，不要强求保留神经血管束；如另一侧前列腺与周围组织界限清晰，可选择保留单侧神经血管束。在严格把握适应证的前提下，对于 T2a-T2c 的患者也可尝试保留双侧神经血管束。

RALP 最常见的是本文介绍的从膀胱前方分离、切除前列腺的"前入路"方法。近来有欧洲学者在尝试"后入路逆行切除"的方法（图 2-5-1-43）。此种方法不打开膀胱前间隙，经膀胱直肠凹陷、在膀胱后方分离、切除前列腺并完成膀胱颈尿道吻合。此方法操作空间较小、技术难度较高。

多项 meta 分析研究认为，RALP 的术中出血量和输血率显著低于 RRP 和 LRP，而手术时间、尿管留置时间、住院时间和并发症发生率等与 RRP 和 LRP 无显著性差异；RALP 的手术切缘阳性率和近期肿瘤控制与 RRP 和 LRP 相似，目前尚

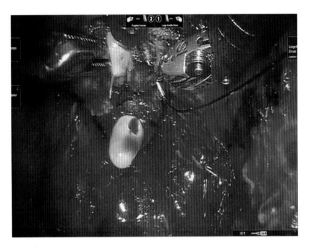

图 2-5-1-43　"后入路逆行切除"机器人根治性前列腺切除术

缺乏充分证据证明 RALP、RRP 与 LRP 在术后生化复发和长期肿瘤控制方面有无差异。

Asimakopoulos 等研究认为，在手术切缘阳性率、控尿功能恢复情况以及手术时间、术中失血量和输血率上，RALP 与 LRP 未见显著差异，但 RALP 在勃起功能恢复的时间和比例上均优于 LRP。Ficarra V 等人通过 meta 分析研究认为，RALP 术后 12 个月控尿功能恢复情况和勃起功能恢复均优于 RRP 和 LRP。

我们的回顾性研究发现，RALP 能达到与 LRP 相似的围术期效果及近期肿瘤控制，术后控尿功能恢复与腹腔镜手术相似，但术后勃起功能恢复优于 LRP。我们认为这要归功于 RALP 与 LRP 相比在保留 NVB 时有着更加精确的操作和更加清晰的视野，RALP 避免了术中对 NVB 的过度牵拉并尽可能多地保留了 NVB，因而术后勃起功能恢复更好。

第二节　机器人精囊肿瘤切除术

一、概述

精囊肿瘤分为原发、转移、软组织及其他三类肿瘤。原发精囊肿瘤十分罕见，报道的病例全世界约 100 多例。几乎所有的病例由 CT、MRI 或超声等数字影像学检查无意中被发现，而且常常首先被诊断为"膀胱旁肿物"。患病人群常常并不是良性前列腺增生症或前列腺癌多发的老龄人群。虽然目前的医学影像学检查手段已经十分先进，但由于全世界精囊肿瘤病例稀少，对此病诊断治疗经验匮乏，因此术前明确诊断仍有困难，临床医

生在术前常将此病冠以"膀胱旁肿物"的诊断。

临床诊断:CT、MRI 等数字影像学检查偶尔发现的"膀胱旁肿物"(图 2-5-2-1 到图 2-5-2-3)。患

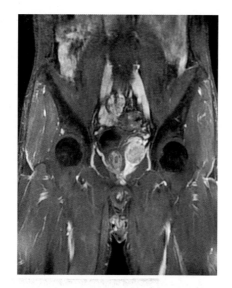

图 2-5-2-1　精囊肿瘤冠状位的 MRI

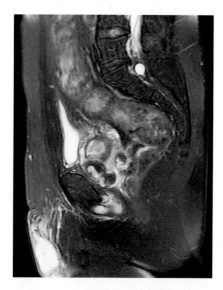

图 2-5-2-2　精囊肿瘤矢状位的 MRI

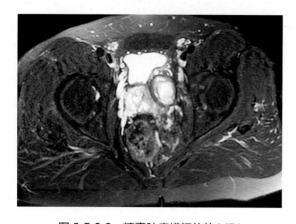

图 2-5-2-3　精囊肿瘤横切位的 MRI

者往往没有任何典型或特异性的症状,即使在一些肿瘤体积非常大的病例。在一些恶性病例中,症状有膀胱出口梗阻、血尿、血精、排尿困难,往往已属晚期病例。

CT、MRI 和经直肠超声有助于判别"膀胱旁肿物"与精囊的联系。即使外科医师反复观察术后切除的实物标本,精囊肿瘤的良恶性也很难区分;而且即使穿刺活检结果为良性的病例,也不能完全排除术后免疫组化的结果为恶性。

精囊的原发良性肿瘤有腺瘤、纤维瘤、平滑肌瘤、精囊囊肿。原发恶性肿瘤最常见的是腺癌,肉瘤、精原细胞瘤、中胚层瘤也可见。腺癌是最常见的精囊原发恶性肿瘤,平均发病年龄 62 岁,主要表现为下尿路梗阻或血精。腺癌按生物学行为分为原位癌、结缔组织非浸润和结缔组织浸润三类。

鉴别诊断:精囊肿瘤需与其他常见膀胱旁肿物的组织来源进行鉴别诊断,如来源于前列腺、直肠、膀胱的肿瘤。前列腺肿瘤血清 PSA 常升高,肠道肿瘤 CEA 常升高。精囊起源胚胎组织的中肾管,血清 CA-125 升高可提示来源于男性中肾管胚层的肿瘤。细胞角蛋白 7 与 CA-125 一样可作为术后病情预后和手术疗效评价的指标。术前穿刺活检、精囊镜检查活检、免疫组化病理有助于膀胱旁肿物组织来源的鉴别。

二、适应证和禁忌证

1. 适应证　由于此病罕见,学术界对此病仍无公认的诊疗指南。肿瘤体积大,患者症状明显的精囊肿瘤适合外科治疗。手术的范围和方式有单纯肿瘤切除术、膀胱前列腺精囊切除术(加尿流改道术)、盆腔淋巴清扫术,清扫的范围取决于肿瘤侵犯的器官与患者年龄。手术的方案应个体化。本节仅论述机器人辅助腹腔镜单纯精囊肿瘤切除术。

2. 禁忌证　精囊肿瘤已浸润邻近器官或恶性肿瘤已发现远处转移,既往有盆腔放疗或前列腺手术史,合并严重的心脑血管疾病。

三、术前准备

术前 2 天口服山梨醇 100ml,并清流饮食。术前 1 天口服硫酸镁等泻药,并清流饮食。术前一天灌肠。静点广谱抗生素。穿戴弹力袜。留置胃管,手术台上放置尿管。

四、手术步骤

1. 麻醉和体位,气腹的建立,穿刺套管的分布以及机器人操作系统的对接请参见本书第二部分第二章第三节泌尿外科机器人手术入路的建立。

2. 手术过程

(1) 若盆底组织粘连严重,手术第一步沿左侧 Toldt 将降结肠、乙状结肠的粘连松解,这样便于膀胱直肠窝的暴露(图 2-5-2-4)。

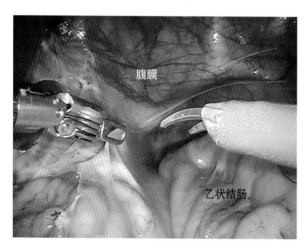

图 2-5-2-4　沿左侧 Toldt 将降结肠、乙状结肠的粘连松解

(2) 使用 3 号臂的专业抓钳将膀胱底部向耻骨方向提起,暴露膀胱直肠窝(图 2-5-2-5)。

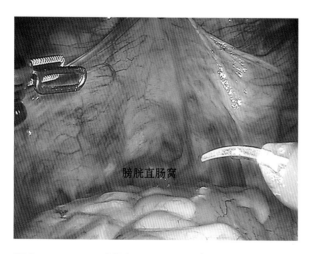

图 2-5-2-5　3 号臂的专业抓钳将膀胱底部向耻骨方向提起,暴露膀胱直肠窝

(3) 沿膀胱直肠窝横向切开腹膜及腹膜外脂肪(与直肠旁脂肪延续),这时可见精囊及表面被覆的菲薄的 Denonvilliers 筋膜(图 2-5-2-6)。

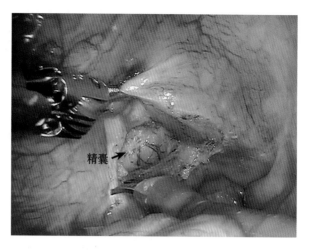

图 2-5-2-6　精囊及表面被覆的菲薄的 Denonvilliers 筋膜

(4) 沿精囊、输精管后表面向前列腺方向游离 Denonvilliers 筋膜(图 2-5-2-7)。

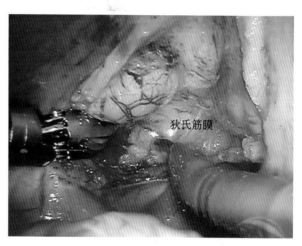

图 2-5-2-7　游离 Denonvilliers 筋膜

(5) 最终在精囊下方横向切开 Denonvilliers 筋膜进入 Denonvilliers 筋膜后间隙(图 2-5-2-8)。

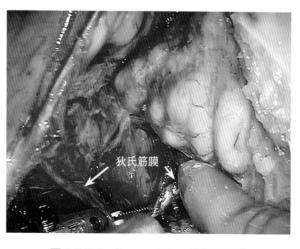

图 2-5-2-8　Denonvilliers 筋膜后间隙

（6）解剖精囊肿瘤的顺序：首先游离肿瘤的下壁（图 2-5-2-9）。

（7）Hem-o-Lok 夹闭位于肿瘤下壁的滋养血管（图 2-5-2-10）。

（8）解剖游离肿瘤外侧壁（图 2-5-2-11）。

（9）解剖游离肿瘤内侧壁（图 2-5-2-12）。

（10）解剖游离肿瘤上壁（图 2-5-2-13）。

（11）解剖游离肿瘤基底（图 2-5-2-14）。

（12）切除的精囊肿瘤（图 2-5-2-15）。

（13）用可吸收线连续缝合腹膜（图 2-5-2-16）。

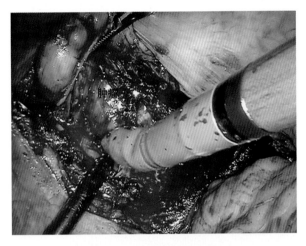

图 2-5-2-9　游离肿瘤的下壁

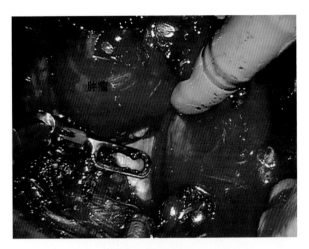

图 2-5-2-12　游离肿瘤内侧壁

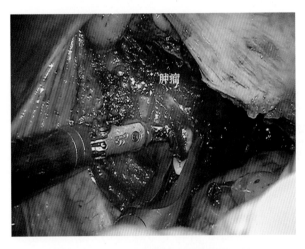

图 2-5-2-10　夹闭肿瘤下壁的滋养血管

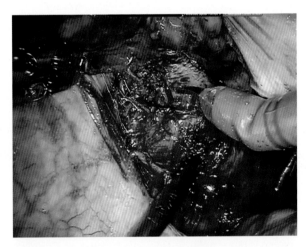

图 2-5-2-13　游离肿瘤上壁

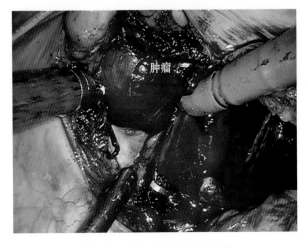

图 2-5-2-11　游离肿瘤外侧壁

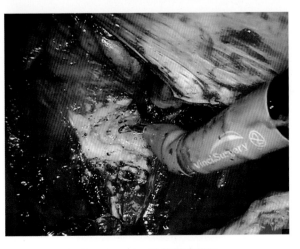

图 2-5-2-14　游离肿瘤基底

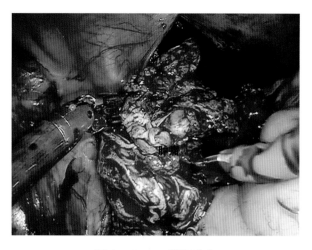

图 2-5-2-15 精囊肿瘤

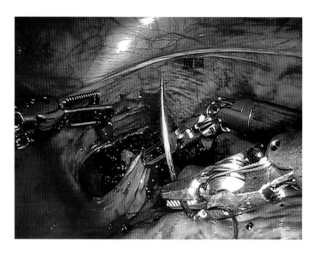

图 2-5-2-16 用可吸收线连续缝合腹膜

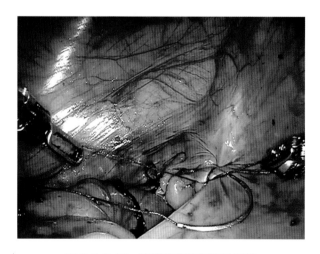

图 2-5-2-17 腹膜的连续性获得恢复

（14）腹膜的连续性获得恢复（图 2-5-2-17）。

五、注意事项

1. 手术的第一步是确认乙状结肠和直肠与周围组织是否有粘连,如有必须充分松解粘连,最

终达到充分暴露道格拉斯窝的目的。

2. 寻找精囊肿瘤的关键是充分理解精囊周围解剖,沿 Denonvilliers 筋膜解剖精囊前列腺与直肠之间的层面。回顾精囊肿瘤的个案报道,手术方式为开放、经腹腹腔镜探查术,未提及机器人辅助腹腔镜精囊切除术。在使用机器人进行精囊前列腺与直肠之间的层面的解剖时,正确使用第三臂的专业抓钳（图 2-5-2-18）,能使解剖简易化。

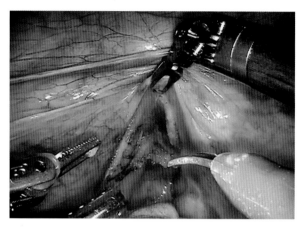

图 2-5-2-18 第三臂的专业抓钳

3. 由于精囊肿瘤位于一个狭小的区域,解剖操作空间小,且肿瘤后方为直肠,因此尽量按以下顺序进行瘤体解剖:下平面（Denonvilliers 筋膜层面）、外侧面、内侧面、上平面、肿瘤基底。以利用肿瘤周围的组织悬挂关系,便于暴露。

六、术后处理

早期下床活动。卧床期间仍穿戴弹力袜。术后第一天拔除胃管。

七、并发症及其防治

由于精囊肿瘤所处的特殊解剖位置,直肠损伤的风险较高。①直肠损伤的预防:术前充分的胃肠道准备是关键,其益处有为一期直肠修补创造条件,手术暴露更好,减少直肠损伤的风险。②直肠损伤的诊断:较严重的直肠全层破损术中直视下可发现,小的破损可通过直肠指检（指套染血为直肠损伤的表现）或直肠充气试验来确定（盆腔注入生理盐水,助手经肛门向直肠插入肛管并用注射器打入空气,观察到直肠周围的生理盐水有气泡溢出为直肠损伤的表现）。③直肠损伤的修补:我们中心常规行一期直肠修补,采用 3-0 可吸收线直肠全层连续缝合直肠破损。术后留置经肛门直

肠肛管至患者排气,禁食水 1 周全静脉内营养。

输尿管末端损伤:由于末端输尿管与精囊、输精管末端解剖上的"亲密关系",精囊肿瘤解剖时,末端输尿管可能损伤。术前详细的影像学分析,针对部分瘤体邻近输尿管末端的病例,预防性的术前在输尿管留置支架管可有效地预防输尿管损伤。若术中发生末端输尿管损伤,输尿管膀胱再植可以在术中一起进行。

膀胱损伤:术中手术台上导尿,排空膀胱,预防瘤体解剖时发生膀胱损伤,手术结束前,通过尿管注入生理盐水充盈膀胱,观察漏尿与否,及时发现膀胱损伤,并及时修补。

精囊损伤:患者表现为术后见肉眼血尿,或性生活后血精,一般情况可以观察,体征逐渐消失。

八、远期效果

按照充分减瘤的原则,标准的原发性恶性精囊肿瘤应行前列腺、精囊、膀胱切除术加盆腔淋巴结清扫术。但由于原发性恶性精囊肿瘤罕见,在手术治疗、辅助治疗上,没有统一的国际共识,个案报道的作者们均强调治疗的个体化,远期效果的评价是缺乏循证基础的。精囊肿瘤患者的症状缺乏特异性,而且一旦出现症状者已属于晚期病例,在所有的个案报道中均强调早期诊断的困难性,因此此病的预后更差。

九、技术现状

与前列腺癌手术的发展紧随盆底解剖的发展相同,文献报道精囊肿瘤的切除均基于对精囊周围解剖的不断认识。加之达芬奇医用机器人的发明,在泌尿外科领域的广泛应用和改进,也使下尿路手术变得容易化。机器人辅助腹腔镜单纯精囊肿瘤切除术采用经腹途径,在横向切开膀胱直肠窝腹膜及腹膜外脂肪后,暴露的组织器官自上而下依次为双侧精囊及其内侧的双侧输精管,此平面向前延续为前列腺背侧。此平面向后为 Denonvilliers 筋膜、直肠周围脂肪(与膀胱周围脂肪、盆底腹膜外脂肪延续)。示意图见图 2-5-2-19。

精囊肿瘤位于一个潜在的圆锥体外科空间内,其上侧壁为膀胱、前列腺背侧平面,外侧壁为膀胱、前列腺侧韧带,后壁为 Denonvilliers 筋膜,底部为膀胱直肠窝腹膜及盆底的腹膜外脂肪。

Denonvilliers 筋膜:前层是膀胱底部腹膜向男性尿生殖膈方向的延续,它覆盖于精囊输精管

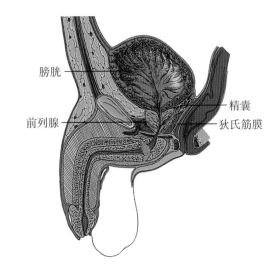

图 2-5-2-19　精囊周围解剖

前列腺背侧表面,构成前列腺包膜的背侧部分。Denonvilliers 筋膜前层与前列腺背侧组织间存在一个潜在的解剖平面。后层是直肠前表面的腹膜向男性尿生殖膈方向的延续,其下方是直肠周围脂肪。Denonvilliers 筋膜前后两层常融合。从两侧精囊尖部连线横向切开 Denonvilliers 筋膜,Denonvilliers 筋膜上方为其与背侧前列腺间的潜在解剖平面,Denonvilliers 筋膜下方为直肠旁脂肪(图 2-5-2-20),此层组织十分疏松,但在病理情况下可发生粘连,在解剖肿瘤时,损伤直肠的风险增加。Denonvilliers 筋膜的前后层相融合,是由多层筋膜融合而成,紧密覆盖精囊、前列腺背侧表面,完整地将 Denonvilliers 筋膜与精囊、前列腺背面游离开十分困难。

如图 2-5-2-21 所示 Denonvilliers 筋膜被横向剪开,其下方的直肠旁脂肪暴露出来。上层被剪开的 Denonvilliers 筋膜与前列腺背侧组织间存在

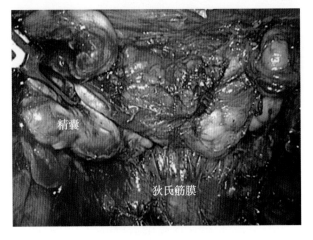

图 2-5-2-20　提起精囊显露 Denonvilliers 筋膜

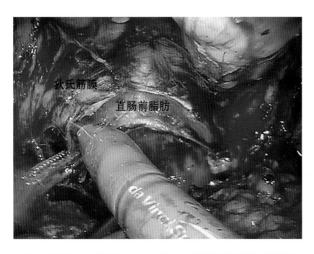

狄氏筋膜
直肠前脂肪

图 2-5-2-21　打开 Denonvilliers 筋膜显露直肠前脂肪

一个潜在的解剖平面。

参 考 文 献

1. Jemal A, Bray F, Center MM, et al. Global cancer statistics［J］. CA Cancer J Clin, 2011, 61(2):69-90

2. Ferlay J, Bray F, Pisani P, et al. GLOBOCAN 2002 Cancer Incidence, Mortality and Prevalence Worldwide. IARC Cancer Base No. 5, version 2.0. IARCPress, Lyon, 2004

3. 赵平, 陈万青, 雷正龙, 等. 前列腺癌. // 赵平, 陈万青. 2009 中国肿瘤登记年报 - 中国肿瘤登记地区 2006 年发病死亡. 北京: 军事医学科学出版社, 2009

4. 赵平, 陈万青, 雷正龙, 等. 前列腺癌. // 赵平, 陈万青. 2010 中国肿瘤登记年报 - 中国肿瘤登记地区 2007 年发病死亡. 北京: 军事医学科学出版社, 2010

5. 赫捷, 赵平, 陈万青, 等. 前列腺癌. // 赫捷, 赵平, 陈万青. 2011 中国肿瘤登记年报 - 中国肿瘤登记地区 2008 年发病死亡. 北京: 军事医学科学出版社, 2011

6. Schuessler WW, Schulam PG, Clayman RV, et al. Laparoscopic radical prostatectomy: initial short-term experience. Urology, 1997, 50(6):854-857

7. Guillonneau B, Vallancien G. Laparoscopic radical prostatectomy: the Montsouris technique. J Urol, 2000, 163(6):1643-1649

8. Abbou CC, Salomon L, Hoznek A, et al. Laparoscopic radical prostatectomy: preliminary results. Urology, 2000, 55(5):630-634

9. Binder J, Kramer W. Robotically-assisted laparoscopic radical prostatectomy. BJU Int, 2001, 87(4):408-410

10. Heidenreich A, Bastian PJ, Bellmunt J, et al. Guidelines on Prostate cancer 2013. European Association of Urology, 2013:45

11. 那彦群, 叶章群, 孙颖浩, 等. 2014 版中国泌尿外科疾病诊断治疗指南. 北京: 人民卫生出版社, 2013

12. Heidenreich A, Bellmunt J, Bolla M, et al. EAU guidelines on prostate cancer. Part 1: screening, diagnosis, and trea-tment of clinically localized disease. Eur Urol, 2011, 59:61-71

13. 马潞林, 毕海, 侯小飞, 等. 腹腔镜下根治性前列腺切除术后勃起功能恢复的影响因素. 中华泌尿外科杂志, 2013, 34:891-896

14. 郑涛, 陈伟浩, 张旭, 等. 经腹膜外腹腔镜前列腺癌根治术 329 例报告, 临床泌尿外科杂志, 2012, 27(7):481-484

15. Zheng T, Zhang X, Ma X, et al. Oncological and Functional Results of 329 Cases of Extraperitoneal Laparoscopic Radical Prostatectomy in a Chinese Population. Oncology Letters, 2012, 4(2):351-357

16. Zheng T, Zhang X, Ma X, 等. A Matched-Pair Comparison between Bilateral Intrafascial and Interfascial Nerve-Sparing Technique in Extraperitoneal Laparoscopic Radical Prostatectomy. Asian J Androl, 2013 Jul, 15(4):513-517

17. 陈军, 郑涛, 马鑫, 等. 筋膜内与筋膜间保留神经的腹膜外腹腔镜前列腺癌根治术临床效果的比较. 华中科技大学学报(医学版), 2014, 04:421-426

18. Montorsi F, Wilson TG, Rosen RC, et al. Best practices in robot-assisted laparoscopic prostatectomy: recommendations of the Pasadena Consensus Panel. Eur Urol, 2012, 62:368-381

19. Novara G, Ficarra V, Mocellin S, et al. Systematic review and meta-analysis of studies reporting oncologic outcome after robot-assisted laparoscopic prostatectomy. Eur Urol, 2012, 62:382-404

20. Novara G, Ficarra V, Rosen RC, et al. Systematic review and meta-analysis of perioperative outcomes and complications after robot-assisted laparoscopic prostatectomy. Eur Urol, 2012, 62:431-452

21. Asimakopoulos AD, Pereira Fraga CT, Annino F. Randomized comparison between laparoscopic and robot-assisted nerve-sparing radical prostatectomy. J Sex Med, 2011, 8:1503-1512

22. Ficarra V, Novara G, Rosen RC, et al. Systematic review and meta-analysis of studies reporting urinary continence recovery after robot-assisted laparoscopic prostatectomy. Eur Urol, 2012, 62:405-417

23. Ficarra V, Novara G, Ahlering TE, et al. Systematic review and meta-analysis of studies reporting potency rates after robot-assisted laparoscopic prostatectomy. Eur Urol, 2012, 62:418-430

24. 郑涛, 马鑫, 张旭, 等. 机器人辅助与经腹膜外途径腹腔镜下根治性前列腺切除术的近期疗效比较, 中华泌尿外科杂志, 2014, 35(11):864-868

25. Thiel R, Effert P. Primary adenocarcinoma of the seminal vesicles. J Urol, 2002, 168:1891-1896

26. Lallemand B, Busard P, Leduc F, et al. Laparoscopic resection of a leiomyoma of the seminal vesicle. Indian J

Urol,2007,23:70-71

27. Adriano AP,Adriano RM,Eliane DM. Small round cell tumor of seminal vesicle in a young patient. IntBraz J Urol,2006,32:566-569

28. Monica B,Larosa M,Facchini F,et al. Low grade epithelial stromal tumour of the seminal vesicle. World J SurgOncol, 2008,6:1-6

29. Ormsby AH,Haskell R,Jones D,et al. Primary seminal vesicle carcinoma:an immunohistochemical analysis of four cases. Mod Pathol,2000,13:46-51

30. Lallemand B,Busard P,Leduc F,et al. Laparoscopic resection of a leiomyoma of the seminal vesicle. Indian J Urol,2007,23:70-71

31. Ramamurthy R,Periasamy S,Mettupalayam V. Primary malignancy of seminal vesicle:A rare entity. Indian J Urol,2011,27:137-139

32. Villers A,Stamey TA,Yemoto C,et al. Modified extra-fascial radical retropubic prostatectomy technique decreases frequency of positive surgical margins in T2 cancers <2 cc. EurUrol,2002,38:64-73

第六章　机器人膀胱手术

第一节　机器人根治性膀胱切除术（男性）

一、概述

2000 年 da Vinci 机器人系统被美国 FDA 批准使用，同年被应用于根治性前列腺切除术。随着机器人辅助根治性前列腺切除术的逐渐推广，机器人系统能将盆腔内精细复杂的高难度的手术操作变得比较简单，这一优势使得泌尿外科医生尝试用机器人系统来完成根治性膀胱切除术。2003 年 Wolfram 等人首次报道了机器人辅助的腹腔镜下全膀胱切除原位回肠新膀胱术。

Menon 最早将机器人辅助根治性膀胱切除术（robot-assisted radical cystectomy，RARC）规范化。首先，在膀胱直肠凹陷内，靠近底部横行切开腹膜，分离输精管和精囊腺，横行切开 Denonvilliers 筋膜将精囊腺和输精管壶腹保留在膀胱上，分离直肠前壁直至前列腺尖部，完成第一层面的解剖；其次，分离膀胱左右侧面，在髂内外动脉分叉处找到输尿管，向下游离至膀胱壁外，在靠盆壁的无血管区分离两侧膀胱壁，游离输尿管下段，离断膀胱顶部脐内侧韧带及膀胱上动脉等；最后，分离第四层面，即膀胱前壁及后尿道与耻骨之间的层面，沿腹膜反折切开腹膜分离膀胱前间隙，切断耻骨前列腺韧带，将整个膀胱及前列腺基本游离。

经过 10 年的发展，RARC 的安全性和有效性已被证明，在临床上得到越来越多的认可，与开放手术相比，机器人辅助腹腔镜下根治性膀胱全切术具有手术创伤小、手术视野暴露清晰、术中出血少、术后恢复快等明显优势；能达到与开放性和腹腔镜根治性膀胱切除术相同的肿瘤控制效果。尤其是近年来，机器人辅助腹腔镜下膀胱癌根治术在扩大淋巴结清扫和保留性神经的技术方面又有了新的发展，对于提高肿瘤患者预后和改善患者术后生活质量方面起了推动作用。

RARC 的手术适应证和禁忌证、术前准备、术后处理以及手术并发症的防治与腹腔镜治性膀胱切除术的相关内容一致，详见本书第一部分第七章第二节。本节重点介绍手术过程。

二、手术步骤

1. 麻醉和体位，气腹的建立，穿刺套管的分布以及机器人操作系统的对接请参见本书第二部分第二章第三节泌尿外科机器人手术入路的建立。

2. 手术过程

（1）游离双侧输尿管中下段。用 30° 腹腔镜。向头侧牵开肠管，在骨盆入口可见髂外动脉搏动。右侧比较容易看到腹膜下输尿管的蠕动。在输尿管跨髂血管处打开侧腹膜（图 2-6-1-1），沿输尿管走形继续打开腹膜，向下至近膀胱外（图 2-6-1-2），向上至髂窝水平（图 2-6-1-3）。在输尿管筋膜外游离输尿管，提起输尿管，沿输尿管向下游离至近膀胱入口处（图 2-6-1-4）。向上游离至近髂窝水平（图 2-6-1-5）尽量在输尿管筋膜外游离，避免操作器械直接钳夹输尿管，保护输尿管的血运。同法游离左侧输尿管（图 2-6-1-6）。

（2）游离输精管、精囊及前列腺背侧。换用

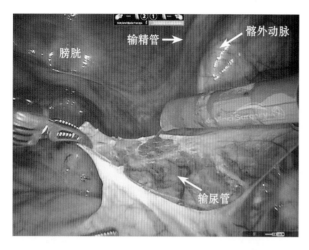

图 2-6-1-1　输尿管跨髂血管处打开侧腹膜

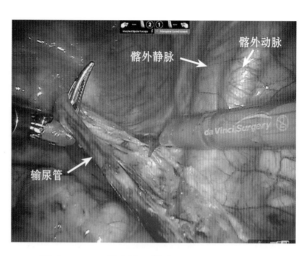

图 2-6-1-4　游离输尿管向下至近膀胱入口处

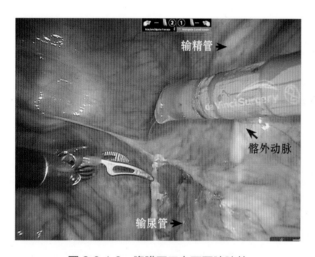

图 2-6-1-2　腹膜开口向下至膀胱外

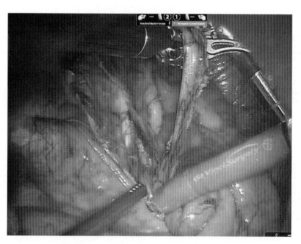

图 2-6-1-5　游离输尿管向上至髂窝

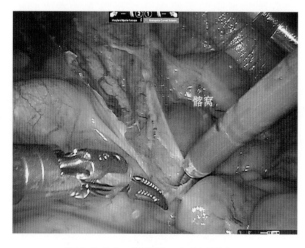

图 2-6-1-3　腹膜开口向上至髂窝

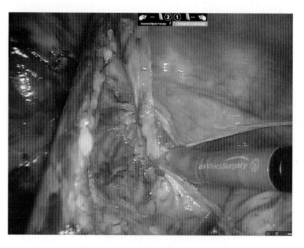

图 2-6-1-6　游离左侧输尿管

0°腹腔镜。用3臂抓钳抓住膀胱底部往上牵拉显露膀胱直肠陷凹(图2-6-1-7)。识别解剖标志,一般于此陷凹内可见两处横行的腹膜反折弓,较浅的腹膜反折下为输尿管,而较深者其下则为输精管和精囊。在较深处的腹膜反折线稍上方,横行切开腹膜,与前面游离输尿管时切开的腹膜切口

相接(图2-6-1-8),靠近腹膜进行游离,可显露精囊输精管及精囊,继续向深处游离至与前列腺的交汇处(图2-6-1-9)。用3臂抓钳向上提起精囊(图2-6-1-10),切开Denonvilliers筋膜,可看到直肠周围的脂肪组织(图2-6-1-11),沿前列腺背面一直分离至前列腺尖部(图2-6-1-12)。

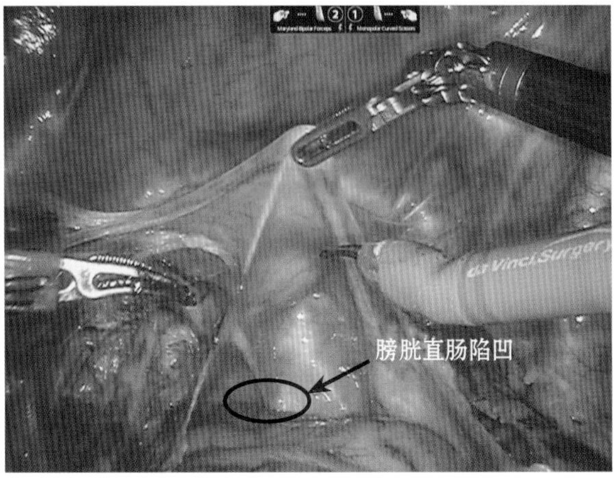

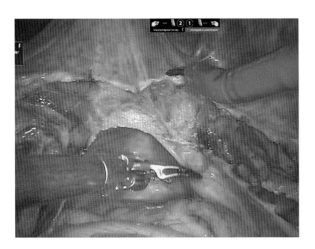

图 2-6-1-7　显露膀胱直肠陷凹

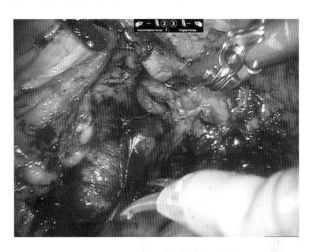

图 2-6-1-10　3 臂抓钳上提精囊

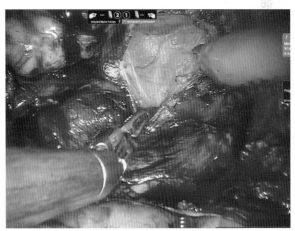

图 2-6-1-8　横行切开腹膜

图 2-6-1-11　切开 Denonvilliers 筋膜

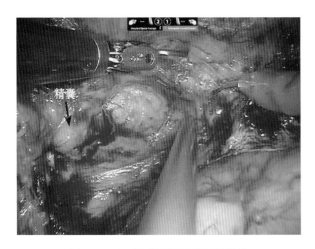

图 2-6-1-9　游离双侧精囊及输精管

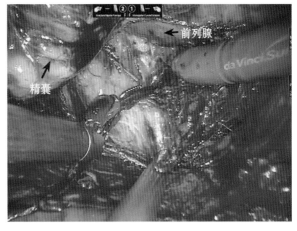

图 2-6-1-12　游离至前列腺尖部

（3）游离膀胱两侧壁，处理膀胱前列腺侧血管蒂。换用30°镜。在脐旁正中韧带，输精管和骨盆壁三者之间打开侧腹膜（图2-6-1-13），靠近盆壁游离膀胱侧壁（图2-6-1-14）。向上暂不离断脐旁正中韧带，可以起到悬吊固定膀胱的作用。靠近盆壁离断输精管（图2-6-1-15）。腹膜切口向

下游离，与前面游离输尿管时的腹膜开口相接（图2-6-1-16）。继续游离膀胱侧壁与盆壁之间的间隙直至盆底，可见盆内筋膜（图2-6-1-17）。打开盆内筋膜，推开肛提肌（图2-6-1-18）。从侧面显露前列腺尖部和尿道括约肌（图2-6-1-19）。三臂抓钳抓住膀胱向上向左提拉，显露右侧膀胱侧血管

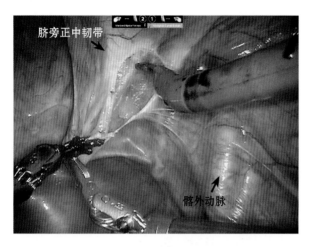

图2-6-1-13 脐旁正中韧带外侧打开腹膜

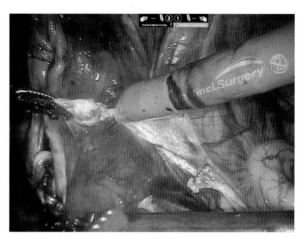

图2-6-1-16 向下打开腹膜

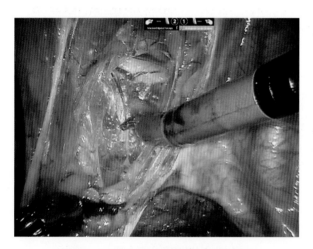

图2-6-1-14 靠近盆壁游离膀胱侧壁

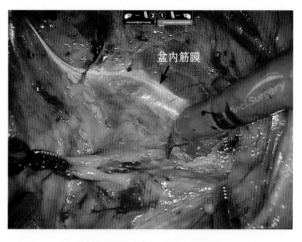

图2-6-1-17 显露盆内筋膜

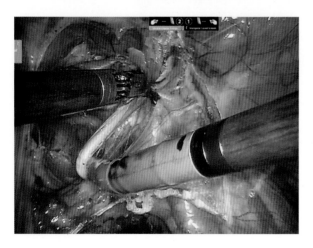

图2-6-1-15 靠近盆壁离断输精管

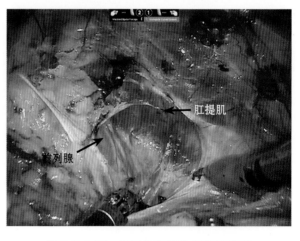

图2-6-1-18 打开盆内筋膜，推开肛提肌

蒂并保持一定张力(图 2-6-1-20)。近膀胱壁处用 Hem-o-Lok 结扎输尿管然后离断(图 2-6-1-21),将其放至髂窝附近。

用 Hem-o-Lok 夹闭脐动脉近端,用 KLS 能量助推系统离断(图 2-6-1-22)。用 KLS 逐步处理膀

胱侧血管蒂(图 2-6-1-23)和前列腺侧血管蒂(图 2-6-1-24)。进一步分离前列腺侧韧带至前列腺尖部(图 2-6-1-25)。

同法处理游离左侧膀胱壁,离断左侧输尿管,处理左侧膀胱前列腺侧血管蒂。

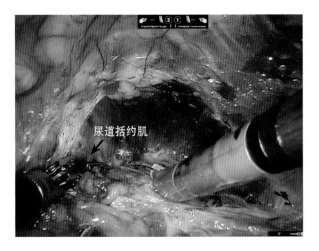

图 2-6-1-19 从侧面显露前列腺尖部和尿道括约肌

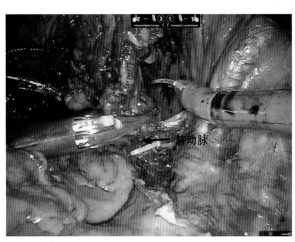

图 2-6-1-22 离断脐动脉

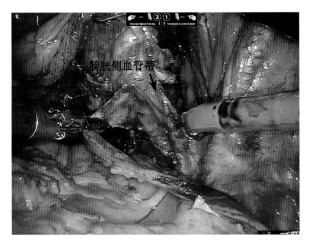

图 2-6-1-20 显露膀胱侧血管蒂

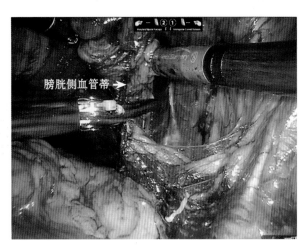

图 2-6-1-23 KLS 处理膀胱侧血管蒂

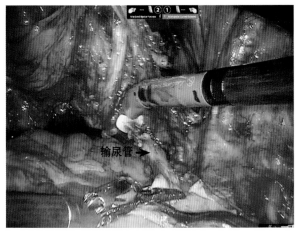

图 2-6-1-21 离断输尿管

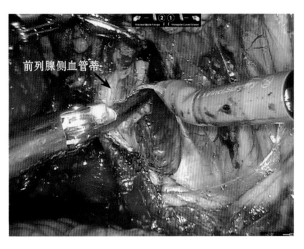

图 2-6-1-24 KLS 处理前列腺侧血管蒂

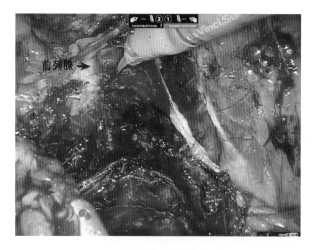

图 2-6-1-25　分离前列腺侧蒂至前列腺尖部

（4）游离膀胱前壁，结扎背深静脉复合体，离断前列腺尖部及尿道，完整切除膀胱。

换用 0°镜。高位切开腹膜，离断脐正中韧带和脐旁正中韧带（图 2-6-1-26），分离进入膀胱前间隙至前列腺尖部，显露阴茎背深静脉复合体（图

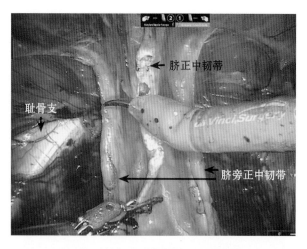

图 2-6-1-26　离断脐正中韧带

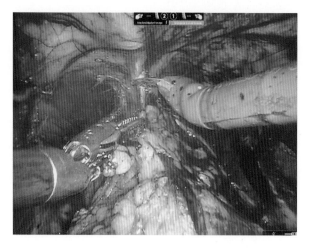

图 2-6-1-27　显露阴茎背深静脉复合体

2-6-1-27）。用 2-0 Vicryl 线做"8"字缝合缝扎阴茎背深静脉复合体，进针方向应与耻骨联合平行（图 2-6-1-28 和图 2-6-1-29）。

离断阴茎复合体，靠近前列腺尖部剪开尿道前壁（图 2-6-1-30），将导尿管拉起，用 Hem-o-Lok

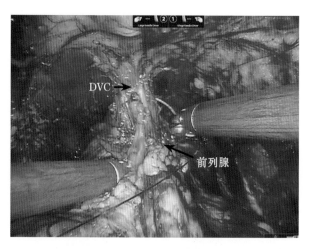

图 2-6-1-28　缝合背深静脉复合体

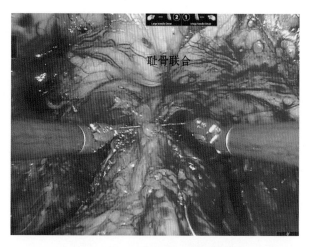

图 2-6-1-29　结扎背深静脉复合体

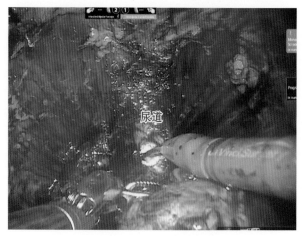

图 2-6-1-30　切开尿道前壁

夹闭导尿管后在其远端剪断尿管,保持气囊充盈用作牵引及堵塞尿道近端开口,牵引导尿管,显露尿道后壁及其后方的尿道直肠肌,紧贴前列腺将其剪断,完整切除膀胱、前列腺及双侧精囊和部分输精管(图2-6-1-31)。也可以将尿道充分游离后,将导尿管撤出,靠近尖部用Hem-o-Lok夹闭尿道(图2-6-1-32),然后在Hem-o-Lok夹远端锐性剪断尿道(图2-6-1-33)。这样可以避免膀胱内尿液外溢,更符合肿瘤手术的"无瘤"原则。将标本装入标本袋,拉紧开口并将其放入腹腔内。检查创面有无活动出血(图2-6-1-34)。

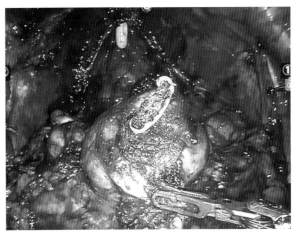

图2-6-1-33　Hem-o-Lok夹远端锐性剪断尿道

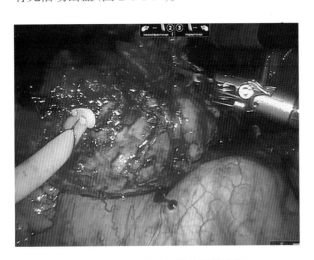

图2-6-1-31　完整切除膀胱前列腺

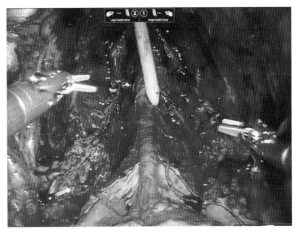

图2-6-1-34　检查创面

二节。取出标本,留置盆腔引流管,关闭各切口。

三、技术现状

　　腹腔镜根治性膀胱切除术加体外尿流改道是近15年逐渐发展起来的新术式,根治术加盆腔淋巴结清扫能够完全复制开放手术,达到同样的肿瘤学结果,并具备微创优势。腹壁小切口完成尿流改道比纯腹腔镜完成尿流改道在技术上更加容易实现,同时并不损害腹腔镜的微创优势。纯腹腔镜尿流改道在技术上具有挑战性,须谨慎采用,技术的改良与器械的改进可以降低此术式难度。腹腔镜根治性膀胱切除术加腹壁小切口体外尿流改道是一种可选择的替代术式,是否能够成为浸润性膀胱癌的标准术式,有待于大样本的前瞻性随机对照研究来验证其是长期生存率的可比性。机器人辅助根治性膀胱切除术已经开展,在技术上复制了腹腔镜手术,但机器人在技术上的进步,使得没有腹腔镜手术经验的医师经过短期培训就

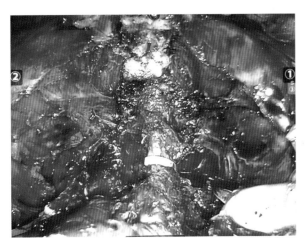

图2-6-1-32　靠近尖部用Hem-o-Lok夹闭尿道

　　(5) 行双侧扩大盆腔淋巴结清扫(详见本书第二部分第七章第一节)。

　　(6) 尿流改道术,如行Briker回肠流出道术,于乙状结肠后骶前间隙之间的无血管平面分出一个通道,将左侧输尿管下段从腹膜后移至右侧髂窝。具体尿流改道方法见本书第二部分第六章第

可以熟练缝合,完成吻合等复杂的腹腔镜技术。但机器人手术需要具备昂贵的设备及手术耗材,目前尚不能在国内推广。目前,大多数对于机器人辅助腹腔镜下膀胱癌根治术的报道是通过体外进行尿流改道术。但已经有文献报道完全体内尿流改道可以减轻患者手术切口的疼痛,预防肠管由于长时间暴露于体外引起的功能紊乱以及减少可能的体液丢失。尽管手术操作尤其是在肠道和膀胱重建方面耗时较长,难度较大,但 da Vinci S 机器人系统所具备的高清放大、稳定操作、高度灵活等特点,且对术者的操作技术要求并不高,使其在完全体内尿流改道的操作中较单纯腹腔镜具有明显优势。

2004 年,Balaji 等人首先报道了全机器人下根治性膀胱切除回肠膀胱术,手术经历 13.8 小时,术中出血约为 500mL,无手术并发症,但该患者术后出现肠梗阻,经保守治疗痊愈,术后 5 个月随访双肾功能良好,无吻合口狭窄及双肾积水。Beecken 等人于 2003 年首次报道了全机器人下的根治性膀胱切除术和正位膀胱术,患者为一位 58 岁男性,手术历时 8.5 小时,术中出血约 200mL,无手术并发症,并获得了较为满意的早期肿瘤学和功能性疗效。

目前,保留性神经的机器人辅助腹腔镜前列腺癌根治术开展较为广泛,而保留性神经的机器人辅助腹腔镜根治性膀胱切除术的报道较少。Menon 于 2003 年最先报道了该项技术,此后,Haberman 等人于 2014 年回顾性分析了 29 例接受保留性神经机器人膀胱根治性切除术的男性患者,其中 45% 的患者术后保留性功能良好,另外 21% 的患者也可通过海绵体注射法恢复性功能。在手术时间、并发症发生率和肿瘤学疗效方面,保留性神经机器人膀胱根治性切除术与传统手术之间并无显著差异。

第二节　机器人尿流改道术

一、体外回肠正位新膀胱或回肠膀胱

机器人辅助腹腔镜下膀胱癌根治术尿流改道可采用体外制作新膀胱或回肠输出道。移开 da Vinci S 床旁机械臂系统,做脐上下绕脐正中切口长 8~10cm,将标本取出,并自切口处做输尿管再植和尿流改道。体外完成的新膀胱再由切口处放入腹腔内,在机器人辅助腹腔镜下行新膀胱内口和尿道吻合。

二、机器人辅助完全腹腔镜下体内制作新膀胱或回肠输出道

(一)机器人辅助完全腹腔镜下原位新膀胱尿流改道术

1. 选取回肠　将距回盲部 15cm 以上的回肠拉入盆腔,选取长度能与尿道残端吻合的肠管处作为标记点(图 2-6-2-1),用单向倒刺缝线在肠管背侧近系膜处缝合,保留缝线暂不切断(图 2-6-2-2)。置入自制标尺,选取标记点下游 10cm 肠管(图 2-6-2-3),用腔内直线切割器切断此处肠管和系膜(图 2-6-2-4),用 2-0 Vicryl 可吸收线在选取肠管的边缘缝合并留 3cm 作为牵引线。选取标记点上游 10cm 肠管(图 2-6-2-5),用 2-0 Vicryl 可吸收线在选取肠管的边缘缝合并留 3cm 作为牵引线(图 2-6-2-6);用第 3 臂提起牵引线,距离此牵引线上游选取 10cm 肠管(图 2-6-2-7),用腔内直线切割器切断此处肠管和系膜(图 2-6-2-8),检查

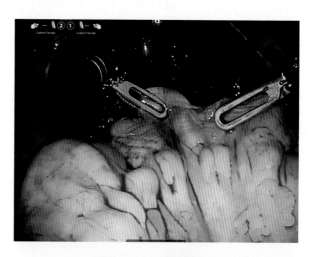

图 2-6-2-1　选择标记点

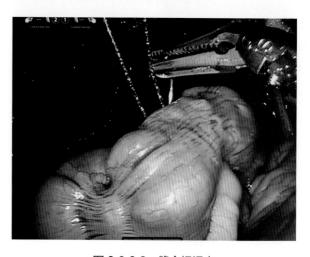

图 2-6-2-2　缝合标记点

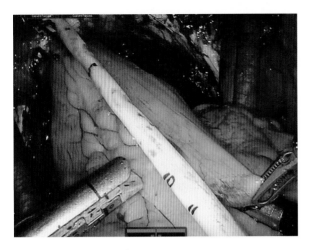

图 2-6-2-3　量取标记点下游 10cm 肠管

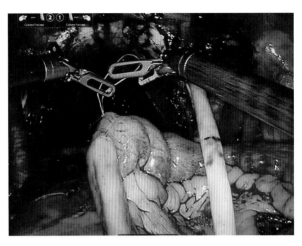

图 2-6-2-6　缝线标记

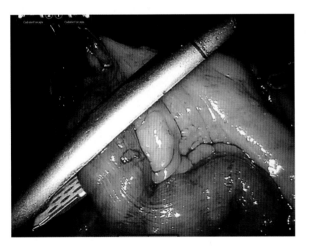

图 2-6-2-4　直线切割器切断肠管和系膜

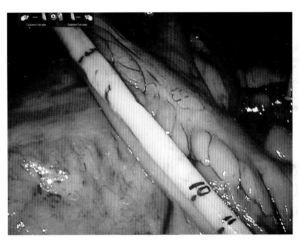

图 2-6-2-7　量取缝线标记点上游 10cm 肠管

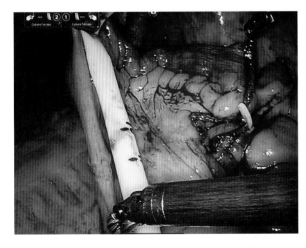

图 2-6-2-5　量取标记点上游 10cm 肠管

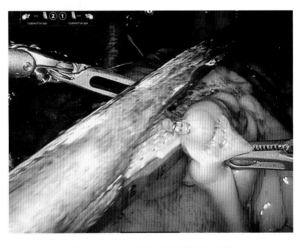

图 2-6-2-8　直线切割器闭合肠管

系膜,出血点予以 Hem-o-Lok 夹闭止血。

2. 恢复肠道连续性 分别切除两段肠管断端,显露管腔;将两肠管系膜缘对系膜缘并拢对齐,将腔内直线切割器两排钉槽分别插入两断端肠管内,闭合后切割离断(图 2-6-2-9),完成第一次肠管侧侧吻合,更换钉仓,将腔内直线切割器继续伸入肠管内完成第二次侧侧吻合。再更换新的钉仓,将两断端肠管的残端同时闭合,并切除多余的残端(图 2-6-2-10)。检查闭合的残端有无出血点,必要时电凝止血;用 2-0 Vicryl 可吸收线连续缝合关闭肠系膜。

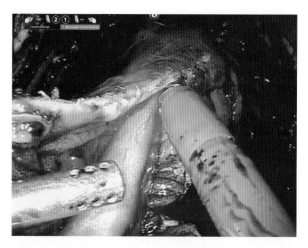

图 2-6-2-11 电刀切开肠管

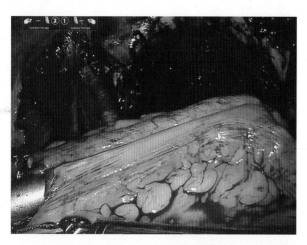

图 2-6-2-9 侧侧吻合肠管

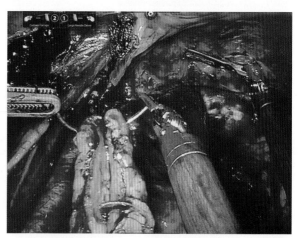

图 2-6-2-12 新膀胱后壁缝合

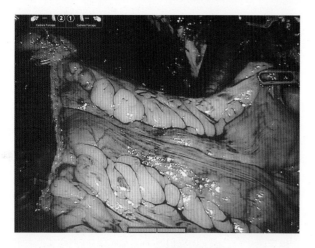

图 2-6-2-10 恢复肠道连续性

3. 制作原位新膀胱 用第 3 臂牵引标记点缝线,将截取的回肠段拉入盆腔。标记点两侧对称折叠,用电刀切开上下游两侧各 10cm 肠管(图 2-6-2-11),上游另有 10cm 肠管保持完整。用 2-0 Vicryl 可吸收线间断缝合内侧肠管壁数针,再用单向倒刺缝线连续缝合内侧肠管壁,至距离标记点 10cm 处完成新膀胱后壁缝合(图 2-6-2-12)。

4. 新膀胱尿道吻合 用留置在标记点的单向倒刺缝线与尿道残端 6 点处下方的尿道直肠肌等组织连续缝合数针,收紧缝线将新膀胱拉至尿道残端。两根 15cm 的单向倒刺缝线尾端连接在一起,缝在新膀胱后壁 6 点处,在导尿管的指引下,将两根线分别顺时针和逆时针将肠管壁与尿道残端连续缝合,在 12 点处两根缝线打结固定,完成膀胱颈尿道吻合(图 2-6-2-13)。用 2-0 Vicryl 可吸收线间断缝合外侧肠管壁数针,再用单向倒刺缝线连续缝合外侧肠管壁,至距离标记点 10cm 处完成新膀胱前壁缝合(图 2-6-2-14)。

5. 新膀胱输尿管吻合 左侧输尿管放置在新膀胱上,在新膀胱顶部左侧开一小口,长约 1cm;于对应位置剪开左输尿管,并纵行剖开输尿管壁,长约 1cm(图 2-6-2-15)。用 5-0 Vicryl 可吸收线连续全层缝合输尿管壁与新膀胱壁,完成吻合口后壁黏膜对黏膜缝合(图 2-6-2-16,图 2-6-2-17)。置入双 J 管(图 2-6-2-18),剪去多余输尿管,用 5-0 Vicryl

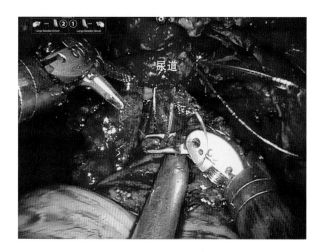

图 2-6-2-13 膀胱尿道吻合

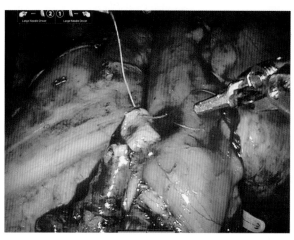

图 2-6-2-16 输尿管新膀胱的吻合口后壁全层缝合

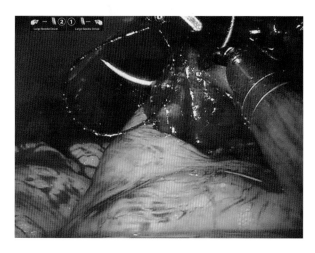

图 2-6-2-14 新膀胱前壁缝合

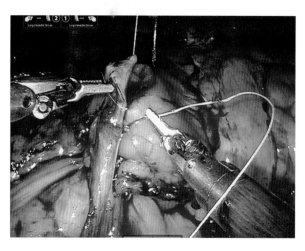

图 2-6-2-17 输尿管新膀胱的吻合口后壁全层缝合

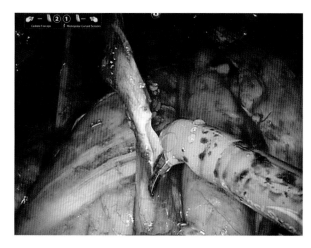

图 2-6-2-15 纵行剖开输尿管壁 1cm

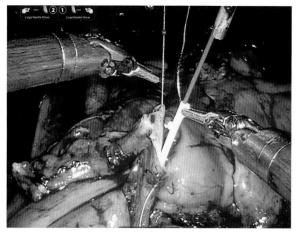

图 2-6-2-18 留置双 J 管

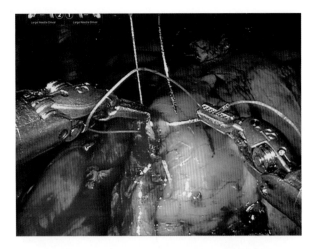

图 2-6-2-19 输尿管新膀胱的吻合口前壁全层缝合

可吸收线连续全层缝合吻合口前壁(图 2-6-2-19)。同样方法完成右输尿管与新膀胱的吻合。

将尿管置入新膀胱并向内注无菌盐水 200ml,检查有无渗漏,必要时用可吸收线缝合修补。将新膀胱顶部与后腹膜间断缝合数针加以固定。

(二)机器人辅助完全腹腔镜下回肠膀胱尿流改道术

据回盲部约 15cm 处取近端 10cm 回肠段,同上操作行肠管侧侧吻合,恢复肠道连续性。回肠输出道近端分别与输尿管行黏膜对黏膜的端侧吻合,于右侧第 1 机械臂孔处拉出回肠输出道远端行造口。新膀胱内留置气囊尿管,注水试验吻合口有无渗漏,如有明显渗漏的吻合处可行 “8” 字缝合修补。自第 1 辅助孔放置乳胶引流管,双侧单 J 管自回肠膀胱输出道引出体外。自脐上穿刺点做 3~4cm 切口取出标本。

三、术后处理

1. 饮食与体位 麻醉清醒后,生命体征稳定,则取头高脚低位,以利引流。肛门排气后即可进食。术后膀胱低压冲洗,4~5 次 / 天,防止肠黏液堵塞尿管。

2. 腹腔引流管的拔除 术后持续负压吸引,待引流液基本消失即可拔除。若手术中有直肠损伤则应延迟拔管。术后若有持续的吻合口漏尿则应待漏口愈合后再拔管。

3. 尿管及双 J 管或单 J 管的拔除 术后 2 周拔除尿管,嘱患者定时排尿。4 周后拔除双 J 管或单 J 管,如有漏尿延长拔管时间。术后短期内通常会有轻度尿失禁,可嘱患者进行盆底肌锻炼。

四、并发症及其防治

1. 肠瘘、内疝形成 发生肠瘘应引流腹腔及盆腔,必要时需手术修补,发生内疝需手术复位。

2. 新膀胱并发症 可出现尿漏、尿失禁、排尿困难、尿潴留等并发症。术后早期新膀胱渗漏,应适当延长导尿管留置时间,保持尿液引流通畅,直到膀胱造影显示尿瘘停止。患者出现尿失禁应指导其进行盆底肌训练,增强外括约肌力量,一般数月后可以自主控尿。排尿困难可以行膀胱尿道造影及膀胱镜检查,如有膀胱颈尿道吻合口狭窄可行电切术。

3. 输尿管梗阻、吻合口漏及反流 轻度尿瘘可延长双 J 管留置时间,如时间较长不能自愈需再次手术。轻度梗阻和反流一般不需处理,如梗阻和反流较重导致尿路感染,可再次行抗反流输尿管新膀胱再植术。

参考文献

1. Babjuk M, Oosterlinck W, Sylvester R, et al. EAU guidelines on non-muscle-invasive urothelial carcinoma of the bladder, the 2011 update. Eur Urol, 2011, 59: 997-1008

2. Lawrentschuk N, Colombo R, Hakenberg OW, et al. Prevention and management of complications following radical cystectomy for bladder cancer. Eur Urol, 2010, 57: 983-1001

3. Guru KA, Kim HL, Piacente PM, et al. Robot-assisted radical cystectomy and pelvic lymph node dissection: initial experience at Roswell Park Cancer Institute. Urology, 2007, 69: 469-474

4. Murphy DG, Challacombe BJ, Elhage O, et al. Robotic-assisted laparoscopic radical cystectomy with extracorporeal urinary diversion: initial experience. Eur Urol, 2008, 54: 570-580

5. Wang GJ, Barocas DA, Raman JD, et al. Robotic vs open radical cystectomy: prospective comparison of perioperative outcomes and pathological measures of early oncological efficacy. BJU Int, 2008, 101: 89-93

6. Pruthi RS, Nielsen ME, Nix J, et al. Robotic radical cystectomy for bladder cancer: surgical and pathological outcomes in 100 consecutive cases. J Urol, 2010, 183: 510-514

7. Kauffman EC, Ng CK, Lee MM, et al. Critical analysis of complications after robotic-assisted radical cystectomy with identification of preoperative and operative risk factors. BJU Int, 2010, 105: 520-527

8. 朱捷,高江平,徐阿祥,等. 机器人辅助腹腔镜根治性膀胱切除体外尿流改道术. 中华外科杂志,2009,47: 1242-1244

9. Guru KA, Nyquist J, Perlmutter A, et al. A robotic future for bladder cancer. Lancet Oncol, 2008, 9: 184

10. Nix J, Smith A, Kurpad R, et al. Prospective randomized

controlled trial of robotic versus open radical cystectomy for bladder cancer:perioperative and pathologic results. Eur Urol,2010,57:196-201

11. Menon M,Hemal AK,Tewari A,et al. Nerve-sparing robot-assisted radical cystoprostatectomy and urinary diversion. BJU Int,2003,92:232-236

12. Ng CK,Kauffman EC,Lee MM,et al. A comparison of postoperative complications in open versus robotic cystectomy. Eur Urol,2010,57:274-281

13. Hayn MH,Hellenthal NJ,Hussain A,et al. Defining morbidity of robot-assisted radical cystectomy using a standardized reporting methodology. Eur Urol,2011,59:213-218

14. Pruthi RS,Stefaniak H,Hubbard JS,et al. Robotic anterior pelvic exenteration for bladder cancer in the female:outcomes and comparisons to their male counterparts. J Laparoendosc Adv Surg Tech A,2009,19:23-27

15. Herr HW,Bochner BH,Dalbagni G,et al. Impact of the number of lymph nodes retrieved on outcome in patients with muscle invasive bladder cancer. J Urol,2002,167:1295-1298

16. Zehnder P,Studer UE,Skinner EC,et al. Super extended versus extended pelvic lymph node dissection in patients undergoing radical cystectomy for bladder cancer:a comparative study. J Urol,2011,186:1261-1268

17. Pruthi RS,Wallen EM. Robotic assisted laparoscopic radical cystoprostatectomy:operative and pathological outcomes. J Urol,2007,178(3 Pt 1):814-818

18. Beecken WD,Wolfram M,Engl T,et al. Robotic-assisted laparoscopic radical cystectomy and intra-abdominal formation of an orthotopic ileal neobladder. Eur Urol,2003,44:337-339

19. Pruthi RS,Nix J,McRackan D,et al. Robotic-assisted laparoscopic intracorporeal urinary diversion. Eur Urol,2010,57:1013-1021

20. Jonsson MN,Adding LC,Hosseini A,et al. Robot-assisted radical cystectomy with intracorporeal urinary diversion in patients with transitional cell carcinoma of the bladder. Eur Urol,2011,60:1066-1073

21. Collins JW,Sooriakumaran P,Wiklund NP. Launching and evolving a robotic cystectomy service by developing your 'FORTE'. BJU Int,2014,113:520-522

22. Snow-Lisy DC,Campbell SC,Gill IS,et al. Robotic and laparoscopic radical cystectomy for bladder cancer:long-term oncologic outcomes. Eur Urol,2014,65:193-200

23. Goh AC,Gill IS,Lee DJ,et al. Robotic intracorporeal orthotopic ileal neobladder:replicating open surgical principles. Eur Urol,2012,62:891-901

24. Desai MM,Gill IS,de Castro Abreu AL,et al. Robotic intracorporeal orthotopic neobladder during radical cystectomy in 132 patients. J Urol,2014,192:1734-1740

25. Balaji KC,Yohannes P,McBride CL,et al. Feasibility of robot-assisted totally intracorporeal laparoscopic ileal conduit urinary diversion:initial results of a single institutional pilot study. Urology,2004,63:51-55

26. Haberman K,Wittig K,Yuh B,et al. The effect of nerve-sparing robot-assisted radical cystoprostatectomy on erectile function in a preoperatively potent population. J Endourol,2014,28:1352-1356

27. Lerner SP,Skinner DG,Lieskovsky G,et al. The rationale for en bloc pelvic lymph node dissection for bladder cancer patients with nodal metastases:long-term results. J Urol,1993,149:758-764

28. Poulsen AL,Horn T,Steven K. Radical cystectomy:extending the limits of pelvic lymph node dissection improves survival for patients with bladder cancer confined to the bladder wall. J Urol,1998,160(6 Pt 1):2015-2019

29. Valdivia Uría JG,Viloria González A,Rodfiguez Gómez J,et al. Laparoscopic cystoprostatovesiculectomy and ureterosigmoidostomy. Experimental surgical model. Actas Urol Esp,1992,16(7):592-598

30. Sanchez de Badajoz E,Gallego Peralles JL,Reche Rosado A,et al. Laparoscopic cystectomy and ileal conduit:Case report. J Endourol,1995,9:59-62

31. Kozminski M,Partamian KO. Case report of laparoscopic ileal loop conduit. J Endourol,1992,6:47-50

32. Gill IS,Fergany A,Klein EA,et al. Laparoscopic radical cystoprostatectomy with ileal conduit performed completely intracorporeally:The initial 2 cases.Urology,2000,56:26-30

33. Nunez-Mora C,Garcia Mediero JM,Cabrera-Castillo PM,et al. Feasibility of lymphadenectomy in laparoscopic radical cystectomy. Urology,2010:76:759-63

34. Ghazi A,Zimmermann R,Al-Bodour A,et al.Optimizing the approach for lymph node dissection during laparoscopic radical cystectomy. Eur Urol,2010,57:71-8

35. Hermans TJ,Fossion LM. Oncologic outcome after laparoscopic radical cystectomy without neoadjuvant or adjuvant therapy with a median follow-up of 32 months. Urol Int,2014,92:55-63

36. Shao P,Li P,Ju X,et al. Laparoscopic radical cystectomy with intracorporeal orthotopic ileal neobladder:technique and clinical outcomes. Urology,2015,85:368-73

37. Gupta NP,Gill IS,Fergany A,et al.Laparoscopic radical cystectomy with intracorporeal ileal conduit diversion:5 cases with a 2-year follow-up. BJU Int,2002,90:391-396

38. Rassweiler J. Laparoscopic Radical Cystectomy-Where are We Really? Eur Urol,2008,54(1):19-20

39. 陈光富,张旭,史立新,马鑫,郭刚,许勇,瓦斯里江·瓦哈甫.机器人辅助腹腔镜根治性膀胱切除加尿流改道术.中华泌尿外科杂志.2012,27(10):601-604.

40. 陈光富,王希友,张旭.达芬奇手术机器人系统在泌尿外科的临床应用及评价.微创泌尿外科杂志.2013,2(4):227-231.

第七章　其他泌尿外科机器人手术

第一节　机器人扩大盆腔淋巴结清扫术

一、概述

膀胱癌是泌尿系最常见的恶性肿瘤之一,占我国泌尿生殖系肿瘤发病率第一位。而对于侵袭性膀胱癌的治疗方式一直是关注的重点,焦点包括膀胱癌根治性切除术中的盆腔淋巴结清扫范围问题。研究发现,采用膀胱癌根治性切除术治疗的膀胱癌患者,术后发现盆腔淋巴结转移(分期T1-T4 N_0M_0)的发生率约为25%,与原发膀胱肿瘤侵袭的深度密切相关。尽管发生肿瘤淋巴结转移,患者的5年和10年生存率接近31%和23%。行扩大盆腔淋巴结清扫术有利于患者的长期生存。两组病例研究包括336例行局限性盆腔淋巴结清扫术和322例扩大盆腔淋巴结清扫术。局限盆腔淋巴结清扫术和扩大盆腔淋巴结清扫术的两组患者,阳性淋巴结率分别为13%和26%。但局限盆腔淋巴结清扫术和扩大盆腔淋巴结清扫术两组患者的5年无复发生存率分别为7%和35%。证据表明,局限盆腔淋巴结清扫术比扩大盆腔淋巴结清扫术的分期和预后差。扩大盆腔淋巴结清扫术则能够为非器官局限以及淋巴结阳性的患者提供更精准的临床分期并改善其生存预后。由此可见,对于治疗高级别或肌肉浸润性膀胱癌,扩大盆腔淋巴结清扫术有着十分重要的诊断及治疗作用。

最近兴起的机器人辅助腹腔镜外科手术与开放手术相比是一种更为精准的手术方式,能够提供更好的术野,并减少术中失血。研究表明,机器人辅助腹腔镜膀胱癌根治性切除术(robotic-assisted radical cystectomy,RARC)治疗膀胱癌患者术中出血少、术后康复快,从而住院时间短。在熟悉开放性盆腔淋巴结清扫术解剖的基础上,结合腹腔镜或机器人辅助腹腔镜的临床经验,经验丰富的微创外科医生已克服技术上挑战,进行了腹腔镜或机器人辅助腹腔镜的扩大盆腔淋巴结清扫术,证实了这项技术的可行性及有效性。

结合笔者经验及相关文献,本章重点就机器人辅助腹腔镜下扩大盆腔淋巴结清扫术进行阐述,为治疗高风险或难治浅表性以及肌肉浸润性膀胱癌,需要行盆腔扩大淋巴结清扫术的患者提供一种可供选择的治疗方案。

二、解剖

(一)解剖背景

定位技术显示膀胱肿瘤转移早期涉及的淋巴结主要发生在闭孔、髂外、髂总、腹下和膀胱周围淋巴结区。淋巴结阳性发生率从远端(盆腔)至近端(主动脉)递减。在176例接受膀胱根治性切除术并行扩大盆腔淋巴结清扫治疗的患者,其中43例(24.4%)患者淋巴结发现转移,在膀胱周围脂肪和盆腔区域发现淋巴结阳性率为22.7%,髂总淋巴结为8%,骶前区为5.1%,主动脉分叉以上占4%。T3或T4期患者行标准盆腔淋巴结清扫术,在边界外淋巴结转移率为16%。最重要的是发现扩大盆腔淋巴结切除在转移或微转移患者中具有治疗意义。多模单光子发射计算机体层摄影(SPECT)结合计算机体层摄影(CT),术中行γ探头检查显示膀胱原发淋巴转移位置比预想要大。标准盆腔淋巴结切除术局限于髂外血管的腹部区域和闭孔窝,而这些区域只占到所有原发淋巴转移覆盖区域的50%。然而扩大盆腔淋巴结切除术沿着主要的盆腔血管包括髂内、髂外、闭孔和髂总区域,清除至输尿管髂血管交叉处,进而可切除90%的淋巴结(图2-7-1-1)。

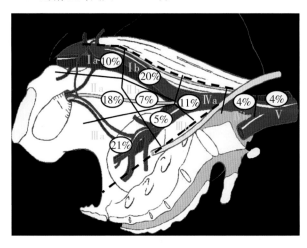

图2-7-1-1　盆腔淋巴结解剖分区及转移概率

放射性元素[99]锝行淋巴结分区——髂外远端(Ⅰa)及近端(Ⅰb),闭孔窝的远端(Ⅱa)及近端(Ⅱb),髂内的远端(Ⅲa)及近端(Ⅲb),髂总的远端(Ⅳa)及近端(Ⅳb),主动脉及腔静脉旁(Ⅴ)

(二)淋巴清扫范围

Leadbetter 和 Cooper 1950 年首次在欧洲学者的研究基础上完整表述了膀胱癌的淋巴转移特征,提出了盆腔淋巴管和淋巴结转移分布的6个

区域。以此为基础,Dorin 等人绘制了盆腔淋巴结分布图,并将盆腔淋巴结分为3级:

Ⅰ级:为髂总动脉分叉水平以下,真骨盆内的区域淋巴结,包括双侧髂外、闭孔和髂内淋巴结组;

Ⅱ级:为髂总动脉分叉以上至腹主动脉分叉水平的区域淋巴结,包括双侧髂总和骶前淋巴结组;

Ⅲ级:为腹主动脉分叉水平以上至肠系膜下动脉起始部的区域淋巴结,包括腹主动脉和下腔静脉远端周围的腹膜后淋巴结组。

PLND清扫范围目前尚无统一标准,就清扫区域而言,目前常用的术式包括:

1. 常规盆腔淋巴结清扫术,范围为Ⅰ级盆腔淋巴结组,包括闭孔、髂内、髂外淋巴结。

2. 扩大盆腔淋巴结清扫术,范围为Ⅰ级和Ⅱ级盆腔淋巴结组,即在常规盆腔淋巴结清扫术范围的基础上加上双侧髂总和骶前淋巴结清扫(图2-7-1-2)。亦有学者认为扩大盆腔淋巴结清扫应包括Ⅲ级盆腔淋巴结组,即清扫腹主动脉分叉水平以上至肠系膜下动脉起始部的区域淋巴结(图2-7-1-3)。

3. 局限性盆腔淋巴结清扫术,清扫范围包括前侧:髂外静脉的后缘;后侧:闭孔神经;头侧:髂外和髂内静脉汇合处;尾侧:耻骨韧带的髂耻分支;内侧:脐内侧襞;外侧:盆腔侧壁肌群。

4. 改良的盆腔淋巴结清扫术,清扫髂内和闭孔淋巴结。

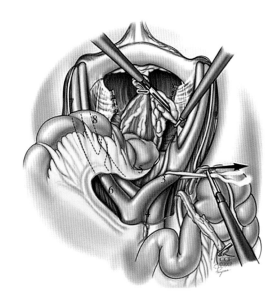

图2-7-1-2　扩大盆腔淋巴结清扫示意图(源自 Desai Eur Urol 61(2):350-5)
(1. 右髂外;2. 右髂内;3. 右髂总;4. 腹主动脉和腔静脉旁;5. 髂前;6. 左髂总;7. 左髂外;8. 左髂内)

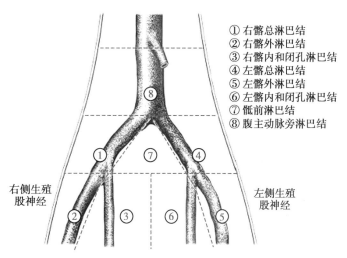

① 右髂总淋巴结
② 右髂外淋巴结
③ 右髂内和闭孔淋巴结
④ 左髂总淋巴结
⑤ 左髂外淋巴结
⑥ 左髂内和闭孔淋巴结
⑦ 骶前淋巴结
⑧ 腹主动脉旁淋巴结

右侧生殖股神经　　　　左侧生殖股神经

图2-7-1-3　盆腔扩大淋巴结清扫术的淋巴组织分布范围,包括肠系膜下动脉旁、生殖股神经旁及 Cloqeot 淋巴结(源自 Tarin Eur Urol. 61(5):1025-30)

目前观点认为,对膀胱尿路上皮癌需行常规或扩大的盆腔淋巴结清扫术;对前列腺癌一般只需行局限或改良的盆腔淋巴结清扫术;对阴茎癌腹股沟淋巴结阳性建议行改良的盆腔淋巴结清扫术。本节以图2-7-1-2所示的清扫范围为例,阐述机器人扩大淋巴结清扫术的详细步骤。

三、手术步骤

1. 麻醉和体位,气腹的建立,穿刺套管的分布以及机器人操作系统的对接请参见本书第二部分第二章第三节泌尿外科机器人手术入路的建立。

2. 手术过程　淋巴结清扫可以在膀胱切除后进行,也可以在手术开始先清扫淋巴再切除膀胱,这要根据术者习惯和患者情况决定。本节描述的是膀胱切除后的淋巴清扫术。

(1) 清扫髂外淋巴结、髂内淋巴结和闭孔淋巴结(右侧)。沿髂外动脉向头侧切开腹膜至髂总动脉分叉处(图2-7-1-4),沿髂外动脉打开血管鞘(图

2-7-1-5),远端至血管穿出腹壁处(图2-7-1-6),近端至髂总动脉分叉处(图2-7-1-7)。清除髂外动脉外侧和生殖股神经之间以及髂外动脉后方的淋巴脂肪组织(图2-7-1-8),注意保护下面的生殖股神经,清扫完毕(图2-7-1-9)。

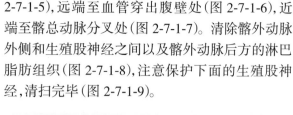
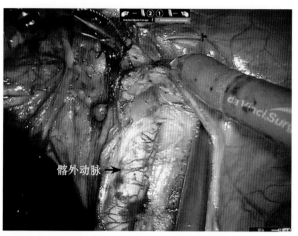

图2-7-1-6　远端至血管穿出腹壁处

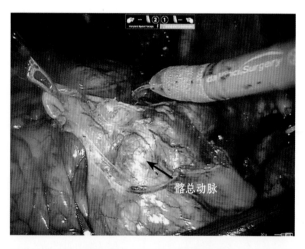

图2-7-1-4　沿髂外动脉向头侧切开腹膜至髂总动脉分叉处

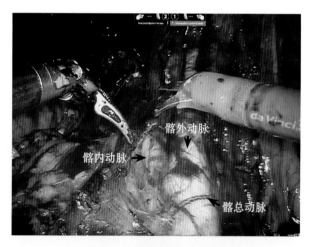

图2-7-1-7　近端至髂总动脉分叉处

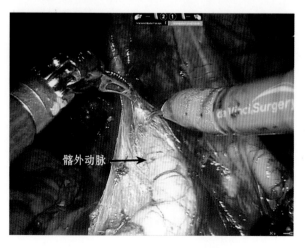

图2-7-1-5　沿髂外动脉打开血管鞘

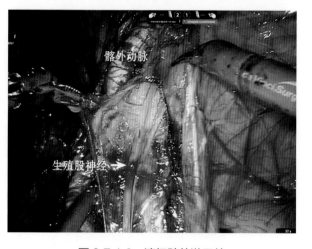

图2-7-1-8　清扫髂外淋巴结

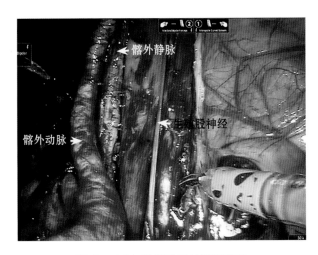

图 2-7-1-9 髂外淋巴结清扫结束

切开髂内动脉血管鞘(图 2-7-1-10),提起髂内动脉和髂外动脉之间的脂肪组织,向尾侧游离,显露髂外静脉近端(图 2-7-1-11)。沿髂外静脉表面向远端游离(图 2-7-1-12)。由于气腹的压力可能导致静脉呈塌陷状态,在游离髂外过程中应格外注意避免损伤。外上方牵起髂外动脉和髂外静脉,游离髂外静脉的后面(图 2-7-1-13)。游离髂外静脉的内侧(图 2-7-1-14),注意避免损伤髂外静脉异常分支;向外至骨盆壁,沿骨盆壁内下游离可见闭孔神经及闭孔血管(图 2-7-1-15),Hem-o-Lok 闭孔静脉后离断

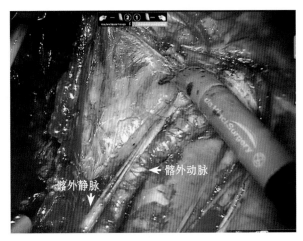

图 2-7-1-12 沿髂外静脉表面向远端游离

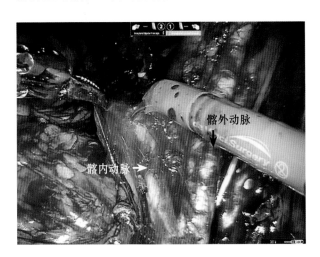

图 2-7-1-10 切开髂内动脉血管鞘

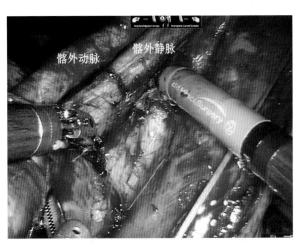

图 2-7-1-13 游离髂外静脉的后面

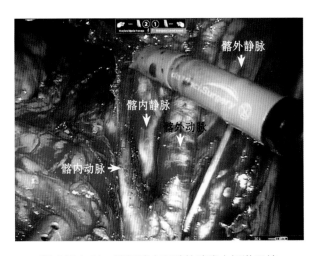

图 2-7-1-11 清扫髂内和髂外动脉之间淋巴结

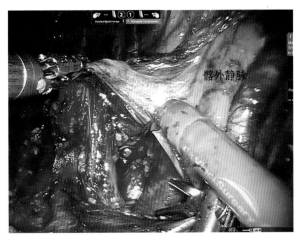

图 2-7-1-14 游离髂外静脉的内侧

（图 2-7-1-16），向下翻转清除闭孔淋巴结，继续向内下方游离，连同髂内淋巴整块清除（图 2-7-1-17），右髂外、髂内和闭孔淋巴结清扫完毕（图 2-7-1-18）。

（2）清扫髂总和骶前淋巴结。沿右髂总动脉向头侧打开腹膜（图 2-7-1-19），显露腹主动脉和左

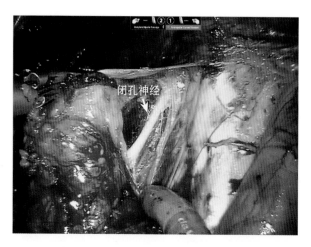

图 2-7-1-15　显露闭孔神经和闭孔血管

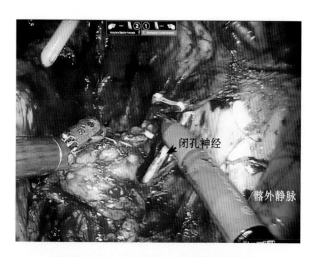

图 2-7-1-16　Hem-o-Lok 夹闭血管后离断

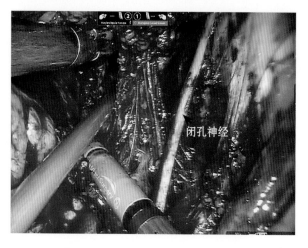

图 2-7-1-17　清除闭孔和髂内淋巴结

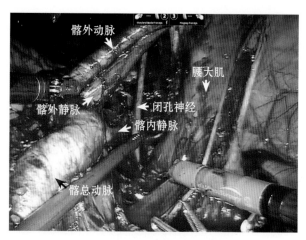

图 2-7-1-18　右侧髂外淋巴结、髂内淋巴结和闭孔淋巴结清扫完毕

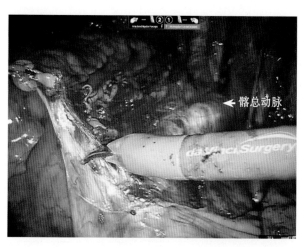

图 2-7-1-19　沿右髂总动脉向头侧打开腹膜

右髂总动脉。打开左髂总动脉血管鞘，清除髂总动脉分叉以下和左髂总静脉表面的淋巴脂肪组织以及骶前的淋巴结（图 2-7-1-20），清除右髂总动脉周围及腔静脉旁的淋巴组织（图 2-7-1-21）。牵开髂总静脉，游离髂总静脉和髂内静脉后方的淋巴

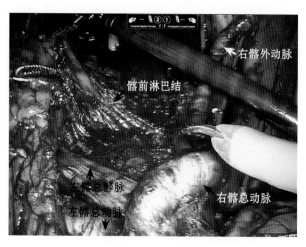

图 2-7-1-20　清除髂总动脉分叉以下以及骶前的淋巴结

脂肪组织(图 2-7-1-22)。右侧盆腔扩大淋巴结清扫完毕(图 2-7-1-23)。

(3) 清扫左侧髂外淋巴结、髂内淋巴结和闭孔淋巴结以及左侧髂总血管周围淋巴结。挑起乙状结肠,在乙状结肠后方切开左侧髂总动脉血管鞘,

清扫左髂总动脉近端周围淋巴组织(图 2-7-1-24)然后将乙状结肠拉向右侧,清扫左髂总动脉远端周围淋巴组织(图 2-7-1-25)。然后按照右侧清扫步骤和范围,完成左侧髂外淋巴结、髂内淋巴结和闭孔淋巴结(图 2-7-1-26)。

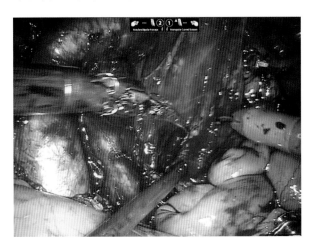

图 2-7-1-21　清除右髂总动脉周围及腔静脉旁的淋巴组织

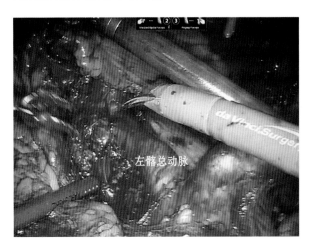

图 2-7-1-24　清扫左髂总动脉近端周围淋巴组织

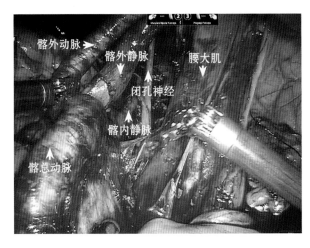

图 2-7-1-22　游离髂总静脉和髂内静脉后方的淋巴脂肪组织

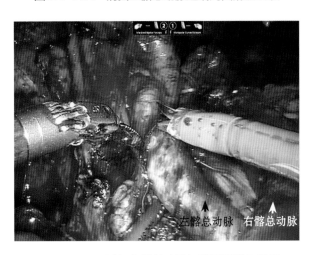

图 2-7-1-25　清扫左髂总动脉远端周围淋巴组织

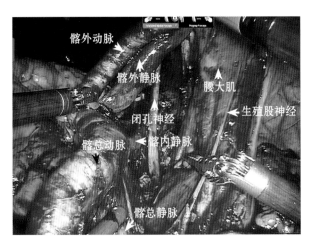

图 2-7-1-23　右侧盆腔扩大淋巴结清扫完毕

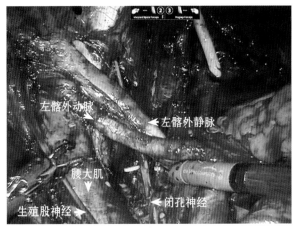

图 2-7-1-26　左侧髂外淋巴结、髂内淋巴结和闭孔淋巴结清扫完毕

四、技术现状

(一) 机器人辅助腹腔镜扩大盆腔淋巴结切除术的可行性

机器人辅助腹腔镜扩大盆腔淋巴结清扫术作为最新微创技术代替单纯腹腔镜手术得到显著的发展。机器人辅助腹腔镜手术让外科医生像开放手术一样操作腹腔镜设备,同时又达到微创的目的,这在狭窄的盆腔中手术具有很大优势。特别是对于肥胖体型的患者,对于改善盆腔视野能够起到至关重要的作用。

机器人辅助腹腔镜膀胱癌根治性切除术是作为替代单纯腹腔镜膀胱癌根治性切除术的微创技术出现的。机器人辅助腹腔镜扩大盆腔淋巴结切除术能够在机器人平台上,安全有效地进行膀胱癌根治性切除术及淋巴结清扫,能够达到与开放手术相当的淋巴清除率。最新结果显示,机器人辅助腹腔镜膀胱癌根治性切除术能够达到足够的淋巴结清除率,手术范围可至肠系膜下动脉的扩大式,中位淋巴结清除率是42.5(范围:16~78)。这个发现与开放性膀胱癌根治性切除术及淋巴结清扫大规模研究结果相当,能够满足最小25个淋巴结切除要求,所以机器人辅助腹腔镜盆腔淋巴结切除术应用与扩大切除,手术范围到主动脉分叉处技术上是可行的,并且与开放手术拥有相近的淋巴结清除率以及术中并发症发生率。而机器人手术在围术期指标,例如失血量和止痛剂量方面与开放手术相比效果更好。

机器人腹腔镜盆腔淋巴结切除术中技术方面最具有挑战的区域是髂总血管、腹主动脉分叉以及到肠系膜下动脉,这些区域手术视野暴露较困难。以下因素造成了这些问题:乙状结肠以及小肠一定程度上阻碍了到达腹主动脉下部、腹主动脉分叉以及髂总血管的途径。此外,光学和腹腔镜设备很难到达髂总血管中部以上部位,这些阻碍让这个区域最简单的淋巴结切除变得不可能。而机器人系统具有手术设备更长,并且有更大的移动范围、先进的术野和放大设备、三维立体成像视野以及良好的移动能力,使之能进入更多的淋巴结清扫区域。

机器人辅助腹腔镜膀胱癌根治性切除术行扩大盆腔淋巴结清扫术的可行性以及有效性已经得到确立,而扩大盆腔淋巴结清扫术对于常规获得更高的淋巴结清除率是非常必要的。从肿瘤学观点看,机器人辅助腹腔镜膀胱癌根治性切除术行扩大盆腔淋巴结清扫术中期肿瘤结果与开放手术相当是非常令人鼓舞的。最近研究报道腹腔镜无复发生存率1~2年为83%~85%,2~3年为60%~77%,而机器人辅助相关研究报道1~2年无复发生存率为86%~91%。98%未经选择膀胱癌患者经机器人辅助腹腔镜膀胱癌根治性切除术并行扩大盆腔淋巴结清扫的无疾病生存率、肿瘤特异性生存率和总体生存率分别为74%、85%和79%,并且早期的生存结果与同期开放手术相当,具有较低的局部复发率。目前完成最长随访行腹腔镜膀胱癌根治性切除术的171例患者,平均随访时间37个月(3~38),其中54例患者(31.6%)完成5年随访,5年总体生存率、肿瘤特异性生存率、无复发生存率分别为73.7%、81.3%和72.6%。

(二) 机器人辅助腹腔镜扩大盆腔淋巴结切除术的限制因素及技术挑战

虽然许多证据表明采用扩大盆腔淋巴结清扫术可以切除更多的淋巴结,这对于发生肌肉浸润的膀胱癌患者是非常必要的,但对于盆腔淋巴结清扫术确切的手术范围仍然存在着争议。现阶段对于腹腔镜膀胱癌根治性切除术和机器人辅助腹腔镜膀胱癌根治性切除术需要达到根治目标存在一个共识,就是必须进行足够的腹腔镜下盆腔淋巴结清扫术。虽然机器人辅助腹腔镜膀胱癌根治性切除术作为治疗侵袭性膀胱癌治疗手段越来越普遍,但是在考虑了扩大盆腔淋巴结清扫术在膀胱癌根治性切除术中的危险因素后,微创技术取得足够的淋巴结清除率的合理性仍然值得关心。

扩大盆腔淋巴结清扫术对于熟悉手术设备、手术方法和盆腔解剖的腔镜医生来说,并不算一个技术或难度挑战。然而由于缺乏本体感觉和工学设计的缺憾,在狭小的盆腔结构中操作仍然是难点。腹腔镜或机器人辅助腹腔镜扩大盆腔淋巴结清扫术的操作技术,应该模仿开放技术,并取得与之相似的肿瘤学结果而不增加发病率。

机器人辅助腹腔镜膀胱癌根治性切除术是一个复杂并且要求高的操作,能够通过加强机器人外科操作系统中光学设备和人体工学部件而得到改善。总体来说,机器人辅助腹腔镜膀胱癌根治性切除术是模拟开放膀胱癌根治性切除术的手术操作,训练包括腔内缝合在内的高超的腹腔镜手术技巧等需要长期的训练过程,因此机器人手术团队应在相当熟练后再开展此项手术操作。

第二节 机器人腹膜后淋巴结清扫术

一、概述

腹膜后淋巴结清扫术（retroperitoneal lymph node dissection，RLND）是非精原细胞性生殖细胞肿瘤（nonseminomatous germ cell tumor，NSGCT）综合治疗的重要内容，RLND 的发展历史和手术步骤见第一部分第八章第一节。

1992 年 Rukstalis 首先报道了腹腔镜腹膜后淋巴结清扫术（laparoscopic retroperitoneal lymph node dissection，LRLND）。由于手术操作复杂，手术难度较大且并发症发生率较高，机器人手术在 RLND 的应用一直停滞不前，直到 2006 年才由 Davol 等人报道了首例机器人辅助腹腔镜腹膜后淋巴结清扫术（robotic-assisted laparoscopic retroperitoneal lymph node dissection，RLRLND），该病例为一名 18 岁的混合性生殖细胞瘤男性患者，结果初步显示出 RLRLND 技术的可行性、安全性和机器人手术的精确特性。

随后数年，RLRLND 并未出现新的报道，Williams 等人 2011 年报道了 3 例 RLRLND，此 3 例患者为严格选择的 I 期 NSGCT 患者，平均年龄为 31 岁，术中均予保留神经，术中估计失血量为 150~200ml，手术时间为 150~240 分钟，无围术期并发症发生。

早期研究病例数少且病例经过严格选择，不具有普遍意义，RLRLND 的后续研究则着重于如何发挥机器人手术的优势，de Cobelli 等人 2013 年重新探讨了 RLRLND 的体位、通道位置和术野显露等手术相关基本问题，认为改良以后的方法可获得良好的术野显露、减少机械臂撞击和较少的肠道功能干扰。

迄今为止，RLRLND 文献均为不超过 20 例的小样本临床经验研究，还停留在早期探索阶段，其手术适应证及手术方法和技巧仍需更多病例积累，而肿瘤长期控制效果还有待大样本对照研究来进一步证实。

RLRLND 的手术适应证和禁忌证、术前准备、术后处理以及手术并发症的防治与腹腔镜腹膜后淋巴结清扫术的相关内容一致，详见本书第一部分第八章第一节。本节重点分侧介绍手术过程。

二、手术步骤（左侧）

1. **手术体位** 全身麻醉后，患者取 60° 斜侧卧位（图 2-7-2-1），手术床调整为 10° Trendelenburg 位置。塑形垫固定体位。

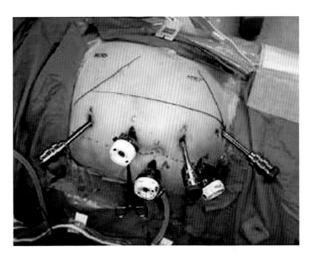

图 2-7-2-1 手术体位和套管位置（左侧）

2. **气腹制备和套管放置** Hassan 法于脐外上方做第一个通道，制备气腹。套管放置如图 2-7-2-1，于脐外上方放置 12mm 套管，置入 30° 机器人窥镜；直视下于脐及剑突连线中点外侧 2cm、脐与耻骨联合连线的中点外侧 2cm 以及髂前上棘内侧分别置入第二臂、第一臂和第三臂；另于第一臂通道内侧置入 2 个 10mm 套管，作为助手辅助通道，用于协助脏器显露及牵拉精索。

3. **手术过程** RLRLND 的清扫范围与腹腔镜手术一致，详见第一部分第八章第一节。

（1）游离和显露腹膜后间隙：松解肠粘连（图 2-7-2-2），沿结肠旁沟切开侧腹膜（图 2-7-2-3），上

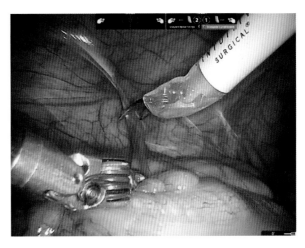

图 2-7-2-2 松解肠粘连

起结肠脾曲上方,于结肠脾曲处离断膈结肠韧带和肾结肠韧带(图 2-7-2-4),下至髂血管(图 2-7-2-5),沿肾前筋膜浅面将结肠推向中线,显露腹膜后间隙(图 2-7-2-6)。

在肾前筋膜浅面游离胰尾并推向中线(图 2-7-2-7),切开肾前筋膜,在肾前筋膜深面游离和显露肾上腺(图 2-7-2-8,图 2-7-2-9),并在肾脂肪囊下极打开肾前筋膜(图 2-7-2-10)。

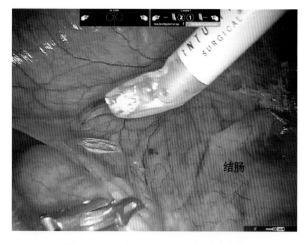

图 2-7-2-3　沿结肠旁沟打开侧腹膜

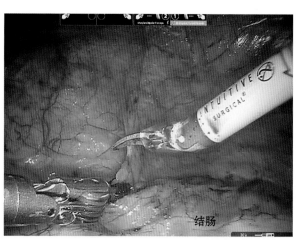

图 2-7-2-6　沿肾前筋膜浅面,将结肠推向对侧

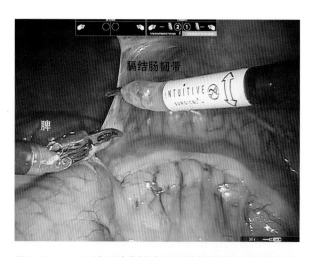

图 2-7-2-4　于结肠脾曲处离断膈结肠韧带和肾结肠韧带

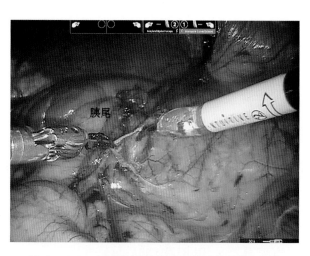

图 2-7-2-7　在肾前筋膜浅面游离胰尾并推向中线

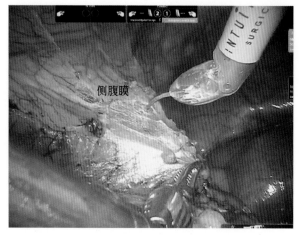

图 2-7-2-5　切开侧腹膜至髂血管

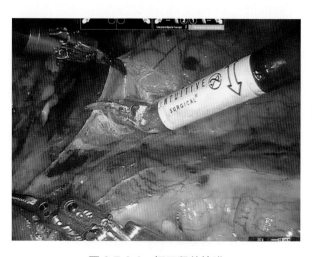

图 2-7-2-8　切开肾前筋膜

（2）游离生殖静脉：在生殖静脉汇入左肾静脉处游离并结扎离断生殖静脉（图2-7-2-11），挑起游离生殖静脉（图2-7-2-12），第一臂和第三臂位置对调，第三臂提起生殖静脉，第一臂和第二臂双臂操作，向尾侧游离生殖静脉及附着的淋巴和脂肪组织（图2-7-2-13），于内环处游离并离断根治性睾丸切除术中结扎之精索残端（图2-7-2-14），生殖静脉及周围淋巴脂肪组织清扫完毕（图2-7-2-15），标本

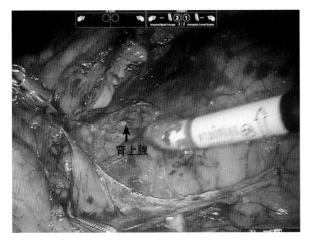

图2-7-2-9　在肾前筋膜深面游离和显露肾上腺

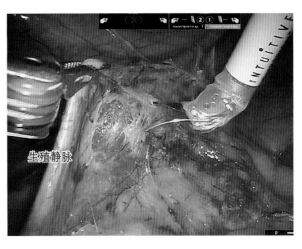

图2-7-2-12　挑起游离生殖静脉

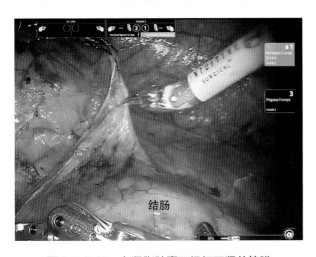

图2-7-2-10　在肾脂肪囊下极打开肾前筋膜

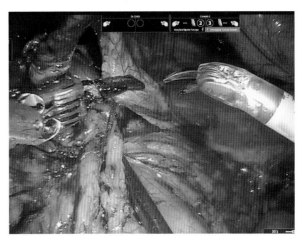

图2-7-2-13　向尾侧游离生殖静脉及附着的淋巴和脂肪组织

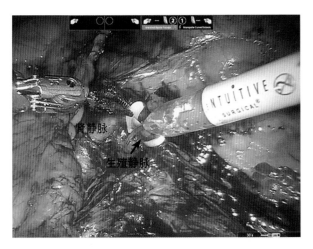

图2-7-2-11　结扎离断生殖静脉

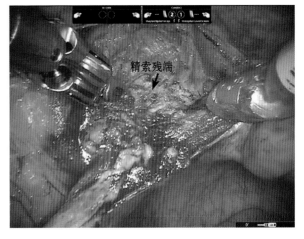

图2-7-2-14　于内环处游离并离断根治性睾丸切除术中结扎之精索残端

装入袋中取出体外。

（3）左侧输尿管和腹主动脉之间的淋巴清扫：切开腹主动脉血管鞘（图2-7-2-16），头侧至肾动脉水平（图2-7-2-17），第三臂牵开输尿管，清理输尿管和腹主动脉之间的淋巴脂肪组织（图2-7-2-18），头侧界限为肾静脉水平，内侧界限为肠系膜下动脉水平，尾侧至输尿管跨越髂外动脉处（图2-7-2-19到图2-7-2-21），腹主动脉和输尿管之间的淋巴脂肪组织清理完毕（图2-7-2-22），标本装入袋中取出体外。

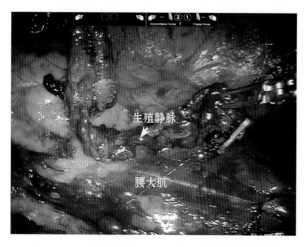

图2-7-2-15　生殖静脉及周围淋巴脂肪组织清扫完毕

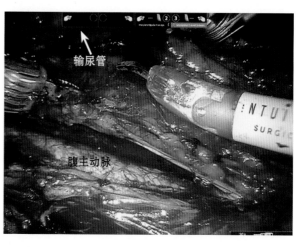

图2-7-2-18　清理输尿管和腹主动脉之间的淋巴脂肪组织

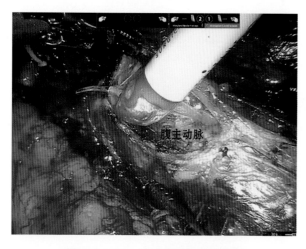

图2-7-2-16　切开腹主动脉血管鞘

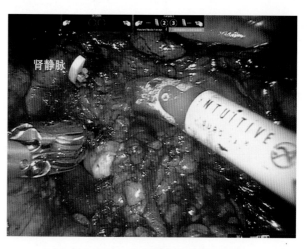

图2-7-2-19　头侧界限为肾静脉水平

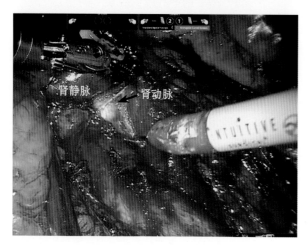

图2-7-2-17　头侧至肾动脉水平

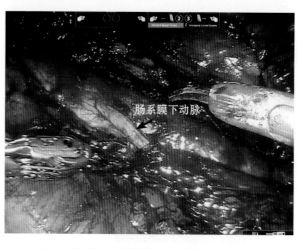

图2-7-2-20　内侧界限为肠系膜下动脉水平

（4）下腔静脉和腹主动脉之间的淋巴清扫：从左肾静脉汇入下腔静脉处开始游离下腔静脉（图2-7-2-23），推开肠系膜上动脉，在左肾静脉下缘切开下腔静脉血管鞘（图2-7-2-24），平肠系膜下动脉水平切开下腔静脉血管鞘（图2-7-2-25），清扫下腔静脉和腹主动脉之间的淋巴脂肪组织（图2-7-2-26），清扫过程中，注意游离和保护腰动脉（图2-7-2-27），显露和完整保护腰交感神经干和神经节（图2-7-2-28），

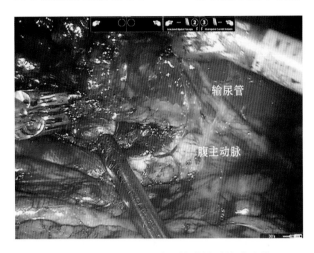

图2-7-2-21　尾侧至输尿管跨越髂外动脉处

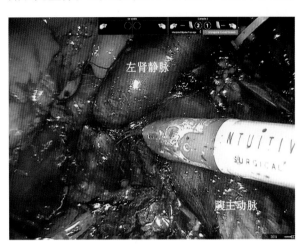

图2-7-2-24　在左肾静脉下缘切开下腔静脉血管鞘

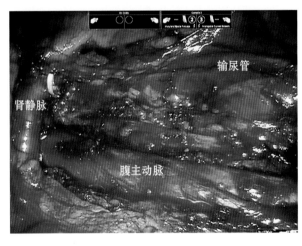

图2-7-2-22　腹主动脉和输尿管之间的淋巴脂肪组织清理完毕

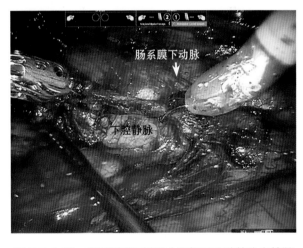

图2-7-2-25　平肠系膜下动脉水平切开下腔静脉血管鞘

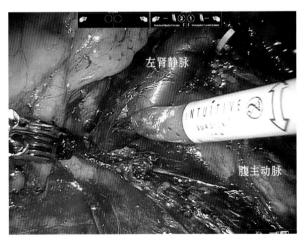

图2-7-2-23　从左肾静脉汇入下腔静脉处开始游离下腔静脉

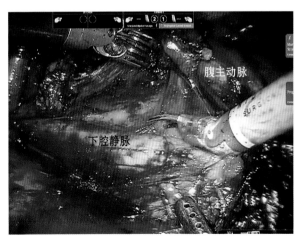

图2-7-2-26　清扫下腔静脉和腹主动脉之间的淋巴脂肪组织

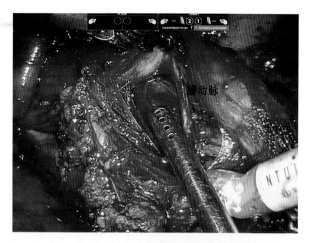

图 2-7-2-27　游离和保护腰动脉

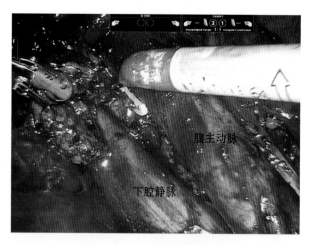

图 2-7-2-30　结扎离断腰静脉

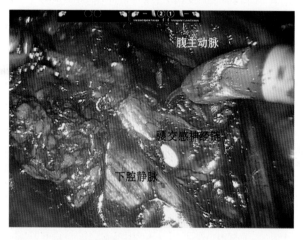

图 2-7-2-28　显露和完整保护腰交感神经干和神经节

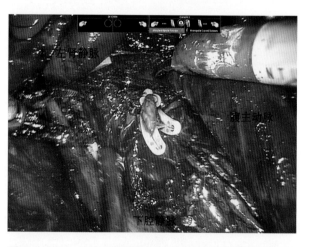

图 2-7-2-31　下腔静脉和腹主动脉之间的淋巴脂肪组织清扫完毕

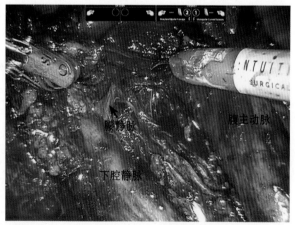

图 2-7-2-29　显露腰静脉

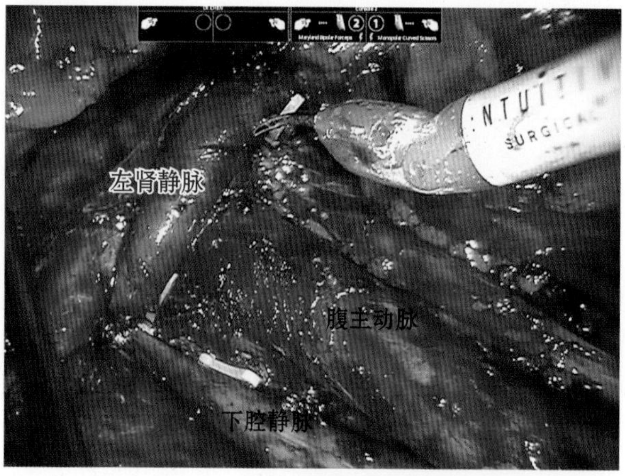

图 2-7-2-32　腹膜后淋巴结清扫完毕

而腰静脉则可予结扎离断（图 2-7-2-29，图 2-7-2-30），下腔静脉和腹主动脉之间的淋巴脂肪组织清扫完毕（图 2-7-2-31），至此，腹膜后淋巴结清扫完毕（图 2-7-2-32），将游离的淋巴脂肪组织装袋取出。

（5）放置腹膜后引流管，关闭皮肤切口。

三、手术步骤（右侧）

1. 手术体位和套管位置如图 2-7-2-33 所示，详细步骤请参考前面左侧手术的相关内容。

2. 手术过程　RLRLND 的清扫范围与腹腔镜手术一致,详见第一部分第八章第一节。

（1）游离生殖静脉:髂外动脉外侧打开侧腹膜,显露下面的生殖静脉（图 2-7-2-34）,提起生殖静脉,向内环方向游离生殖静脉及附着的淋巴和脂肪组织（图 2-7-2-35）,环绕根治性睾丸切除术中结扎之精索残端离断（图 2-7-2-36）,提起生殖静脉向头侧尽可能游离（图 2-7-2-37）。

（2）游离和显露腹膜后间隙:在结肠肝曲处离断肝结肠韧带（图 2-7-2-38）,用带自锁装置的持针

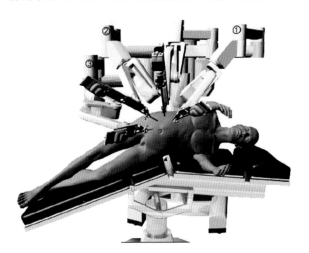

图 2-7-2-33　手术体位和套管位置（右侧）

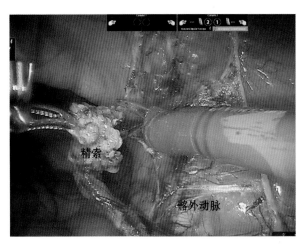

图 2-7-2-36　于内环处游离并离断精索残端

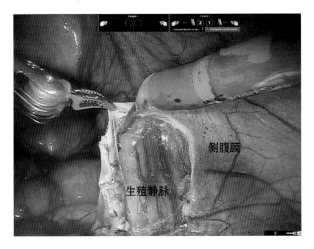

图 2-7-2-34　打开侧腹膜,显露生殖静脉

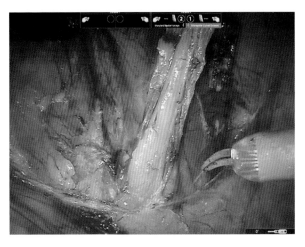

图 2-7-2-37　提起生殖静脉向头侧游离

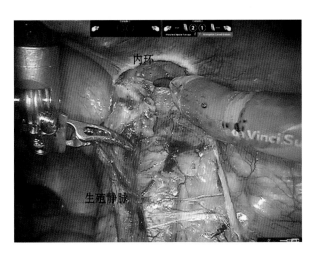

图 2-7-2-35　提起生殖静脉,向内环方向游离

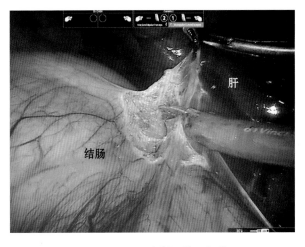

图 2-7-2-38　离断肝结肠韧带

器上挑肝脏(图2-7-2-39)。沿结肠旁沟切开侧腹膜(图2-7-2-40),侧腹膜打开范围下至髂血管附近,与生殖静脉游离时侧腹膜的开口相接(图2-7-2-41),上面至结肠肝曲,和打开肝结肠韧带时侧腹膜的切口相接(图2-7-2-42),使升结肠垂向内侧显露下

腔静脉。沿下腔静脉表面锐性分开十二指肠并推向内侧(图2-7-2-43)。

(3)进一步游离生殖静脉:提起生殖静脉,沿下腔静脉表面向头侧游离(图2-7-2-44),在生殖静脉汇入下腔静脉处结扎离断生殖静脉(图2-7-2-45),生殖

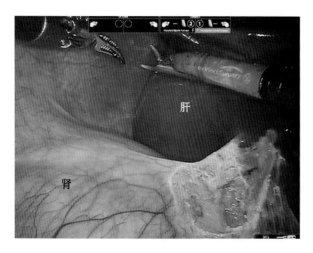

图2-7-2-39 上挑肝脏

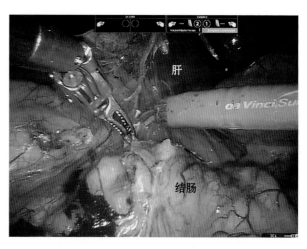

图2-7-2-42 切开侧腹膜上至结肠肝曲

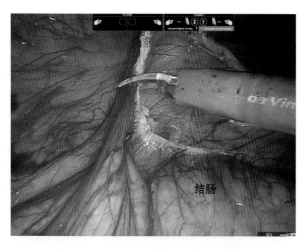

图2-7-2-40 沿结肠旁沟切开侧腹膜

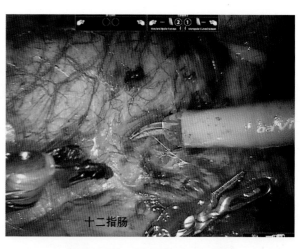

图2-7-2-43 游离推开十二指肠

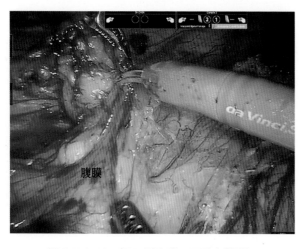

图2-7-2-41 切开侧腹膜下至髂血管附近

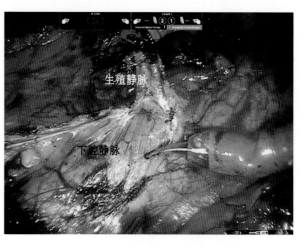

图2-7-2-44 向头侧进一步游离生殖静脉

静脉及周围淋巴脂肪组织清扫完毕(图 2-7-2-46)，标本装入袋中取出体外。

（4）右输尿管和下腔静脉之间的淋巴清扫：切开下腔静脉的血管鞘(图 2-7-2-47)，尾侧至输尿管跨越髂血管处(图 2-7-2-48)，头侧至肾静脉水平(图

2-7-2-49)。清理输尿管和下腔静脉之间的淋巴脂肪组织，内侧界为下腔静脉外侧缘(图 2-7-2-50)，尾侧至输尿管跨越髂血管处(图 2-7-2-51)，外侧界为上段输尿管内侧，用三臂牵起输尿管外侧的筋膜，在输尿管内侧游离直至肾门(图 2-7-2-52)，头侧界为

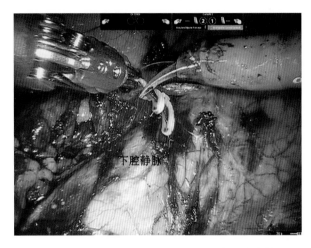

图 2-7-2-45　在汇入下腔静脉处结扎离断生殖静脉

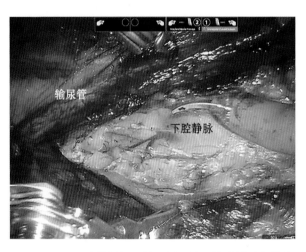

图 2-7-2-48　血管鞘切开的尾侧至输尿管跨越髂血管处

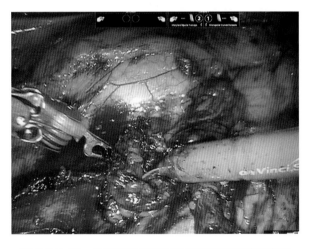

图 2-7-2-46　生殖静脉及周围淋巴脂肪组织清扫完毕

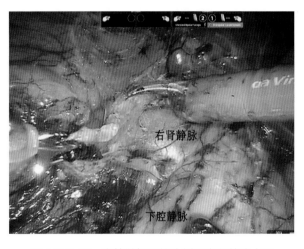

图 2-7-2-49　血管鞘切开的头侧至右肾静脉水平

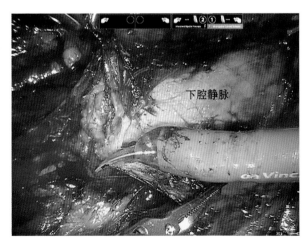

图 2-7-2-47　切开下腔静脉的血管鞘

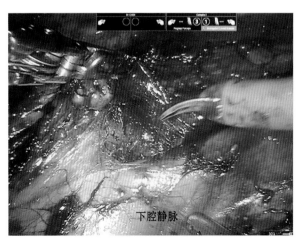

图 2-7-2-50　内侧界为下腔静脉外侧缘

右肾静脉。清扫肾门淋巴脂肪组织(图2-7-2-53)，下腔静脉和输尿管之间的淋巴脂肪组织清除完毕(图2-7-2-54)，标本装入袋中取出体外。

(5)下腔静脉和腹主动脉之间的淋巴清扫:从左肾静脉汇入下腔静脉处开始游离下腔静脉(图2-7-2-55)，在左肾静脉下缘切开下腔静脉血管鞘(图2-7-2-56)，此为上界;游离下腔静脉的后壁(图2-7-2-57)，腰静脉则可予结扎离断(图2-7-2-58)，

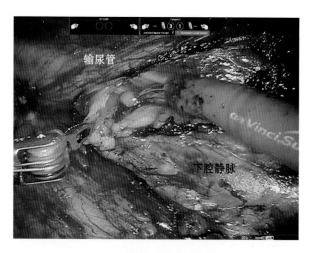

图2-7-2-51　尾侧界为输尿管跨越髂血管处

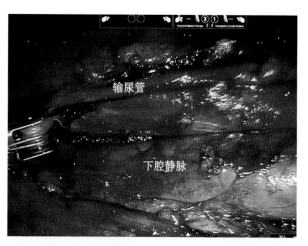

图2-7-2-54　下腔静脉和输尿管之间的淋巴脂肪组织清除完毕

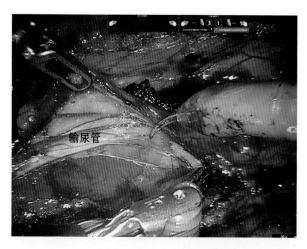

图2-7-2-52　外侧界为上段输尿管内侧

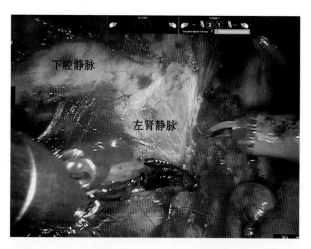

图2-7-2-55　从左肾静脉汇入下腔静脉处开始游离下腔静脉

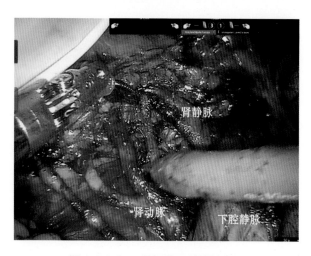

图2-7-2-53　肾门淋巴结清除完毕

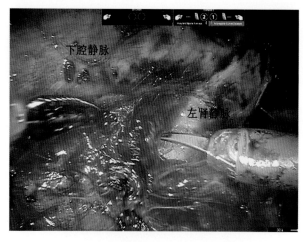

图2-7-2-56　在左肾静脉下缘切开下腔静脉血管鞘

清扫下腔静脉后方和腰肌之间的淋巴脂肪组织，此为外界；沿腹主动脉表面游离，腹主动脉左侧壁为内界（图 2-7-2-59），至肠系膜下动脉起始部此为下界（图 2-7-2-60）。清扫过程中，注意游离和保护腰动脉（图 2-7-2-61）。下腔静脉和腹主动脉之间的淋巴脂肪组织清扫完毕（图 2-7-2-62）。至此，整个右侧腹膜后淋巴结清扫完毕（图 2-7-2-63，图 2-7-2-64）将游离的淋巴脂肪组织装袋取出。

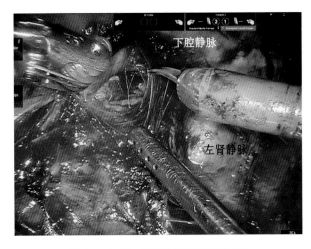

图 2-7-2-57 游离下腔静脉的后壁

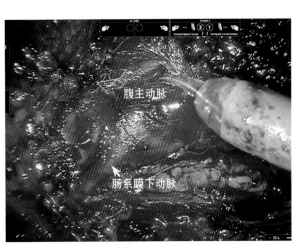

图 2-7-2-60 下界至肠系膜下动脉起始部

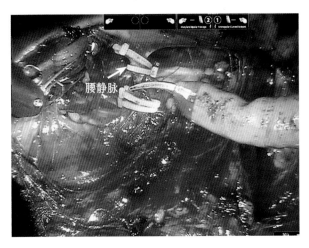

图 2-7-2-58 结扎离断腰静脉

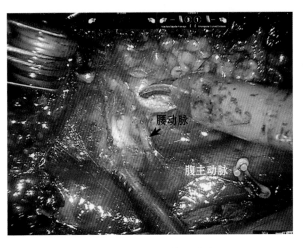

图 2-7-2-61 保护腰动脉

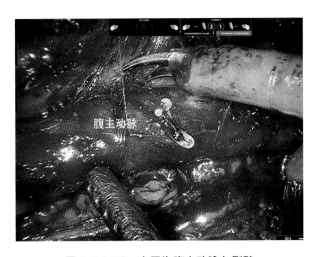

图 2-7-2-59 内界为腹主动脉左侧壁

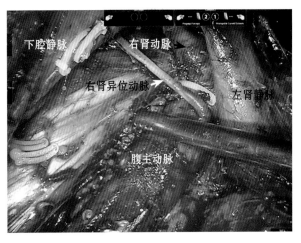

图 2-7-2-62 下腔静脉和腹主动脉之间的淋巴脂肪组织清扫完毕

323

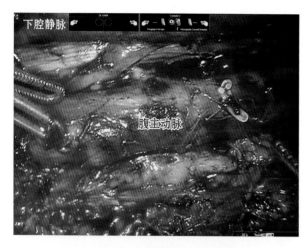

图 2-7-2-63　腹膜后淋巴结清扫完毕

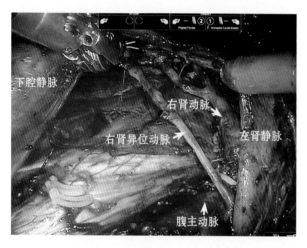

图 2-7-2-64　腹膜后淋巴结清扫完毕

（6）放置腹膜后引流管，关闭皮肤切口。

四、技术现状

1. RLRLND 技术发展的瓶颈　手术机器人从 20 世纪末开始应用于临床实践，距今已有近二十年历史。对于在腹膜后腔和盆腔等狭小空间内实施的泌尿外科重建手术而言，相对于开放手术和腹腔镜手术，机器人辅助腹腔镜手术显示了明显的优势。

RLRLND 虽然属于破坏性手术，但其操作区域在重要的血管（腹主动脉、下腔静脉、肠系膜上动脉和肾蒂血管等）和肠道（十二指肠和结肠等）区域，操作方式为切开血管鞘剥离淋巴脂肪组织，RLRLND 对手术精细和稳定程度的要求并不低于重建手术。

RLRLND 技术复杂、难度大、严重并发症发生率较高而且学习曲线长，导致机器人手术开展近十年后，经过机器人手术技巧和经验的积累，才由

Davol 等人 2006 年尝试了一例 RLRLND。近十年的 RLRLND 文献远少于其他泌尿外科疾病，与 NSGCT 发病比率极不成比例，也反映了 RLRLND 技术发展的瓶颈。

2. RLRLND 保留腰交感神经干和神经节的临床结果　得益于机器人手术的良好三维视野和精确操作，RLRLND 保留腰交感神经干和神经节较腹腔镜手术更为容易。

Cheney 等人报道了保留神经的 RLRLND，91% 术后保留了顺行射精；Williams 等人报道的 3 例保留神经 RLRLND，则全部保留顺行射精。与 Kenney 等人荟萃分析的 LRLND 顺行射精保留比率基本一致。

随着手术经验和病例数的积累，RLRLND 可能在保留神经方面有更好的结果。

3. RLRLND 和 LRLND　如果不考虑价格因素，单纯从技术角度比较 RLRLND 和 LRLND，数个小样本的临床研究证实了 RLRLND 能降低严重并发症的发生率。

Harris 等人比较了同一名术者同期完成的 16 例 RLRLND 和 21 例 LRLND，所有病例均为 I 期 NSGCT 患者，均行一期双侧腹膜后淋巴结清扫术。结果显示，RLRLND 在手术安全性和手术时间、术中出血量和住院时间等围术期参数方面略优于 LRLND，但作者认为，RLRLND 的微弱优势并没有为患者带来确定性的获益。

Kunit 等人则比较了较为复杂的化疗后 NSGCT 患者行 RLRLND 和 LRLND。对于化疗后的 NSGCT 患者，RLND 的金标准仍然是开放手术，作者的研究结果显示 RLRLND 和 LRLND 在化疗后 NSGCT 患者均有同等程度的安全性。

目前 RLRLND 和 LRLND 的对照研究仅为个案且样本量小，证据力度不足，尚不能正确评价二者的关系，还需大样本临床研究和长期随访观察来确定两者的优劣。

参考文献

1. Stein JP, Lieskovsky G, Cote R, et al. Radical cystectomy in the treatment of invasive bladder cancer: long-term results in 1054 patients. J Clin Oncol, 2001, 19(3): 666-675

2. Dhar NB, Klein EA, Reuther AM, et al. Outcome after radical cystectomy with limited or extended pelvic lymph node dissection. J Urol, 2008, 179(3): 873-878

3. Karl A, Carroll PR, Gschwend JE, et al. The impact of lymphadenectomy and lymph node metastasis on the

outcomes of radical cystectomy for bladder cancer. Eur Urol,2009,55(4):826-835

4. Roth B,Wissmeyer MP,Zehnder P,et al. A new multimodality technique accurately maps the primary lymphatic landing sites of the bladder. Eur Urol,2010,57(2):205-211

5. Desai MM,Berger AK,Brandina RR,et al. Robotic and laparoscopic high extended pelvic lymph node dissection during radical cystectomy:technique and outcomes. Eur Urol,2012,61(2):350-355

6. Chade DC,Laudone VP,Bochner BH,et al. Oncological outcomes after radical cystectomy for bladder cancer:open versus minimally invasive approaches. J Urol,2010,183(3):862-869

7. Huang J,Lin T,Liu H,et al. Laparoscopic radical cystectomy with orthotopic ileal neobladder for bladder cancer:oncologic results of 171 cases with a median 3-year follow-up. Eur Urol,2010,58(3):442-449

8. Davis JW,Gaston K,Anderson R,et al. Robot assisted extended pelvic lymphadenectomy at radical cystectomy:lymph node yield compared with second look open dissection. J Urol,2011,185(1):79-83

9. Tarin TV,Power NE,Ehdaie B,et al. Lymph node-positive bladder cancer treated with radical cystectomy and lymphadenectomy:effect of the level of node positivity. Eur Urol,2012,61(5):1025-1030

10. Dorin RP,Daneshmand S,Eisenberg MS,et al. Lymph node dissection technique is more important than lymph node count in identifying nodal metastases in radical cystectomy patients:a comparative mapping study. Eur Urol,2011,60(5):946-952

11. Davol P,Sumfest J,Rukstalis D. Robotic-assisted laparoscopic retroperitoneal lymph node dissection. Urology,2006 Jan,67(1):199

12. Williams SB,Lau CS,Josephson DY. Initial series of robot-assisted laparoscopic retroperitoneal lymph node dissection for clinical stage I nonseminomatous germ cell testicular cancer. Eur Urol,2011 Dec,60(6):1299-1302

13. Cost NG,DaJusta DG,Granberg CF,et al. Robot-assisted laparoscopic retroperitoneal lymph node dissection in an adolescent population. J Endourol,2012 Jun,26(6):635-640

14. de Cobelli O,Brescia A,Mazzoleni F,et al. A novel "intuitive" surgical technique for right robot-assisted retroperitoneal lymph node dissection for stage I testicular NSGCT. World J Urol,2013 Jun,31(3):435-439

15. Mir MC,Autorino R,Samarasekera D,et al. Robot-assisted laparoscopic retroperitoneal lymph node dissection for left clinical stage I non-seminomatous germ cell testicular cancer:focus on port placement and surgical technique. Int J Urol,2014 Feb,21(2):212-214

16. Cheney SM,Andrews PE,Leibovich BC,et al. Robot-assisted retroperitoneal lymph node dissection:technique and initial case series of 18 patients. BJU Int,2015 Jan,115(1):114-120

17. Cost NG,DaJusta DG,Granberg CF,et al. Robot-assisted laparoscopic retroperitoneal lymph node dissection in an adolescent population. J Endourol,2012 Jun,26(6):635-640

18. Dogra PN,Singh P,Saini AK,et al. Robot assisted laparoscopic retroperitoneal lymph node dissection in testicular tumor. Urol Ann,2013 Oct,5(4):223-226

19. Kenney PA,Tuerk IA. Complications of laparoscopic retroperitoneal lymph node dissection in testicular cancer. World J Urol,2008 Dec,26(6):561-569

20. Kunit T,Janetschek G. Laparoscopic and robotic postchemotherapy retroperitoneal lymph node dissection. Curr Opin Urol,2014 Mar,24(2):162-167

附录：主编发表的腹腔镜技术相关论文和获奖项目

一、SCI 收录的论文

1. Evaluation of laparoscopic vs robotic partial nephrectomy using the margin, ischemia and complications score system: a retrospective single center analysis. Arch Ital Urol Androl, 2015, 87(1): 49-55.

2. A new 2-micrometer continuous wave laser method for management of the distal ureter in retroperitoneal laparoscopic nephroureterectomy. J Endourol, 2015, 29(4): 430-434.

3. Evolving renorrhaphy technique for retroperitoneal laparoscopic partial nephrectomy: single-surgeon series. Int J Urol, 2014, 21(9): 865-873.

4. Laparoscopic renal cryoablation versus laparoscopic partial nephrectomy for the treatment of small renal masses: a systematic review and meta-analysis of comparative studies. J Laparoendosc Adv Surg Tech A, 2014, 24(6): 403-410.

5. Single-port laparoscopic retroperitoneal surgery using a modified single-port device in urology. Urol Int, 2014, 92(1): 83-88.

6. A novel approach to locate renal artery during retroperitoneal laparoendoscopic single-site radical nephrectomy. Int J Clin Exp Med, 2014, 7(7): 1752-1756.

7. Laparoendoscopic single-site urethrovesical anastomosis training in an economical porcine model. Urol Int, 2014, 92(1): 89-94.

8. Zero ischaemia laparoscopic nephron-sparing surgery by re-suturing. Contemp Oncol(Pozn), 2014, 18(5): 355-358.

9. Pure laparoscopic and robot-assisted laparoscopic reconstructive surgery in congenital megaureter: a single institution experience. PLoS One, 2014, 9(6): e99777.

10. Suprapubic-assisted laparoendoscopic single-site surgery (LESS)in urology: our experience. BJU Int, 2013, 112(2): E92-98.

11. A matched-pair comparison between bilateral intrafascial

and interfascial nerve-sparing techniques in extraperitoneal laparoscopic radical prostatectomy. Asian J Androl, 2013, 15(4): 513-517.

12. Comparison of two different renorrhaphy techniques in retroperitoneal laparoscopic partial nephrectomy for complex tumor. Chin Med J(Engl), 2013, 126(24): 4629-4632.

13. Modified anatomical retroperitoneoscopic adrenalectomy for adrenal metastatic tumor: technique and survival analysis. Surg Endosc, 2013, 27(3): 992-999.

14. Retroperitoneal laparoendoscopic single-site radical nephrectomy using a low-cost, self-made device: initial experience with 29 cases. Surg Innov, 2013, 20(4): 403-410.

15. Medial arcuate ligament: a new anatomic landmark facilitates the location of the renal artery in retroperitoneal laparoscopic renal surgery. J Endourol, 2013, 27(1): 64-67.

16. Transumbilical laparoendoscopic single-site pyeloplasty in infants and children: initial experience and short-term outcome. Pediatr Surg Int, 2012, 28(3): 321-325.

17. Oncological and functional results of extraperitoneal laparoscopic radical prostatectomy. Oncol Lett, 2012, 4(2): 351-357.

18. Retroperitoneoscopic pancreatectomy: a new surgical option for pancreatic disease. Surg Endosc, 2012, 26(6): 1609-1616.

19. Intertransversalis fascia approach in urologic laparoscopic operations. Arch Surg, 2012, 147(2): 159-167.

20. Transvaginal natural orifice transluminal endoscopic surgery (NOTES)-assisted laparoscopic adrenalectomy: first clinical experience. Surg Endosc, 2011, 25(12): 3767-3772.

21. Laparo-endoscopic single site anatomical retroperitoneoscopic adrenalectomy using conventional instruments: initial experience and short-term outcome. J Urol, 2011, 185(2): 401-406.

22. Anatomic retroperitoneoscopic adrenalectomy for selected adrenal tumors>5cm: our technique and experience.

Urology, 2011, 78(2): 348-352.

23. Laparoendoscopic single-site retroperitoneoscopic adrenalectomy: a matched-pair comparison with the gold standard. Surg Endosc, 2011, 25(7): 2117-2124.

24. Retroperitoneal laparoscopic upper-pole nephroureterectomy for duplex kidney anomalies in adult patients. Urology, 2011, 77(5): 1122-1125.

25. Anatomical variation of the posterior lumbar tributaries of the left renal vein in retroperitoneoscopic left living donor nephrectomy. Int J Urol, 2011, 18(7): 503-509.

26. Long-term results of a prospective, randomized trial comparing retroperitoneoscopic partial versus total adrenalectomy for aldosterone producing adenoma. J Urol, 2011, 185(5): 1578-1582.

27. Retroperitoneal laparoscopic live donor nephrectomy: report of 105 cases. J Huazhong Univ Sci Technolog Med Sci, 2011, 31(1): 100-102.

28. Laparoscopic-assisted partial nephrectomy combined with open procedure for posteromedial renal tumors. Urology, 2010, 76(6): 1414-1418.

29. Retroperitoneal laparoscopic ureteroureterostomy for retrocaval ureter: report of 10 cases and literature review. Urology, 2010, 76(4): 873-876.

30. New porcine model for training for laparoscopic ureteral reimplantation with horn of uterus to mimic enlarged ureter. J Endourol, 2010, 24(1): 103-107.

31. A multimodal training program for laparoscopic pyeloplasty. J Endourol, 2009, 23(2): 307-311.

32. Laparoscopic adrenalectomy for beginners without open counterpart experience: initial results under staged training. Urology, 2009, 73(5): 1061-1065.

33. The single needle method for urethrovesical anastomosis with strengthened posterior fixation during laparoscopic radical prostatectomy. J Huazhong Univ Sci Technolog Med Sci, 2009, 29(6): 745-749

34. New model for training in laparoscopic dismembered ureteropyeloplasty. J Endourol, 2007, 21: 1381-1385.

35. Retrospective comparison of retroperitoneoscopic versus open adrenalectomy for pheochromocytoma. J Urol, 2008, 179: 57-60; discussion 60

36. The retroperitoneal laparoscopic Hellstrom technique for pelvi-ureteric junction obstruction from a crossing vessel. BJU Int, 2007, 100: 1335-1338.

37. Retroperitoneoscopic adrenalectomy without previous control of adrenal vein is feasible and safe for pheochromocytoma. Urology, 2007, 69: 849-853.

38. Technique of anatomical retroperitoneoscopic adrenalectomy with report of 800 cases. J Urol, 2007, 177: 1254-1257.

39. Retrospective comparison of retroperitoneal laparoscopic versus open dismembered pyeloplasty for ureteropelvic junction obstruction. J Urol, 2006, 176: 1077-1080.

40. Renal pedicle lymphatic disconnection for chyluria via retroperitoneoscopy and open surgery: report of 53 cases with followup. J Urol, 2005, 174: 1828-1831.

41. Retroperitoneal laparoscopic dismembered pyeloplasty: experience with 50 cases. Urology, 2005, 66: 514-517.

42. Retroperitoneal laparoscopic nephron-sparing surgery for renal tumors: report of 32 cases. Urology, 2005, 65: 1080-4; discussion 1084-1085.

43. Comparison of retroperitoneoscopic nephrectomy versus open approaches to nonfunctioning tuberculous kidneys: a report of 44 cases. J Urol, 2005, 173: 1586-1589.

44. Retroperitoneoscopic subcapsular nephrectomy for infective nonfunctioning kidney with dense perinephric adhesions. BJU Int, 2004, 94: 1329-1331.

45. Comparison of open surgery versus retroperitoneoscopic approach to chyluria. J Urol, 2003, 169: 991-993.

二、国内发表的论文

46. 机器人辅助腹腔镜下根治性肾切除联合下腔静脉瘤栓取出术的临床研究. 中华泌尿外科杂志, 2015, 36(5): 321-324.

47. 不同途径腹腔镜肾盂成形术的术式选择与疗效比较. 中华腔镜外科杂志·电子版, 2014, 7(6): 17-20.

48. 腹腔镜下侵袭性膀胱癌盆腔淋巴结清扫的应用解剖及手术技巧. 中华泌尿外科杂志, 2014, (2): 102-106.

49. 经自然腔道内镜手术辅助腹腔镜下脾切除术1例报告. 中国内镜杂志, 2013, 19(8): 894-895.

50. 单孔后腹腔镜下根治性肾切除寻找肾动脉的新方法. 解放军医学院学报, 2013, 34(9): 967-969.

51. 泌尿外科腹腔镜技术阶梯式教学模式的建立与应用. 解放军医学院学报, 2013, 34(9): 994-996.

52. 基于肾单位精细解剖的后腹腔镜肾部分切除术方法改进与应用. 临床泌尿外科杂志, 2013, 28(7): 492-494, 497.

53. 机器人辅助腹腔镜与后腹腔镜下肾血管平滑肌脂肪瘤剜除术的比较. 中华腔镜外科杂志·电子版, 2013, 6(2): 5-9.

54. 10例后腹腔镜手术腹膜破裂的处理. 解放军医学院学报, 2013, 34(4): 335-337.

55. 腹膜外途径机器人辅助腹腔镜根治性前列腺切除术: 附20例报告. 南方医科大学学报, 2012, 32(5): 749-751.

56. MRI辅助腹膜外机器人腹腔镜前列腺根治术镜头孔的定位. 中国医学影像学杂志, 2012, 20(5): 325-327.

57. 数字化肾脏在腹腔镜肾部分切除术前规划中的应用. 中国数字医学, 2012, 7(10): 51-53.

58. 显微外科与腹腔镜两种手术治疗精索静脉曲张的疗效及并发症的对比观察. 中华男科学杂志, 2012, 18(4): 335-338.

59. 恶性肾孤立性纤维瘤合并胸椎转移临床特征分析: 附1例报告并文献复习. 临床泌尿外科杂志, 2012, 27(7): 499-502.

60. 腹侧组织悬吊法在后腹腔镜手术中的应用 . 中国微创外科杂志,2012,12(5):408-410.

61. 特发性腹膜后纤维化误诊为输尿管癌 1 例报告并文献复习 . 现代生物医学进展,2012,12(15):2949-2951,2916.

62. 后腹腔镜冷循环射频消融治疗肾细胞癌 . 临床泌尿外科杂志,2012,27(10):728-730.

63. 完全腹腔镜下根治性膀胱全切除加原位回肠新膀胱术:附 3 例报告 . 临床泌尿外科杂志,2012,27(8):601-604.

64. 经脐单孔腹腔镜在泌尿外科手术中应用的初步体会 . 中华泌尿外科杂志,2012,33(2):96-98.

65. 腹腔镜下重复肾半肾切除术手术路径探讨 . 临床小儿外科杂志,2011,10(1):24-27.

66. 机器人辅助腹腔镜剜除加肾部分切除治疗肾错构瘤 6 例报告 . 临床泌尿外科杂志,2011,26(12):884-887.

67. 经脐单孔腹腔镜肾盂离断成形临床分析 . 中华泌尿外科杂志,2011,32(2):83-86.

68. 自制单孔多通道设备行后腹腔镜活体供肾切取术:附 4 例报告 . 临床泌尿外科杂志,2011,26(12):881-883,887.

69. 二次手术腹腔镜全膀胱切除的临床回顾性研究:附 18 例报告 . 临床泌尿外科杂志,2011,26(6):414-416.

70. 单孔腹腔镜在泌尿外科手术中的应用体会 . 临床泌尿外科杂志,2011,26(9):645-647.

71. 经阴道 NOTES 辅助腹腔镜下肾上腺肿瘤切除术 4 例报告 . 中华泌尿外科杂志,2010,31(12):856.

72. 经阴道 NOTES 辅助腹腔镜下肾切除术 . 中华泌尿外科杂志,2010,(12):810-813.

73. 经脐单孔腹腔镜阴式肾切除术 2 例报告并文献复习 . 临床泌尿外科杂志,2010,25(8):565-568.

74. 无需打结的后腹腔镜保留肾单位肾部分切除术——介绍一种快速简单的腹腔镜缝合术 . 临床泌尿外科杂志,2010,25(5):359-362.

75. 机器人辅助腹腔镜输尿管非乳头再植术 . 临床泌尿外科杂志,2010,25(6):405-407,418.

76. 应用腹膜后腹腔镜手术治疗肾上腺囊肿:附 27 例报告 . 腹腔镜外科杂志,2010,15(2):95-98.

77. 改良手辅助后腹腔镜活体供肾切取术:附视频 . 中华移植杂志·电子版,2010,4(3):39-40.

78. 后腹腔镜活体供肾切取术:附 58 例报告 . 南方医科大学学报,2010,8):1932-1934.

79. 机器人辅助腹腔镜行根治性前列腺切除术的护理 . 解放军护理杂志,2010,27(17):1307-1309.

80. 机器人辅助腹腔镜根治性膀胱切除体外尿流改道术 . 中华外科杂志,2009,47(16):1242-1244.

81. 泌尿外科腹腔镜手术的研究现状和进展 . 临床泌尿外科杂志,2009,24(5):325-329.

82. 经脐单孔腹腔镜肾切除术 2 例报告 . 临床泌尿外科杂志,2009,24(8):568-571.

83. 单孔后腹腔镜解剖性肾上腺切除术 5 例报告 . 临床泌尿外科杂志,2009,24(9):647-650.

84. 腹膜后腹腔镜在肾脏手术的应用 . 腹腔镜外科杂志,2009,14(2):81-82.

85. 后腹腔镜肾部分切除术 . 中华腔镜泌尿外科杂志·电子版,2009,3(2):12.

86. 机器人辅助腹腔镜保留肾单位肾部分切除术:附 6 例报告 . 临床泌尿外科杂志,2009,24(7):504-507.

87. 解剖性后腹腔镜下肾上腺切除术的阶段性培训方法 . 中华泌尿外科杂志,2009,30(5):293-296.

88. 后腹腔镜下肾筋膜应用解剖分型 . 临床泌尿外科杂志,2009,24(5):330-334.

89. 机器人辅助腹腔镜下根治性前列腺切除术 16 例报告 . 中华泌尿外科杂志,2009,30(7):472-475.

90. 腹腔镜下输尿管膀胱再植术动物模型的建立方法 . 中华泌尿外科杂志,2009,30(7):461-464.

91. 泌尿外科腹腔镜技术的发展方向 . 腹腔镜外科杂志,2008,13(5):361-364.

92. 泌尿系恶性肿瘤腹腔镜手术的现状 . 中华泌尿外科杂志,2008,29(9):581-583.

93. 腹腔镜下膀胱根治性切除和尿流改道术 . 中华外科杂志,2008,46(24):1865-1867.

94. 保留肾单位的腹腔镜肾肿瘤切除术 . 中华腔镜泌尿外科杂志·电子版,2008,2(3):1-4.

95. 腹腔镜肾盂成形的多模培训模式 . 临床泌尿外科杂志,2008,23(12):899-902.

96. 腹腔镜保留肾单位术三级培训模式初探 . 中华实验外科杂志,2008,25(12):1668-1670.

97. 泌尿外科腹腔镜手术套管穿刺并发症的预防:附 802 例报告 . 临床泌尿外科杂志,2008,23(11):828-830.

98. 后腹腔镜下肾切除应用威克外科结扎锁处理肾动静脉可靠性分析 . 临床泌尿外科杂志,2008,23(10):760-761.

99. 腹腔镜前列腺癌根治性切除术 . 临床外科杂志,2008;16(2):98-100.

100. 后腹腔镜手术在小儿泌尿外科疾病中的应用 . 中华泌尿外科杂志,2007,28(2):115-117.

101. 腹腔镜离断性肾盂成形术动物模型的建立方法 . 中华泌尿外科杂志,2007,28(3):175-178.

102. 解剖性后腹腔镜肾上腺切除术的手术方法和技巧 . 临床泌尿外科杂志,2007,22(8):561-564.

103. 腹腔镜技术在泌尿外科中的应用进展 . 临床泌尿外科杂志,2007,15(1):29-32.

104. 后腹腔镜下肾上腺嗜铬细胞瘤切除术 56 例体会 . 中华泌尿外科杂志,2007,28(3):149-152.

105. 后腹腔镜解剖性肾上腺切除术 . 中华泌尿外科杂志,2007,28(3):5-8.

106. 保留肾单位的微创治疗 . 临床泌尿外科杂志,2006,21(11):804-807.

107. 后腹腔镜非离断成形术治疗肾盂输尿管连接处梗阻 . 临床泌尿外科杂志,2006,21(11):827-830.

108. 后腹腔镜输尿管端端吻合术治疗下腔静脉后输尿管(附 8 例报道并文献复习). 临床泌尿外科杂志,2006,21(11):833-835.

109. 腹腔镜前列腺癌根治术的现状与展望 . 中国医,

2005,40(12):18-21.

110. 我国泌尿外科腹腔镜领域的发展现状.中华泌尿外科杂志,2005,26(3):149-150.

111. 后腹腔镜保留肾脏手术治疗肾肿瘤.中华泌尿外科杂志,2005,26(3):160-162.

112. 后腹腔镜结核肾切除术22例报告.中华泌尿外科杂志,2005,26(3):165-168.

113. 腹腔镜技术治疗肾脏恶性肿瘤进展.临床外科杂志,2005,13(2):122-124.

114. 泌尿系统疾病的微创治疗进展.腹腔镜外科杂志,2005,10(3):129-130.

115. 后腹腔镜与开放手术行肾蒂淋巴管结扎治疗乳糜尿.中华泌尿外科杂志,2005,26(3):180-183.

116. 腹腔镜腹膜后淋巴结清扫术9例报告.中国微创外科杂志,2005,5(6):421-423.

117. 后腹腔镜手术治疗肾上腺囊肿15例报告.中国微创外科杂志,2005,5(6):431-432.

118. 后腹腔镜与开放离断性肾盂成形术的临床效果比较.临床泌尿外科杂志,2005,20(9):517-520.

119. 腹腔镜气腹对腹腔及腹壁组织透明质酸含量影响的实验研究.临床泌尿外科杂志,2005,20(3):165-168.

120. 后腹腔镜包膜下肾切除术治疗严重感染粘连性无功能肾(附12例报告).中华泌尿外科,2004,25(5):296-299.

121. 后腹腔镜技术活体亲属供肾切取的可行性研究附10例报告.临床泌尿外科杂志,2004,19(3):165-167.

122. 腹膜后腹腔镜手术治疗原发性醛固酮增多症130例.中华外科杂志,2004,42(18):1093-1095.

123. 腹腔镜技术在泌尿系肿瘤中的应用.医学新知杂志,2004,14(1):1-3.

124. 腹腔镜前列腺癌根治术治疗早期前列腺癌的临床经验附10例报告.临床泌尿外科杂志,2004,19(9):516-518.

125. 二氧化碳气腹对生理功能的影响.临床泌尿外科杂志,2004,19(3):129-131.

126. 腹腔镜根治性肾输尿管切除术治疗上尿路肿瘤.临床泌尿外科杂志,2003,18(11):653-655.

127. 后腹腔镜肾蒂淋巴管结扎术治疗乳糜尿(附六例报告).中华泌尿外科杂志,2003,24(2):90-92.

128. 后腹腔镜输尿管切开取石术26例.临床泌尿外科杂志,2003,18(6):327-329.

129. 后腹腔镜离断性肾盂成形术(附22例报告).临床泌尿外科杂志,2003,18(12):707-710.

130. 后腹腔镜肾癌根治术技术改进及临床效果(附30例临床报告)(英文).The Chinese-German Journal of Clinical Oncology,2003,2(3):156-159.

131. 腹腔镜精索静脉高位结扎术.临床泌尿外科杂志,2003,18(3):163-164.

132. 腹腔镜和后腹腔镜肾上腺手术与开放肾上腺手术的疗效比较(附93例报告).中华泌尿外科杂志,2002,23(6):332-334.

133. 腹腔镜与开放手术行根治性肾切除术的效果比较(附33例报告).中华泌尿外科杂志,2002,23(2):97-99.

134. 后腹腔镜肾癌根治术的技术改进及临床效果(附30例报告).临床泌尿外科杂志,2002,17(8):402-404.

135. 经腹腔及后腹腔腹腔镜活体亲属供肾切取术(附2例报告).临床泌尿外科杂志,2002,17(9):449-451.

136. 后腹腔镜手术治疗肾脏肿瘤5例报告.临床泌尿外科杂志,2002,17(12):649-650.

137. 超声刀在后腹腔镜肾上腺部分切除术中的应用.江苏医药杂志,2002,28(6):403-404.

138. 腹膜后腹腔镜输尿管切开取石术附10例报告.现代泌尿外科杂志,2002,7(1):14-15.

139. 腹腔镜阴道悬吊术治疗女性压力性尿失禁.临床泌尿外科杂志,2001,16(9):419.

140. 腹腔镜与开放性肾囊肿去顶术的比较(附30例报告).临床泌尿外科杂志,2001,16(5):220-221.

141. 腹腔镜行肾输尿管全切三例报告.中华泌尿外科杂志,2001,22(8):501.

142. 腹腔镜肾切除17例报告.临床泌尿外科杂志,2000,15(11):501-502.

143. 腹腔镜肾上腺切除术23例报告.临床泌尿外科杂志,2000,15(12):541-542.

144. 联用尿道电切镜和腹腔镜行膀胱袖套状切除及肾输尿管全切,临床泌尿外科杂志,2000,15(7):323-325.

三、科研奖励

1. "肾上腺疾病的微创外科治疗及相关基础研究"获2013年度国家科技进步二等奖

2. "腹腔镜技术在泌尿外科的应用研究及推广"获2006年度国家科技进步奖二等奖

3. "腹腔镜在泌尿外科的应用研究及推广"获2011年度湖北省科技成果推广奖一等奖(第一完成人)

4. "后腹腔镜包膜下肾切除的技术与临床应用研究"获2006年度湖北省科技进步二等奖

5. "后腹腔镜包膜下肾切除的技术与临床应用研究"获2006年度武汉市科技进步二等奖

6. "腹腔镜在泌尿外科的应用研究"获2004年度湖北省科技进步一等奖

7. "腹腔镜在泌尿外科的应用研究"获2004年度教育部推荐国家科技进步二等奖

8. "腹腔镜在泌尿外科的应用研究"获2004年度卫生部中华医学奖三等奖

9. "腹腔镜在泌尿外科的应用研究"获2004年度武汉市科技进步二等奖

10. "解剖性后腹腔镜肾上腺手术"获2007年第十八届世界视频泌尿外科大会最佳论文奖和2007年全国泌尿外科年会大会最佳论文奖

索　引